诺奖往事

——诺贝尔生理学或医学奖史话

第二版

张　铭　主编

科学出版社
北　京

内 容 简 介

在人类文明发展的历程中，总有一些人用努力和智慧照亮了蒙昧中的黑暗，他们像夜空中的群星一样闪耀在历史的长河，诺贝尔三大自然科学奖获得者历来是人们最关注的那些闪亮的星。诺奖百年，往事知多少？

本书通过专题史话的形式，以诺贝尔生理学或医学奖的获奖工作为主要案例，介绍了现代生命科学和医学发展中的一些重大史实、科学家的成长经历、重大科学发现的应用和相关评述，以及现代生物学研究的一些主要的哲学思想。其目的是普及现代生物学知识，传播科学精神和人文精神，提高读者的科学素养。

第二版增加了“双螺旋的故事”“神奇的化学物质——激素”“一条穿越百年的射线”3章，其他章节，特别是“基因的故事”“从神经元到大脑”进行了大量增补和修改。另外，增加了一些数字资源。全书从生物学角度概述和分析了与生物学相关的诺贝尔三大自然科学奖主要获奖工作。

本书是大学本科通识教育课程教材，也适合作为大中小学师生、生物学和医学爱好者的课外读物和科普读物。部分内容可在线观看中国大学MOOC国家本科一流在线课程“诺贝尔生理学或医学奖史话”（https://www.icourse163.org）和爱课程网国家精品视频公开课“认识生命和疾病的历史——经典事例和启示”（https://www.icourses.cn）。

图书在版编目（CIP）数据

诺奖往事：诺贝尔生理学或医学奖史话 / 张铭主编. -- 2 版. -- 北京：科学出版社, 2025. 7. -- ISBN 978-7-03-082191-1

Ⅰ. R33

中国国家版本馆 CIP 数据核字第 2025849AE6 号

责任编辑：刘　畅　马程迪 / 责任校对：严　娜
责任印制：赵　博 / 封面设计：无极书装

科学出版社 出版
北京东黄城根北街 16 号
邮政编码：100717
http:// www.sciencep.com
保定市中画美凯印刷有限公司印刷
科学出版社发行　各地新华书店经销
*
2018 年 9 月第　一　版　开本：787×1092　1/16
2025 年 7 月第　二　版　印张：22 3/4
2025 年10月第二次印刷　字数：571 000

定价：98.00 元

（如有印装质量问题，我社负责调换）

PREFACE

第二版前言

本书第一版出版后，得到了很多读者的支持。不少老师将本书作为课外读物推荐给学生。一些读者还通过各种方式与我交流和讨论，提出建议。在此对大家的支持和关注深表谢意！

在本书第一版出版后的次年，“诺贝尔生理学或医学奖史话”被评为国家精品开放在线课程。此后，2020 年被评为首批国家一流本科在线课程；2022 年被智慧树平台评为人气课程。每学期都有数十所学校通过中国大学 MOOC 平台和智慧树平台选课学习，我们也与多所学校的老师合作和交流，“同课异构”，共同发展与进步。

借助“诺贝尔生理学或医学奖史话”这门课的上线和本书第一版出版后得到的支持，在 2019 年暑假之前，我完成了自己所讲授的所有本科课程的录制和上线。在随之而来的新冠疫情中，这些线上课程不仅满足了我自己教学的基本需求，也为不少其他老师提供了一些方便。

武汉和武汉三镇得名由来已久，因汉水而有汉阳，由汉水改道而有汉阳与汉口之分，以武而昌而有武昌。回望历史，迁都武昌的孙权抵不住“宁饮建业水，不食武昌鱼；宁还建业死，不止武昌居”的民谣，最终还都建业。而就在武昌，由张之洞招募和训练的一群新军士兵以武而昌击碎了 2000 多年的帝制。汉口是中国历史上典型的一座由商贸而非行政建立的近代城市，汉阳是洋务运动中兴起的工业重镇，武昌是终结中国封建统治的英雄城市。

武汉是一个非常平民化的城市，打响辛亥革命第一枪的也是普通士兵。他们不畏皇权统治，开启了共和的序幕，是伟大的平民英雄。

有关武汉的事情似乎与诺贝尔奖没什么联系。但细细想来，诺贝尔三大自然科学奖的每一位获奖者的每一项获奖工作，不都是在各种困难和逆境中不屈不挠的结果吗？一个人如此，一个城市如此，一个民族如此，整个人类也是如此。每一个人的努力都会推动人类文明的进步！科学史上也不乏“发霉玛丽”那样的小人物，以及更多的平民英雄。

第二版由原来的 12 章扩增到 16 章。增加了“双螺旋的故事”“神奇的化学物质——激素”“一条穿越百年的射线”3 章；将“下村修的绿色荧光蛋白和屠呦呦的青蒿素”一章拆分为“下村修的绿色荧光蛋白”“疟疾与屠呦呦的青蒿素”2 章；对“基因的故事”“从神经元到大脑”2 章进行了大量增补和修改；其他章节也都做了一些修订和增补。

第二版中增加了“生物学学科体系的历史发展和内在逻辑”一节，试图通过生物学史对生物学学科体系的形成和其内在逻辑进行分析。随着物质科学、信息科学和人工智能的发展，生命科学将迎来一个新的时代，本书中也做了一些浅薄的分析。由于笔者的学识和认知水平的局限，很多分析和观点可能会较狭隘，恳请大家批评和谅解！

就本书而言，无非是综合了许多学者的研究成果，包括自然科学、科学史和科学哲学的研究成果，通过自己的理解进行梳理和整合，结合一点感想，以自认为合理的方式呈现出来。当然，对于很多生物学问题，也表达了自己的看法和观点。这些看法和观点基本上是朴素的、感性的和初步的，存在着片面、不足和缺陷。科学本身就是不断地试错，如果没有大胆的试错，也许人类还在茹毛饮血。

曾经有位从其他学科交叉到生物学科的老先生在闲聊时说，你们生物学科的人不怎么团结，经常吵翻天，常常互不认同，我们学科的人很少有这种情况。其实这从另一个角度说明了生物学的多样性和复杂性。沃森认为：“只有一种生物学，那就是分子生物学。”迈尔的回答是：“那只能表明他对生物学的无知。”当今的生物学工作者可能都不会妄言沃森无知，难道会有人说迈尔无知吗？

张　铭

2025 年 6 月于桂子山

PREFACE

第一版前言

作为一名师范院校的生物学教师，我长期从事“人体及动物生理学”的教学工作。在基础教育中，无论是小学阶段的“科学”“自然”、初中阶段的“生理卫生”，还是高中阶段的“生物学”，有关生理学的内容都占有相当大的比重。因此，生理学在师范院校生物学科的教学体系中非常重要。生理学是医学的基础，涉及大量与人体和医学相关的知识，随着现代生物学的发展，生理学的内容既涉及整体功能的调控，也涉及分子和细胞层面的各种机制。生理学的内容多、名词多、机制多，不少学生戏称“生理生化，必有一挂”。在生理学教学中如何调动学生的学习兴趣，使他们喜欢学、愿意学呢？我采取的办法有：首先，强调生理学在今后工作和个人生活中的重要性，提醒大家即使不从事与生理学相关的教学和科研工作，学好生理学也有利于提高个人和家庭的生活质量；其次，就是在课堂内外给大家讲科学史和医学史的小故事，激发大家的学习兴趣。这些小故事非常吸引人，大家都很爱听。

2006 年，我将这些小故事整理为一门通识教育课程“生命科学史话”。课程讲了一年，发现学生对诺贝尔奖的获奖工作特别感兴趣，而对自古希腊到第一次工业革命之间的生命科学史兴趣不大。2007 年，我迅速对课程内容进行了调整，突出现代生物学的主要成就，以诺贝尔生理学或医学奖的获奖工作为主线，并将课程名改为“诺贝尔生理学或医学奖史话”。这个课程名称一直有争议，教务部门屡次要求更换，原因主要是：第一，课程名称太长；第二，课程名称中有个“或”字。我们曾多次征求学生的意见，大家还是觉得现在这个名字最贴近课程的内容。另外，在课程设计方面，基于 HPS 的教育理念，将科学史（history of science）、科学哲学（philosophy of science）和科学社会学（sociology of science）融为一体，以专题史话的形式突出生物学各学科的特点和重大发现的案例，而不是一味地介绍每一年的获奖成果和获奖者，将科学与人文相结合，培育学生的科学素养和人文精神。

这门课程在 2010 年获华中师范大学“优质综合素质课程”称号。在多个教学研究项目的支持下，2011 年进行课程内容的第二次整合。原课程 30 余个故事经优化调整为 12 讲，进一步将课程特色和课程建设的目标归纳为五点：①以讲故事的形式传播科学精神和人文精神；②以再现科学探索的过程普及生命科学知识；③以重大发现的史实展现现代生物学的发展；④以趣闻逸事介绍科学家的曲折多样的人生；⑤以科学史的经典案例启迪学生的创新思维。

2012 年，我在通识课程基础上建设视频公开课“认识生命和疾病的历史”并将内容精简为 6 讲。2013 年，“认识生命和疾病的历史”入选湖北省精品视频公开课，同年获教育部“本科教学工程”国家精品视频公开课立项，并调整为 5 讲，在爱课程网上线。同年，作为学校首批试点课程开展混合式教学。2013 年，进行东西部高校课程共享联盟和三校共享联盟（北京师范大学、台湾师范大学和华中师范大学）在线课程建设。2014 年，“认识生命和疾病的历史——经典事例和启示”被评为教育部第五批国家精品视频公开课。2015 年，入选“智慧树网”东西部高校课程共享联盟学分课程。2016 年实现华中师范大学和台湾师范大学海峡两岸共享学分课程的突破，进入台湾地区高校授课并被认可学分。2017 年，入选中国大学 MOOC。

在 2006 年课程开课初期，还未有一位中国本土科学家获得过诺贝尔三大自然科学奖，如何在我们的课程中彰显中国特色和民族自信呢？在分析中国生物学和医学领域重大成就的基础上，我设计了“屠呦呦和青蒿素”一讲，在课程中介绍有关中国学者的重要发现和优秀工作。此后在通识课程和视频公开课中改为“疟疾与青蒿素”“下村修的绿色荧光蛋白和屠呦呦的青蒿素”，这是国内高校中较早介绍屠呦呦和青蒿素的本科通识课程之一。2015 年屠呦呦成为我国首位获得诺贝尔自然科学奖的本土科学家。遗憾的是“下村修的绿色荧光蛋白和屠呦呦的青蒿素”一讲在精品视频公开课建设时被建议删掉。

这门课程已经开设了 12 年，每次讲起一个个故事，我都难免有心中的感慨，甚至热泪盈眶。我觉得不是讲给别人听，而是讲给自己听，是在培育自己的科学素养和人文精神。

科学史和医学史上不乏勇敢、无私的探索者，他们是推动人类文明发展和进步的先驱。这些探索者那些在旁人看来疯狂的举动，实际上常常是科学研究中必然的选择。屠呦呦以身试药；发现磺胺的多马克不仅以身试药，而且在自己心爱的小女儿身上试药；发明脊髓灰质炎（小儿麻痹症）灭活疫苗的索尔克则在自己、自己的夫人和自己的三个年幼的孩子身上试药。虽然索尔克没有获得诺贝尔奖，但脊髓灰质炎疫苗的发明不知拯救了多少人的生命！1975 年的诺贝尔生理学或医学奖得主杜尔贝科在索尔克的葬礼上感叹：“如果人类健康的显著进步都不被看作是科学贡献的话，我们不禁要问，科学在我们生活中又有什么作用呢？”

我们的课程名是“诺贝尔生理学或医学奖史话”，但我们要传播的绝不是诺贝尔奖，而是这些获奖工作背后所体现的科学精神和人文精神！

伟大出自平凡，高尚源于平庸。很多当事者习以为常的小事，常常被后人津津乐道、传为美谈。这似乎就是历史的魔力，大浪淘沙、酿水成酒。

在 2011 年以后，我所在的华中师范大学限制了生物学专业的学生选修本专业的通识课程。有意思的是，作为在线课程，每年都有大批医学和生物学专业背景的工作者和同学选课。由此，经常会被问到两个问题：其一是能不能再讲深一点，其二是能不能讲点现代的进展并做一些获奖工作的预测。其实这两点对于我来说都很难，生物学专业涵盖的内容非常广泛，一个人很难对各个方向都很了解，而且作为本科的通识课程主要是基于高中生物学。另外，即使讲些进展和预测也是在其他学者研究的基础之上再做综合。对于重要的历史事件和人物，最好的检验方法就是时间。时间越久越能看清一项成果的历史价值和一位学者的历史地位。这有点像看山，在山脚下都会觉得高大巍峨，一旦渐行渐远，则可看到山外有山。

科学是在不断发展和进步的，如果用现今的标准去看待历史上的科学，这种做法可能本身就不科学。适当地介绍科学发现的历史背景既有助于我们理解科学发现的价值和意义，也有助于培养人文精神。因此相关知识的介绍使这本书既可以作为生物学和医学爱好者的读物，也可以作为普通大众的读物。

兴趣和爱好是内在的不竭动力，我对历史的兴趣和爱好是这门课和这本书的源头。即使没有进入历史学或相关专业学习，对历史的爱好也挥之不去，并不由自主地把这一爱好带进了教学工作，最终形成了这门课和这本书，希冀具有相同爱好的朋友们共鸣！

这门课程建设和教学得到了很多老师和同学的帮助和建议，在此深表谢意！本书参考了大量文献，书中不少图片引自相关网站，在此一并表示诚挚的谢意！

由于本人的学识有限，书中难免有很多不足，希望读者批评指正！

张　铭

2018 年 1 月 30 日于桂子山

数字资源目录

诺贝尔生平

诺贝尔遗嘱

诺贝尔奖

诺贝尔为何设置诺贝尔奖

糖尿病

血糖调节

胰岛素的发现

诺贝尔奖风波

青霉素背后的无名英雄

从顽童到大师的卡哈尔

实验动物与棕色小狗事件

CONTENTS

目　录

第一章

诺贝尔和诺贝尔奖

诺贝尔奖可能是当今世界知名度最高的奖项了。100余年来，每年一度的诺贝尔奖备受关注，也饱受争议。诺贝尔奖获奖者和获奖工作常成为人们津津乐道的话题。

第一节 “诺贝尔”姓氏的由来和诺贝尔生平简介

一、“诺贝尔”姓氏的由来

谈及诺贝尔奖，必须要先说诺贝尔，而说到诺贝尔则又需查谱溯宗，从这个举世闻名的姓氏说起。阿尔弗雷德·诺贝尔（Alfred Nobel，1833～1896）（本书中如无特殊说明，诺贝尔特指阿尔弗雷德·诺贝尔，见图1-1A）的姓氏诺贝尔（Nobel）是由拉丁文“诺贝利叶斯”（*Nobelius*）而来，这是一个典型的瑞典人姓氏。“诺贝利叶斯”的姓氏源自诺贝尔祖先所居住的名为Nöbbelöv的教区。诺贝尔的祖父老伊曼纽尔·诺贝利叶斯（Immanuel Nobelius，1757～1839）在1775年将他的姓改为诺贝尔（Nobel）。老伊曼纽尔·诺贝尔的大儿子小伊曼纽尔·诺贝尔（Immanuel Nobel，1801～1872）（图1-1B）就是阿尔弗雷德·诺贝尔的父亲。小伊曼纽尔·诺贝尔是一位自学成才的工程师和商人。1827年，小伊曼纽尔·诺贝尔娶安德烈特·阿尔塞尔（Andriette Ahlsell，1803～1889）（图1-1C）为妻，他们一共生育了8个孩子，但只有4个儿子长大成人，而且最小的儿子埃米尔·诺贝尔（Emil Oskar Nobel，1843～1864）死于1864年进行炸药实验时的意外爆炸，时年21岁。另外三个儿子，长子罗伯特·诺贝尔（Robert Nobel，1829～1896）和次子路德维希·诺贝尔（Ludvig Nobel，1831～1888），后来均成为著名的技术专家和成功的商人，三子即阿尔弗雷德·诺贝尔，是诺贝尔奖的创始人。罗伯特和路德维希均有后嗣，其家族延续至今。

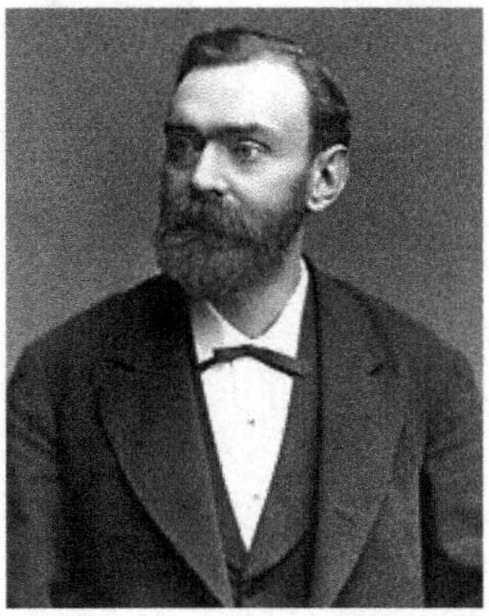
A
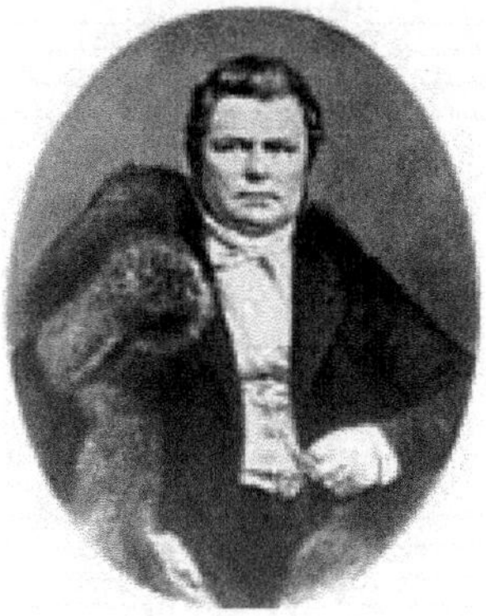
B
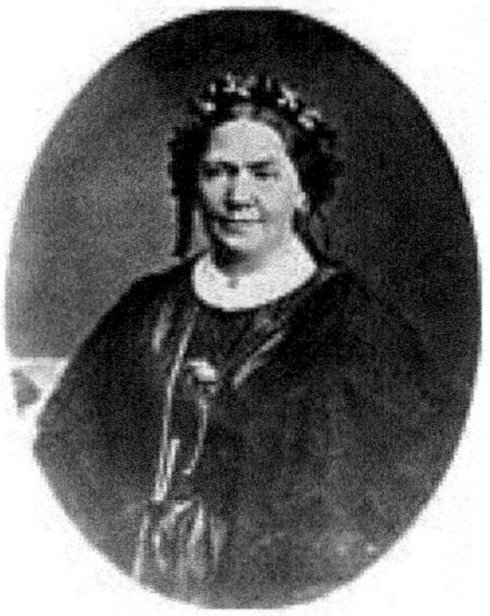
C

图 1-1　阿尔弗雷德·诺贝尔（A）；诺贝尔的父亲（B）和母亲（C）
（引自 https://www.nobelprize.org/alfred_nobel/biographical/articles/life-work/）

二、诺贝尔生平简介

（一）诺贝尔的青少年时代

阿尔弗雷德·诺贝尔于 1833 年 10 月 21 日出生于瑞典的斯德哥尔摩。诺贝尔出生后一直体弱多病，他的母亲用全部的爱来关怀这个羸弱的孩子，她相信他一定能长大成人。母亲的关爱使诺贝尔对母亲有一种特殊的情怀，这种情怀影响了他的人生。诺贝尔真正的学校教育仅仅是念了不到 2 年小学。当时，诺贝尔的父亲远在外地，家里靠母亲做点小生意，维系一家四口人的生计，生活相当贫困。诺贝尔的父亲小伊曼纽尔·诺贝尔是个勤奋、善于思考的发明家和商人，但他的人生相当曲折。这位热衷于实验和发明的商人，总是因承包生意的失利而陷入困境。直到 1842 年，他发明的水雷和地雷得到了俄国的青睐，在圣彼得堡建立了自己的工厂，生活才逐渐好转。这一年，诺贝尔一家在俄国团聚。

在俄国，小伊曼纽尔·诺贝尔的事业蒸蒸日上，他为自己的孩子聘请了瑞典和俄国最好的老师。这种家庭教育对于兴趣广泛、热衷于发明和创新的诺贝尔家族来说，无疑比学校教育更为有效。同时，少年诺贝尔有机会接触自己的父亲，观察父亲的工作、了解父亲的思想，继承这个家族渴求知识、勤奋学习、不断创新、敢于冒险和品质坚韧的传统。

1850 年，诺贝尔 17 岁时，离开圣彼得堡的家，进行了长达两年的游学。他去了自己的祖国瑞典，还有德国、法国、意大利和美国。在这些工业化国家，诺贝尔了解和学习了很多先进的理论和技术，结识了不少学者和发明家，增长了见识，特别是有关化学和相关的应用技术。游学对于语言能力的提高无疑也是有益的，年轻的诺贝尔很快掌握了德语、英语、法语及瑞典语和俄语。

诺贝尔游学期间曾在法国化学家珀卢兹（Théophile-Jules Pelouze，1807～1867）的实验室工作。在珀卢兹实验室，诺贝尔遇到了意大利人索布雷罗（Arcanio Sobrero，1812～1888），索布雷罗在 1847 年发现了会爆炸的油——硝化甘油。硝化甘油正是诺贝尔此后发明的炸药的主要成分。

（二）发明雷管和黄色炸药

1853年，克里米亚战争爆发。这场战争是俄国为了获取更大的利益，与英国、法国、奥斯曼帝国和萨丁尼亚王国（意大利境内的封建王国）结成的同盟而进行的一场战争。来自俄国军队的大量订单，使小伊曼纽尔·诺贝尔和他三个成年的儿子忙得不亦乐乎。诺贝尔父子的发明——地雷、水雷不仅满足了俄国军队的需要，也使诺贝尔家族获得了丰厚的经济收益和来自俄国沙皇的荣誉。但好景不长，1855年9月8日，英法联军在围攻349天后占领了克里米亚的塞瓦斯托波尔。1856年，克里米亚战争以俄国战败结束。随着战争的结束，俄国新政府不再需要地雷和水雷，因此撕毁了与诺贝尔家族的一切订货合同。小伊曼纽尔·诺贝尔和他的三个儿子想尽办法，但依然于事无补。小伊曼纽尔·诺贝尔只能宣告破产，带着他的妻子和在俄国出生的小儿子埃米尔回到瑞典，而三个大一些的儿子则留在了圣彼得堡。当两个哥哥忙于处理父亲留下来的公司事务时，诺贝尔则沉溺于化学和机械实验中，并获得了他一生中最初的几个专利。

回到瑞典的小伊曼纽尔·诺贝尔，在斯德哥尔摩郊外的家里建了一个小实验室，开始尝试硝化甘油的实验。1861年，诺贝尔弄到了一笔贷款，支持小伊曼纽尔·诺贝尔开始摸索硝化甘油的引爆实验。1863年，诺贝尔被父亲叫回斯德哥尔摩，父子俩携手摸索引爆方法。就在这一年，诺贝尔发明了雷管。雷管可以安全地引爆硝化甘油。有学者认为，诺贝尔发明雷管的重要性超过其后发明的黄色炸药，这项成就是自发明火药以来，在爆炸物科学方面最伟大的进展。此后，雷管引爆的方法虽然有多种改良，但其基本原理被沿用至今。

1864年9月3日，诺贝尔家族的硝化甘油实验工厂爆炸，年仅21岁的弟弟埃米尔和其他4人惨死。埃米尔已表现出诺贝尔家族成员特有的才干。这次爆炸不仅是对诺贝尔父母的巨大打击，也对邻居甚至整个城市和国家造成巨大震动，谁也不希望与炸弹为邻。此后的一些实验，诺贝尔不得不在斯德哥尔摩附近梅拉伦湖中的泊船上进行。这次事故虽然没有摧毁小伊曼纽尔·诺贝尔的工作热情，但显然成为压倒他长期操劳过度脊背上的最后一根稻草。此后，小伊曼纽尔·诺贝尔几乎卧床不起，直至1872年病故。而年轻的诺贝尔开始走向台前，实验、演示、专利、贷款、建工厂和推销，一件事接着一件事，诺贝尔的事业越来越兴旺。

硝化甘油是液体炸药，在制造和运输中危险重重、事故频频。如何将液体硝化甘油吸附使之成为固态，诺贝尔进行了各种实验，如选用了砂土、纸浆、木屑、砖灰、煤、干泥、石膏和黏土等，最后他选择了取自德国沼泽地区的硅藻土。硅藻土可以很好地吸附硝化甘油而又不破坏它的化学特性。吸附硝化甘油的硅藻土呈软块状，可以方便地成型和包装，运输方便安全，也很容易做成棍状塞进炮眼。诺贝尔把它称为“黄色炸药”。关于用硅藻土制作黄色炸药还有另外一种说法，当时工人在运输硝化甘油时，装油的桶有时会漏，工人就用硅藻土堵漏，事后发现吸附了硝化甘油的硅藻土仍可当炸药使用。由此，诺贝尔发明了黄色炸药。诺贝尔一生中以他的名义注册的发明专利有355项。雷管和黄色炸药等发明满足了当时西方国家工业化过程中开矿和修路等重大工程建设的需要，因此给他带来大量的订单和享誉四海的名望，诺贝尔名利双收，他的工厂遍布欧美各地。

（三）诺贝尔在意大利去世

诺贝尔的母亲病故后，1889年和1893年，诺贝尔先后两次立下遗嘱。1895年，诺贝尔立下第三次遗嘱，并作为最终遗嘱，遗嘱中明确说明设立诺贝尔奖。1896年12月10日，诺贝尔在意大利圣雷莫去世，享年63岁。诺贝尔的遗体被运回他的祖国瑞典安葬。

三、诺贝尔的家乡——瑞典

诺贝尔的家乡瑞典位于欧洲北部斯堪的纳维亚半岛，是北欧五国之一。北欧五国由丹麦、挪威、瑞典、芬兰和冰岛组成，还包括它们的附属领土法罗群岛和格陵兰等。北欧五国在地理、历史、文化和宗教等许多方面都有复杂和独特的联系。

瑞典的统一进程始于12世纪，至13世纪中叶在埃里克十一世领导下基本完成。14世纪末（1397年），丹麦主导建立了卡尔马联盟，通过共主邦联形式将丹麦、挪威（含冰岛、法罗群岛、格陵兰、设得兰群岛和奥克尼群岛）与瑞典（含芬兰）联合于玛格丽特一世治下。1523年，瑞典重获独立。17～18世纪的100多年，瑞典国力强盛，是欧洲列强之一。1814年，丹麦将挪威割让给瑞典，瑞典-挪威联盟建立。至19世纪初，瑞典在持续200余年的瑞俄战争中败于俄罗斯帝国，被迫割让芬兰。1905年，瑞典-挪威联盟解体。瑞典在两次世界大战中均保持中立。16世纪，时任瑞典的国王推动瑞典宗教改革，使新教路德宗成为瑞典国教。这一变革对瑞典的社会、政治和文化产生了深远的影响。

瑞典铁矿、森林和水力等自然资源丰富，工业发达，文化和教育都独具特色。

第二节　诺贝尔遗嘱

1895年11月27日，诺贝尔在巴黎签署了第三次遗嘱，也是最后一份遗嘱（图1-2）。诺贝尔在遗嘱中写道："我所留下的全部可变换为现金的财产，将以下列方式予以处理。这份资本由我的执行者投资于安全的证券方面，并将构成一种基金；它的利息将每年以奖金的形式，分配给那些在前一年里曾赋予人类最大利益的人。上述利息将被平分为5份，其分配办法如下：一份给在物理方面有最重要发现或发明的人；一份给有过最重要的化学发现或改进的人；一份给在生理学或医学领域有过最重要发现的人；一份给在文学方面曾创作出有理想主义倾向的最杰出作品的人；一份给曾为促进国家之间的友好、为废除或裁减常备军队以及为举行和平会议做出过最大或最好工作的人。物理和化学奖金，将由瑞典皇家科学院授予；生理学或医学奖金，由在斯德哥尔摩的卡罗林斯卡学院授予；文学奖金，由在斯德哥尔摩的瑞典文学院授予；和平奖金，由挪威议会选出的一个五人委员会来授予。我明确的愿望是，在颁发这些奖金的时候，对于授奖候选人的国籍丝毫不予考虑，不管他是不是斯堪的纳维亚人，只要他值得，就应该授予奖金"（埃里克·伯根格伦，1983）。

1896年，诺贝尔去世后，如何执行诺贝尔遗嘱是一个相当复杂的问题，涉及财产清算、不同国家的法律、诺贝尔家族的继承权和瑞典政府的利益等诸多问题，因为这几乎是当时世界上捐献的最大一笔个人财富（大约3100万瑞典克朗）。几经周折，直到1900年6月

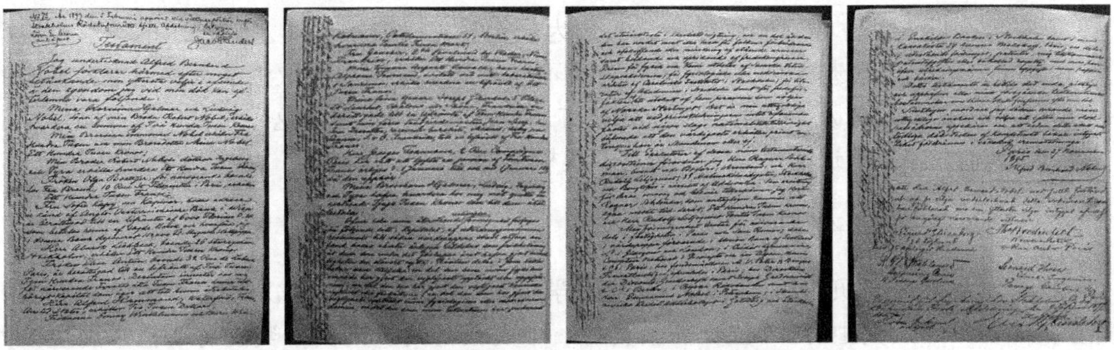

图 1-2　修改于 1895 年 11 月 27 日的诺贝尔的最后遗嘱
（引自 https://www.nobelprize.org/alfred_nobel/will/will-full.html）

29 日，瑞典国王在瑞典议会颁布了管理诺贝尔基金会和诺贝尔奖金颁发机构的章程，诺贝尔奖获得者的选择才开始进行。因此，第一届诺贝尔奖是在诺贝尔去世 5 年后的 1901 年颁发。

在诺贝尔奖相关章程下建立了如下机构：诺贝尔基金会及其理事会和董事会；瑞典皇家科学院、卡罗林斯卡学院、瑞典文学院和挪威议会的诺贝尔奖委员会 4 个奖金颁发机构；分别负责每项奖金事务的 5 个诺贝尔奖委员会；分别对每家奖金颁发机构负责的 4 个诺贝尔学会。

第三节　诺 贝 尔 奖

一、诺贝尔奖奖项的设置

诺贝尔奖设置了 5 个奖项，即诺贝尔物理学奖（The Nobel Prize in Physics）、诺贝尔化学奖（The Nobel Prize in Chemistry）、诺贝尔生理学或医学奖（The Nobel Prize in Physiology or Medicine）、诺贝尔文学奖（The Nobel Prize in Literature）和诺贝尔和平奖（The Nobel Peace Prize）。其中诺贝尔物理学奖、诺贝尔化学奖和诺贝尔生理学或医学奖被称为诺贝尔三大自然科学奖，自 1901 年诺贝尔奖初次颁发至今的 100 余年，其获奖者或获奖工作有争议、不足，甚至有错误，但基本上反映了现代自然科学的主要成就。而诺贝尔文学奖和诺贝尔和平奖，由于政治、文化和意识形态上的差异和分歧，几乎争议不断。本书主要介绍的是与生命科学相关的诺贝尔奖获奖工作，主要是诺贝尔生理学或医学奖的获奖工作，也有一些与生命科学相关的诺贝尔化学奖和诺贝尔物理学奖的获奖工作，以及一些未获奖的重要工作。

1968 年，瑞典中央银行在纪念它成立 300 周年之际，决定设立“瑞典中央银行阿尔弗雷德・诺贝尔纪念经济学奖金”（The Sveriges Riksbank Prize in Economic Sciences in Memory of Alfred Nobel），常简称为诺贝尔经济学奖。每年由这家银行提供与当年诺贝尔奖相同金额的奖金，交由诺贝尔基金会统一使用。诺贝尔经济学奖，由瑞典皇家科学院负责颁发。对获奖候选人的推荐、奖金的评判和授奖仪式等规则，基本与其他诺贝尔奖一致，其相关获奖内容也发布在诺贝尔奖的官方网站上（https://www.nobelprize.org/）。

此后，也有一些机构和人士希望出资在诺贝尔奖中设置更多的奖项，但都未得到诺贝尔基金会的认可。

还有一个世人关注的问题，就是诺贝尔为什么没有设置数学奖。诺贝尔的第三份遗嘱（最后遗嘱）与第二份遗嘱中的捐赠机构有所不同，第三份遗嘱中取消了一些原准备捐赠的机构，其中有的机构涉及数学方面的研究。有一种说法是诺贝尔对这个机构中涉及数学家的一些纠纷使他在第三份遗嘱中撤销了对这个机构的捐赠。

二、诺贝尔奖的基本数据

截至 2024 年，诺贝尔奖（含诺贝尔经济学奖）共颁发了 627 次，产生了 1012 位获奖者或组织（表 1-1），其中有 65 位女性获奖者。个人获得两次诺贝尔奖的有 5 位：居里夫人（Marie Curie，1867～1934；获 1903 年诺贝尔物理学奖和 1911 年诺贝尔化学奖）、巴丁（John Bardeen，1908～1991；获 1956 年和 1972 年诺贝尔物理学奖）、鲍林（Linus Carl Pauling，1901～1994；获 1954 年诺贝尔化学奖和 1962 年诺贝尔和平奖）、桑格（Frederick Sanger，1918～2013；获 1958 年和 1980 年诺贝尔化学奖）、巴里（K. Barry Sharpless，1941～；获 2001 年和 2022 年诺贝尔化学奖）。有 6 对夫妇分享了诺贝尔奖，获奖者中还有 1 对母女、1 对父女、7 对父子和 1 对兄弟。居里夫人一家 5 人次获奖（居里夫人 2 次，居里 1 次，居里夫人的大女儿和女婿分享 1 次），居里夫人的小女婿亨利·拉布伊斯（Henry Richardson Labouisse Jr.，1904～1987）代表联合国儿童基金会接受了 1965 年诺贝尔和平奖，也就是说居里夫人一家 6 人次登上了诺贝尔奖颁奖台。

表 1-1　1901～2024 年诺贝尔奖基本数据

诺贝尔奖类别	颁发次数	获奖人次	获奖女性人次	单人获奖	两人分享	三人分享	最年轻者	最年长者
物理学奖	118	227	5	47	33	38	25	96
化学奖	116	197	8	63	25	28	35	97
生理学或医学奖	115	229	13	40	36	39	32	87
文学奖	117	121	18	113	4	—	41	88
和平奖	105	111+31	19	71	31	3	17	87
经济学奖	56	96	3	26	20	10	46	90
总计	627	1012	66	360	149	118	17	97

注：引自 https://www.nobelprize.org/nobel_prizes/facts/；和平奖有 31 次颁发给国际组织；最年轻者和最年长者单位为周岁，其余项目单位为人次；总计中最年轻者和最年长者两项中数据为各项获奖者中最年轻者和最年长者的年龄

三、诺贝尔奖中每个奖项获奖人数的设置

诺贝尔遗嘱中并未说明每一奖项中的项数和获奖人数。诺贝尔奖每一个奖项最多可以同时有 三位获奖者，既可以授予一个发现或成就，也可以分别授予两个不同的发现或成就。1901～1950 年的半个世纪中，获奖者每届或一位或两位，很少同时授予三位。

1903 年诺贝尔物理学奖，奖金半数颁予天然放射性现象发现者、法国物理学家贝克勒尔（Antoine Henri Becquerel，1852～1908），另一半授予居里夫妇。此后 50 多年间，诺贝尔物理学奖再未有三人分享，直至 1956 年。诺贝尔生理学或医学奖第一次授予三位学者是 1934 年，奖给发现贫血肝脏治疗法的迈诺特（George Richards Minot，1885～1950）、莫菲（William Parry Murphy，1892～1987）和惠普尔（George Hoyt Whipple，1878～1976）。第二次是 1945 年，获奖者分别是青霉素发现者弗莱明（Alexander Fleming，1881～1955）、钱恩

（Ernst Boris Chain，1906～1979）和弗洛里（Howard Walter Florey，1898～1968）。诺贝尔化学奖直到 1946 年才出现三位同台获奖者，而此后 20 多年，诺贝尔化学奖再无三人同时获奖的情况，直至 1967 年。

1968 年诺贝尔奖正式引入一条规则，即同一奖项最多只能有三位获奖者的“三人原则”。在此后的半个多世纪里，约有 1/3 的诺贝尔物理学、化学和生理学或医学奖颁发给 三位科学家。因此，诺贝尔奖的获奖人数和获奖发现有 5 种可能：奖励一 项发现一位获奖者；奖励一项发现由两位获奖者分享奖励；奖励一项发现由三位获奖者分享奖励；奖励两项发现，两位获奖者因各自不同的发现分享奖励；奖励两项发现，一位获奖者因 一项发现获奖而另外 两位获奖者因另一项发现分享奖励，获奖者总数仍为三人。继诺贝尔奖后，拉斯克奖于 1997 年也开始采用“三人原则”。

四、哪些学者有资格推荐诺贝尔奖候选人？

诺贝尔物理学奖和诺贝尔化学奖推荐人主要有：瑞典皇家科学院的瑞典或外国院士；诺贝尔物理学和化学委员会的委员；曾被授予诺贝尔物理学奖和化学奖的科学家；在乌普萨拉大学、隆德大学、奥斯陆大学、哥本哈根大学、赫尔辛基大学、卡罗林斯卡学院和瑞典皇家理工学院永久或临时任职的物理学和化学教授，以及在斯德哥尔摩大学有永久性职务的该学科教员；根据各国学术中心所在，由瑞典皇家科学院选择至少 6 所大学或具有同等水平学院的提名人选；瑞典皇家科学院认为符合邀请目的的其他科学家。

诺贝尔生理学或医学奖的推荐人主要有：卡罗林斯卡学院教学机构的成员；瑞典皇家科学院医学部院士；以前的诺贝尔生理学或医学奖获得者；乌普萨拉大学、隆德大学、奥斯陆大学、哥本哈根大学和赫尔辛基大学医学院的院务成员；由授奖单位根据各国学术中心所在，选择至少 6 所医学院的提名人选；卡罗林斯卡学院认为符合邀请目的的其他科学家。

诺贝尔生理学或医学奖产生的主要过程：每年 5 月，诺贝尔奖委员会会确定 6 所医学院和符合邀请目的的其他科学家作为提名人选，其他提名人选相对固定。9 月，诺贝尔奖委员会向大约 3000 名有诺贝尔生理学或医学奖候选人提名权的学者发出邀请书，征求候选人。提名必须是书面的，而且需要提供有公开资料支持的提名理由。提名在次年元月底前完成。经诺贝尔奖委员会筛选，在 2 月产生初选名单。3～5 月，初选名单提交每年临时指定的专家评审。7～8 月，诺贝尔奖委员会根据专家意见撰写报告。9 月，诺贝尔奖委员会提交报告给卡罗林斯卡学院的诺贝尔学会进行讨论，推荐最后的候选人。10 月初，诺贝尔学会成员无记名投票表决，确定本年度的获奖者，并公布获奖名单。

有关诺贝尔奖的提名信息有 50 年的保密期，除生理学或医学奖的提名信息仅公开到 1953 年外，物理学奖和化学奖均已公开至 1970 年，可在诺贝尔奖提名数据库查询（https://www.nobelprize.org/nomination/archive/）。

五、诺贝尔奖得主会得到些什么奖励？

每位诺贝尔奖得主会得到一枚奖牌、一本证书和一张支票。诺贝尔奖奖牌的正面为诺贝尔的头像浮雕和生卒日期（经济学奖略有不同），生卒日期用的是罗马数字。罗马数字和阿拉伯数字最重要的不同就是罗马数字没有零这个数字。诺贝尔奖奖牌上诺贝尔出生年月的罗马数字NAT.MDCCC ⅩⅩⅩⅠⅠⅠ；OB.MDCCC XCⅥ 转化为阿拉伯数字M（1000）D（500）C（100）C（100）C（100）Ⅹ（10）Ⅹ（10）Ⅹ（10）Ⅰ（1）Ⅰ（1）Ⅰ（1）相加，即1833；M（1000）D（500）C（100）C（100）C（100）XC（90）VI（6）相加，即1896。诺贝尔生理学或医学奖奖牌的背面图案，是一位医学女神收集从岩石上涌出的水给患病女孩解渴，她的膝上放着一本打开的书。诺贝尔物理学奖和诺贝尔化学奖的背面图案是一样的，女神伊希斯（Isis）从云中浮现，圣母手握象征着财富和科学智慧的号角，轻轻拉开女神的面纱，露出她冷峻的面容，意喻人类文明的不断进步和发展。每一本诺贝尔奖获奖证书都不一样，主要由瑞典和挪威的艺术家、书法家亲手绘制，证书上的绘画则是用艺术的形式展示获奖者的研究成果，每一本都堪称一件独一无二的艺术品（图1-3）。DNA双螺旋结构的发现者之一、1962年诺贝尔生理学或医学奖获奖者克里克（Francis Crick，1916～2004）在2004年去世后，其奖牌（图1-4）和证书于2013年以227万美元的价格拍卖，收藏家是一位美籍华人。

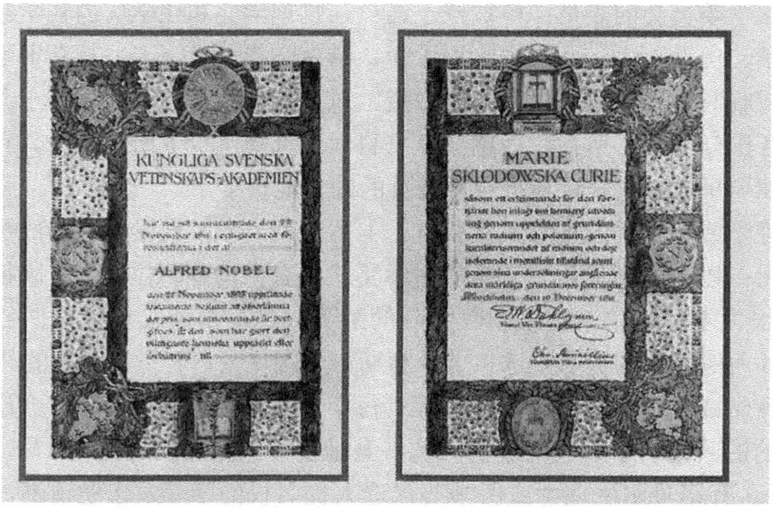

图1-3　居里夫人1911年的获奖证书

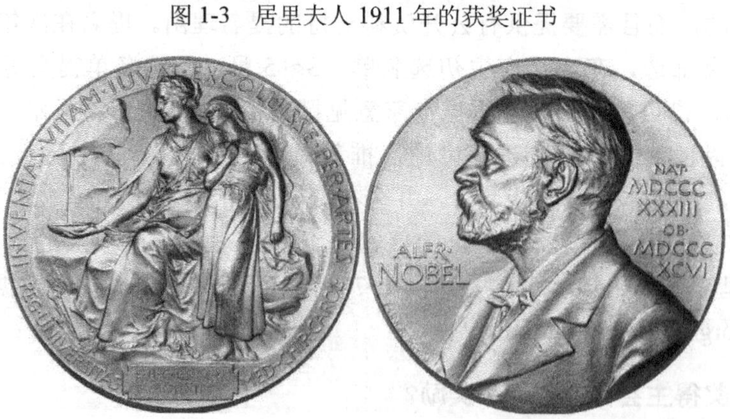

图1-4　诺贝尔生理学或医学奖奖牌

每年一度的诺贝尔奖颁奖仪式在12月10日诺贝尔的逝世日举行。诺贝尔奖的颁奖仪式显得正式和烦冗，那些沉溺于学术的精英多少有些不适应，但最终这些桂冠得主几乎都还是按瑞典人的要求一丝不苟地度过“诺贝尔周”。这种庄重的仪式，表达了瑞典人对为人类文明做出杰出贡献人们的尊敬，也表达了瑞典人对诺贝尔和诺贝尔奖所代表的瑞典文化和传统的尊敬。

第四节　诺贝尔为何设置诺贝尔奖

诺贝尔为何设置诺贝尔奖？这似乎是一个很难回答的问题。此处，从三个方面进行一些解读。

一、诺贝尔与学术界的关系

诺贝尔与学术界的关系是非常密切的，而且是双向的关系。也就是说，不仅诺贝尔很关注学术界的一些事情，学术界也很关注诺贝尔。

诺贝尔游学期间就访问过不少著名的实验室和学者，还曾在一些实验室短期工作过。诺贝尔父子都是瑞典著名的发明家和商人，有关炸药和雷管的重要发明影响很大。因此，诺贝尔不仅结识了很多学者，其成就也被学术界所了解和认可。1868 年，瑞典皇家科学院授予伊曼纽尔·诺贝尔和阿尔弗雷德·诺贝尔父子雷特斯泰奖（The Letterstedt's Prize），以表彰他们在发现硝化甘油作为炸药新用途上的贡献。雷特斯泰奖的奖牌一直保留在诺贝尔的父亲手里，父亲去世后由诺贝尔的母亲收存。母亲去世后，奖牌留给了诺贝尔。1884 年，诺贝尔被提名为瑞典皇家科学院经济科学类的院士，并因其工程技术上的贡献成功当选。从这一点来看，诺贝尔不只是与学术界关系密切，实际上他自己就是其中的一员。

诺贝尔生前曾多次捐款支持科学研究，特别是医学研究。受捐者既有瑞典的机构和学者，也有瑞典外的机构和学者。诺贝尔母亲遗留给诺贝尔的遗产除小部分用于母亲的墓地外，余下的大部分都捐献给卡罗林斯卡学院并设立了一个以他母亲名字命名的医学研究基金。著名的俄国生理学家巴甫洛夫（Ivan Petrovich Pavlov，1849～1936）就曾得到过诺贝尔的资助，巴甫洛夫在 1904 年获得了诺贝尔生理学或医学奖。

二、母亲和朋友对诺贝尔的影响

诺贝尔的母亲出生在一个富裕的家庭。在丈夫前往俄罗斯创业时，她仅靠一个小店维持家人的生活，其生活经历造就了她待人和善的态度并影响了她的儿子。1889 年，诺贝尔的母亲病故，诺贝尔得到了一份遗产。诺贝尔除了保留母亲的照片和那面奖牌之外，把其他遗产基本都捐献给了慈善机构。诺贝尔认为，金钱只要能解决个人的生活就够了。若是多了，它会成为遏制人才的祸害。诺贝尔也反思他的发明在战争中的大量应用，他认为，由于炸药伤害了那么多人，因此这需要他来补偿。

母亲的病故对诺贝尔是一个巨大的打击，他开始认真地考虑自己的身后安排，套句小品中的话就是“人死了，钱没花完怎么办？”

诺贝尔终生未娶，一般认为对诺贝尔一生影响很大的女性有三位，第一位是他的母亲。

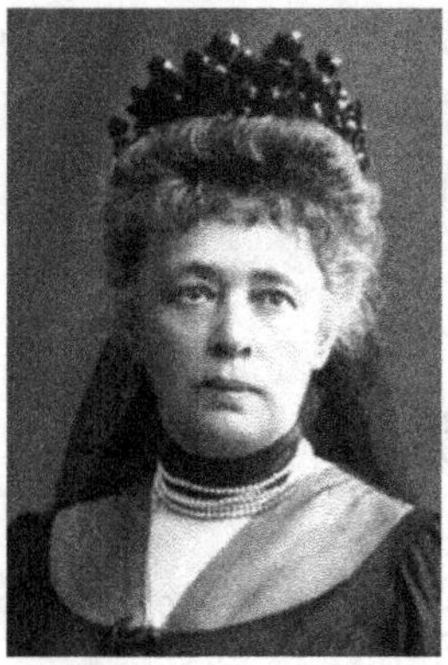
图 1-5　冯・苏特纳
（引自 https://www.nobelprize.org/prizes/peace/1905/suttner/facts/）

诺贝尔自小体弱多病，当时又是家中的幼子，母亲对他的关爱自然比两位哥哥更多，因此诺贝尔和母亲的关系一直很好。第二位是冯・苏特纳（Bertha Sophie Felicita von Suttner，1843～1914）（图 1-5），苏特纳的魅力和她的和平主义思想影响了诺贝尔。排在第三位的是索菲・赫斯（Sofie Hess，1856～1919），赫斯比诺贝尔小 23 岁，她的悲惨家世和模特式的迷人魅力使诺贝尔深陷其中而不能自拔。

冯・苏特纳女士对诺贝尔的影响不容忽视。早年，未婚的金斯基女伯爵（冯・苏特纳婚前姓氏）用 5 种文字书写应聘信回复诺贝尔时，诺贝尔就被她所吸引。诺贝尔曾经婉转地问金斯基，你的心还自由吗？可惜回答是否定的。这位女性的经历使她成为一名著名的和平主义者，而且她一直与诺贝尔保持着朋友关系，有人认为她的魅力与和平主义思想影响了诺贝尔。有意思的是，冯・苏特纳获得了 1905 年诺贝尔和平奖。

三、信仰的影响

爱因斯坦（Albert Einstein，1879～1955；获 1921 年诺贝尔物理学奖）对诺贝尔设立诺贝尔奖有一段评述："Alfred Nobel invented an explosive more powerful than any then known: an exceedingly effective means of destruction. To atone for this 'accomplishment' and to relieve his conscience, he instituted his award for the promotion of peace"。

瑞典是一个以新教为主的国家，诺贝尔死后的葬礼也是在斯德哥尔摩路德堂举行的。马克斯・韦伯（Max Weber，1864～1920）在《新教伦理与资本主义精神》（*The Protestant Ethic and the Spirit of Capitalism*）一书中认为，传统主义下，劳动者和资本家倾向于享受悠闲的生活状态，而新教伦理下人们则追求增加资本。诺贝尔无疑是一个典型的例子，他勤奋工作，不断地增加自己的财富，并通过自我检视而得到救赎。

第五节　从硝酸甘油到伟哥（外一篇）

诺贝尔成功的重要原因之一就是在 1864 年发明了用硅藻土吸收硝化甘油的方法制作安全炸药。几乎在同一时代，医学界发现硝酸甘油对心脏病有很好的治疗作用。这不禁令人好奇，炸药也是良药？人们无法解释硝酸甘油治疗心脏病的机制。诺贝尔本人患有严重的心脏病，但他拒绝使用硝酸甘油进行治疗。因为在研究和制作炸药时，诺贝尔就发现吸入硝酸甘油后会产生剧烈的头痛，因此他认为用硝酸甘油治病"令人啼笑皆非"，对于他"是一个巨大的讽刺"。

直到 1977 年，美国的穆拉德（Ferid Murad，1936～2023）在研究治疗心绞痛的硝酸甘油和其他可扩张血管的硝酸盐类物质的药理作用时发现，这些硝酸类药物都可以释放出一氧化氮（NO）。他们推测一氧化氮这种气体分子可能有信号传递的作用，并因此松弛血管平滑肌，缓解心绞痛。但穆拉德的发现和假说没有得到足够的重视。

确认一氧化氮是信号分子源自一个著名的实验。美国的佛契哥特（Robert F. Furchgott，1916～2009）是研究血管生理的专家，他在 1953 年就发现乙酰胆碱（ACh）会导致兔离体血管条的收缩，这与家兔静脉注射乙酰胆碱导致血管舒张的结果正好相反。当时推测可能是激活了不同的受体。这一现象后来被称为“乙酰胆碱悖论”（the paradox of ACh），困扰学术界 20 余年。1978 年，佛契哥特实验室的一个实验员戴维（David）在做一个经典的实验时发现结果总是相反：用拟胆碱类物质 CCh（乙酰胆碱的类似物，作用与乙酰胆碱一样）作用于血管标本时，血管舒张；而以往实验室的实验结果都是收缩。难道是“乙酰胆碱悖论”在作祟吗？戴维将这一现象报告给了佛契哥特。佛契哥特通过对实验过程的仔细观察，发现戴维使用的血管标本是血管环而不是实验室经典的血管条。难道血管标本的制作差异会导致不同的结果吗？进一步观察发现，在做血管条时，常把血管的内面搭在手指上，而做血管环时则没有这一步骤。是不是做血管条时损伤了血管内皮而产生了相反的作用呢？经过反复的实验，佛契哥特发现血管内皮是否存在是决定血管舒张或收缩的关键。如果血管内皮完整，乙酰胆碱可使血管舒张；如果去掉血管内皮，乙酰胆碱可使血管收缩。

1979 年，上述研究发表[Furchgott R F，Davidson D，Lin C I. 1979. Conditions which determine whether muscarinic agonists contract or relax rabbit aortic rings and strips. Blood Vessels，16（4）：213-214]，佛契哥特还破例将戴维的名字放在第二位，“乙酰胆碱悖论”由此解开。血管内皮通过什么机制使乙酰胆碱产生不同的效应呢？佛契哥特设计了一个类似三明治的复合实验，发现血管内皮细胞可以释放一种物质，这种物质改变了乙酰胆碱的效能。1982 年，佛契哥特发表论文将这一物质命名为内皮细胞源性血管舒张因子（endothelium-derived relaxing factor，EDRF）。

内皮细胞源性血管舒张因子又是什么东西呢？1986 年夏季，美国实验生物学会的一次研讨会上，佛契哥特报告了有关内皮细胞源性血管舒张因子的研究进展，认为内皮细胞源性血管舒张因子可能是一氧化氮。伊格纳洛（Louis J. Ignarro，1941～）赞同佛契哥特的观点，也认为内皮细胞源性血管舒张因子是一氧化氮，而且其实验表明含硝基的药物和乙酰胆碱诱导的内皮细胞源性血管舒张因子都能使血管平滑肌中的环鸟苷酸（cGMP）而不是环腺苷酸（cAMP）升高，出现血管舒张效应。

说者无意听者有心！

英国人蒙卡达（Salvador Moncada，1944～）在会上听到这个报告后，会议还没结束他就匆匆忙忙回到了英国，他要证明内皮细胞源性血管舒张因子就是一氧化氮。很快，他的实验结果发表在 1987 年的 *Nature* 上。一氧化氮是一个信号分子，可激活细胞内鸟苷酸环化酶（GC），增加 cGMP 水平，从而导致血管舒张，而硝酸甘油等硝基化合物可以产生一氧化氮。这一结果表明穆拉德的实验和推测是完全正确的。

一氧化氮这个常温下的气体可以作为信号分子！有关一氧化氮的研究和药物开发迅速风靡全球。在研发治疗心血管疾病药物西地那非（Sildenafil）时，意外地发现其治疗男性勃起功能障碍更为有效，这就是万艾可（Viagra），即“伟哥”。伟哥的意外发现使一氧化氮的研究为大众所知。

西地那非对心脏的作用不明显，而对男性性功能作用较明显的原因也已基本弄清。平滑肌在男性生殖器海绵体形成腔窦状结构，称为海绵窦，海绵窦的表面覆盖一层血管内皮细胞，内皮细胞释放NO使血管舒张海绵体充血，导致勃起。在人海绵体组织和血管平滑肌中存在磷酸二酯酶V（PDE V），可使cGMP水解为GMP，进而阻断NO-cGMP途径。西地那非为PDE V选择性抑制剂，可以防止cGMP的降解，加强性兴奋导致的阴茎勃起反应。西地那非对可使cGMP水解而导致心脏和冠脉血管平滑肌收缩的PDE Ⅲ没有抑制作用，较高剂量时还能抑制存在于视网膜内的PDE Ⅳ，影响视觉。

1998年，佛契哥特、伊格纳洛和穆拉德分享了诺贝尔生理学或医学奖（图1-6），蒙卡达没有获得此次诺贝尔奖。英国人约翰·范恩（John Vane，1927～2004）因在1971年发现了阿司匹林可预防血小板的凝结以减轻血栓带来的危险获1982年诺贝尔生理学或医学奖，而蒙卡达作为约翰·范恩的学生和主要完成者没能获奖（图1-7）。

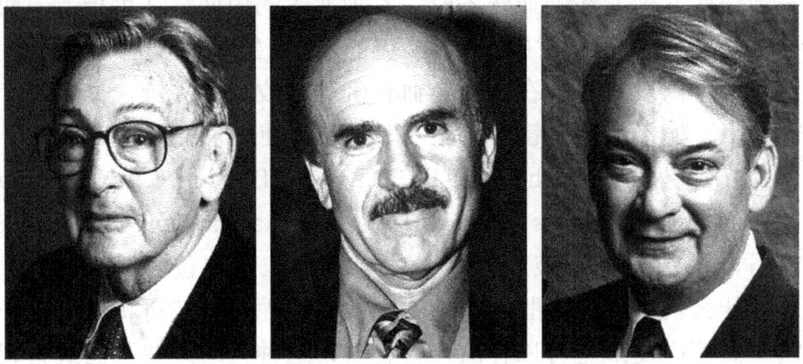

A　　B　　C

图1-6　佛契哥特（A）、伊格纳洛（B）和穆拉德（C）

（引自https://www.nobelprize.org/nobel_prizes/medicine/laureates/1998/）

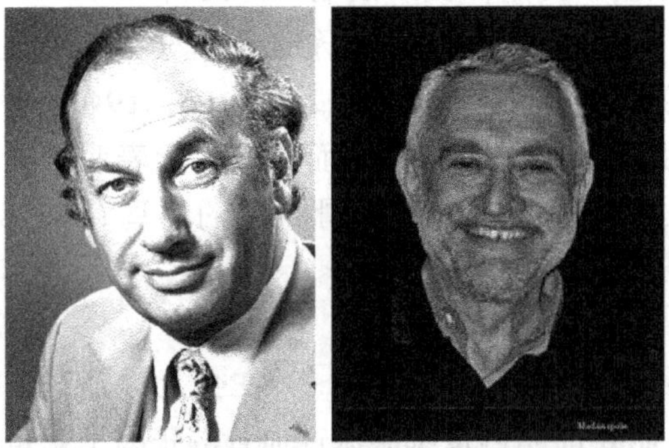

A　　B

图1-7　约翰·范恩（A）和蒙卡达（B）

（引自https://www.nobelprize.org/nobel_prizes/medicine/laureates/1982/vane-facts.html）

硝酸甘油可迅速缓解心绞痛，但如果长期服用则会导致心力衰竭。这是因为一氧化氮产生不足会影响心血管系统的正常功能，但过量的一氧化氮则会产生心脏损伤而致命。作为信号分子，一氧化氮是一把双刃剑。如果诺贝尔遵从医嘱，硝酸甘油无疑可以延长他的寿命，但诺贝尔的心脏病和脑出血是否与研究炸药时长期吸入硝化甘油有关呢？如果真的有关的话，真是成也萧何败也萧何（张铭，2015a）。

第二章

诺贝尔生理学或医学奖百年史

地球在浩瀚的宇宙中，如同沙漠里的一颗沙粒，但这颗沙粒有着无与伦比的光芒，因为在地球上存在着奇妙的生命现象。

科学源于问题，科学研究源自对问题的好奇。人类的终极问题是什么？有人提出人类最好奇的四大科学问题是物质的本质、宇宙的起源、生命的本质和智力的产生。也有学者认为科学的终极问题是“两暗一黑三起源”，即暗物质、暗能量；黑洞；宇宙的起源、生命的起源和意识的起源。无论哪种说法，其中两个都与生命科学密切相关。“我是谁，我从哪里来，我要到哪里去”既是哲学问题，也是生物学问题。生命的本质、生命的起源和生命的演化，以及人脑功能的起源和机制是人类最为好奇的生物学问题，也是生命科学工作者从事生物学研究的原动力之一。

诺贝尔为何将与生物学相关的诺贝尔奖奖项设定为诺贝尔生理学或医学奖，而不是诺贝尔生物学奖，这与诺贝尔立下遗嘱的时代有关。那个时代生物学学科体系并未完全形成，现代生物学的帷幕才拉开一角。

第一节　生物学学科体系的形成

在生物学学科体系形成之前，有关生物学的研究通常属于博物学的范畴，从应用来看，主要表现在农学和医学两个方面。在医学方面，人类最古老的四大文明古国，都在长期经验积累的基础上建立了具有自身文明特点的传统医学，这种传统医学充斥了经验主义、哲学思辨和玄学。就其本质来说，难有伯仲之分；就其经验来看，仍使今人受益。

生命科学的形成与发展，从农学、医学、博物学，到生物学，再到生命科学。生命科学的内容有三个大的方面：一是宏观论证（形而上学），如生物学哲学、生物伦理学；二是研究问题（主题学科），如生理学、遗传学；三是技术手段（方法学科），如解剖学、细胞学。

技术手段与主题学科紧密结合，形成了相互融合的学科，如细胞生物学、分子生物学。在生物学学科体系形成过程中，技术手段和主题学科往往共同发展。从表面观察、解剖（包括植物解剖、动物解剖和人体解剖），到显微镜的应用，再到电子显微镜和分子生物学技术的应用；各种物理学技术和化学技术广泛应用于生物学研究。生物学的主题学科从动植物的分类学，到生理学，再到遗传学。随着生命科学的发展，一方面生命科学的新发现和新思路分科越来越细，如表观遗传学、植物分子遗传学；另一方面生命科学又不断出现学科的整合，如系统生物学、各种组学。更细的分科研究有利于用某些方法或手段对某些具体的问题进行更深入的了解和探索，而整合学科的出现则有利于从整体上全面地认识生命现象。

人类对生命现象的好奇和兴趣，最初是由于生命现象的多样性。现代生命科学认为生物多样性包括物种多样性、遗传多样性和生态系统多样性。生命现象是以生命有机体的个体存在为主要表现形式，细胞是生命有机体最基本的结构和功能单位，基因是生命有机体遗传和变异的物质基础，而不同生命有机体之间的相互关系及它们与环境之间的相互关系则构成了丰富多彩的宏观生命世界。

20 世纪 40 年代，奥地利物理学家薛定谔（Erwin Schrödinger，1887～1961）在《生命是什么》一书里提出，无论是生命还是非生命，其最基本的构成都是基本粒子。对于生命有机体来说，生物大分子是大多数生物学研究中最底层的研究对象。当然化学小分子也参与生物活动，但主要是发挥辅助功能。由生物大分子、细胞器、细胞、组织、器官、系统、个体、种群、群落、生态系统和生物圈构成了生物学的主要层次。对于普通人来说，千姿百态的生物种类、丰富多彩的生态系统，是人对于生命现象和生物世界最生动和最直观的认识，也是人类精神、理想、寄托等价值观的源泉。

恩格斯（Friedrich Engels，1820～1895）曾将细胞学说、生物进化论和能量守恒定律称为 19 世纪自然科学的三大发现。这三大发现无一不与生物学相关，无一不与生物学家相关。能量守恒定律的创立者之一迈尔（Julius von Mayer，1814～1878）是一位德国医生，他在运用放血疗法对船员因水土不服而患病进行治疗时，想到了新陈代谢中的能量问题。迈尔通过实验研究发表了关于能量守恒的论文。能量守恒定律的另一位创立者亥姆霍兹（Hermann von Helmholtz，1821～1894）也毕业于医学院，早期一直从事生理学研究，提出和验证了著名的三原色学说。亥姆霍兹后转向物理学研究，成为德国历史上最著名的物理学家之一。

现代生命科学的核心理论主要有进化论、细胞学说、孟德尔定律（遗传学原理）、分子生物学理论、稳态理论五大学说或理论。进化论讨论生命现象的由来和演化；细胞是生命有机体最基本的结构和功能单位；遗传学原理揭示生命有机体的延续和变化；生物大分子是大多数生命科学研究最底层的结构，分子生物学理论主要探讨结构与功能的关系、现象与本质的关系（基因型与表型）、效应与信号转导的关系；稳态则从整体水平考量多细胞生命有机体中细胞与其环境因素（内环境）的关系。

在达尔文（Charles Robert Darwin，1809～1882）《物种起源》（图 2-1）面世的 1859 年，“biology”（生物学）虽已有使用，但其词义并不具有当代的内涵。因此，达尔文被称为博物学家而非生物学家。此时，细胞学说已提出，随后几年，分离定律和自由组合定律被发现；内环境的概念也被提出，并在几十年后被进一步归纳为稳态理论。现代生物学的 5 个核心理论中的 4 个已建立起来，但生物学体系仍未较完整地构建。直到 20 世纪 50 年代，随着

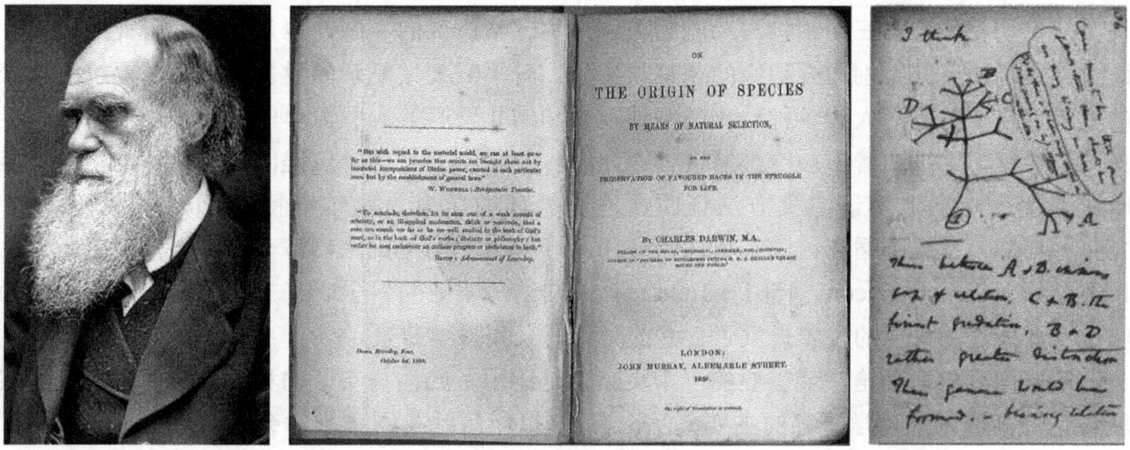

A　　　　　　　　B　　　　　　　　C

图 2-1　达尔文（A）、《物种起源》（B）和达尔文在 1837 年绘制的进化树（C）
（引自 https://news.cntv.cn/world/20100812/104413.shtml；Darwin，2009）

DNA 双螺旋结构的解析和中心法则的提出，分子生物学理论基本形成，现代生物学的学科体系也随之建立起来。

第二节　生理学对生物学学科体系形成的影响

恩格斯曾说哈维发现血液循环而把生理学确立为科学。如果以英国生理学家哈维（William Harvey，1578～1657）1628 年发表的《心血运动论》（全称为《关于动物心脏与血液运动的解剖研究》）为近现代生理学的发端，生理学的发展历程经历了几个重要的阶段，这些阶段以当时代表性的理论、学说和人物为标尺。除哈维的《心血运动论》外，重要的事件还有贝尔纳（Claude Bernard，1813～1878）“内环境”概念的提出和“稳态”概念的形成；生理学研究方法的形成和离子学说的建立等。这些工作不仅丰富和完善了生理学的体系和研究方法，还推动和促进了整个生物学学科体系的形成和完善，许多生理学家成为生物学中新兴学科的创始人。从历史来看，生理学对生物学学科体系的形成和发展产生了重要作用。

一、哈维的《心血运动论》使生理学从自然哲学中脱颖而出

现代科学起源于古希腊的自然哲学。在现今生物学各学科中，最先从自然哲学中独立出来的是生理学，其标志性事件就是哈维发表了《心血运动论》。为什么在生物学领域是生理学首先摆脱自然哲学的思想？为什么血液循环理论成为生理学的奠基石？其中有着历史的必然性。

第一，宇宙与人是人类最好奇的两个领域。人体的结构与功能，以及疾病的成因与治疗是人类最渴望探索的奥秘，有关人体及其相关疾病的研究一直是各民族传统文化所关注的首要问题之一。第二，有关血液的问题是当时西方医学界的核心问题。从希波克拉底（Hippocrates，公元前 460～前 370）的体液学说到盖伦（Galen，129～210）的三元气学说都

与血液密切相关。第三，结构与功能的关系是生理学研究的主题，也是生物学研究的主题。而血液循环的研究特别适合初级的观察与实验，既不需要太复杂的设备，也不需要过于烦琐的实验，需要的是对人和各种动物的细致观察和结扎臂膀等一些简单的实验。当然由于未能使用显微镜，毛细血管未被哈维发现。第四，尽管哈维不是第一位提出血液循环的学者，但哈维是第一位通过实证主义方法证明血液是循环的学者。塞尔维特（Michael Servetus，1511～1553）发现肺循环、法布里休斯（Hieronymus Fabricius，1537～1619）发现静脉瓣，以及培根（Francis Bacon，1561～1626）有关归纳与实证的科学研究方法的提出和应用都为哈维《心血运动论》的发表提供了良好的时代背景和科学背景。

哈维《心血运动论》最重要的一个贡献就是运用了归纳与实证的科学方法。实证，用实验说话逐渐成为生理学研究的主要方法。自 17 世纪后叶英国皇家学会成立后，主要的学术活动就是观察那些新奇的实验，其中生理学实验是主要内容之一。哈维因条件的局限，未能说明血液是如何由动脉流向静脉的。哈维去世后，意大利人马尔皮基（Marcello Malpighi，1628～1694）和荷兰人列文虎克（Antonie van Leeuwenhoek，1632～1723）分别向英国皇家学会提交了自己的观察结果，确认了毛细血管的存在。

意大利生理学家伽伐尼（Luigi Galvani，1737～1798）和物理学家伏特（Alessandro Volta，1745～1827）的生物电和原电池之争是科学史上著名的论战，伏特曾到英国皇家学会演示自己的实验以证明原电池理论。

这些事例表明生理学发展历程中实证主义思想的广泛应用，这些应用推动和促进了生物学研究方法和研究思想的发展。

哈维对每搏输出量和血量的量化推导和理性分析很清晰地表明人体不可能在一定时间内造出超出自身重量几倍的血量，因此血液一定是在体内循环的。科恩（Jerome Bernard Cohen，1914～2003）认为："哈维对生物学和医学的生理学基础所带来的根本变革体现在三个方面，一是把实验和仔细的直接观察作为发展生物学和建立生命科学知识的手段稳固地确立下来，这是最伟大的意义。二是定量推导的引进，并以此作为把握生命进程的基础。三是血液循环的发现十分简单地使生理学思想革命化了"（张永平和殷正坤，2006）。

二、多学科的形成——由人体的问题延伸到生物学的各个领域

（一）从内环境到稳态

生理学对生物学影响最为广泛的基本概念之一就是内环境（internal environment）和稳态，内环境和稳态理论在生物学领域得到了广泛应用。

1857 年，法国生理学家贝尔纳在"有机体体液的生理特征和病理变化"的讲座中首次提出了生命有机体内环境的概念。他认为在多细胞的生命有机体内，其组织细胞不直接接受外界环境的作用，而是处于主要由体内循环的体液所组成的内环境中。1865 年，贝尔纳在《实验医学研究导论》（*An Introduction to the Study of Experimental Medicine*）一书里对内环境和内环境的恒定进行了深入的解释和论述。他认为："对于高等动物的实验，我们至少要考虑两种环境，即外围环境或体外环境，内部环境或体内环境""生物越高级，构造越复杂，细胞越精细，它需要的体内环境也越完善。一切体内流动的液体，血液和各种体液真正构成

体内环境”“一切生物的体内环境原是生物机体的产物，它与体外环境保持必需的交换与平衡。随着生物构造的进化，体内环境逐渐趋向特殊化，逐渐与体外环境隔离”“高等动物的生理现象在完善的而具有特定理化特性的有机体的内环境中运行”。1878～1879年，贝尔纳在《常见的动物和植物的生命现象的启示》（*Lecons sur les Phenomenes de la Vie Communs aux Animaux et aux Vegetaux*）等著作中对“内环境”概念进行了精辟的概括：“内环境的稳定是自由和独立生活的首要条件”“所有生命机制，尽管多种多样，但只有一个目标，就是保持内环境中生活条件的稳定”（阮芳赋，1980）。

贝尔纳提出的内环境在当时并未得到应有的重视。直到20世纪初，美国生理学家亨德森（Lawrence Joseph Henderson，1878～1942）在研究血液的酸碱平衡问题时，发现血液中包含多种缓冲体系用以维持血液pH的稳定。亨德森的同事坎农（Walter Bradford Cannon，1871～1945）发展了贝尔纳的内环境理论，提出了稳态（homeostasis）的概念，认为生命有机体内环境中各种理化因素的变化是一个动态平衡，即稳态。1929年，坎农在《生理学评论》（*Physiological Reviews*）上发表了文章“生理稳态的组织”（“Organization for physiological homeostasis”），对稳态理论进行了详尽的论述。1932年，坎农的著作《身体的智慧》（*The Wisdom of the Body*）出版，对稳态的概念和理论进行了更为通俗易懂的解释，使这一理论逐渐在生理学中被广泛运用。1948年，美国数学家维纳（Norbert Wiener，1894～1964）在《控制论：或关于在动物和机器中的控制和通信的科学》（*Cybernetics，or Control and Communication in the Animal and the Machine*）中提出了反馈系统的概念，认为生理功能通过负反馈（negative feedback）调节机制维持稳态，稳态是生命有机体生理功能调控的关键。自此，稳态成为生理学的核心概念。

随着生命科学的发展和控制论的应用，有关稳态的理论已扩展到生物学的诸多领域，在生命有机体的不同层次或水平及不同的时间，都存在着动态平衡和相应的调节机制。甚至在其他的学科，如心理学中有关情绪的变化也有类似的机制。不过，这里要指出的是，就生理学而言，稳态（homeostasis）是一个概念。但在生物学其他领域或其他学科，稳态（homeostasis）和稳态（steady state）有时会混用，稳态（steady state）可能只是一个术语而不是一个特指的概念。同样一个中文的词，其英文则是完全不同的两个词。为了区别这两个内涵不同的稳态，一些文献和著作称生理学上的稳态（homeostasis）为内稳态。

（二）生物学多学科的形成——从生理学到生物学

生物学主要来源于博物学、农学和医学。博物学的研究对象是植物、动物和矿物等自然产物。因此相应的研究者称为博物学家、植物学家或动物学家等，如达尔文和林奈（Carl Linnaeus，1707～1778）都被称为博物学家，拉马克（Jean-Baptiste Lamarck，1744～1829）被称为动物学家。他们的主要研究内容是植物和动物的形态特征、分类和地理分布。

生物学所关注的另外一个方面是生命有机体的功能及其相互关系，在生物学研究中，结构和功能的关系、现象与本质的关系、效应与信号转导的关系是生命现象三种最基本的关系。生理学的发展历程中充分体现了对这三大关系的关注，特别是对人体的结构和功能关系的研究一直是医学或生理学研究的主题。在这个方面，生理学几乎就是早期的生物学。即使因宗教的原因，不能解剖人的尸体而是解剖动物的尸体，研究者也可通过动物的结构来了解人的生理功能。一直到文艺复兴时期，对人尸体的解剖才逐渐成为研究人体结构和功能关系的必要途径。

早期的生理学与解剖学没有实质的区别，而对解剖生理的了解则是医学专业最基本的要求。19世纪，以德国的穆勒（Johannes Peter Müller，1801～1858）（图2-2A）、李比希（Justus von Liebig，1803～1873）、路德维希（Carl Ludwig，1816～1895）（图2-2B），法国的马让迪（Francois Magendie，1783～1855）和贝尔纳，英国的福斯特（Michael Foster，1836～1907）等为代表的生理学家，开始运用物理和化学的方法研究各种生命有机体的功能，他们的研究成果和著作促进了普通生理学的形成。普通生理学的形成不仅使生理学与解剖学分离，而且逐渐成为专门研究生命有机体功能的独立学科。

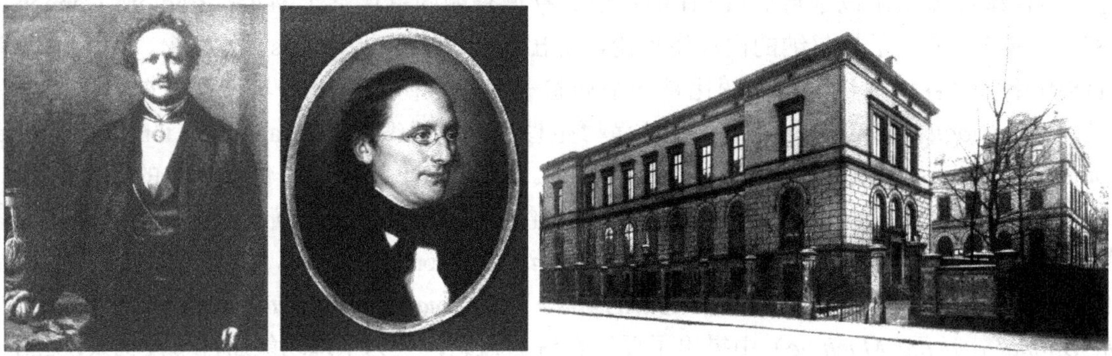

A　　B　　C

图2-2　穆勒（A）、路德维希（B）和莱比锡大学生理学研究所（C）（引自Lohff，2001；Zimmer，1997）

随着普通生理学的发展，以植物生理功能为研究对象的植物生理学从普通生理学中分离出来。由于研究方法上的特点和研究对象的特点，以化学方法研究消化与吸收的化学机制的部分生理学内容逐渐形成了生物化学，并由生物化学在20世纪50年代催生出分子生物学。以电生理技术为主的物理学研究方法逐渐形成了生物物理学。在生命科学的三大基石（细胞学说、进化论和孟德尔定律）中，细胞学说的产生直接受益于生理学的研究。细胞生理的研究导致了细胞学说的诞生，细胞学说又进一步催生了细胞学，乃至细胞生物学的形成。生理学的发展使生理学研究中的诸多问题被细化，最终形成了生物学多个新的学科。

生理学成为生物学学科体系形成的重要基础之一，这也使得生物学多个新学科的创始人出自生理学家，如细胞学说的创始人之一施万（Theodor Schwann，1810～1882）、病理学之父魏尔肖（Rudolf Virchow，1821～1902）、生理心理学和实验心理学之父冯特（Wilhelm Wundt，1832～1920）等。而作为生物化学里程碑式的工作是有关三羧酸循环的研究，克雷布斯（Hans Adolf Krebs，1900～1981）和李普曼（Fritz Albert Lipmann，1899～1986）因发现三羧酸循环和辅酶A的重要作用分享了1953年诺贝尔生理学或医学奖（图2-3）。克雷布斯和李普曼都出生于德国，就读于医学院并获得医学博士，但他们都没有行医，而是从事生理生化研究，最终成为生物化学家。

生理学的影响如此之大，以至于19世纪末诺贝尔在设立诺贝尔奖时将与生命科学相关的奖项设定为诺贝尔生理学或医学奖。那时生物学这个名词早已诞生，但生物学的学科体系还远未形成。"biology"（生物学）这个词是拉马克在19世纪初提出来的，而"physiology"

（生理学）这个词的提出则要早1000多年。

20世纪50年代，离子学说的诞生，对生理学中一个古老的问题——生物电进行了科学的解释，使生理学研究理论、技术和方法达到了一个新的高峰。霍奇金（Alan Lloyd Hodgkin，1914～1998）和赫胥黎（Andrew Fielding Huxley，1917～2012）利用电压钳技术在枪乌贼巨大神经轴突上的经典实验、构建的霍奇金-赫胥黎方程（Hodgkin-Huxley equation，H-H方程），将细胞功能与组织器官功能、生物实验与数学模型相互联系，并预测了生物大分子——离子通道在功能上的存在，使离子学说成为生理学乃至生物学历史上极其闪亮的一点。生物学从20世纪50年代开始走向分子生物学时代，而生理学已不再可能引领整个生物学的发展。2013年，诺贝尔生理学或医学奖授予了关于细胞内运输系统的研究成果，其最初的问题“神经递质释放和激素分泌的机制”仍是在生理学中最早提出的，但其研究方法和研究领域已经扩展到细胞生物学、分子生物学和生物物理学等多个学科。

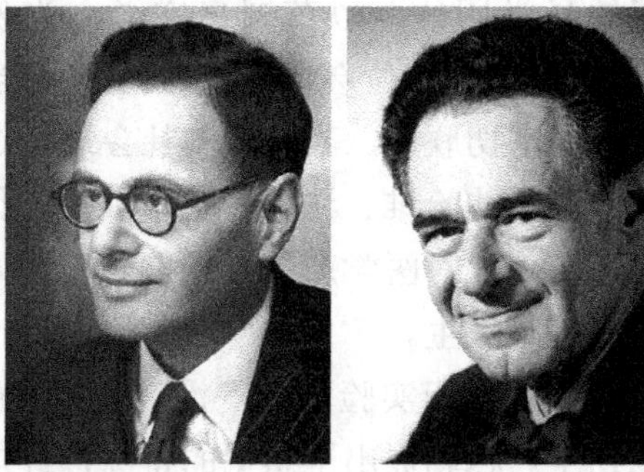

A　　　B

图2-3　克雷布斯（A）和李普曼（B）
（引自 https://www.nobelprize.org/prizes/medicine/1953/krebs/facts/）

（三）从中国生理学会到多个生物学专业学会

由林可胜（Robert K. S. Lim，1897～1969）主持的中国生理学会于1926年在北京协和医学院生理学系宣告成立，林可胜担任该会的首任会长（1926～1928）。次年，林可胜主编的《中国生理学杂志》（*Chinese Journal of Physiology*）创刊。当时中国生理学会会员包括从事生理学、植物生理学、生物化学、营养学、药理学及临床相关学科的科学工作者和医务工作者。著名学者坎农曾受邀到北京协和医学院讲学。

1956年，全国生理学、生物化学、药理学、病理生理学和实验生物学等学科的科学工作者正式成立了中国生理科学会，建立了生理、生物化学、药理、病理生理、生物物理和营养6个专业委员会。1979年和1980年，中国生物化学会和中国生物物理学会分别从中国生理科学会中分出。1985年，中国药理学会、中国病理生理学会、中国营养学会从中国生理科学会中分出，中国生理科学会改为中国生理学会。1995年，中国神经科学学会成立，其会员大多来自中国生理学会。

从生物化学到分子生物学，从细胞生理学到细胞生物学，从神经生理学到神经生物学，从病理学到人类遗传学，生物学中的许多学科的形成和历史中都有生理学的踪影。而随着生物学及生命科学的发展，古老的生理学和一个个新的学科都成为现代生物学的分支。

三、医生群体为生理学乃至生物学的科学团体提供了高质量的人员构成

早期的生理学基本属于经验科学。生理学作为医学的基础，医生在行医中所积累的丰富经验，为生理学提供了大量研究案例。由于医生的职业特点，他们研究的对象和问题相同，因此很容易因共同的问题进行交流，新理论、新方法和新技术也很容易在医生群体中传播。

医生本身就是一个专业团体，在生理学从自然哲学转化为科学时，很自然地转向或形成

新的科学团体。以英国皇家学会为例，1660 年首次应邀的 40 位学会会员中，医生有 14 名。最初的 35 位会员中，14 位是医学博士，占 40%。而且由于医生与当时非常时尚的科学活动的密切联系，其自身的社会地位进一步提高。

英国的哈维、法国的贝尔纳、德国的穆勒等都是医生出身。尽管达尔文在爱丁堡医学院的经历使他对医学产生了厌恶，但他毫无疑问地继承了他父亲和祖父的经验和精神遗产，而他们都是医生。

作为一门实验科学，没有 19 世纪德国生理学家和生理学实验室的贡献几乎就没有现代生物学。穆勒提出了感觉的特殊神经能量定律（law of specific sense energies），发现了感觉器官的普遍特性。穆勒的学生亥姆霍兹提出和解释了著名的三原色学说（trichromatic theory）。穆勒的另一位学生杜波依斯-雷蒙德（Emil du Bois-Reymond，1818～1896）第一次观察到了动作电位（action potential），而杜波依斯-雷蒙德的学生伯恩斯坦（Julius Bernstein，1839～1917）提出了膜学说（membrane theory）。穆勒的学生施万和植物学家施莱登（Matthias Jakob Schleiden，1804～1881）一起建立了细胞学说，施万还是施万细胞的发现者，施万细胞构成了周围神经纤维的髓鞘。路德维希创建的莱比锡大学生理学研究所（图 2-2C），不仅培养了一批优秀的生理学家，而且成为现代生理学实验室的典范。路德维希第一个描述了窦性心律不齐，首次报道了室颤，发明了记纹鼓。现代生理实验室已难觅记纹鼓的踪影，但记纹鼓作为生理学实验室的必备仪器存在时间长达一个半世纪。路德维希的学生中有提出条件反射学说和第二信号系统学说的巴甫洛夫、提出对立色理论（opponent-color theory）的黑林（Karl Hering，1834～1918）、发现心脏全或无定律的美国生理学会创始人之一鲍迪奇（Henry Pickering Bowditch，1840～1911）等，而提出稳态学说的坎农则是鲍迪奇的学生。

四、生理学在认识论和方法论上的争论及对生物学的影响

在哈维《心血运动论》发表后，生理学或医学领域的机械论和活力论（或生机论）之争愈演愈烈。尽管穆勒等生理学家坚持活力论的观点，但大部分生理学研究者均倾向于机械论。这一现象使在生理学或医学领域占优势地位的坚持机械论的学者与在博物学领域占优势地位的坚持活力论的学者产生了严重的分歧和激烈的辩论。机械论和活力论双方通过各种实验和思辨证明自己的观点，这一过程推动了生物学研究思想的形成和完善。机械论的发展还进一步导致了还原论或还原主义思想的形成。贝尔纳认为活力论和机械论都是毫无价值的哲学，他提出的内环境概念从整体上理解和认识生命有机体，使生理学摆脱活力论和机械论的束缚，是认识论上的一大进步。遗憾的是，贝尔纳的思想过于超前，在当时并未被广泛接受，甚至在英国生理学家福斯特为贝尔纳写的传记里都没有提到内环境。

19 世纪中叶，一批年轻的德国科学家用唯物主义观点反对 19 世纪初在德国形成的思辨的、唯心的浪漫主义思潮。穆勒的学生路德维希、亥姆霍兹、布吕克（Ernst Wilhelm von Brücke，1819～1892）和杜波依斯-雷蒙德 4 人在 1847 年发表了一个宣言，宣布生理学的目的是用物理学和化学的规律来解释所有的生命现象。这批年轻的生理学家建立了现代生理学研究的主要方法，超越了他们的老师穆勒所主张的活力论。物理学和化学方法逐渐在生理学研究中盛行，还原论思想成为生理学研究的主流，生理学研究成果如雨后春笋般出现。这些

生理学的研究成果不仅成就了一代伟大的生理学家，而且为生物学多个学科的形成培养了开拓者，他们中的很多人和他们的学生一起成为多个生物学学科的翘楚。

迈尔（Ernst Mayr，1904～2005）把还原论分为组成性还原论、解释性还原论和学说还原论。生理学研究把研究对象划分为细胞与分子水平、器官与组织水平、整体水平三个主要的层次，运用物理学和化学的方法与理论研究生命有机体的功能。这种模式使生理学家几乎都自觉或不自觉地成为组成性还原论和解释性还原论的拥护者和实践者。

生理学研究的三个层次的划分与近现代临床医学中诊断理论和技术的发展密切相关。

从东方到西方，从“阴阳五行”到“体液学说”，早期对疾病的诊断和对其机制的探索都是从人的整体进行思考的。1761 年，帕多瓦大学莫干尼（Giovanni Morgagni，1682～1771）的著作《疾病之部位与原因的解剖学研究》（简称《论疾病的位置与原因论》）出版。这本书将解剖学（或者说解剖生理学）工作与疾病联系起来，认为器官的病理变化是大多数病症的原因。莫干尼的观点标志着医学的基础不再是通过思辨进行，而是通过观察。莫干尼被誉为病理学之父。莫干尼的《论疾病的位置与原因论》、维萨里（Andreas Vesalius，1514～1564）的《人体的结构》和哈维的《心血运动论》奠定了医学的科学基础。有趣的是，这三位大师都在帕多瓦大学学习或工作过，可见帕多瓦大学在科学史和医学史上的地位。

法国医生比沙（Marie Bichat，1771～1802）进行了大量尸体解剖，发现不同器官的同一种组织能产生同样的病态。在对器官的病理学研究的基础上，比沙提出疾病的发生是器官中某些组织病变的结果，他认为正常结构和病理结构的比较应该以组织为单位而不是器官。比沙认为同种组织的病变在本质上是相同的，在器官里，组织病变的范围可以被确定。比沙因结核病英年早逝，病故时年仅 31 岁，据说他病逝前的一年间解剖了 600 多具尸体，工作的勤奋远超常人。

随着生物学的发展，生物学的研究对象逐渐形成了生物大分子、细胞器、细胞、组织、器官、系统、有机体个体、种群、群落、生态系统和生物圈 11 个主要层次。仅靠还原论或还原主义思想无法揭示生命现象的本质，对还原论或还原主义思想的反思和批判导致整合论或整合主义思想的形成和发展，使还原和整合成为到目前为止生物学研究中最重要的思想方法。在还原与整合的争论中，生理学研究者及其研究对象和研究方法始终处于这场争论的前沿和核心。

由于生理学研究的主要对象是人体，因此生理学家从未放弃对整体论的思考。尽管有关整体论的观点极易落入活力论或神秘主义之类的窠臼，但对人生理功能的整体认识始终是生理学研究追求的目标，也是生物学研究追求的目标。

当谈到包括生理学等功能生物学对生物学的认识论和方法论的贡献时，迈尔（2010）写道：“对于自哈维到贝尔纳以至到分子生物学的功能，生物学的成就与方法论也是无可争议的”。

在生物学中，历史叙述比定律解释更为重要。因为生物学理论不像物理学理论可以很好地预言。同样，科学史的回顾和叙述可以更好地厘清生物学学科体系的架构。因此，在分析生理学对生物学学科体系形成的影响时，无论从历史的过程，还是从认识论的发展来看，生理学的发展都在生物学学科体系的形成中起到了非常重要的作用。因此，也可以从另一个角度了解诺贝尔设立诺贝尔生理学或医学奖而不是诺贝尔生物学奖的历史背景。

第三节 生物学学科体系的历史发展和内在逻辑

生物学是一个体系庞大、分支繁杂、内容多样的学科。了解生物学学科体系的建构，需要学习生物学形成和发展的历史，从中寻找生物学学科体系的内在逻辑。

一、生物学或生命科学研究的核心问题

生命的起源和意识的起源是终极问题，那么，生物学或生命科学研究的核心问题主要有哪些呢？

无论是植物、动物，还是人类自身，人类对生命有机体最初的探索是形态和结构的问题，进而探讨结构与功能关系的问题。当技术上可以在细胞和分子水平上进行研究时，同样首先被关注的是细胞结构与功能的关系、生物大分子结构与功能的关系。在分子生物学时代到来之前，植物生理学、动物生理学和人体生理学是生物学的主题学科，其核心就是生命有机体结构与功能的关系。随着生物学的发展，免疫学中抗体和抗原的关系、生物化学中酶与代谢的关系、细胞生物学中细胞结构与细胞功能的关系、遗传学中 DNA 结构与遗传信息的关系、分子生物学中蛋白质结构与生物学效应的关系等，其本质都是结构与功能的关系。一切生物学功能都是其结构的完美表演者。

生命有机体的物质组成与物质代谢和能量代谢关系的问题。生命有机体中主要物质的组成和理化特性、各种生命有机体中各种物质的代谢机制、物质转换的机制（特别是通过光合作用吸收光能将二氧化碳和水合成有机物释放氧气的机制、机体有机物氧化分解的机制）、能量转换的机制等。

生命有机体与环境之间及生命有机体在环境中相互之间关系的问题。生命有机体与环境之间的物质流动和能量交换、个体与个体之间的关系、物种与物种之间的关系等。

表型（现象）与基因型（本质）关系的问题。基因的结构与功能的关系、环境与基因表达调控的关系等。

效应与信号转导关系的问题。生物大分子层面、亚细胞结构层面、细胞层面的效应与信号转导的关系等。

各个层面和层面间的自组织或不断演替形成稳态关系或原有稳态关系被破坏形成新的稳态关系的问题。

生命现象的起源和演化问题。

很难说生物学学科体系已完成构建，也很难说生物学学科体系还没有构建完成。因为现代生物学已是一个分支繁多、内容庞杂、井然有序的知识体系，但生物学里最重要的问题，也是人类最重要的问题，或者是终极问题还没有什么眉目。无论是生命起源还是意识起源，尤其是意识起源，我们至今几乎都还摸不到头脑。当然有人会质疑我们的头脑是否能摸到我们的头脑。因此，大量的争论集中在哲学层面而不是科学层面。人类对意识的认识程度可能远远不如对宇宙的认识，也许我们真正认识了意识后才能真正认识宇宙，因为我们现在对宇宙的认识也是我们意识的一种表征。在探索意识起源的过程中，人类必须出现达尔文和孟德尔式的人物，提出新的概念和理论体系。那时人类回头看今天的生物学可能就像爱因斯坦时

代的物理学看牛顿时代的物理学。

二、生物学学科体系的内在逻辑

生物学学科体系的内在逻辑在生物学研究的历史过程、不同分支学科的形成过程和人类对生物学问题的认知过程中并不完全一致。例如，贝尔纳提出的内环境、孟德尔（Gregor Johann Mendel，1822～1884）提出的遗传因子，在当时并未得到重视，也未对相关学科产生影响，但最终成为生物学的核心概念。因此，不妨把生物学的内在逻辑划分为认知逻辑、学科逻辑和历史逻辑。这三者之间是相互关联的，时间序列基本上也是一致的，但三者之间是有差异或不同的，即使时间序列上也会有差异或不同。

（一）认知逻辑

个人的认知有时会超越人类的认知，此处人类的认知可以认为是知识专业集体对某个概念或范式的认可。例如，贝尔纳提出的内环境、孟德尔提出的遗传因子都超越了当时他们所处时代的人类认知。但也不难发现人类认知的历史必然，没有贝尔纳，亨德森和坎农依然会发现内环境并提出稳态；没有孟德尔，德弗里斯（Hugo Marie de Vries，1848～1935）也会发现并提出颗粒遗传的原理。这样说不是否认这些先驱者的伟大贡献和历史价值，而是更好地认识到人类认知自然和社会的历史必然。

从人类对自然认知的历史过程来看，对生物学问题的认知与人类的认知手段密切相关。最初仅仅基于感觉器官特别是眼对生命有机体的观察，并由此形成了分类学和形态学，在此基础上通过简单工具的使用形成了解剖学。显微镜的发明和应用，使人类发现了肉眼所看不到的世界（显微镜下的发现被称为列文虎克的非洲），并由此诞生了细胞学和微生物学。

生物化学之父的说法比较杂乱，这本身也暗示了生物化学的形成与生物学其他学科的形成不太一样，它不是由某个或几个核心概念的提出而形成的，而是化学方法在生物学研究中多个方面的长期应用而形成的。物理技术特别是电子技术的应用促进了电生理学的诞生。

随着物理学和化学的进一步发展和应用，晶体 X 射线衍射和电泳等技术使我们可以了解生物大分子的结构并检测和分离纯化生物大分子，以了解生物大分子的功能和相互关系，形成了分子生物学。物理技术的发展和应用形成了 CT（计算机体层扫描）、fMRI（功能性磁共振成像术）和 PET（正电子发射层析术）等一批无损伤检测技术。

生物学始终以开放的姿态吸纳物理学、化学、数学等基础学科的理论成果与创新思维，这种跨学科借鉴已演变为现代生命科学研究的显著特征。化学家、物理学家和数学家们甚至直接将本学科的理论和方法应用于生命有机体的研究，因此获得诺贝尔奖的学者不在少数。

（二）学科逻辑

从动物和植物形态学到细胞学和微生物学；从物理学到电生理学和生物物理学；从化学到生物化学再到分子生物学。生物学主题学科的发展大致经历了三个主要阶段：第一个阶段是基于肉眼观察生命有机体形态和解剖结构的分类学（包括形态、解剖和分类）的形成和发展；第二个阶段是基于物理学和化学技术应用的生理学的形成和发展；第三个阶段是基于细胞生物学和分子生物学方法、技术和尺度的遗传学的形成与发展。即使在 21 世纪的今天，有关遗传的调控机制仍然是生物学研究的核心问题。

当然，如果这样划分生物学的发展阶段，似乎也会忽略一些重要问题，如微生物学和免疫学的形成与发展在生物学形成中的作用。在比较流行的玛格纳编写的《生命科学史》中，被列入章目录的学科是：第六章生理学；第七章微生物学、病毒学和免疫学；第八章进化论；第九章遗传学；第十章分子生物学。如何看待微生物学、病毒学和免疫学在生物学中的地位？微生物学、病毒学和免疫学在医学中的地位非常重要，微生物生理学、病毒遗传学和分子免疫学充分体现了这些学科和主题学科的关系。

其实，回顾历史，不难发现，微生物学的形成和发展与显微镜的运用、传染病的防治和治疗、核酸与蛋白质作用的研究紧密结合在一起。而显微镜的运用与形态学在微观领域的发展密切关联；传染病的防治与生理学（或者病理生理学）的发展密切关联；核酸与蛋白质作用的研究与遗传学的发展密切关联。与病毒研究相关的诺贝尔奖可大致分为三类：一是与病毒相关的基础研究，如烟草花叶病毒、劳斯肉瘤病毒和丙型肝炎病毒等；二是与病毒相关的传染病及疫苗研究，如新冠 mRNA 疫苗；三是与病毒遗传相关的研究，如噬菌体的遗传机制、逆转录酶、原癌基因等。

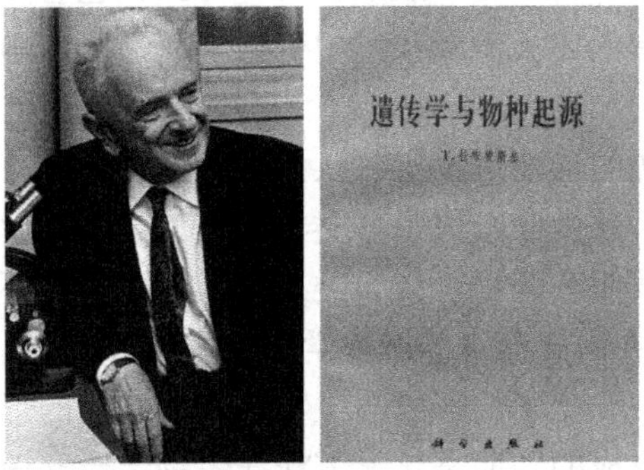

图 2-4　杜布赞斯基与《遗传学与物种起源》译本

19 世纪中叶，生理学从解剖生理学中分离和独立出来，成为生物学的主题学科。生物学中的很多学科都来自生理学，如生物化学、药理学、毒理学等。20 世纪中叶，遗传学成为生物学的主题学科。此后诸多新的学科大多来自遗传学，如分子遗传学、基因组学、生物信息学、表观遗传学、合成生物学等。至于为什么生理学之后生物学的主题学科是遗传学？现代综合进化论的先驱杜布赞斯基（Theodosius Dobzhansky，1900～1975）在其 1937 年出版的《遗传学与物种起源》一书中写道："遗传学就是遗传与变异的生理学"（图 2-4）。

生物物理学最初主要形成于电生理学。随着物理学的发展，各种物理学技术和方法应用于生物学特别是生理学和遗传学研究，如各种电生理技术、生物大分子结构的研究和有关生物信息的研究等。生物化学的产生与生理学密切相关，用化学的原理和方法可解决生理学中的问题，如物质代谢的主要成分、性质和机制。随着生物学主题学科从生理学向遗传学的转变，生物化学的重点转向遗传物质的本质及其功能，如 DNA、RNA、蛋白质特性和功能的研究。分子生物学则几乎是伴随着遗传学研究产生和兴起的。免疫学最初只是生理学中的一个部分，随着生物化学技术特别是分子生物学技术的发展，其研究的核心逐渐转移到免疫机制特别是免疫的分子机制，并因其研究对象的特点形成一套相对独特的术语体系。神经生物学主要源于生理学，也有一套相对独特的术语体系。免疫学和神经生物学是否会成为生物学的下一个主题学科呢？

目前，生命科学类专业的核心课程主要是普通生物学（以动植物形态分类学和解剖学为主）、生理学（包括植物生理学、人体及动物生理学）、遗传学（包括进化论）、生物化学、细胞生物学和分子生物学。从北京大学本科生培养方案来看，生物科学、生物技术、生物信息学和生态学 4 个专业的专业核心课程除生态学专业外，都包括这 6 门课程。这反映了对生物学三大主题学科和三大方法学科的认同（https://www.bio.pku.edu.cn/Uploads/file/20241204/20241204163738_14144.pdf）。

（三）历史逻辑

从对生命现象的研究来看，其历史逻辑与认知逻辑和学科逻辑基本一致。但也有不一致的地方，如在认知逻辑方面孟德尔、贝尔纳超越时代的认知，即使业界的专业人士当时也无法理解而被忽视。而在学科逻辑方面，也会出现某个发现或某个技术的应用，导致某个学科在某个时间段突飞猛进地发展，如《物种起源》的发表超越主题学科遗传学的发展，导致许多问题只能是推测，而不能解释现象与本质的根本关系。

此外，随着人类对自然认识的深化，生物学中很多概念的内涵也在不断更新，如动作电位、基因、心理、表观遗传和中心法则等。当今即使一个孩子也知道产生心理活动的器官是脑而不是心脏。因此，有学者认为，现有知识体系中很多概念是在以往错误或不准确的认知基础上提出的，如果现行的研究仍依托这些概念是否合理？从人类探索自然的历史来看，在一个新的学科构建新的概念比较容易接受，而在已有的学科中可能更多的是概念内涵的更新或置换。动作电位最早是根据电刺激肌肉或者神经干而发现的，其定义是建立在细胞外记录电刺激可兴奋组织实验的基础上，而目前动作电位的概念是建立在对单个可兴奋细胞刺激后的膜电位变化的基础上。很明显，过去和现在有关动作电位概念的内涵完全不同。

生物学里的很多概念都会随新的发现而改变其内涵，但概念内涵的改变源自实验而不是推理，这是生物学与物理学的最大区别。物理学通常会由精彩的推理形成假说，并由实验去证明假说而形成理论；生物学则常常是实验中观察到新的现象，而后形成新的假说或理论。无论是基础教育，还是高等教育，生物学考试的试题基本上都来自观察与实验。不像数学和物理学，试题可以通过数学或物理学原理进行假设和编制，生物学试题罕有多变的假设和演绎。生物学的历史叙述似乎就是它的基本逻辑。

生物学是实验学科，几乎所有的生物学知识都来源于观察与实验，生物学研究者需要花费大量的精力设计和开展实验。而现代生物学实验需要研究者学习和掌握许多复杂和烦琐的实验技术，并进行长期和重复多次的实验。因此，大部分生物学研究者会耗尽毕生的精力应用几项擅长的技术专注于某个领域进行长期的探索和研究。他们在自己擅长的技术和专注的领域都是专家。

三、生物学的未来

生物学未来的发展方向在哪里？一是突破现有的概念体系，创造出能更好反映生命有机体本质的新概念，并以此为出发点形成新的思想方法。在 20 世纪八九十年代，笔者曾读过马尔（David Marr，1945～1980）*Vision* 的中译本《视觉计算理论》（马尔，1988）（图 2-5），书中第一和第三部分大致可以理解，但第二部分基本上看不懂。几十年过去了，马尔的著作给我们带来的可能还是他对视觉机制的思维方法，而不是具体的视觉计算理论。马尔提出的视觉可从视觉计算理论、算法和硬件（实现算法的结构）三个层面理解和研究，改变了神经生理学家从结构到功能的思维模式和思想方法。尽管我们至今仍不完全清楚我们的视觉是基于

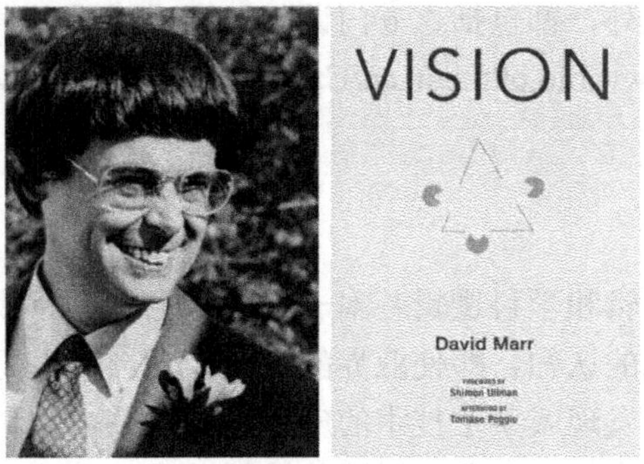

图 2-5 马尔与 *Vision* 一书

什么计算理论、通过什么算法在我们的视网膜、视觉传导通路和视皮层上实现的，但我们已明确在视网膜上存在极其精巧的机制，可以把 1 亿个视杆细胞和 800 万个视锥细胞获得的海量信息进行有效的处理，剔除冗余，筛选出最重要的部分传递到大脑皮层，并最终形成我们对外部世界的表征。人类根据这些认识，发明了图像压缩技术，用特殊的算法处理图像，得到便于存储和传输的、在尽可能降低存储容量条件下失真最小的图片存储模式（如 JEPG 格式）。这些应用推动了信息科学和人工智能技术的发展。

二是突破还原论的窠臼，在技术硬件和新的思想方法的支持下，使生命科学的研究走向生命有机体整体和系统的研究而不是一味地还原。在整体和系统研究的基础上，对生命问题进行逆向设计和研究。前者即系统生物学，后者即合成生物学。后续章节中将进一步介绍和讨论。

有人说历史是任人打扮的小姑娘，每个人都有自己的解读。自然科学史也不例外，不同学者的解读往往差异很大。特别是生物学，由于生命现象的多样性和复杂性、学科内分支的繁多和不同时代对不同问题的关注程度不同，不同学者对生物学发展历史的解读和评述千差万别，如贝尔-马让迪定律（发现脊神经的背根传导感觉刺激，前根传导运动冲动，也称为感觉神经和运动神经的差异定律）曾被誉为仅次于哈维血液循环理论的生理学第二伟大的发现，现在可能没有哪位生物学家将其发现的意义与血液循环理论相提并论。

生物学领域的工作者，在绝大多数时间都是一些具体生物学问题的思考者，而不是那些生物学核心问题的思想者。当然这两者并不对立，因为核心问题的思考是建立在解决具体问题的基础之上的。正是由具体问题的分析上升到核心问题的解释，或者为了解释核心问题设计众多类型的具体探索实验。

对于生物学思想发展历史的了解和认识，在大多数生物学研究者看来，有意义但不必深入。因为大多数具体的生物学研究只是在更广泛和多样的生物世界里验证已有的生物学思想，而罕有否定经典理论并形成新思想。我们大多数人都是筑路者，历史上伟大的思想者已为我们指引了方向。对于大多数生物学方向的学生，特别是未来将成为基础教育阶段教师的师范专业的生物学方向学生，了解和认识生物学思想的发展历史是必要的，尽管不一定进行深入细致的学习并开展研究。生物学的研究对象是复杂的生命有机体及其环境，大多数研究者也许只能专注于某一个领域。而对于生物学思想发展的历史，不仅要了解生物学中主要或核心问题的研究过程，还要了解这些问题形成中的社会和历史背景。所谓既有内史，也有外史。但大多数生物学工作者可能没有精力兼顾两者。

生物学的新发现、新技术和新学说可能与社会的传统价值观相冲突，如达尔文的进化论、人工辅助生殖技术和基因编辑技术等。自启蒙运动以后，著名的思想家都强烈地感到生物学不仅仅是传统价值观的破坏者，也是新的价值体系的缔造者。

人不只是一种物种，人能够发展文化，并将所获得的信息，以及知识体系、价值体系和道德规范传给后代。基因的自私和人类的价值标准可能是完全不同的。生物学研究不仅需要伟大的科学家，更需要伟大的思想家。

第四节　现代生命科学与诺贝尔奖

生物学学科体系形成和完善的时间是 19 世纪末到 20 世纪中叶。从时间上来看，诺贝尔奖几乎是与生物学学科体系的形成和发展同行的。现代生命科学的很多重要成就，包括理论、方法和技术等获得过诺贝尔奖，其中主要是诺贝尔生理学或医学奖，也有许多成就获得诺贝尔化学奖，还有一些可应用于生物学的技术获得了诺贝尔物理学奖。有一些重要的生物学理论在诺贝尔奖之前就已经建立，如达尔文的进化论、施莱登和施万的细胞学说、孟德尔的分离定律和自由组合定律、贝尔纳的内环境理论等。这些学说和理论为 20 世纪生物学学科体系的完善和 21 世纪生命科学的大发展奠定了基础，成为生命科学鲜花盛开的沃土。当然，诺贝尔奖的获奖工作不可能全面和真实地反映生物学或生命科学在这 100 余年的发展全貌，但这些获奖工作大多具有很好的代表性和权威性。因此，借用诺贝尔奖的获奖工作展现生命科学的发展仍不失为一个较好的选择。

截至 2024 年，诺贝尔生理学或医学奖共颁发了 115 届，共有 229 位获奖者。一些学者一般将诺贝尔生理学或医学奖（部分与生命科学相关的工作获得了诺贝尔化学奖）的颁奖历史分为三个阶段。第一阶段（1901～1928 年）以应用医学方面的成就为主，其中传染病的研究占有突出地位，近半数的获奖者都是在这一领域。第二阶段（1929～1957 年）以维生素和抗生素的发现为标志，代表了现代医学的重大突破，严重威胁人类健康的疾病基本得到了有效的控制；第二阶段的另一特点是基础研究与应用研究平分秋色。第三阶段（1958 年～）以基因和基因的功能研究为主的分子生物学、免疫学、遗传学和神经科学等为代表的基础研究占据主导地位。

首届诺贝尔生理学或医学奖颁给了德国人贝林（Emil Adolf von Behring，1854～1917），贝林因血清治疗白喉的工作获 1901 年诺贝尔生理学或医学奖。贝林当时的名气并不大，用血清治疗白喉的工作在当时的生物学领域也不是很突出，相对于另外两个自然科学奖的获奖者伦琴（Wilhelm Conrad Röntgen，1845～1923）和范托夫（Jacobus Henricus van't Hoff，1852～1911），贝林名气小一些（图 2-6）。伦琴因发现了 X 射线获得首届诺贝尔物理学奖，有关 X 射线的研究和应用贯穿了诺贝尔奖百年史。荷兰的范托夫因发现化学动力学规则和渗透压规律获得首届诺贝尔化学奖。

目前诺贝尔生理学或医学奖最年轻的获奖者是加拿大人班廷（Frederick Grant Banting，1891～1941）。班廷因发现胰岛素获 1923 年诺贝尔生理学或医学奖，当时只有 32 岁。但班廷并不是诺贝尔三大自然科学奖中最年轻的获奖者，最年轻的诺贝尔三大自然科学奖获奖者是英国的威廉・劳伦斯・布拉格（William Lawrence Bragg，1890～1971），也常被称为小布拉格，他和他的父亲威廉・亨利・布拉格（William Henry Bragg，1862～1942）因 X 射线分析晶体结构的研究获 1915 年诺贝尔物理学奖。威廉・劳伦斯・布拉格获奖时只有 25 岁（图 2-7）。

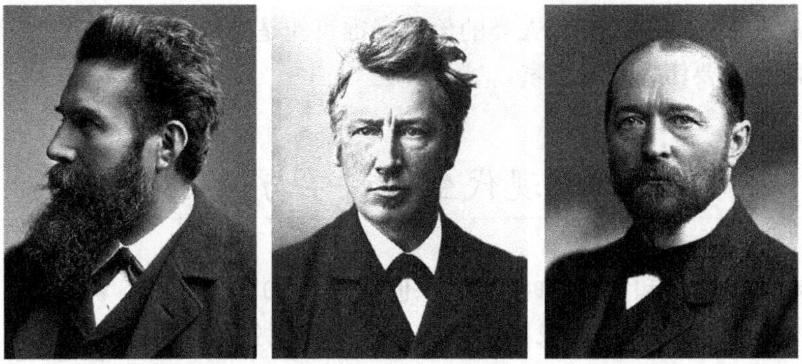

A　　B　　C

图 2-6　伦琴（A）、范托夫（B）和贝林（C）
（引自 https://www.nobelprize.org/nobel_prizes/physics/laureates/1901/rontgen-facts.html；
https://www.nobelprize.org/nobel_prizes/chemistry/laureates/1901/hoff-facts.html；
https://www.nobelprize.org/nobel_prizes/medicine/laureates/1901/behring-facts.html）

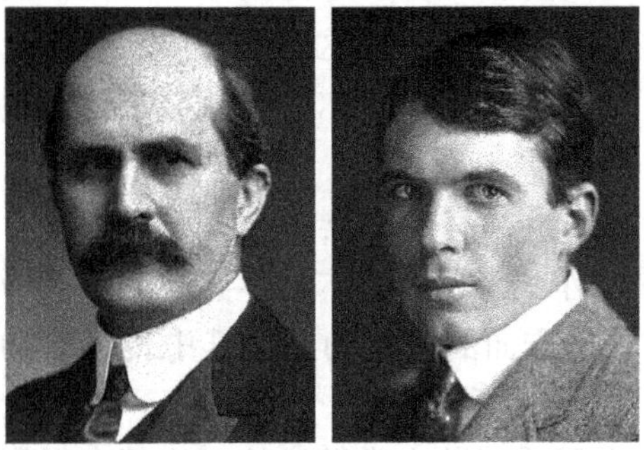

图 2-7　布拉格父（左）子（右）
（引自 https://www.nobelprize.org/nobel_prizes/physics/laureates/1915/）

英国剑桥大学的物理系称为卡文迪许实验室，由时任剑桥大学校长威廉·卡文迪许（William Cavendish，1808～1891）捐资筹建，并以其前辈英国物理学家亨利·卡文迪许（Henry Cavendish，1731～1810）的名字命名。首任实验室主任是大名鼎鼎的物理学家麦克斯韦（James Clerk Maxwell，1831～1879），小布拉格在 1938～1953 年任卡文迪许实验室主任。这个实验室赫赫有名，有很多学者获得过诺贝尔物理学奖和诺贝尔化学奖。小布拉格任卡文迪许实验室主任时，创建了剑桥大学分子生物学实验室，这个实验室有 14 人次获得诺贝尔奖，其中桑格获得两次诺贝尔奖。此外，还有 12 位曾在这个实验室工作过的访问学者获得了诺贝尔奖。剑桥大学分子生物学实验室的沃森（James Dewey Watson，1928～）和克里克，由于他们解析了 DNA 双螺旋结构，两人和威尔金斯（Maurice Hugh Frederick Wilkins，1916～2004）分享了 1962 年诺贝尔生理学或医学奖。沃森的博士后导师和克里克的博士导师肯德鲁（John Cowdery Kendrew，1917～1997）和佩鲁茨（Max Ferdinand Perutz，1914～2002），由于血红蛋白和肌红蛋白结构的研究获得了这一年的诺贝尔化学奖。来自同一个实验室的师徒四人同时获奖，在诺贝尔奖史上是一个奇迹。有关 DNA 双螺旋结构的解析被认为是生命科学史上最伟大的发现之一。

在诺贝尔生理学或医学奖的历史上一共有 13 位女性获奖者。她们是 1947 年科里夫人（Gerty Theresa Cori，1896～1957）、1977 年耶洛（Rosalyn Yalow，1921～2011）、1983 年麦克林托克（Barbara McClintock，1902～1992）、1986 年蒙塔尔奇尼（Rita Levi-Montalcini，1909～2012）（图 2-8）、1988 年埃利恩（Gertrude B. Elion，1918～1999）、1995 年福哈德（Christiane Nüsslein-Volhard，1942～）、2004 年巴克（Linda B. Buck，1947～）、2008 年西诺西（Françoise Barré-Sinoussi，1947～）（图 2-9）、2009 年布莱克本（Elizabeth H. Blackburn，

1948～）和格雷德（Carol W. Greider，1961～）、2014 年莫泽（May-Britt Moser，1963～）、2015 年屠呦呦（Youyou Tu，1930～）（图 2-10）和 2023 年卡里科（Katalin Karikó，1955～）（图 2-11）。

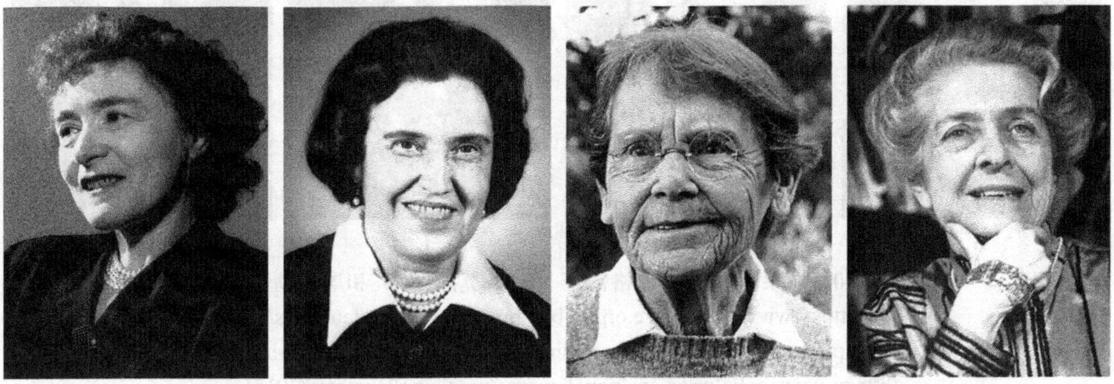

A B C D

图 2-8 科里夫人（A）、耶洛（B）、麦克林托克（C）和蒙塔尔奇尼（D）
（引自 https://www.nobelprize.org/nobel_prizes/medicine/laureates/1947/cori-gt-facts.html；
https://www.nobelprize.org/nobel_prizes/medicine/laureates/1977/yalow-facts.html；
https://www.nobelprize.org/nobel_prizes/medicine/laureates/1983/mcclintock-facts.html；
https://www.nobelprize.org/nobel_prizes/medicine/laureates/1986/levi-montalcini-facts.html）

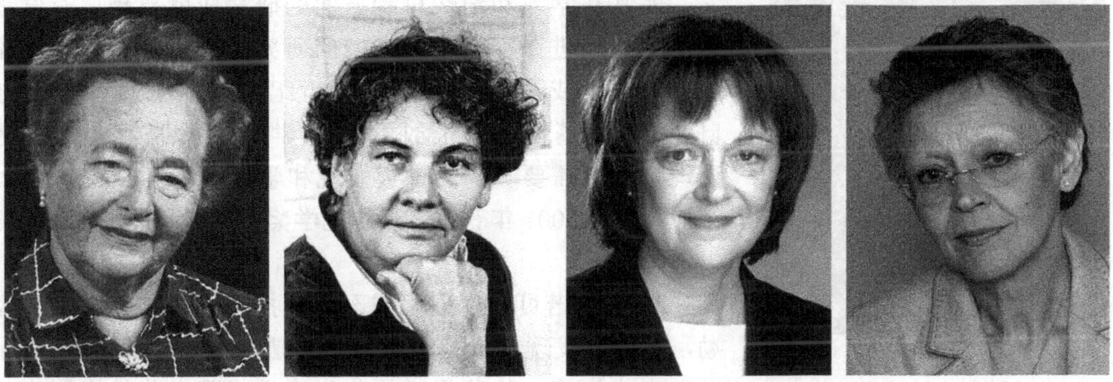

A B C D

图 2-9 埃利恩（A）、福哈德（B）、巴克（C）和西诺西（D）
（引自 https://www.nobelprize.org/nobel_prizes/medicine/laureates/1988/elion-facts.html；
https://www.nobelprize.org/nobel_prizes/medicine/laureates/1995/nusslein-volhard-facts.html；
https://www.nobelprize.org/nobel_prizes/medicine/laureates/2004/buck-facts.html；
https://www.nobelprize.org/nobel_prizes/medicine/laureates/2008/barre-sinoussi-facts.html）

因发现神经生长因子获 1986 年诺贝尔生理学或医学奖的蒙塔尔奇尼享年 103 岁，是目前为止诺贝尔生理学或医学奖获奖者中最高寿的。与蒙塔尔奇尼一起获奖的还有一位合作者科恩（Stanley Cohen，1922～2020），科恩在研究神经生长因子时，意外地发现了表皮生长因子。动物和人在受伤的时候都会下意识地舔伤口。舔伤口有诸多好处，首先唾液里的溶菌酶可起到杀菌的作用；其次唾液里的表皮生长因子可以促进伤口的愈合。科恩的发现进一步解释了为什么动物在受伤后都会舔伤口。

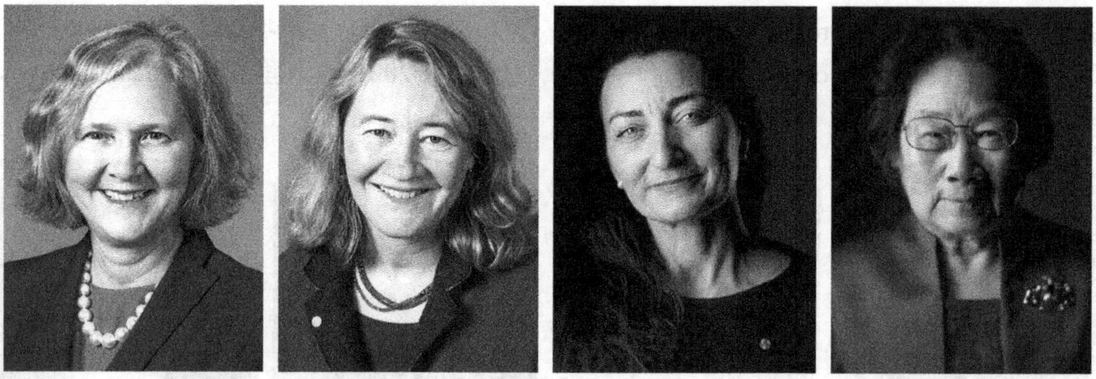

A　　B　　C　　D

图 2-10　布莱克本（A）、格雷德（B）、莫泽（C）和屠呦呦（D）
（引自 https://www.nobelprize.org/nobel_prizes/medicine/laureates/2009/；
https://www.nobelprize.org/nobel_prizes/medicine/laureates/2014/may-britt-moser-facts.html；
https://www.nobelprize.org/nobel_prizes/medicine/laureates/2015/）

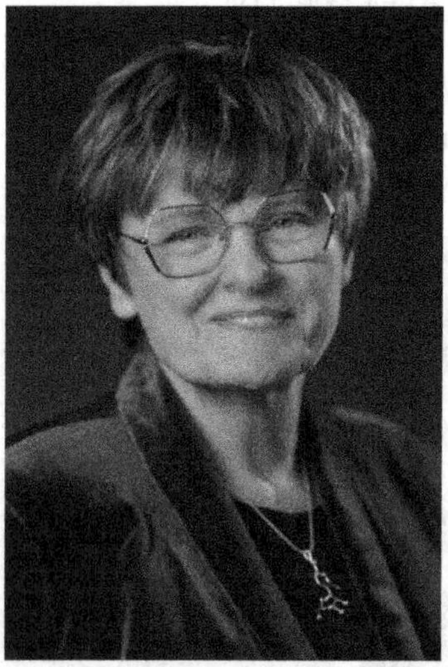

图 2-11　卡里科
（引自 https://www.nobelprize.org/prizes/medicine/2023/kariko/facts/）

第一位获得诺贝尔生理学或医学奖的亚裔是日本人利根川进（Susumu Tonegawa，1939～），利根川进因抗体多样性的研究获 1987 年诺贝尔生理学或医学奖。此后，利根川进由免疫学转向神经科学的研究。他在神经科学领域的研究，尤其在学习和记忆机制方面的研究成就卓越。有学者认为利根川进在神经科学领域的研究还有可能获得一次诺贝尔生理学或医学奖。但从 20 世纪 80 年代以后，诺贝尔自然科学奖基本上不再给同一位科学家颁发两次，可能是因为现今世界需要奖励的重大发现和学者太多了。直到 2022 年，曾经在 2001 年获得诺贝尔化学奖的夏普利斯再度获得诺贝尔化学奖。

2015 年诺贝尔生理学或医学奖授予了中国科学家屠呦呦，因为她发现了治疗疟疾的新方法（青蒿素的发现）。屠呦呦也成为第一位获得诺贝尔生理学或医学奖的中国本土科学家。

第三章

哈维与血液循环——从放血到输血的故事

人类认识血液的历史漫长而又曲折。血液是人体内可以流动的液体，血液对人体有什么作用？血液作用的机制是什么？血液在体内是循环的吗？血液可以食用吗？生病以后应该放血还是输血？这些问题人类探索了几千年。

第一节　人类对血液的认识

中学课本里曾有一篇鲁迅的小说《药》，这个“药”就是人血馒头，由此可见20世纪初期一些百姓对血的认识。时至今日，在谈及某人行为表现极其兴奋时，常说“像打了鸡血一样”。殊不知，打鸡血曾是很多人试图增强体质的重要方法，这种方法在20世纪六七十年代流行于大江南北，许多原本雄赳赳的大公鸡被抽血弄得蔫怏怏的（图3-1）。中国人如此，西方人同样荒诞。放血疗法曾是西方医学界主要的治疗方法之一，医生们试图通过大量放血缓解疾病。

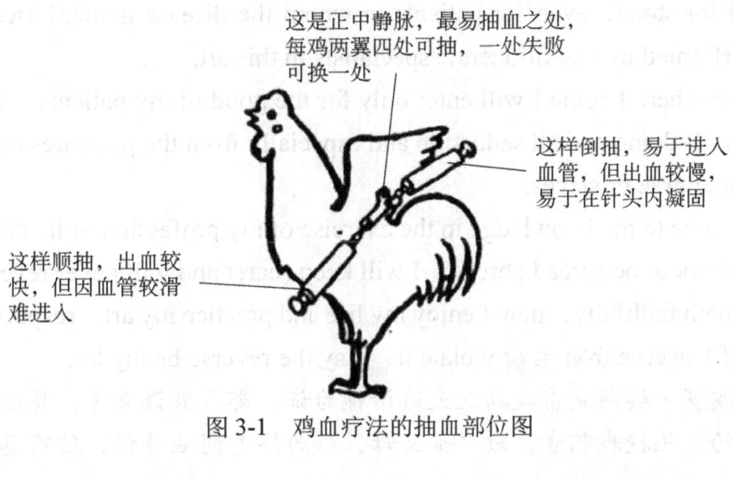

图3-1　鸡血疗法的抽血部位图

直到1628年，英国生理学家哈维编写的《心血运动论》的出版，才从根本上推翻了西方统治千年的关于心脏活动和血液运动的经典观点，提出血液是循环运行的，心脏有节律地持续搏动是促使血液在全身循环流动的动力源泉。在此基础上，西方逐渐由放血疗法过渡到输血治疗。一直到20世纪初发现血型，人类才开始科学输血。其实，中国人很早就发现了不同人的血液之间有相容或相克的不同，即滴血验亲。古代中国的仵作常用的滴血验亲有滴骨法和合血法两种方法，滴骨法没有什么科学道理，合血法也不是建立在血型基础上的，但滴血验亲仍不失为人类对血液特性认识的一种探索。

一、体液学说和三元气学说

2000多年前，西方医学之父希波克拉底建立了体液学说，认为人体由水、火、土和空气4种元素组成，其特性分别为湿与干、热与冷。热能是生命的基本条件，热能消失人就死亡，人必须通过呼吸和血液维持热量的稳定。疾病的发生是因为体液（主要为血液）的失衡。因此，恢复体液平衡就成为治疗的主要手段，通常采用呕吐、发汗、泻下和放血的方法。希波克拉底留下的希波克拉底誓言被认为是古希腊医生职业道德的圣典，沿用至今。

希波克拉底誓言：

Hippocratic Oath

I swear by Apollo，the healer，Asclepius，Hygieia，and Panacea，and I take to witness all the gods，all the goddesses，to keep according to my ability and my judgment，the following oath and agreement：To consider dear to me，as my parents，him who taught me this art；to live in common with him and，if necessary，to share my goods with him；to look upon his children as my own brothers，to teach them this art.

I will prescribe regimens for the good of my patients according to my ability and my judgment and never do harm to anyone.

I will not give a lethal drug to anyone if I am asked，nor will I advise such a plan；and similarly I will not give a woman a pessary to cause an abortion.

But I will preserve the purity of my life and my arts.

I will not cut for stone，even for patients in whom the disease is manifest；I will leave this operation to be performed by practitioners，specialists in this art.

In every house where I come I will enter only for the good of my patients，keeping myself far from all intentional ill-doing and all seduction and especially from the pleasures of love with women or with men，be they free or slaves.

All that may come to my knowledge in the exercise of my profession or in daily commerce with men，which ought not to be spread abroad，I will keep secret and will never reveal.

If I keep this oath faithfully，may I enjoy my life and practice my art，respected by all men and in all times；but if I swerve from it or violate it，may the reverse be my lot.

仰赖医神阿波罗·埃斯克雷波斯及天地诸神为证，鄙人敬谨直誓，愿以自身能力及判断力所及，遵守此约。凡授我艺者，敬之如父母，作为终身同业伴侣，彼有急需，我接济之。

视彼儿女，犹我兄弟，如欲受业，当免费并无条件传授之。凡我所知，无论口授书传，俱传之吾与吾师之子及发誓遵守此约之生徒，此外不传与他人。

我愿尽余之能力与判断力所及，遵守为病家谋利益之信条，并检柬一切堕落和害人行为，我不得将危害药品给予他人，并不作该项之指导，虽有人请求亦必不与之。尤不为妇人施堕胎手术。我愿以此纯洁与神圣之精神，终身执行我职务。凡患结石者，我不施手术，此则有待于专家为之。

无论至于何处，遇男或女，贵人及奴婢，我之唯一目的，为病家谋幸福，并检点吾身，不做各种害人及恶劣行为，尤不做诱奸之事。凡我所见所闻，无论有无业务关系，我认为应守秘密者，我愿保守秘密。尚使我严守上述誓言时，请求神祇让我生命与医术能得无上光荣，我苟违誓，天地鬼神实共殛之。

公元 2 世纪，盖伦在大量动物解剖的基础上提出了三元气学说，也称三灵气学说。盖伦解剖了很多动物的尸体，特别是灵长类，如猴和猿等，但从未解剖过人的尸体，因为那时的宗教不允许解剖人的尸体。他认为人的机体里有三股元气或者三股灵气，第一种是自然灵气（生理元气），存在于肝，是营养和新陈代谢的中心；第二种是生命灵气（基本元气），以心脏为中心，调节血液流动和体温；第三种是动物灵气（精神元气），存在于大脑，是感知和运动的中心。他认为肝吸收通过门脉系统输送的含有自然灵气的营养物质造血，血流入心脏形成所谓的生命灵气或基本元气，生命灵气或基本元气又随着动脉系统分散到整个身体，其中有一些到了大脑，形成了动物灵气或精神元气，动物灵气或精神元气再通过神经系统分布到全身。他认为静脉和动脉是截然分开的。实际上，盖伦没有揭示血液循环的本质。在三元气学说的基础上，西方医学界奉行的主要治疗方法之一仍然是放血疗法。

基于体液学说和三元气学说，西方长期运用放血的方法进行疾病的治疗，而放血的工具之一就是柳叶刀，世界上最著名的医学杂志《柳叶刀》(*The Lancet*) 即以其命名（图 3-2）。放血在什么场所实施呢？当时放血属于外科，那时医生的地位并不是很高，一般人不愿意当外科医生。所以，放血工作常由理发师兼职在理发店完成。患者在放血的时候通常要拿一个小棍子，这个小棍子上有红白相间的条纹，红色代表血，白色表示绷带，红白相间的条纹后来成了理发店的标志。当然还有一种说法是红、蓝、白三色，意喻动脉、静脉和绷带。

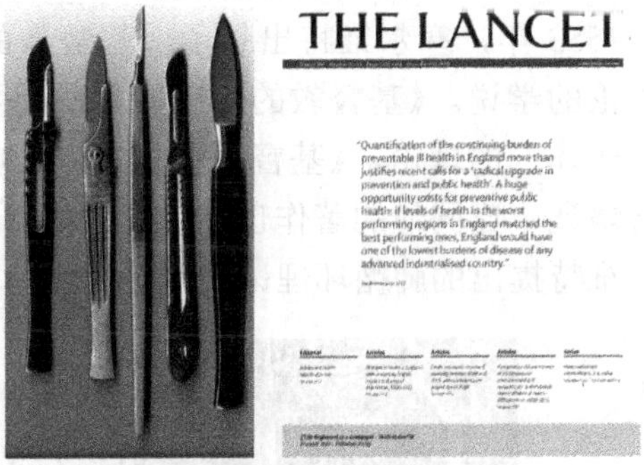

图 3-2　现代的柳叶刀和《柳叶刀》(*The Lancet*) 杂志

二、解剖学之父——维萨里

一直到 16 世纪，随着文艺复兴运动的兴起和发展，不仅可以解剖人的尸体，而且对人体结构的探索成为一种时尚。年仅 28 岁的比利时人维萨里，通过解剖人的尸体，在 1543 年完成了他的不朽著作《人体的结构》。1543 年还有一本伟大的著作出版，就是波兰天文学家哥白尼（Nikolaj Kopernik，1473～1543）的《天体运行论》。这些伟大的著作也成为人类历史上第一个科学中心在意大利形成的标志。《人体的结构》被认为是现代医学的基础，维萨里也被誉为解剖学之父。

维萨里在这本书里，指出了盖伦的200多处错误。因为盖伦的所有知识都来源于对动物的解剖而不是对人的解剖，而维萨里是直接解剖人的尸体。在盖伦的著作里，盖伦认为，男人的肋骨比女人要少一根。在西方的主要宗教基督教里，有一个亚当和夏娃的故事。夏娃是怎么来的呢？夏娃是耶和华在亚当身上抽了一根肋骨，用黏土捏成的一个女人。那时的医学，包括科学都是为宗教，为宗教事件，或者为解释宗教传说和理论寻找依据。所以，盖伦的学说认为男人的肋骨要比女人少一根。

这个问题现在看来很简单，维萨里通过解剖尸体，数一数男人肋骨和女人肋骨的数目就一目了然了，都是24根。这是盖伦很典型的错误。尽管维萨里发现了盖伦的200多处错误，但他对循环系统并没有进行彻底的了解，没有突破盖伦的三元气学说。

《人体的结构》里有很多精美的插图，书中的插图非常生动。维萨里专门请了画家，据说是提香（Titian，1490～1576）的学生卡尔卡（Jan van Calcar，1499～1546），精心绘制了书中的插图（图3-3）。卡尔卡被认为是文艺复兴美术三杰之一拉斐尔（Raffaello Sanzio，1483～1520）的超凡模仿者。《人体的结构》扉页就是维萨里在做解剖时的一个盛况。维萨里还找到欧洲最好的出版商印制出版这本书，《人体的结构》从内容到形式都是医学著作中的精品。

三、塞尔维特与肺循环

与维萨里同时代的西班牙人塞尔维特在研究宗教问题的同时也研究了人体的问题（图3-4）。他认为必须有正确的人体知识，才能理解人的精神。塞尔维特的观点实际上是一元论思想。1553年，塞尔维特出版了《基督教的复兴》一书，在书中他提出了肺循环理论，批驳了盖伦的学说。《基督教的复兴》本质上不是科学著作而是神学著作，因书中反对基督教“三位一体”的理论，《基督教的复兴》被收缴，塞尔维特被宗教裁判判处死刑。塞尔维特被活活烧死，连同他的著作也被付之一炬。据说《基督教的复兴》仅存世3本，西方人为纪念塞尔维特提出的肺循环理论，将肺循环称为塞尔维特循环。

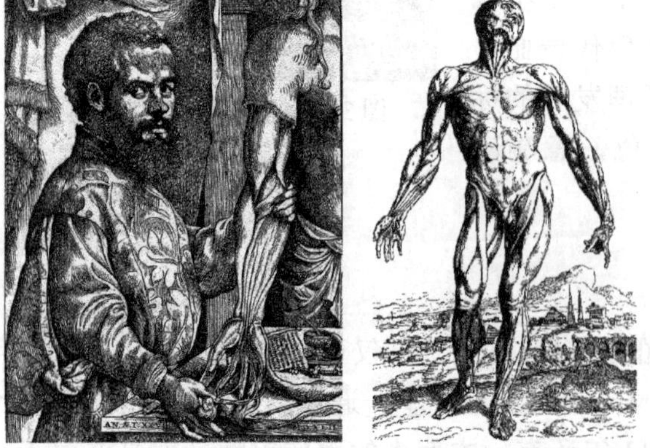

图3-3　维萨里《人体的结构》中的插图
（引自Vesalius，2001）

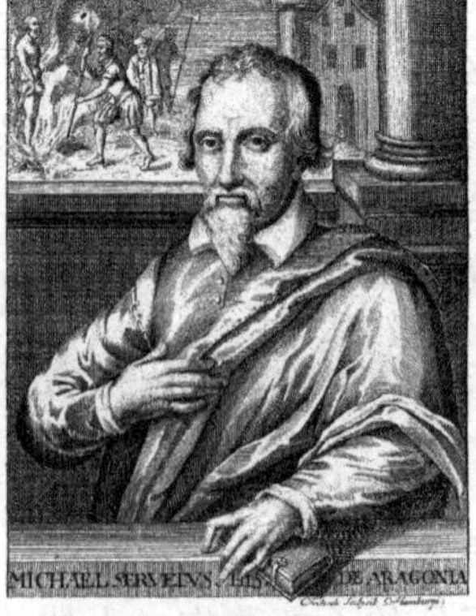

图3-4　塞尔维特
（引自马格纳，2009a）

尽管塞尔维特被烧死了，但伴随宗教改革的进程，越来越多的人冲破思想的禁锢，通过对自然现象的探索，了解世界、认识世界，而对人体和人体功能的认识成为这一探索过程中的重要内容（图 3-5）。

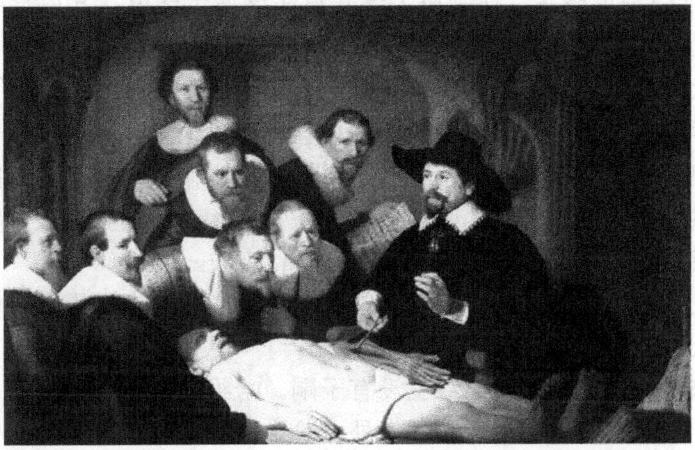

图 3-5　17 世纪荷兰画家伦勃朗作品《蒂尔普医生的解剖课》

第二节　哈维与《心血运动论》

一、哈维简介

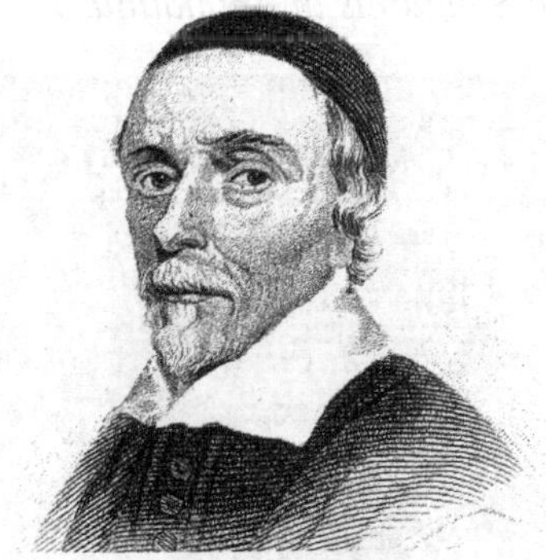

图 3-6　哈维

哈维（图 3-6）出生于 1578 年 4 月 1 日，是家中的长子。在孩提时，哈维曾随父亲参观屠宰场，而且出于好奇还和小朋友一起解剖过牛的心脏。哈维读书时成绩非常优异，那时学习医学都要先学习拉丁文，他的拉丁文成绩在班上一直都名列前茅。1597 年，哈维从剑桥大学来到了意大利著名的帕多瓦大学，师从静脉瓣的发现者法布里修斯学习解剖学。

世界上最早的大学博洛尼亚大学就诞生于意大利，文艺复兴时期的意大利形成了人类历史上的第一个世界科学中心。那时的大学主要由神学院、医学院、法学院和艺学院组成，帕多瓦大学是当时享有盛名的大学。帕多瓦大学的校训是“为全体帕多瓦人民以及全世界的自由而奋斗”。学校曾经有一段时间实行学生治校，由学生来选择上什么课，请什么样的教师，奉行自由主义。当然，早期的大学都受到宗教的影响，其建立的主要目的是为宗教服务。

帕多瓦大学培养了几位享誉世界的大师：《人体的结构》的作者维萨里；《天体运行论》的作者哥白尼；《心血运动论》的作者哈维。著名的物理学家伽利略（Galileo Galilei，1564～1642）曾经在帕多瓦大学任教多年，而且伽利略在帕多瓦大学任教时，哈维正好在那里读书。他们两位有没有交往，没有历史记载。

在帕多瓦大学，哈维的解剖学老师是法布里修斯。法布里修斯是世界上第一个描述静脉瓣的人，他出版了一本著作《论静脉中的瓣膜》(*De Venarum Ostiolis*)。哈维在《心血运动论》中，对静脉瓣的作用进行了很好的描述。法布里修斯对哈维专业上的影响是非常重要的。1602 年，哈维回到英格兰，在剑桥大学获得医学博士学位，其后哈维先后担任英国国王詹姆士一世（James Ⅰ，1566～1625）和查理一世（Charles Ⅰ，1600～1649）的御医。

哈维解剖过 120 多种动物，从路边的青蛙到妻子的宠物鹦鹉，从小虾、小鱼到猪、牛、羊。在帕多瓦大学读书时，因缺少解剖的实践机会还偷过无主死刑犯的尸体。偷尸体解剖在当时也是大忌，但不少医学院的学生冒险为之，维萨里也偷过尸体。当时医学院每学期一般只提供两具尸体供学生解剖，对于那些迫切希望探索人体奥秘的学生来说实在不够。哈维还解剖过自己去世亲人的尸体，包括他的父亲、姐姐和姐夫。

在没有冷冻设备的时代，我们不知道这些医学院的学生和老师需要忍受什么样的刺激，一点一滴地弄清人体的结构，更正前人的谬误。

哈维与一位御医的女儿成婚，但终生没有子嗣。哈维在新婚时提出的条件就是要在新房里建一个实验室。除了对实验的热衷和勤奋外，哈维在科学思想上受到现代实验科学的奠基人弗朗西斯·培根实证主义思想的影响。培根是哈维的患者，培根提出科学研究的主要方法一个是观察与实验，另一个是归纳。培根的实证主义思想对哈维的影响很大。法布里修斯和培根可谓是哈维的良师益友。

二、《心血运动论》的诞生

1628 年，哈维的《心血运动论》[*De Motu Cordis*（*Exercitatio Anatomica de Motus Cordis et Sanguinis in Animalibus*）] 出版（图 3-7）。

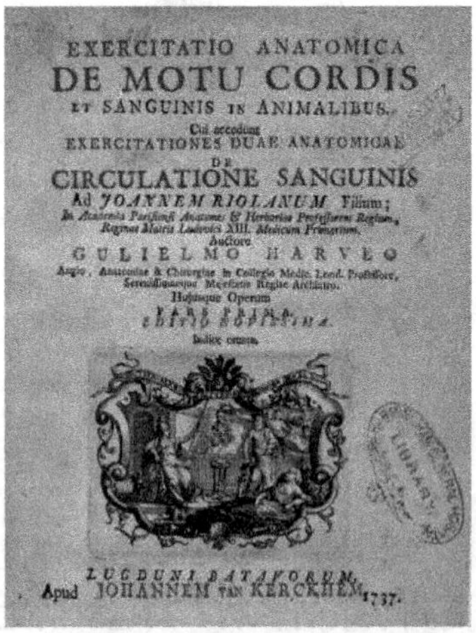

图 3-7 《心血运动论》封面

在《心血运动论》中，哈维运用大量的实验证据和严密的逻辑推理表明血液在人体中是循环的，仅列举的动物种类就有数十种。

哈维认为左心室收缩时，血液射入主动脉；右心室收缩时，血液射到肺动脉。肺组织尽管呈现为多孔状，但血液始终是从动脉到静脉。左右心房和心室之间的间隔是固体性的，血液是不可能透过间隔的。

哈维在书中分析，如果每次心脏泵血 2 盎司（1 盎司约等于 28.349 523g），每分钟心跳 72 次，那么 1 小时泵血 8640 盎司（2×72×60），即 540 磅（1 盎司等于 0.0624 磅），约 245kg（1 磅等于 0.454kg）。如果不是循环，那么如何产生超过正常人体体重数倍的血？这在逻辑上是不可能的。

哈维通过实验发现，绑扎手臂时，绑扎处的下方手臂肿胀、静脉鼓胀，而绑扎处的上方手臂静脉塌陷；松开绑扎后，绑扎处下方的手臂肿胀和静脉鼓胀复原。手臂静脉的压迫实验表明动、静脉血液沿着相反的方向流动，静脉瓣使静脉中的血液朝着一个方向流动。

《心血运动论》的发表挑战了统治西方 1000 余年的盖伦学说，引起了激烈的争议，但很快被大多数学者所接受。

基于当时的研究条件，哈维没有解释血液是如何从动脉流向静脉的。一直到1661年，意大利生理学家马尔皮基（巧合的是马尔皮基出生在哈维发表《心血运动论》的1628年）应用显微镜对活组织进行显微解剖，发现了毛细血管。荷兰的列文虎克进一步证实了毛细血管连接动脉和静脉。马尔皮基和列文虎克发现毛细血管为哈维的血液循环理论画上了一个完美的句号。此时，哈维已经离世4年了。

三、对《心血运动论》的评价

哈维的《心血运动论》、哥白尼的《天体运行论》、牛顿（Isaac Newton，1643～1727）的《数学原理》和爱因斯坦的《相对论》被认为是影响世界历史进程的四大专著。哈维的血液循环理论是世界科学中心从意大利转向英国的代表性成就之一。世界科学中心最初形成于文艺复兴时期的意大利，后转移到英国，又从英国转移到法国，从法国转移到德国，第二次世界大战后从德国转移到美国。革命导师恩格斯评价《心血运动论》使生理学真正成为科学，哈维被誉为实验生理学之父。

当生理学在血液循环理论的指引下走向科学时，科学方法和科学思想在医学实践中逐渐得到应用，但这一过程仍然是曲折和艰辛的。

第三节　《心血运动论》的影响和新的认识

一、笛卡儿的机械论

在哈维发表《心血运动论》后，很多医生和学者开始接受他的思想，接受《心血运动论》中提出来的血液循环理论。但是有一部分人又走向了另一个极端，出现了机械论狂潮。

在血液循环中，心脏起到一个泵的作用，它把血泵出来。有一部分医生和生理学家由此联想，如果心脏是一个泵，那么肺就是风箱，肾是漏斗，四肢是杠杆，嘴是钳子，等等，甚至有人幻想，在一个房子里放一把钳子、一个泵、两个风箱、两个漏斗，再加上几个杠杆，第二天推门进去这些东西就会变成一个人。现在看来不可思议，而在当时则掀起了一个机械论狂潮。其中代表性人物是法国哲学家、数学家和物理学家笛卡儿（Rene Descartes，1596～1650）。

笛卡儿有一句名言：我思故我在。笛卡儿在生理学上提出过一些重要的概念，如反射。笛卡儿认为：任何自然现象，都可以用物质和运动来解释。

此外，与笛卡儿的机械论相对立的一派是活力论，活力论认为生物体内有一种特殊的生命“活力”，它控制和规定着生物的全部生命活动和特性，不受自然规律的支配。机械论和活力论通过各种形式争论了很长时间。

二、贝尔纳的内环境理论

一直到19世纪中叶，法国人贝尔纳提出内环境的概念，把生命有机体，尤其是人作为一个整体来看待，这是生理学也是科学的又一次飞跃。

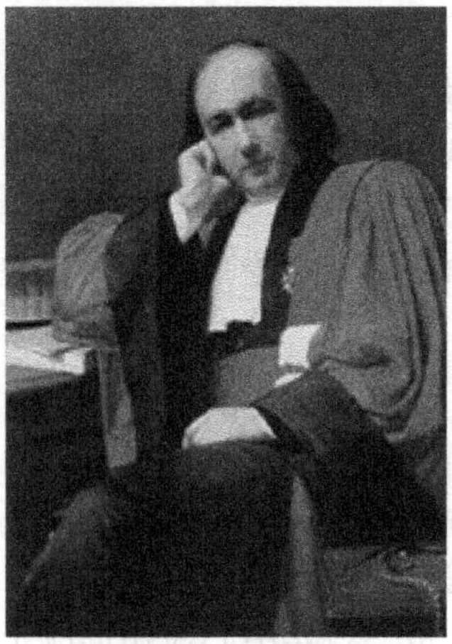

图 3-8　贝尔纳

贝尔纳于 1813 年 7 月 12 日出生在法国维勒弗朗什（Villefranche）附近圣朱利安（Saint-Julien）的一个农家。贝尔纳少年时代非常喜欢文学和戏剧，渴望成为一个剧作家。贝尔纳在 20 岁的时候就创作了一部悲剧，他满怀希望地拿着剧本去请教一位著名的剧作家，但这位剧作家给这个年轻人的忠告是他更适合于学医。自此，贝尔纳走上了医学之路。1834 年贝尔纳进入法兰西学院医学院学医，1839 年在做实习医生时进入法兰西学院生理学教授和生理实验室主任马让迪的实验室，1847 年底成为马让迪的正式助手。1852 年马让迪退休后，他接替马让迪成为法兰西学院生理学教授和生理实验室主任（图 3-8）。

马让迪是当时世界上最著名的生理学家之一，发现了许多重要的生理现象，如贝尔-马让迪定律（Bell-Magendie law），即脊神经前根（腹根）为运动神经，而后根（或背根）为感觉神经。这一发现在当时被誉为继哈维的心血运动论之后生理学的第二个伟大贡献。

贝尔纳不仅在马让迪的指导下学习了用活体解剖进行生理学研究的方法，而且受到马让迪研究思想和认识论的影响。贝尔纳在生理学新概念和新思想的创立、生理机制的研究和实验技术的创新等许多方面都超过了他的老师，成为现代生理学的奠基人之一。

贝尔纳在生理学上的主要贡献有：发现胰腺的消化作用；发现肝有生成糖原的功能；发现血管舒缩的神经控制；发现一氧化碳和美洲箭毒的毒理作用等。这些发现为以后相关的生理学、生物化学、毒理学和病理学研究开辟了道路。

贝尔纳最重要的贡献是提出了内环境的概念。1857 年，贝尔纳在“有机体体液的生理特征和病理变化”的讲座中正式提出生命有机体内环境的概念，认为生物体内组织实际上并不直接接受外界环境的作用，而是处于一种内环境之中，这一内环境主要由体内循环的体液组成。

1865 年，贝尔纳的《实验医学研究导论》出版，这本书被认为是生理学发展史上的一个里程碑。之所以称为导论，是因为贝尔纳原计划出一套书，此书是此套书的第一本，实际上这套书并未完成，而《实验医学研究导论》却成为生物学和科学哲学的世界名著之一。

在《实验医学研究导论》中，贝尔纳对内环境和内环境的恒定进行了解释和论述。他认为，一切生物的体内环境与体外环境都保持必需的交换与平衡，高等动物的生理现象在具有特定理化特性的有机体内环境中运行。

生命有机体的内环境是如何形成的呢？加拿大生物化学家麦克拉姆（Archibald Byron Macallum，1858～1934）通过对不同体液和细胞中化学成分的研究，提出一切动物的体液皆源自海水。认为原始有机体的细胞是与其周围的海水相适应的，随着动物的演化，在形成多细胞动物时，由于体腔与外界隔开，海水被包入体内形成体液，因此体液的成分与原始海水非常相似。

贝尔纳于 1878 年 2 月 10 日在巴黎逝世。法国为贝尔纳举行了国葬，这是法国历史上第一次为一位科学家举行国葬。贝尔纳的好友著名作家福楼拜（Gustave Flaubert，1821～1880）用一篇散文记述了这次国葬。有趣的是福楼拜的父亲是一位著名的医生，他却成为一位伟大的作家，而梦想成为作家的贝尔纳却成为一位生理学家和医生，被誉为实验医学之父。

三、稳态的提出和运用

内环境概念的提出不仅有助于生理学摆脱活力论和机械论的狂潮，而且发现了当时盛行的还原论的问题和不足，从整体上理解和认识生命有机体，这是认识论上的一大进步。遗憾的是内环境概念在当时的欧洲并未得到应有的重视。尽管当时法国的科学明星巴斯德（Louis Pasteur，1822～1895）对贝尔纳的研究给予了很高的评价，但内环境理论却在大西洋彼岸的美国开花结果。

美国生理学家亨德森发现血液中包含多种缓冲体系，认识到贝尔纳有关内环境观点的重要性，使贝尔纳有关内环境的理论和思想在美国得以传播。坎农进一步发展了贝尔纳的内环境理论，提出稳态的概念，认为稳态是机体内环境中的各种理化因素的动态平衡。1935年，坎农还来到中国，在北京协和医学院进行了为期半年的讲学。1948年，美国数学家维纳在其控制论理论中提出反馈的概念，认为维持稳态的生理功能的调节控制是由负反馈系统实现的，通过负反馈系统调节维持生理功能的动态平衡。

第四节　从放血到科学输血

哈维提出了血液循环理论，并没有迅速改变西方医学界的放血疗法。医生仍然用放血的方法来治病，包括哈维本人。有学者评价，在血液循环问题上，哈维是一个伟大的理论者，但并不是一个伟大的实践者。

一、放血疗法与华盛顿之死

有人认为美国开国元勋华盛顿（George Washington，1732～1799）的病故与放血疗法不无关系。华盛顿有一次雪天骑马外出，回来就感觉不适，喉咙特别疼。现在认为可能是咽炎。华盛顿感觉特别不舒服，呼吸困难，而且感觉特别冷。华盛顿的家人找来医生进行治疗，医生采取了一些措施以后仍没有好转，就决定采用放血疗法。

先放了400ml血，效果不好。之后请了当时美国的一些名医前来会诊。会诊的结果是放血放得不够，又接着给华盛顿放了570ml血。放了570ml血后，觉得病情还没有好转，认为血还是没有放够，又放了570ml。结果病情依然没有好转，怎么办呢？接着放血，又放了900ml血。前前后后，在一两天时间内，给华盛顿放了超过2000ml的血。一个成年男性身上的血量有多少呢？大概是5000ml。基本上把华盛顿身体里的血放掉了一半，后来华盛顿不治身亡（图3-9）。

一个正常成年男性的血量大概有5000ml，当失血10%时人体自身可以代偿，当失血20%时就应当输血，当失血30%时就有生命危险了。

现在有人研究华盛顿之死，可能就与放血过多有关。华盛顿之死至今争议不断，有人认为华盛顿的病不是简单的咽炎，而是急性会厌炎，严重的急性会厌炎即使在今天死亡率也很高。还有其他的一些说法，但无论如何，一个67岁的患者，两天中放掉2440ml血，至少也是导致死亡的主要原因之一。

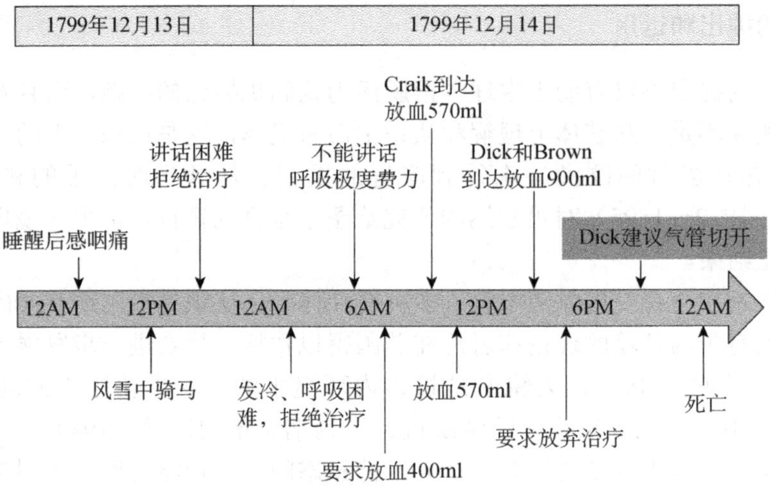

图 3-9　华盛顿生前两日主要医疗措施时间表（引自 Cheatham，2008）

AM 为上午；PM 为下午

二、把动物的血输给人——莫里的故事

一直到 17 世纪后半叶，一部分接受了血液循环理论的医生开始探讨输血的问题。既然血液是循环的，血液对人或者动物非常重要，那么患病是不是由血液减少或者是血液里的问题导致？是否可以通过输血的方法进行治疗而不是放血疗法？有些医生开始尝试输血。

早期尝试输血，是把动物的血输给人。最具代表性的人物是法国御医丹尼斯（Jean-Baptiste Denis，1643～1704）。丹尼斯首先从理论上进行了研究，认为把动物的血输给人会产生很好的效果。例如，有些人性情暴躁，可以选择输入一些比较温顺的小羊和小牛的血，输血后这些人的性情就会变好。

之后，丹尼斯终于有了一个实践的机会。当时巴黎有一个精神有点问题的人莫里（Antoine Mauroy，？～1668），莫里经常发疯病，打老婆，在大街上咆哮、放火，大家既讨厌又可怜他。一些医生给莫里多次放血都治不好他的病。

有一个贵族，把莫里介绍给丹尼斯医治。丹尼斯根据他的理论在莫里身上进行了实践，给莫里输入了小牛的血。可以想象这次输血的结果，非常恐怖。莫里产生了强烈的免疫反应，但莫里的身体特别好，没有因输血而死掉。而后又输了一次血，仍然产生了非常强烈的免疫反应，但是莫里还是没有死。而且事后，据说莫里的性格确实有所改变。

这个结果给丹尼斯的理论找到了非常好的依据，大家准备尝试把动物的血输给人以改变性格或者解决夫妻性格不合的问题。据史料记载丹尼斯还给莫里进行了第三次输血，这一次莫里没有逃过死神的魔爪。莫里事件引起了极大的争议，输血被教会禁止了。

三、把人的血输给人——产科医生的尝试

在妇女生孩子的时候，往往会出现大出血。既然血液是循环的，那么在大出血时，把人的血输给产妇，是否可以拯救她们的生命呢？英国产科医生布伦德尔（James Blundell，

1791～1878）大胆地进行尝试，把人的血输给产妇。他对11位因大出血而濒临死亡的产妇实施了输血，其中有5人得救。他根据实践总结出两条输血的基本原则：第一，只能使用人血。只能把人血输给人，而不能把动物的血输给人。第二，输血只能用于因为大出血而濒临死亡的人。布伦德尔的研究发表在著名的《柳叶刀》杂志上，人类对血液的认识又前进了一步。后来有医生对几十年来的输血效果进行了一个统计，其成功率和布伦德尔的成功率差不多，在40%左右。

四、血型的发现与科学输血

现代人都知道输血的关键问题是血型。一直到20世纪初，奥地利医生兰德斯坦纳（Karl Landsteiner，1868～1943）在他实验室一个偶然的实验中发现了血型。他把实验室里不同人的血两两放置在一起，结果发现有的人的血，两者放在一起的时候会凝集，有的人的血两者在一起则不会凝集。兰德斯坦纳根据实验结果将血液分为A、B、O三种类型，后来兰德斯坦纳在更大范围的实验中发现了第4种类型——AB型。这就是人类发现的第一种血型，红细胞的ABO血型。兰德斯坦纳后来又发现了MN血型和Rh血型。Rh阴性血型在汉族中非常少，只有1%左右，被称为熊猫血。兰德斯坦纳由于发现了人类第一个红细胞血型，获得了1930年诺贝尔生理学或医学奖（图3-10）。

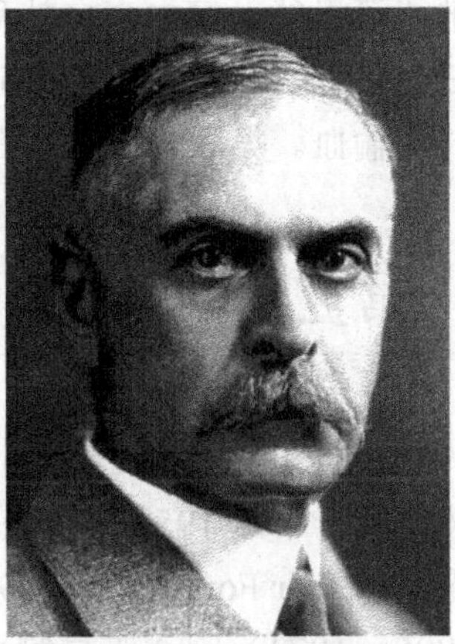

图3-10　兰德斯坦纳
（引自 https://www.nobelprize.org/nobel_prizes/medicine/laureates/1930/landsteiner-facts.html）

后来人们又发现了主要组织相容性复合体，即白细胞抗原的不同类型，俗称白细胞血型。贝纳塞拉夫（Baruj Benacerraf，1920～2011）、多塞（Jean Dausset，1916～2009）和斯内尔（George D. Snell，1903～1996）因细胞表面调节免疫反应的遗传结构的研究（白细胞血型），分享了1980年诺贝尔生理学或医学奖（图3-11）。在器官和组织移植时，有一个配型问题，就是白细胞抗原的配型。因白细胞抗原的种类非常复杂，配型完全一致几乎不可能，而主要位点匹配才能避免异体器官移植产生的排斥反应。两个没有血缘关系的人，他们白细胞抗原主要位点相匹配的概率只有几万分之一，甚至百万分之一。

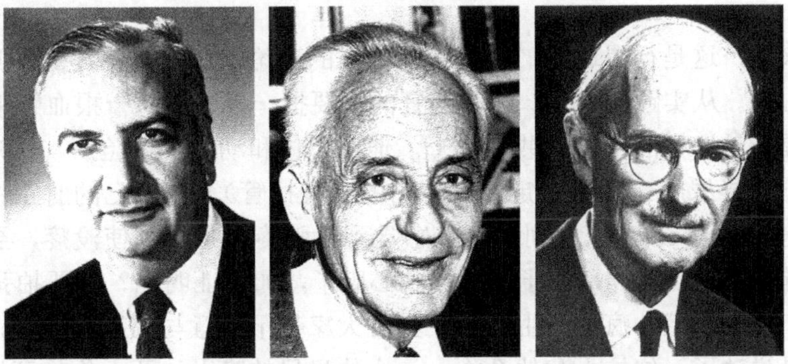

A　　B　　C

图3-11　贝纳塞拉夫（A）、多塞（B）和斯内尔（C）
（引自 https://www.nobelprize.org/nobel_prizes/medicine/laureates/1980/）

可能有人会问，动物有没有血型？动物也有血型，后来发现植物也有类似的“血型”。

五、启示与思考

哈维和血液循环理论建立的启示和思考：第一，就是挑战权威。任何一个新的学说、新的理论或新的思想的出现，往往要挑战现存的或者既有的理论。在科学研究中，挑战权威是难能可贵的。第二，自然科学研究的基础是观察与实验。观察与实验是科学研究的基石。第三，只有在科学研究的基础上，才能够科学地应用研究成果。只有正确地认识了血型，才能科学输血。第四，科学是在不断地发展与进步的。

第五节　心脏导管术——把导管插进自己的心脏（外一篇）

人类对心脏和心脏相关疾病的治疗，还有两个重大的探索获得了诺贝尔生理学或医学奖。第一个是 1956 年，美国人考南德（André Frédéric Cournand，1895～1988）、德国人福斯曼（Werner Forssmann，1904～1979）（图 3-12A）和美国人理查兹（Dickinson W. Richards，1895～1973）因心脏导管术和循环系统的病理变化的发现获奖。第二个是 1990 年美国人莫瑞（Joseph E. Murray，1919～2012）和美国人托马斯（E. Donnall Thomas，1920～2012）因有关应用于人类疾病治疗的器官和细胞移植术获奖，莫瑞开创了心脏移植的先例。

另外，法国人卡雷尔（Alexis Carrel，1873～1944）有关血管缝合和器官移植方面的研究获得 1912 年诺贝尔生理学或医学奖，卡雷尔的工作使器官移植和断指再植等手术成为可能；1938 年，比利时人海曼斯（Corneille Jean François Heymans，1892～1968）发现颈动脉窦和主动脉弓在呼吸调节中的作用（通过调节动脉血压进行调节的机制）获得 1938 年诺贝尔生理学或医学奖。

很多人都知道心脏的介入疗法和支架技术，但大家大多不知道，是谁第一个把导管从血管一直插到心脏的，谁又是第一个被插入心脏导管的人？答案都是一位年轻的德国医生福斯曼。1929 年，年仅 25 岁，还在医院做实习医生的福斯曼看到很多心血管疾病患者不能被及时诊断和治疗而痛苦万分，甚至失去生命，就大胆地想象，能不能用导管将药直接导入心脏。

从理论上来看，这是行得通的，因为按照哈维的理论，血液是循环的，身体上任何一个血管都可通向心脏。从实践上来看，这是疯狂的，要把一根管子从一根血管中通到心脏。

可能只有福斯曼这样的年轻人敢想敢干。他在尸体和动物上试验后，决定在自己身上试一试。他找来一根导尿管（那时肯定没有专门的心脏插管），从自己的肘正中静脉插入，一直向前推，推进去了 65cm。您看到这里，感觉到心脏疼了吗？即使没疼，至少也有点颤抖吧？福斯曼感觉心脏有点异样，管子似乎插到心脏了，如何证明呢？需要拍张 X 线片。

没人愿意和这个年轻的疯子医生合作！当时大家都不愿意与福斯曼合作，因为有风险。福斯曼好不容易说动了一位护士和他合作。一个休息日的晚上，两人偷偷开始试验，福斯曼又一次把导管插进自己的静脉，然后两人一起下楼到 X 线片室拍下了人类历史上第一张心脏导管的 X 线片（图 3-12B）。

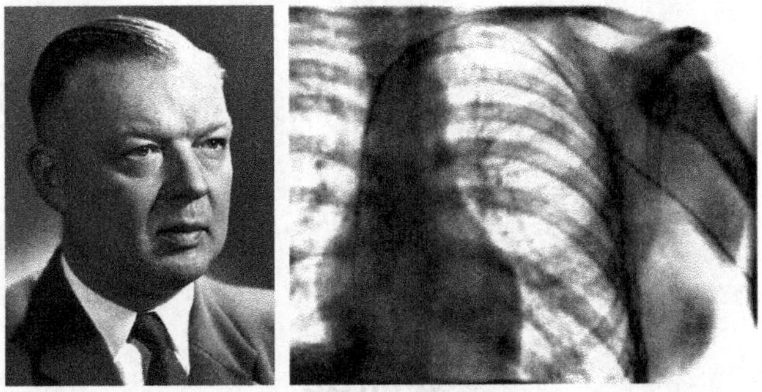

A B

图 3-12 福斯曼（A）和导管插入福斯曼心脏的 X 线片（B）
（引自 https://www.nobelprize.org/nobel_prizes/medicine/laureates/1956/forssmann-facts.html；罗布·邓恩，2016）

福斯曼的疯狂举动把大家吓坏了，导师甚至要开除他，但仍允许他在学术界报告了他的疯狂之举。

此后，福斯曼一直不顺，甚至在第二次世界大战中加入德国军队参加了侵略战争，但作为一位军医的福斯曼拒绝了对犹太人的活体实验。战争结束时，福斯曼成了美国人的战俘。获释后，长期在乡村做医生，而他首创的技术在俘虏他的“敌国”开花结果。

1956 年，福斯曼获得诺贝尔生理学或医学奖。有人对福斯曼的纳粹经历颇有异议，但值得肯定的是，作为一个医生，他在那疯狂的年代坚守了自己的底线。福斯曼首次做心脏导管的医院被命名为沃纳·福斯曼医院。德国重新重用福斯曼，并把那把他朝思暮想的柳叶刀交到他的手上，让他主持心脏手术。福斯曼拒绝了，他又一次坚守了自己的底线，因为他已经错过了手术操作的黄金岁月。值得欣慰的是，福斯曼和同是医生的妻子养育了 6 个孩子，他们个个才华横溢、成就斐然。

科学探索需要勇气，人要有良知。

第四章

维生素的故事

历史上曾有一些让人匪夷所思的原因使很多人患病，甚至失去了生命，后来发现患病的原因并不是致病微生物的传染，而是某些营养物质的缺乏。

第一节　大航海时代与坏血病

在500多年前的大航海时代，人类史无前例的航海探险中，坏血病空前肆虐。由于不知道引发坏血病的原因是什么，也没有治疗这种怪病的良药，大批船员死亡。很多人把坏血病归于瘟疫，认为坏血病是传染病。

1519年，葡萄牙航海家麦哲伦（Ferdinand Magellan，1480～1521）在穿越太平洋时，几个月没有新鲜水果和蔬菜，船员浑身无力、牙龈出血，严重的还会死亡。到达目的地时，原来的200多人，仅活下来35人，其中很多人死于坏血病。在英国，坏血病曾夺去几十万水手的生命。

坏血病也被称为大航海时代的瘟疫，但它的确不是瘟疫。坏血病是人类历史上一种非常可怕的疾病，这种病刚开始时，没有什么特殊的症状。患者感到虚弱、倦怠、呼吸短促，一旦身上有伤口，愈合非常缓慢。坏血病有两个特有的症状，一个是牙龈出血。如果早上刷牙的时候，发现牙龈出血，这时就要警惕了，可能就是因为缺少维生素C。另一个症状是皮下出血，出现紫癜。由于出血不一定在体表，也可能在内脏，患者的内脏器官会逐渐衰竭，最终因深度衰竭而死亡。

在西方大航海时代之前，中国也有一个伟大的航海家——郑和（1371～1433）。郑和在明永乐三年至明宣德八年（1405～1433）七下西洋，历史上从未记载过郑和的船队里有船员患过坏血病。为什么郑和的船员没有患上坏血病呢？

现代研究分析，可能有以下几个原因。第一个原因是沿海岸行船。郑和的航行路线基本上是沿海岸的，也就是每隔几天，最多每隔十余天就会靠岸。一旦靠岸，就可以补充一些食物，特别是补充新鲜的蔬菜和水果，这样就避免了坏血病的发生。第二个原因是郑和当时有一些高招，采用了一些特殊的饮食。一是所有的船员都饮用绿茶，当然饮茶过程中摄入的维生素比较少；二是船员每天都要吃豆芽，船队带了大量的黄豆等豆子，这些豆子可以发豆芽，发豆芽是中国传统的无土栽培方法，而且豆芽中含有丰富的维生素 C；三就是在那些大船上会安置一些木桶，这些木桶里会装上泥土用来种菜，当然用木桶种菜可能只能满足少数高阶层船员的食用，大部分人可能还是要靠吃豆芽。这些措施使中国船员免遭坏血病的威胁，由此也可看出中华民族传统膳食结构中所具有的科学内涵。其实各民族各地区生活的百姓都有各自的饮食传统和习惯，这些饮食传统和习惯很多都是长期经验积累的结果，这些传统和习惯又通过文化和习俗传播和传承，因此人们常说饮食方面要入乡随俗。

郑和下西洋的资料因历史原因一直找不到可靠的直接证据。2001 年，在湖北省钟祥市发掘了明梁庄王朱瞻垍（1411～1441）的墓葬。出土文物中有大量由郑和下西洋所带回的珠宝，其中一块金锭上刻有“永樂十七年四月日西洋等處買到八成色金壹錠伍拾两重”的铭文（图 4-1）。永乐十七年（1419）正是郑和第 5 次下西洋返回的时间。明梁庄王墓展室是湖北省博物馆继曾侯乙编钟展室的另一个重要展室，其中的展品为郑和下西洋提供了直接证据。

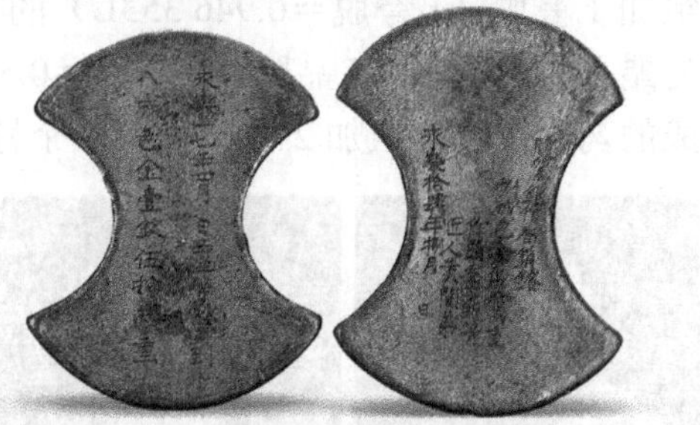

图 4-1　明梁庄王墓出土的金锭
（引自湖北省博物馆
https://hbsbwg.cjyun.org/jyq/p/4779.html）

除坏血病外，还有脚气病。从 19 世纪开始，工业碾米的出现使食用精米的人增加，不再使用传统的舂米方法，吃的米越来越精，人们开始出现脚气病。尤其在东南亚地区，很多人患有脚气病。1896 年，荷兰医生艾克曼（Christiaan Eijkman，1858～1930）在荷属东印度群岛，就是现在的印度尼西亚，发现用没有去壳的稻谷可治疗鸡的多发性神经炎，也可治愈人的脚气病。

脚气病和足癣是不同的疾病，脚气病是缺少维生素 B_1（硫胺素），而足癣是因真菌感染。

除了坏血病和脚气病之外，还有夜盲症。患夜盲症的人，在黑暗的环境下或者在夜晚视力很差，甚至完全看不清东西。后来发现这些患夜盲症的人，也是缺少某种营养物质，一旦补充胡萝卜和猪肝等食物，夜盲症的问题很快就可以消除。

坏血病、脚气病和夜盲症都与摄入的食物相关，对这三种疾病进行研究，发现了维生素。

第二节　维生素的发现

一、林德与双盲实验

在航海的过程中，一旦有船员得了严重的坏血病，为了避免传染，会把他们放在途经的荒岛上。这些被抛弃在荒岛上的船员，免不了用野草和野果充饥，几天后他们的坏血病竟会不治而愈。这一现象得到了一些军医的关注。1747年，英国海军军医林德（James Lind，1716～1794）（图4-2A）做了一个实验，在吃完全相同食物的基础上，给患上坏血病的船员添加不同的食物或药物。结果发现每天吃两个橘子和一个柠檬的船员，坏血病的症状减弱了。

1753年，林德编写的《坏血病大全》出版，其中总结了前人的经验，建议海军和远征船队的船员在远航时多吃些柠檬和柑橘。他的意见很快被采纳，出海的船必须携带足够的柠檬和柑橘，船员每天都要喝酸橙汁。酸橙汁成为航海的必需品，英国的所有港口几乎都有一条酸橙街，而那些水兵则被称为Limey。从此英国海军再未发生大规模的坏血病，但那时还不了解柠檬中的什么物质对坏血病有抵抗作用。林德的实验是将患有坏血病的12位船员分成了6组，一组两人。他们的基本食物都一样，但6组的添加食物或药物有一点差别。第一组加1夸脱（1夸脱＝0.946 353L）的苹果酒；第二组加两次25滴很稀的硫酸；第三组加6勺醋；第四组加0.5品脱（1品脱＝0.568 261L）的海水；第五组加由树脂、香膏和草籽等做成的药剂；第六组加2个柑橘和1个柠檬。实验只进行了6天，因为6天后船上的柑橘和柠檬都没有了。实验结果表明，第六组船员基本上恢复了健康，第一组有一点点效果，而其他组则基本没有效果。

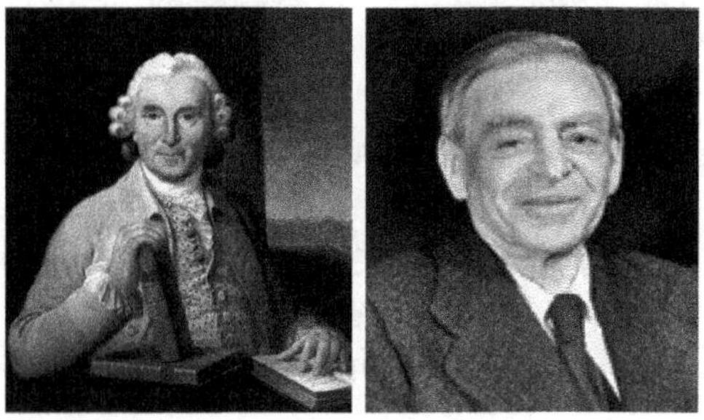

A　　　　B

图4-2　林德（A）和丰克（B）
（引自 https://siarchives.si.edu/collections/siris_arc_383002）

林德的实验，后来被称为双盲实验。双盲实验通常用于以人为研究对象的实验，实验对象和观察者都不知道谁是用药者、谁是对照者，对照者会使用一些安慰剂。林德的6组实验，事前也不知道哪一组的用药是有效的，不知道谁是有效药物使用者、谁是对照者。双盲实验消除了可能出现在实验者和观察者意识当中的主观偏差和个人偏好。现在科学研究中，特别是在医学研究中，经常用到双盲实验。

二、丰克与维生素理论

首先提出维生素理论是在伦敦工作的一位波兰生物化学家丰克（Casimir Funk，1884～1967）（图4-2B）。丰克阅读了荷兰医生艾克曼有关食用糙米可以减少罹患脚气病的文献后，希望将糙米中可避免脚气病的物质分离出来。1912年，丰克从米糠中提取出一种能够治疗脚气病的白色物质，丰克称之为“维持生命的营养素”。他用拉丁文“*vita*”（生命），加上“*amine*”（氮族化合物）一词，创造出一个新词“vitamin”（维生素，也曾译为维他命）。而且丰克写了一本很著名的著作，书名就是“*Vitamin*”。丰克因阐明维生素的概念、提出维生素理论被誉为维生素之父。

对于已发现的夜盲症、脚气病和坏血病，丰克认为都是因为缺少了某种营养物质。缺少维生素A，会患上夜盲症；缺少维生素B，会患上脚气病；缺少维生素C，会患上坏血病。维生素A、维生素B和维生素C就这么被命名了。

三、脂溶性维生素和水溶性维生素

基于维生素理论，人类又发现了更多的维生素。目前经常涉及的维生素主要有两类：一类是脂溶性维生素，主要有4种，维生素A、维生素D、维生素E和维生素K。脂溶性维生素溶于脂类，就是常说的油。第二类是水溶性维生素，常见的有9种，一是B族维生素，包括维生素B_1（硫胺素）、维生素B_2（核黄素）、维生素B_3（烟酸）、维生素B_5（泛酸）、维生素B_6、维生素B_7（生物素，也称为维生素H）、维生素B_9（叶酸）、维生素B_{12}（钴胺素）和硫辛酸等，另外还有维生素C，也称为抗坏血酸。

水溶性维生素的特点主要有：①溶于水，不溶于脂肪及有机溶剂；②容易从尿中排出体外，且排出效率高，因此食入量适当增加一般不会产生蓄积和严重的毒害作用；③绝大多数以辅酶或辅基形式参与各种酶系统工作，在中间代谢的许多环节中都有极其重要的作用；④体内水溶性维生素的水平大多都可在血液和尿中反映出来。

第三节　有关维生素研究的诺贝尔奖

在20世纪20～40年代，有关维生素的研究获得了三次诺贝尔生理学或医学奖、三次诺贝尔化学奖。此外，还有一次诺贝尔生理学或医学奖是与维生素相关的。

1929年诺贝尔生理学或医学奖授予了维生素B_1和维生素B_2相关研究取得重要成果的科学家。1937年诺贝尔生理学或医学奖授予了维生素C相关研究。1943年诺贝尔生理学或医学奖授予了维生素K相关研究。1928年诺贝尔化学奖授予了维生素D相关研究。1937年诺贝尔化学奖授予了维生素C和维生素A、维生素B_2相关研究。1938年诺贝尔化学奖授予了维生素B_2相关研究。1934年诺贝尔生理学或医学奖授予了恶性贫血相关研究，后来发现导致恶性贫血的主要原因之一是缺少维生素B_{12}。

荷兰人艾克曼和英国人霍普金斯（Frederick Gowland Hopkins，1861～1947）因维生素B_1和维生素B_2的发现获1929年诺贝尔生理学或医学奖（图4-3）。艾克曼在印度尼西亚发现食用糙米可以治愈脚气病，霍普金斯除了研究维生素B_2外，他还分离和提纯了很有名的氨基酸——色氨酸。缺少维生素B_1主要是患脚气病，而维生素B_2的缺乏主要导致口角发炎和舌发炎。所以口角发炎或者舌发炎的时候，需要补充维生素B_2。

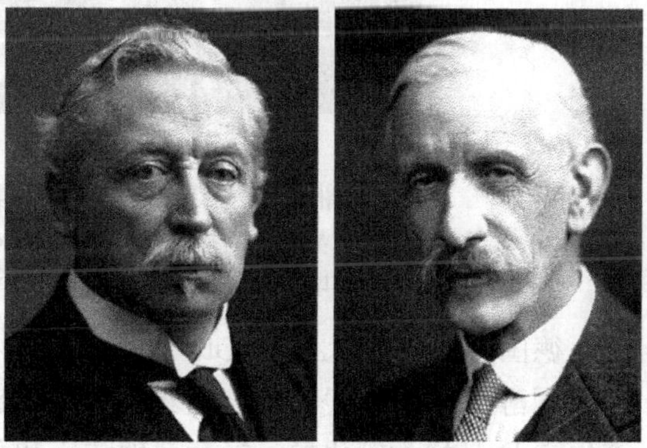
A　　　　B

图4-3　艾克曼（A）和霍普金斯（B）
（引自 https://www.nobelprize.org/nobel_prizes/medicine/laureates/1929/）

有关维生素B_1的研究，还有一些学者也做出了重要贡献，尽管他们没有获得诺贝尔奖。一位是日本人铃木梅太郎（Umetaro Suzuki，1874～1943），铃木梅太郎于1910年从米糠中提取出维生素B_1，是最早提取出维生素B_1的人。另一位是波兰的丰克，他在1912年也从米糠中提取了维生素B_1，丰克尽管没有得到诺贝尔奖，但他发明了一个非常重要的词，就是“vitamin”，因此丰克被称为维生素之父。“vitamin”这个词给丰克带来的声誉可能比诺贝尔奖更高。

圣捷尔吉·阿尔伯特（Albert von Szent-Györgyi Nagyrápolt，1893～1986；也常译为焦尔季）在1928年从橘子和白菜中分离出一种六碳化合物，他发现这种六碳化合物具有强烈的还原性，把它称为己糖醛酸。1932年，圣捷尔吉·阿尔伯特指出这种己糖醛酸就是抗坏血病的活性物质，并把它命名为抗坏血酸，抗坏血酸就是维生素C。圣捷尔吉·阿尔伯特因此获1937年诺贝尔生理学或医学奖，他也被誉为维生素C之父（图4-4A）。

如果经常不吃蔬菜和水果，就容易导致维生素C缺乏，牙龈出血。去医院看病时，医生常会开一些维生素C的片剂或者含有维生素C的药片。服用维生素C片剂时，一定要注意片剂的颜色是白色还是黄色。维生素C片剂一般是白色的，一旦维生素C被氧化，片剂就变为黄色，再服用它就没有任何作用了。维生素C是强还原性物质，很容易被氧化。

丹麦人达姆（Henrik Carl Peter Dam，1895～1976）和美国人多伊西（Edward Adelbert Doisy，1893～1986）因为维生素K的研究，分享了1943年诺贝尔生理学或医学奖（图4-4B和C）。维生素K可以分为维生素K_1和K_2，植物可以产生维生素K_1，微生物可以产生维生素K_2，人类肠道的微生物可以产生维生素K_2。维生素K与血液的生理性凝集反应有关。维生素K属于脂溶性维生素，但现在已经有改造的水溶性维生素K。

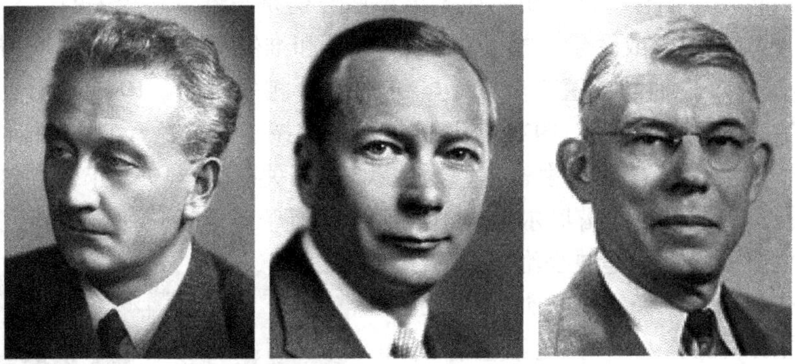

A　　　　B　　　　C

图4-4　圣捷尔吉·阿尔伯特（A）、达姆（B）和多伊西（C）
（引自 https://www.nobelprize.org/nobel_prizes/medicine/laureates/1937/szent-gyorgyi-facts.html；https://www.nobelprize.org/nobel_prizes/medicine/laureates/1943/）

德国人温道斯（Adolf Otto Reinhold Windaus，1876～1959）在研究固醇类物质时，发现麦角固醇可被紫外线活化产生维生素D。温道斯因此获1928年诺贝尔化学奖（图4-5A）。维生素D又称为钙化醇，能有效地防止和预防佝偻病的发生。温道斯出生于一个贫穷的工匠家庭，小时候曾被一辆马车撞倒，马车上的富孀很自责，而且觉得这个小孩挺聪明，就支持他去上学。温道斯在她的资助下，一直读到大学，后来拿到了诺贝尔化学奖。

在诺贝尔三大自然科学奖获奖者中，他们的出身各不一样，有的人出身贫寒，有些人则是含着银匙来到人间，但他们都在自己专业领域上做出了杰出贡献。

儿童缺乏维生素D会导致佝偻病，成人则导致骨软化症。有些小朋友的父母会给小朋友补钙，补钙的同时要补充维生素D，如吃鱼肝油。人体自身也可以产生维生素D，就是靠多晒太阳。皮肤经过紫外线照射，可以使维生素D的前体转化为维生素D，这就是温道斯发现的。当然也可以从食物里补充维生素D，多摄入奶、蛋、动物的内脏及鱼，通过补充维生素

D，以利于人体对钙的吸收。缺少维生素 D 会导致钙吸收不足，小儿容易患佝偻病形成鸡胸，还可能形成 O 型腿或 X 型腿。当两个脚的踝关节靠在一起时，两条腿的膝关节靠不到一起形成 O 型腿；或当两个膝关节靠在一起时，两个踝关节却靠不到一起形成 X 型腿。

英国人霍沃思（Walter Norman Haworth，1883～1950）因碳氢化合物的分子结构和维生素 C 的研究、瑞士人卡勒（Paul Karrer，1889～1971）因维生素 A 和核黄素（维生素 B_2）的研究分享了 1937 年诺贝尔化学奖（图 4-5B 和 C）。缺乏维生素 A 会导致夜盲症。人眼的视网膜上有两种感光细胞，即视杆细胞和视锥细胞。在暗的环境下或者在晚上行使视觉的主要是视网膜上的视杆细胞。视杆细胞里的视紫红质遇光分解成视蛋白和视黄醛，产生感光换能作用。视紫红质由视黄醛和视蛋白构成，视黄醛由维生素 A 补充。当缺少维生素 A 时，视黄醛补充不足，视紫红质的形成减少，在弱光环境下或晚上，就没有足够的视紫红质分解而产生感光换能作用，导致夜盲症。1967 年诺贝尔生理学或医学奖颁发给了视觉感光换能作用机制的发现者（见第十三章“从神经元到大脑”）。

奥地利人库恩（Richard Kuhn，1900～1967）因类胡萝卜素和核黄素（维生素 B_2）的研究获 1938 年诺贝尔化学奖（图 4-5D）。类胡萝卜素是一类天然色素的总称。在秋天，叶子会变黄变红，景色特别美，主要是叶子里的叶绿素减少，类胡萝卜素的颜色效应呈现出来，形成了斑斓多彩的秋叶。

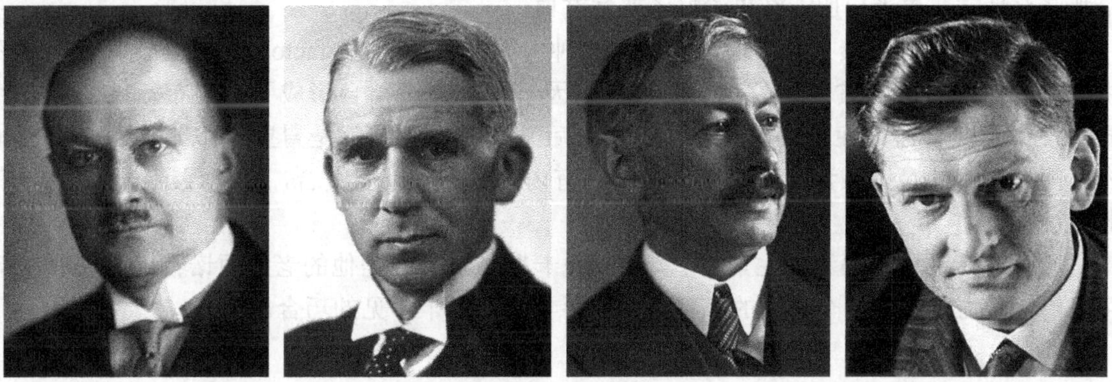

A　　B　　C　　D

图 4-5　温道斯（A）、霍沃思（B）、卡勒（C）和库恩（D）

（引自 https://www.nobelprize.org/nobel_prizes/chemistry/laureates/1928/windaus-facts.html；https://www.nobelprize.org/nobel_prizes/chemistry/laureates/1937/；https://www.nobelprize.org/nobel_prizes/chemistry/laureates/1938/kuhn-facts.html）

美国人惠普尔、迈诺特和莫菲因发现肝制剂可以治疗贫血分享了 1934 年诺贝尔生理学或医学奖（图 4-6A～C）。1926 年，迈诺特和莫菲发现贫血患者每天吃大量的生猪肝（0.3kg 以上）可以治疗恶性贫血，他们发明了肝制剂治疗恶性贫血的方法。

其实在中国的饮食传统中也有这样一道菜——爆炒猪肝。肝是动物体内的化工厂，肝里会沉积很多毒素，还有一些寄生虫或致病微生物。因此，这些毒素、寄生虫和致病微生物如果在烹调过程中没有被分解或者杀灭，很容易对食用者产生危害。在现代烹调饮食过程中，常常有两难的选择：选择卫生还是选择营养？如果选择营养，有些食品的卫生品质就得不到保证；反之，如果选择卫生，食物做得很熟很烂，营养品质则会下降。

有意思的是，迈诺特和卡斯尔（William Bosworth Castle，1897～1990）（图 4-6D）后来发现恶性贫血和缺铁性贫血的原因，尽管在发病机制上不同，但都可以通过肝制剂进行治疗。

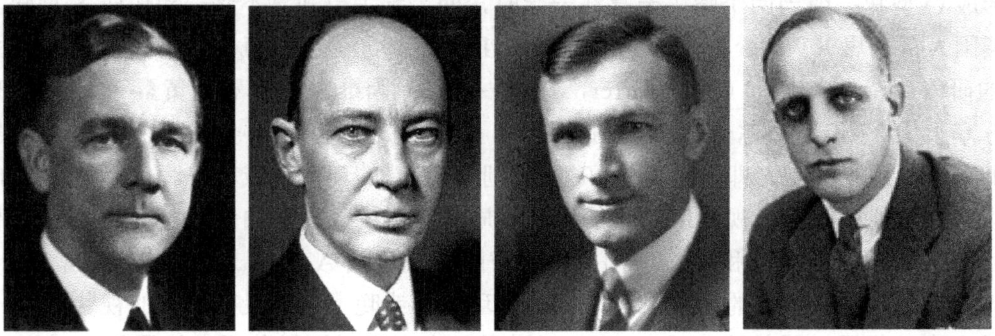

A　B　C　D

图 4-6　惠普尔（A）、迈诺特（B）和莫菲（C）；卡斯尔（D）

（引自 https://www.nobelprize.org/nobel_prizes/medicine/laureates/1934/；Elrod and Karnad，2003）

因为肝脏中既富含缺铁性贫血所需要的铁，又富含恶性贫血所需要的维生素 B_{12}。缺铁性贫血患者如果吃了生猪肝或生牛肝，就补充了铁；而恶性贫血患者如果吃了生肝，就摄取了其中的维生素 B_{12}。卡斯尔做了一个实验，他把切碎的生牛肝用健康人的胃液浸泡，然后给那些恶性贫血患者口服，结果治好了恶性贫血。

卡斯尔提出，健康人的胃液里存在着一种内因子（intrinsic factor），内因子可以和牛肉中的另外一种抗恶性贫血的外因子结合。内因子和外因子结合形成了一种有活性的造血物质，使得恶性贫血的症状得到改善。卡斯尔后来证实内因子就是胃壁细胞分泌的一种糖蛋白，而外因子就是钴胺素（维生素 B_{12}）。只有内因子和外因子结合，才能保证维生素 B_{12} 在肠道被吸收。

所以有人说真正揭示维生素 B_{12} 奥秘的是卡斯尔，而不是他的老师迈诺特。发现肝制剂可以治疗贫血，包含两个不同的机制，这是科学史上一个罕见的巧合。

第四节　平衡膳食和入乡随俗

有关维生素的研究使人类更关注膳食问题。现代营养学提倡平衡膳食，认为人每天都应当摄入多种不同的食物。

因纽特人生活在北极，很少食用水果和蔬菜。冰天雪地里哪有水果和蔬菜呢？但是从来没有听说过因纽特人会患上坏血病，他们是怎么补充维生素的？

因纽特人有一个传统的饮食习惯，他们吃生肉、喝生血。因纽特人捕捉到海豹后，大家都要吃生肉、喝生血，这些生肉、生血里含有各种维生素。正是这种特殊的饮食习惯，保证了因纽特人在特殊环境中维生素的供给。

在饮食上通常需要入乡随俗。不同地方的人、不同的民族、不同的人种，生活习惯是千万年积累下来的经验。如果不入乡随俗，往往就会出现这样或那样的问题。当然因纽特人的生活习惯也在改变，因为交通和运输极大的改善，通过空运，也可以得到新鲜的蔬菜和水果。

除了入乡随俗外，还要平衡膳食。关于维生素C的摄入量，曾经长期争论不休。维生素C摄入得越多就越好吗？提出维生素C摄入得越多越好的一个代表人物是美国的鲍林（图4-7）。鲍林拿过两次诺贝尔奖，1954年，鲍林由于对蛋白质结构，特别是蛋白质的α螺旋结构的解析获得了诺贝尔化学奖。鲍林还有一个很重要的贡献，就是差一点解析了DNA的结构，但是鲍林当时认为DNA的结构是三螺旋而不是双螺旋。鲍林是一个反战主义者，并因此获得了1962年诺贝尔和平奖。

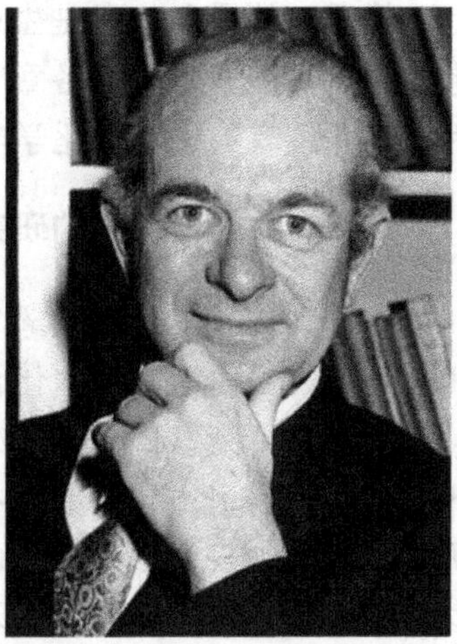

图4-7 鲍林

（引自 https://www.nobelprize.org/nobel_prizes/chemistry/laureates/1954/pauling-facts.html）

鲍林一生非常传奇，年轻的时候很贫困，先打工再去读书。鲍林认为维生素C摄入得越多越好，因此大量地摄入维生素C。鲍林活到93岁，因此有人戏称多吃维生素C对别人可能没有什么作用，但对鲍林来说可能还是有点作用的。也有学者认为鲍林支持大量服用维生素C是因为与一些药厂有利益关联，也有学者认为鲍林因自己夫人的去世对医学界耿耿于怀。目前，大多数学者认为任何维生素摄入多了也不行，但是大家到医院去看病的时候，医生往往会有一些习惯性的说法，一是要多喝水，二是要多吃蔬菜和水果，也就是说要多补充维生素C。

很有意思的是，世界上绝大部分动物都可以自己产生维生素C，很多动物体内的维生素C可以从葡萄糖转化而来。葡萄糖通过L-古洛糖酸内酯氧化酶的作用可以转化为维生素C。但是很遗憾，只有灵长类中的一部分动物，包括人类，在演化过程中，把机体表达L-古洛糖酸内酯氧化酶的基因弄丢了。人体不能通过基因表达产生这个酶，因此人自己也不能够把自身的葡萄糖转化为维生素C，而必须通过食物来补充维生素C。

第五节　物质、能量和信息（外一篇）

一、物质、能量和信息与生物化学和细胞生物学

有关维生素的研究主要是生物化学领域的工作，所以一部分工作获得了诺贝尔生理学或医学奖，另一部分工作获得了诺贝尔化学奖。在诺贝尔奖历史上，有相当一部分生物化学研究工作，以及以生物化学研究方法为主的细胞生物学研究工作，获得了诺贝尔生理学或医学奖与诺贝尔化学奖。

生物化学主要研究生命有机体中物质的化学组成、结构及在生命活动过程中的各种化学变化，简单地说就是研究生命有机体的物质组成和物质代谢。由于细胞是生命有机体最基本的结构单位和功能单位，因此，基于细胞的物质组成、物质代谢和能量代谢及信号转导不仅是生物化学研究的主要内容，也是细胞生物学研究的主要内容。不同水平上细胞结构与功能的关系是细胞生物学关注的主要问题之一。

物质、能量和信息是生命有机体赖以生存的基础，物质代谢、能量转换和信息传递是细胞的基本功能。本书在各章节中有部分介绍，此处主要以氧的产生、利用和感应的相关研究为核心介绍有关诺贝尔化学奖和诺贝尔生理学或医学奖的获奖工作。

二、有关光合作用的研究与诺贝尔奖

人和动物赖以生存的氧气和能量来源于植物的光合作用，植物通过光合作用将二氧化碳和水转化为葡萄糖等碳水化合物和氧。光合作用及相关研究 6 次获得诺贝尔化学奖。

维尔施泰特（Richard Martin Willstätter，1872～1942）因对植物色素和叶绿素的研究获 1915 年诺贝尔化学奖（图 4-8A）。维尔施泰特长期致力于天然色素的研究，特别是叶绿素的研究。他详细研究了叶绿素的结构和功能，指出叶绿素完成了绿色植物的光合作用。维尔施泰特还研究了多种植物色素及动植物酶。

前文已介绍过因类胡萝卜素和核黄素研究获 1938 年诺贝尔化学奖的库恩，库恩是维尔施泰特的学生。库恩研究了多种胡萝卜素，它们都属于类胡萝卜素。类胡萝卜素可溶于有机溶剂，但不溶于水。类胡萝卜素吸收蓝紫光，将其传递给叶绿素 a 进行光合作用。

美国化学家卡尔文（Melvin Calvin，1911～1997）因揭示了植物光合作用的机制获 1961 年诺贝尔化学奖（图 4-8B）。卡尔文发现二氧化碳可通过光能和生物催化作用转变为碳水化合物的过程，揭示了植物光合作用的基本机制和最初形式，即著名的卡尔文循环。

阿根廷人莱洛伊尔（Luis F. Leloir，1906～1987）因发现糖核苷酸及其在糖合成过程中的作用获 1970 年诺贝尔化学奖（图 4-8C）。莱洛伊尔的老师是 1947 年获诺贝尔生理学或医学奖的侯赛（Bernardo Alberto Houssay，1887～1971）。莱洛伊尔还分别在 1953 年和 1960 年提出了糖原生成机制和淀粉生物合成机制。

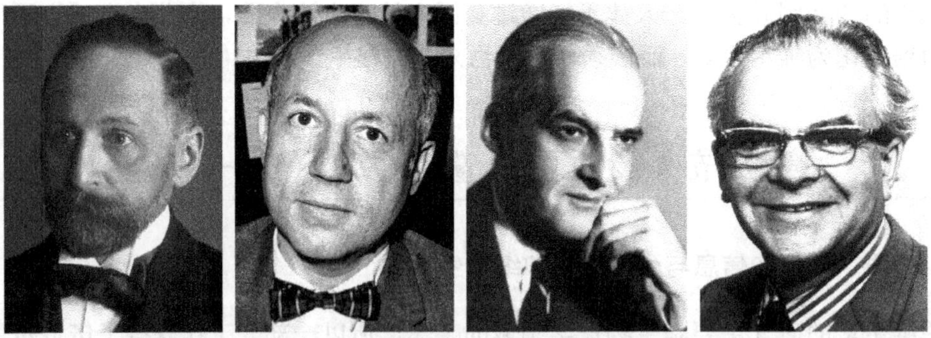

A　　B　　C　　D

图 4-8　维尔施泰特（A）；卡尔文（B）；莱洛伊尔（C）；米切尔（D）
（引自 https://www.nobelprize.org/prizes/chemistry/1915/willstatter/facts/；
https://www.nobelprize.org/prizes/chemistry/1961/calvin/facts/；
https://www.nobelprize.org/prizes/chemistry/1970/leloir/facts/；
https://www.nobelprize.org/prizes/chemistry/1978/mitchell/facts/）

光合作用形成有机物储存能量和有机物的氧化分解消耗能量都需要通过 ATP，那么叶绿体和线粒体是如何产生 ATP 的呢？英国生物化学家米切尔（Peter D. Mitchell，1920～1992）提出了化学渗透学说，认为绿色植物的叶绿体和线粒体均有内外膜，当叶绿体在太阳光照射下产生光合作用或因细胞呼吸线粒体产生有机物氧化时，叶绿体和线粒体的内外膜都可产生质子浓度差和电位差，通过质子转移促使 ATP 的合成。米切尔因创立化学渗透理论研究生物能获 1978 年诺贝尔化学奖（图 4-8D）。

光合作用中可引起最初光化学反应的最小功能单位是光合反应中心。光合反应中心由反应中心色素分子、原初电子受体、次级电子受体与受体等电子传递体，以及相关蛋白质所构成，是复杂的复合体。德国化学家米歇尔（Hartmut Michel，1948～）与另外两位德国化学家戴森霍费尔（Johann Deisenhofer，1943～）和胡贝尔（Robert Huber，1937～）因确定了光合反应中心的三维结构分享了 1988 年诺贝尔化学奖。

三、有关氧化代谢的研究与诺贝尔奖

动物不能进行光合作用，也不依赖酵解作用作为能量的主要供给来源，因为酵解作用的能量利用效率太低了。动物主要通过葡萄糖等有机分子的氧化来获得能量，而葡萄糖正是植物通过光合作用产生的。葡萄糖等有机分子分解，通过线粒体中呼吸链的一系列递氢反应和递电子反应等氧化还原反应将代谢物中的氢原子交给氧生成水并产生 ATP。

德国人瓦尔堡（Otto Heinrich Warburg，1883～1970）因发现呼吸酶的性质和作用方式获 1931 年诺贝尔生理学或医学奖（图 4-9A）。瓦尔堡发现含铁的血红蛋白在生物氧化的呼吸链中承担呼吸酶的作用，这一发现为揭示能量代谢的机制奠定了基础。瓦尔堡认为生物氧化过程中细胞色素氧化酶导致氧激活，但有学者发现脱氢酶也可导致氢激活，究竟是氧激活还是氢激活呢？被称为维生素 C 之父的圣捷尔吉·阿尔伯特证明氧激活和氢激活都参与了细胞呼吸。圣捷尔吉·阿尔伯特因生物氧化过程的研究和确认维生素 C 是己糖醛酸获 1937 年诺贝尔生理学或医学奖。

克雷布斯因发现柠檬酸循环（三羧酸循环）和发现辅酶 A 及其作用的李普曼一起分享了 1953 年诺贝尔生理学或医学奖，他们的发现进一步揭示了能量代谢的本质（图 2-3）。

瑞典人西奥雷尔（Axel Hugo Theodor Theorell，1903～1982）对呼吸链中的氧化还原酶特别是细胞色素 c 等进行了细致的研究，在 20 世纪 30 年代得到了高纯度的细胞色素 c。西奥雷尔因有关氧化酶的作用和特性研究获 1955 年诺贝尔生理学或医学奖（图 4-9B）。

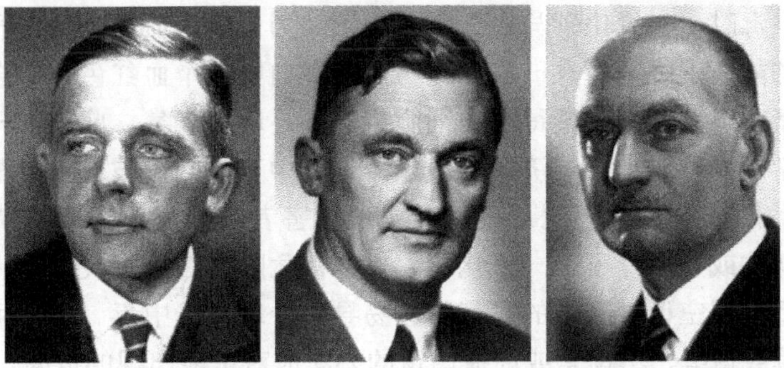
A　　B　　C

图 4-9　瓦尔堡（A）；西奥雷尔（B）；海门斯（C）

（引自 https://www.nobelprize.org/nobel_prizes/medicine/laureates/1931/warburg-facts.html；
https://www.nobelprize.org/nobel_prizes/medicine/laureates/1955/theorell-facts.html；
https://www.nobelprize.org/prizes/medicine/1938/heymans/facts/）

四、有关呼吸调节的研究与诺贝尔奖

动物获取氧气排出二氧化碳通过呼吸进行。呼吸是机体与外界环境之间的气体交换过程，包括外呼吸、气体在血液中的运输和内呼吸。内呼吸又包括组织换气和细胞内的氧化代谢，前面“有关氧化代谢的研究与诺贝尔奖”主要是讲的后者。外呼吸包括肺通气和肺换气。

呼吸运动属于节律性运动，意识可以控制呼吸在某个时间段的开始、加强、减缓和结束，如憋气。但呼吸也可脱离意识的控制而进行，如睡着了仍然在呼吸。比利时人海门斯通过巧妙的实验发现颈动脉窦和主动脉弓存在压力感受器，可反射性调节血压的变化。而循环系统的变化又可引起呼吸系统的变化，如血压上升后呼吸会减缓，低血压时呼吸会加深加快。海门斯因发现颈动脉窦和主动脉弓在呼吸调节中的作用获 1938 年诺贝尔生理学或医学奖（图 4-9C）。与巴甫洛夫一样，海门斯的主要实验动物也是狗。

海门斯的父亲是比利时根特大学（Universiteit Gent）的药理学教授并曾任校长，长期致力于呼吸生理和循环生理的研究，年轻的海门斯在父亲的培养下成长很快。在他们工作的根特大学聚集了一批生理学家和组织解剖学家，专注于呼吸反射的组织解剖学和生理学研究。来自西班牙的神经组织学家罗德里格斯（Fernando de Castro Rodríguez，1898～1967）详细观察和描述了主动脉和颈动脉区域的神经支配，发现颈动脉区域除了颈动脉窦存在压力感受器外，在颈动脉体还存在化学感受器。这是生理学上被发现和证明的第一个血液化学感受器。主动脉体和颈动脉体的化学感受器可以感受血液中氧气、二氧化碳分压和氢离子浓度的变化，通过化学感受性反射对呼吸进行调节。年轻的罗德里格斯是 1906 年诺贝尔生理学或医学奖获得者卡哈尔（Santiago Ramón y Cajal，1852～1934）的最后一位学生，他的发现从生理学角度来看比海门斯的发现意义更大，但当时并未被学界所认识。罗德里格斯没有与他的同事和朋友海门斯一起分享诺贝尔奖，也没有成为卡哈尔之后第二位获得诺贝尔生理学或医学奖的西班牙人。

在机体缺氧、二氧化碳分压和氢离子浓度升高时，主动脉体和颈动脉体的化学感受器可感受到它们的变化，通过化学感受性反射将机体中有限的氧优先供给脑和心脏的需要，这种现象被称为移缓济急。

当一氧化碳中毒时，一氧化碳与血红蛋白的亲和力是氧与血红蛋白亲和力的 230 倍，导致血液运输氧气的能力下降。而且一氧化碳与血红蛋白中一个血红色素结合后影响其他三个结合氧的血红色素对氧的解离，使得组织细胞得不到足够的氧气。此外，一氧化碳中毒时的缺氧可能通过化学感受器产生移缓济急的现象，机体中有限的氧被重新分配，优先满足心脏和脑的需要而导致肌肉缺氧。因此，可能会出现受害者意识上已觉察到缺氧或一氧化碳中毒，但无力移动身体或开门开窗。一氧化碳中毒非常危险，在用木炭等烤火、使用煤气或燃油汽车停滞状态下使用空调时产生的尾气都极易导致一氧化碳中毒。我们可以通过设置排气管道、留一点门缝或窗缝、不锁紧或虚掩门窗的办法应对可能出现的危险。

五、细胞对氧的感应

化学感受性反射可以通过对氧敏感的化学感受器调节呼吸和循环，这种调节是器官和系统水平或者整体水平上的调节。在细胞和分子水平又是如何感应氧的呢？

首先介绍一个大名鼎鼎的兴奋剂——促红细胞生成素（erythropoietin，EPO）。

早期的兴奋剂主要是类固醇激素，就是雄性激素或者它们的衍生物。类固醇激素有很多作用，其中一个作用是可以促进红细胞的生成。红细胞数量增加，代谢增强，运动成绩就会提高。但服用类固醇激素可通过尿检验出，而且还会形成体征上的异常，如女性运动员服用类固醇激素会出现男性第二性征。20 世纪八九十年代就开始严查运动员滥用类固醇激素。

人体血液中红细胞的寿命大概只有 120 天，因此机体必须不断产生新的红细胞。有学者推测红细胞的产生一定受到某些激素的调节，当然不仅仅是类固醇激素。美国生物化学家戈德瓦瑟（Eugene Goldwasser，1922～2010）花费了 10 余年时间，想尽各种方法，最终与一位日本医生合作，收集了 2550L 再生障碍性贫血患者的尿，经过一年半的艰苦工作，终于在 1977 年提纯了 8mg EPO。调节红细胞生成的重要激素被发现了。在此基础上又测出了 EPO 的序列并克隆出编码 EPO 的基因，这个基因位于 7 号染色体长臂 22 区。

EPO 是人体肾细胞和肝细胞产生的一种可以刺激骨髓造血的糖蛋白激素。1989 年美国安进公司（Amgen）研制出人重组促红细胞生成素，成为临床治疗贫血的良药，其主要作用就是使红细胞数量增加。由于 EPO 是蛋白质，注射外源性 EPO 经机体代谢后在尿样里查不出来，EPO 很快成为新一代的兴奋剂。

2000 年，法国反兴奋剂中心研制出检测药用 EPO 的方法。自同年举办的悉尼奥运会开始，兴奋剂检测不仅需要验尿还得验血，验血的主要目的之一就是检查运动员是不是使用了外源性的 EPO。

关于兴奋剂，可谓“道高一尺魔高一丈”，现在已经开始使用更隐蔽的兴奋剂如酮戊二酸类物质，直接刺激人体自身 EPO 的增加。竞技体育背后是科学的竞争，有正面的也有负面的。

20 世纪 90 年代初，约翰霍普金斯大学的医生塞门扎（Gregg L. Semenza，1956～）想弄清细胞如何感应低氧环境进而增加 *EPO* 基因的转录表达，以此反馈调节红细胞生成的增加使机体供氧增加的机制。塞门扎推测 *EPO* 基因一定与其他基因的作用机制相似，存在着激活它的蛋白。他带领一位来自中国浙江的博士后王广良（G. L. Wang，1963～）开始探究，最终克隆出低氧诱导因子（HIF）蛋白，于 1995 年在 *PNAS* 发表。同时期，英国牛津大学的拉特克利夫（Sir Peter J. Ratcliffe，1954～）也发现了相似的结果。拉特克利夫还发现几乎身体的所有组织都存在氧气感应机制。

塞门扎等发现当细胞缺氧时，HIF 浓度升高，进入细胞核并激活 *EPO* 基因。提纯 HIF 并解析 HIF 的结构发现 HIF 主要由 HIF-1α 和 ARNT（芳香烃受体核转运子，也称 HIF-1β）两个亚基构成，它们分别结合不同的 DNA 位点。

氧气浓度下降时，HIF-1α 的含量开始上升，HIF-1α 就能结合到 *EPO* 基因附近的 DNA 位点调节 EPO 的表达，使 EPO 增加进而改善供氧。HIF-1α 在正常情况下会迅速降解，但在低氧状态下，HIF-1α 则不会迅速降解，使得氧的供应保持稳态。而调控低氧诱导因子（HIF）的是大名鼎鼎的泛素。

泛素广泛存在于细胞之中，泛素在细胞内的蛋白质降解过程中发挥着重要的作用。以色列生物化学家切哈诺沃（Aaron Ciechanover，1947～）、赫什科（Avram Hershko，1937～）与美国生物化学家罗斯（Irwin Rose，1926～2015）因发现泛素介导的蛋白质降解分享了

2004 年诺贝尔化学奖（图 4-10）。

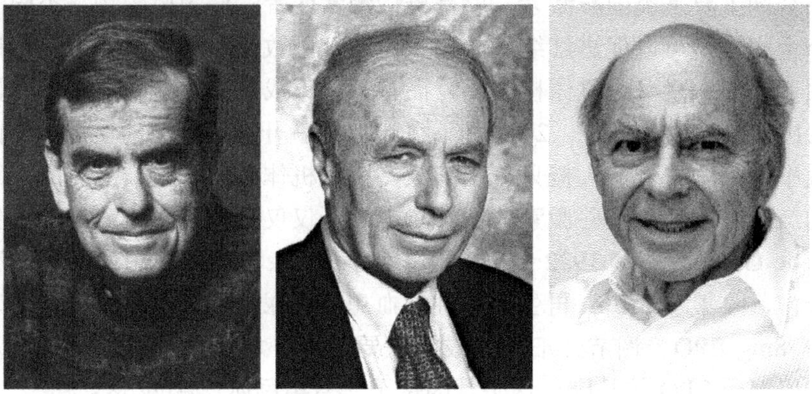

A　　　B　　　C

图 4-10　切哈诺沃（A）、赫什科（B）和罗斯（C）

（引自 https://www.nobelprize.org/prizes/chemistry/2004/summary/）

HIF-1α 的降解过程受到体内泛素化调控，当体内需要降解 HIF-1α 时，会在其蛋白质末端添加一个短的泛素多肽，相当于贴上一个标识，以便蛋白水解酶的识别和分解。有趣的是添加泛素标签的过程，同样受到氧气浓度影响。泛素又是如何受氧气浓度的影响与 HIF-1α 结合的呢？

美国哈佛大学的凯林（William G. Kaelin Jr，1957～）发现他所研究的一种遗传性疾病的基因与塞门扎和拉特克利夫的发现有关。这种遗传性疾病就是 冯·希佩尔-林道病（von Hippel-Lindau disease）。

早在 1904 年，德国眼科医生冯·希佩尔（Eugen von Hippel，1867～1939）就报道视网膜血管母细胞瘤具有家族特性。1927 年，瑞典眼科医生林道（Arvid Lindau，1892～1958）也报道观察到视网膜和小脑的血管母细胞瘤具有遗传性。此后中枢神经系统血管母细胞瘤合并肾或胰腺囊肿、嗜铬细胞瘤、肾癌及外皮囊腺瘤等疾病被正式命名为冯·希佩尔-林道病（von Hippel-Lindau sisease，VHL）。由于遗传 VHL 突变基因，患者的家族成员更容易患上特定的癌症。

凯林发现 *VHL* 基因就是泛素化标签的一部分，可以结合到 HIF-1α 上，从而引起其水解。因此正常氧浓度下，*VHL* 基因是必需的。

2001 年，拉特克利夫和凯林实验室同时明确了氧感应机制中脯氨酸羟化酶的重要作用，并指出 HIF-1α 的基因激活功能是受羟基化调节的，就是在 HIF-1α 上添加了 —OH 基团。VHL 识别这些 —OH 标记，然后与 HIF-1α 结合，引导后续的降解过程。他们的研究论文背靠背发表。

通过生理学和病理生理学的研究，三人的工作相互联系相互支撑，不仅使我们深入了解了细胞感应和适应氧的机制，而且使人类在对癌症等众多疾病的认识和治疗方面开辟了一条新途径。美国人凯林、英国人拉特克利夫和美国人塞门扎因解析细胞感应和适应氧气变化机制中的贡献分享了 2019 年诺贝尔生理学或医学奖（图 4-11）。

很多报道都说细胞感知和适应氧气变化机制而本书为什么说感应而不是感知呢？

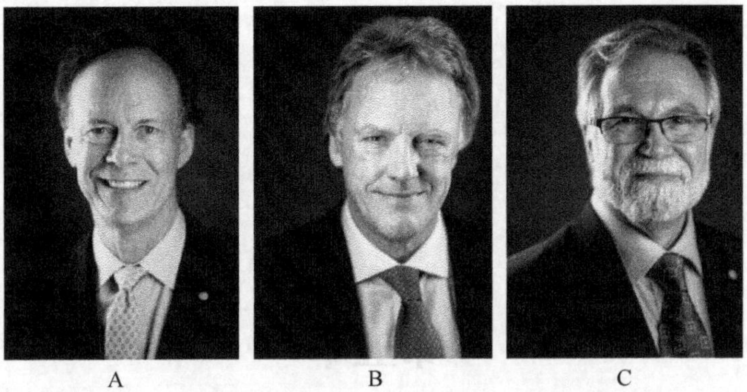

图 4-11　凯林（A）、拉特克利夫（B）和塞门扎（C）

（引自 https://www.nobelprize.org/prizes/medicine/2019/summary/）

感应是因受外界影响而引起相应的反应。无论是机械、电子，还是细胞和生命有机体，当受到受外界影响而引起相应的反应时，我们都可以说它们产生了感应。而感知是意识对内外界信息的觉察，包括感觉、注意和知觉的一系列过程，通常可分为感觉过程和知觉过程。很明显，只有生命有机体才能产生感知，细胞只能感应。

此外，细胞生物学方面的获奖工作还有：美国人布洛伯尔（Günter Blobel，1936～2018）因发现蛋白质具有内在信号以控制其在细胞内的传递和定位获 1999 年诺贝尔生理学或医学奖（图 4-12A）。美国人哈特韦尔（Leland H. Hartwell，1939～）、英国人亨特（Tim Hunt，1943～）和纳斯（Sir Paul M. Nurse，1949～）因发现细胞周期的关键调节因子分享了 2001 年诺贝尔生理学或医学奖（图 4-12B～D）。

与物质、能量和信息相关的很多诺贝尔奖获奖工作在“从天花到艾滋病”“基因的故事”“从神经元到大脑”“神奇的化学物质——激素”等章节里还有所介绍。

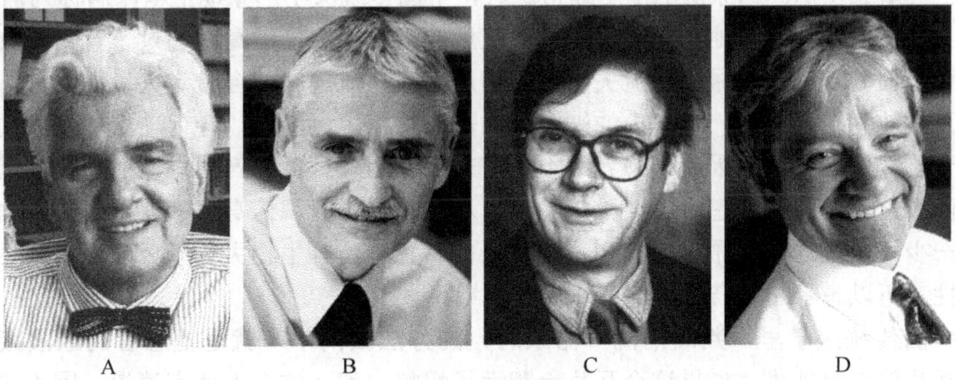

图 4-12　布洛伯尔（A）；哈特韦尔（B）、亨特（C）和纳斯（D）

（引自 https://www.nobelprize.org/prizes/medicine/1999/blobel/facts/；
https://www.nobelprize.org/prizes/medicine/2001/summary/）

第五章

胰岛素的故事

糖尿病和胰岛素大家都很耳熟，但发现胰岛素的传奇故事却不一定听说过。

第一节　糖尿病和血糖的调节

一、糖尿病

糖尿病是人类第一大代谢性疾病，是继肿瘤、心脑血管疾病之后威胁人类健康和生命安全的第三类重大疾病。糖尿病的历史非常悠久，中国传统医学形象地把糖尿病称为消渴。

当人的机体不能正常地利用葡萄糖，血液里的葡萄糖浓度过高，超过了肾重吸收葡萄糖的能力时，葡萄糖就会从尿液里流失。葡萄糖从尿液里流失时，会带走大量的水分。而且由于不能正常地利用葡萄糖，机体内的细胞又急需葡萄糖提供能量，会促使患者体内的蛋白质和脂肪分解产生葡萄糖。因此，患者因不能有效地利用葡萄糖而产生饥饿的感觉，因体内水的流失而产生渴的感觉。患者往往又饥又渴，尽管吃喝不断，但身体却变得越来越消瘦。所谓三多一少——多饮、多尿、多食和消瘦。蛋白质和脂肪等生物大分子分解后所产生的酮体带有酸性，所以患者还会产生酮症或酮症酸中毒。

在中国传统医学里，判断消渴（糖尿病）的方法很简单，就是把患者的尿液接在瓦片上，把瓦片放在野地里。如果这个瓦片上爬满了蚂蚁，那么这个人就有消渴。因为患者的尿里糖浓度较高，蚂蚁很喜欢。

除了三多一少外，糖尿病还有哪些病征呢？一般会头痛、耳鸣、心率加快和视网膜受损，看东西越来越模糊，另外还容易导致病菌滋生、伤口难以愈合。此外，糖尿病还会产生各种各样的并发症，如心脏的病变、肾的病变等，这些并发症对身体可产生非常严重的危害。

大概有 99%的糖尿病患者会产生并发症。有 15%的患者视力下降，甚至会失明。正常人的眼底和糖尿病患者的眼底是不一样的，所以在体检时会检查眼底，看看眼底是否有病变。

通过观察眼底，也可以判断是否可能出现糖尿病问题。当然检查空腹状态下的血糖是判断是否患有糖尿病的主要指标。有10%～20%的糖尿病患者会出现肾衰竭。大概有50%的糖尿病患者会死于心血管疾病。对于一些中老年糖尿病患者，还有一个很大的风险就是肢端坏死。

为什么会出现肢端坏死呢？血液里葡萄糖浓度升高，却又不能被很好地利用，相当于血液里溶质增加，血液的黏稠度增大，影响血液循环。在天气很冷的时候，人的脚趾最容易感觉到冷，因为它在体循环的末端。糖尿病对血液循环的影响在脚趾表现得最明显，因为循环变差，脚趾处的供血、供氧会变差，组织就会坏死。所以糖尿病患者到了晚期，会出现脚趾发黑发乌，出现坏疽，有些患者还会因此截肢。

糖尿病的风险非常大，但在人类发现胰岛素之前，没有好的治疗方法。那时治疗糖尿病最有效的方法之一就是饥饿疗法。在20世纪初，美国医生艾伦（Frederick Madison Allen，1879～1964）（图5-1）发明了饥饿疗法。饥饿疗法原理很简单，就是尽可能地少吃。食物严格控制在每日1000 Cal（1 Cal=1kcal=4186.8J）热量以下、不含碳水化合物。采用饥饿疗法的糖尿病患者骨瘦如柴，成人体重可降至20kg，形同饿殍。患者整天躺在床上，连抬头的力气也没有。在胰岛素应用于临床之前，糖尿病患者的平均生存时间不足5年。

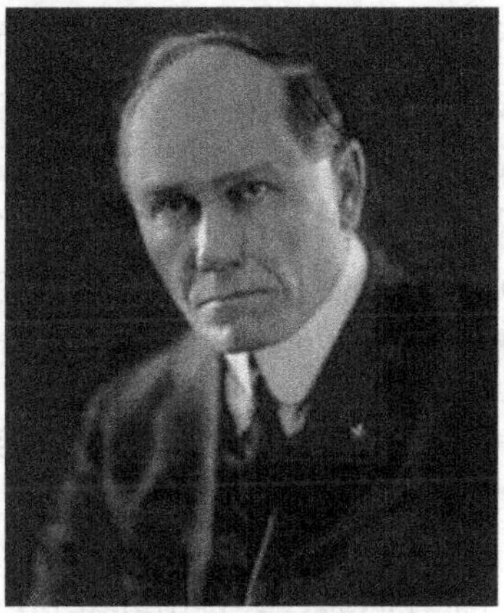

图5-1　艾伦医生
（引自西娅·库珀和亚瑟·恩斯伯格，2011）

当时有一个糖尿病患者伊丽莎白·休斯（Elizabeth Hughes，1907～1981），她的父亲曾任美国国务卿，是美国有名的政治家。休斯很小的时候就患上了糖尿病，找到艾伦医生，采用了饥饿疗法，但她的生命仍然岌岌可危。

二、血糖的调节

人体里的血糖是怎样进行调节的呢？血液里的葡萄糖浓度主要是靠两种激素进行调节，一种是胰岛素，另一种是胰高血糖素。血糖升高时，胰岛素的分泌增加，血糖降低；血糖降低时，胰高血糖素分泌增加，血糖升高。人体主要通过胰岛素和胰高血糖素两种激素，使血糖浓度维持相对的稳定，即动态平衡。当然还有其他激素也可参与血糖调节，但主要是提高血糖的浓度，如生长激素、肾上腺素、甲状腺素和糖皮质激素等。

机体中特殊的感受器可以感受到血糖的变化，并将这些变化的信息传递给神经中枢，通过神经中枢进行调节。血糖的调节机制受下丘脑的调节控制，下丘脑可以调节内分泌腺岛里的β细胞（B细胞）和α细胞（A细胞）。β细胞分泌胰岛素，胰岛素使组织加速摄取血液里的葡萄糖，如肌细胞利用葡萄糖，也可把血液里的葡萄糖转运进肝细胞，通过糖原的方式存储在肝细胞里，这时血液里的葡萄糖浓度就会降低。当血液里的葡萄糖浓度降低的时候，胰岛中的另一种细胞α细胞接受下丘脑的指令，分泌胰高血糖素，胰高血糖素促进糖原分解，使血液里的葡萄糖浓度升高，满足机体组织的需要。通过胰岛素和胰高血糖素调节血液里的葡萄糖浓度的平衡，血液里的葡萄糖浓度维持在一个相对稳定的水平。

什么时候血液里的葡萄糖浓度会比较高呢？吃了食物后，血液里的葡萄糖浓度就会升高。什么时候血液里葡萄糖浓度会比较低呢？吃饭之前或食物摄入不够时，血液里的葡萄糖浓度会比较低。当然有些情况下，由于胰岛素分泌过多，血糖浓度也会比较低。血液中的葡萄糖浓度维持在一个很高的水平会患糖尿病；葡萄糖浓度很低对身体健康也是不利的，容易导致低血糖。有些同学晚上熬夜熬到很晚，第二天起得很晚，不吃早饭，到中午才进食。那时他的血糖浓度就会很低，有的时候就会出现低血糖的现象，甚至会昏倒。

胰岛素和胰高血糖素分别是由胰岛里的α细胞和β细胞分泌的，胰岛位于胰腺中。胰腺既是外分泌腺，也是内分泌腺。作为外分泌腺，胰腺分泌很多消化酶，如胰蛋白酶、糜蛋白酶和胰脂肪酶，这些酶有利于机体的消化和吸收。胰腺也是一个内分泌腺，胰腺上有很多细胞团，这些细胞团就像在胰腺大海中的一个个小岛，所以给它们起了一个非常形象的名字叫胰岛。成人的胰腺里大概有数百万个胰岛，所有的胰岛加起来只有胰腺总重量的1%～2%。胰岛是一个细胞团，内有数千个细胞，这些细胞大致可以分为几种，主要有α细胞（A细胞）、β细胞（B细胞）和δ细胞（D细胞）。α细胞分泌胰高血糖素，β细胞分泌胰岛素，δ细胞分泌生长抑素。生长抑素主要调节α细胞和β细胞的分泌。

三、血糖的调节不受意识控制

血糖的调节不受意识控制。机体的内脏活动不受意识的控制，主要接受自主神经的调控。下丘脑通过其传出纤维到达脑干和脊髓，可以改变自主神经系统节前神经元的紧张性，调节多种内脏功能。心脏和血管的收缩与舒张、肺和支气管的活动、胃肠道的运动和消化腺的分泌、内分泌腺的活动等都属于内脏活动。

人的意识可以控制和调节人的行为。我们可以通过控制和调节食物摄入的种类和数量、加强运动和锻炼等有意识地降低罹患糖尿病的风险。对于青年学生来说，需要尽量控制和减少高糖高热量饮品的摄入。

第二节　胰岛的发现——朗格汉斯岛

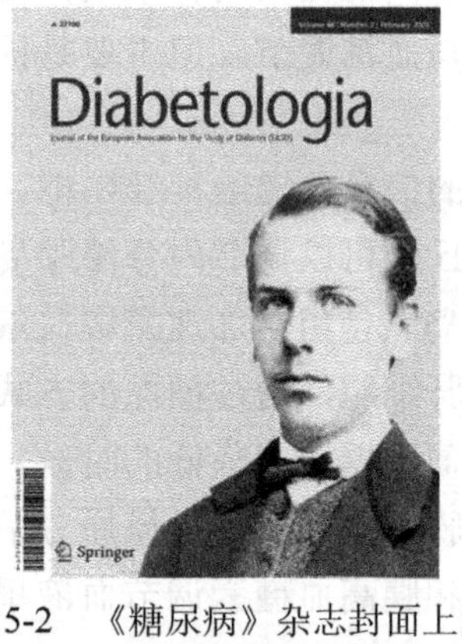

图 5-2　《糖尿病》杂志封面上的朗格汉斯

胰岛是德国医生朗格汉斯（Paul Langerhans，1847～1888）在1869年发现的（图5-2）。朗格汉斯在其短暂的一生中，在生物学和医学领域做出了诸多贡献。朗格汉斯出生于德国柏林，是一位名医的儿子，先后在耶那（Jena）和柏林的大学里学习医学，毕业于1869年。就在这一年，朗格汉斯发现在胰腺中一些细胞聚集呈岛状，并对细胞的形态分类进行了研究。他首次认真而详细地描述了胰岛的显微结构和其中的9种不同类型细胞，包括小的、不规则形的、多边形的无颗粒细胞。1893年这些岛状的斑点被命名为“islets of Langerhans”（朗格汉斯岛）。

朗格汉斯在学生时代就对医学研究做出了杰出贡献。在

1868年的一篇论文中，他描述了一种新的表皮细胞。利用氯化金技术，他在表皮中发现了树状的无色素细胞，这些细胞后来被称为朗格汉斯细胞（Langerhans cell）。100多年来，这种细胞的作用和功能一直是一个谜。直到1973年，有学者发现表皮的这些朗格汉斯细胞是免疫系统最重要的外周前哨。此后，它的面纱才被逐步揭开。郎格汉斯细胞来源于骨髓及脾的树突状细胞，主要存在于表皮，以及口腔、食道、宫颈的鳞状上皮中，它是机体抵抗外界抗原的第一道防线，并对皮肤迟发性超敏反应有重要作用，还能把一些物质转化为维生素D，是皮肤中重要的抗原呈递细胞。当表皮接触半抗原之后，半抗原与朗格汉斯细胞表面上的抗原结合形成完全的抗原复合物，朗格汉斯细胞将这些完全抗原通过淋巴管迁移至淋巴结呈递给T细胞，进而诱发接触超敏反应的发生。当表皮中朗格汉斯细胞丧失时，接触超敏反应的发生则不被诱导。有关抗原呈递细胞的研究获得了2011年诺贝尔生理学或医学奖。

人类在发现糖尿病之后，有学者就怀疑人的机体里有一些物质在调节血糖的浓度，而糖尿病可能是某种可以降低血糖的物质出了问题。这种物质是什么呢？进一步的研究怀疑这种物质很可能是胰腺胰岛里的某种细胞所分泌的，而且给这个物质起了个名字叫insulin，也就是胰岛素。

很多学者想提取胰岛素，但都没有成功。这主要与胰腺特殊的性质和功能有关。胰腺既是一个内分泌腺，也是一个外分泌腺。胰岛素是蛋白质，胰腺作为外分泌腺，分泌一些消化酶，它们会使胰岛素水解而失去活性。胰岛素是谁最先发现和提取出来的呢？

第三节　胰岛素的发现

一、班廷的早期经历

发现胰岛素的是一个年轻人班廷（图5-3A）。班廷发现胰岛素在科学史上是一个非常传奇的故事。班廷是加拿大人，1891年11月14日出生于加拿大安大略。班廷出生的房子现在成为加拿大一个著名的纪念馆，纪念班廷发现了胰岛素。

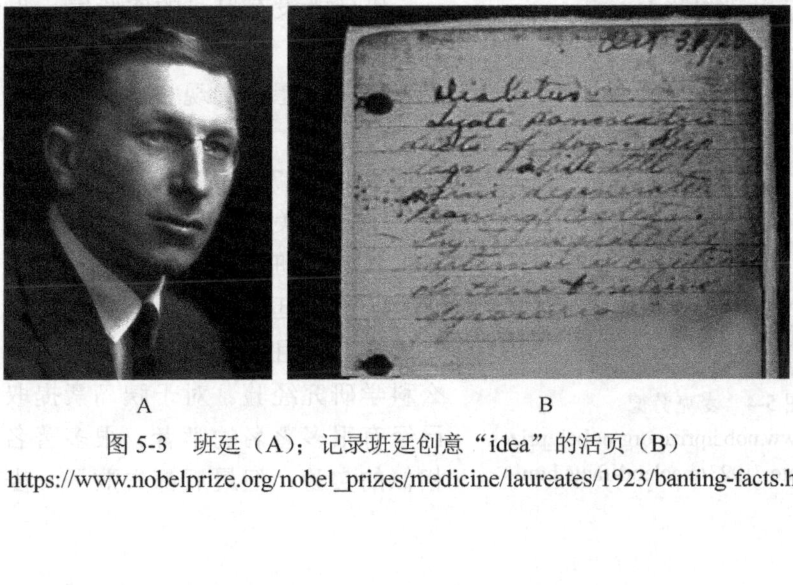

A　　B

图5-3　班廷（A）；记录班廷创意“idea”的活页（B）

（引自 https://www.nobelprize.org/nobel_prizes/medicine/laureates/1923/banting-facts.html）

1917年，班廷从加拿大最好的大学之一多伦多大学医学院毕业，当时恰逢第一次世界大战。班廷在大学的最后一年没有上什么课，班廷自己回忆在大学最后一年只记了5页笔记。但在这一年，他听过糖尿病饥饿疗法创始人艾伦医生的讲座。班廷大学毕业后，他入伍当了一名陆军医生，而且上了法国前线。班廷参加过著名的坎伯拉战役，坎伯拉战役在战争学和战争史中非常有名，因为在这场战役里英国人首次使用了坦克，这也是人类第一次使用坦克。班廷在战场上是一位非常勇敢的军医，他经常冲到前线去抢救伤员。他在一次抢救伤员时负伤，之后退役。在第一次世界大战中，班廷由于他的勇敢获得了奖章。

班廷退役后，在多伦多附近的小城伦敦开了一间私人诊所。尽管班廷上过前线、有一定的经验，但没有什么名气，诊所的生意很清淡。班廷在经营小诊所之余，还在当地的西安大略大学医学院做兼课教师。

二、一个idea的诞生

班廷在西安大略大学医学院任教时，有很多同学问他关于糖尿病与胰腺关系的问题。一天晚上，班廷准备的第二天上课内容就是糖尿病与胰腺的关系，他研读了一篇相关论文。当时大家都认为，胰腺里可以产生一种降血糖的物质，并被命名为insulin（胰岛素），但是谁也没把它提取出来。因为胰腺既是内分泌腺又是外分泌腺，外分泌腺分泌的酶会将胰岛素消化而丧失活性。这篇文章探讨如果破坏了外分泌细胞，则消化酶不产生或产生数量减少，内分泌细胞分泌的胰岛素就不会被水解而失去活性。

班廷看了这篇文章后，形成了一个思路，一个idea。先结扎胰腺的导管，使胰液和胰液中的消化酶不能排出，分泌消化酶的胰腺细胞（外分泌细胞）退化，而胰腺上的胰岛仍然保持相对完整的功能，再从胰腺里的胰岛中提取能够降血糖的胰岛素，胰岛素就不会被消化酶所消化而具有活性。在1920年10月31日凌晨两点，班廷写下了他的idea。记录这个idea的小纸片目前仍然保留在加拿大班廷纪念馆里（图5-3B）。这个故事已经有点传奇了！

三、追梦之路

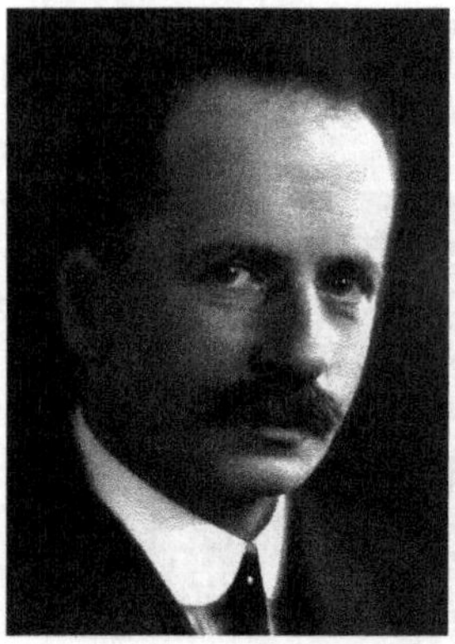

图5-4 麦克劳德

（引自https://www.nobelprize.org/nobel_prizes/medicine/laureates/1923/macleod-facts.html）

班廷既没有自己的实验室，也没有什么科研经验和经历，但他有一腔热情。他有了这个想法后，就一心想去实现它。班廷回到自己的母校，找到多伦多大学生理学系的麦克劳德（John Macleod，1876～1935）教授（图5-4）。麦克劳德是美国北美内分泌学会的主席，是内分泌学领域的权威。班廷向麦克劳德谈了他的idea。麦克劳德听了班廷的idea后，觉得班廷的科学知识非常肤浅，而且听了班廷自我介绍，觉得班廷没什么科学研究经验。对于胰岛素提取的问题，当时已经有很多著名的学者、很多著名的实验室做过相似的实验，但最后都失败了。麦克劳德认为班廷的设想是不会成功的。但是班廷没有放弃，第一次找麦克劳德，麦克劳德不同意，就找第二次，第二次不行，就找第三次。经过多次努力，麦克劳德教授终于同意让班廷试一试。

当时恰逢假期。麦克劳德是苏格兰人，假期要回苏格兰度假，所以麦克劳德允许班廷在大学暑假，也就是麦克劳德度假的时候，在麦克劳德的实验室工作两个月。提供的条件很有限，一是提供一间实验室，在麦克劳德度假时，可使用两个月；二是提供 10 条狗；三是安排一位助手。其他的材料就靠班廷自己准备了。班廷很高兴，准备开始实验，首先要找一个助手。原来麦克劳德准备安排实验室里的两个本科生做科研助手，但由于经费的原因只能安排一位。两位学生一个叫贝斯特（Charles Best，1899～1978）、一个叫瑙努尔（也有译作诺博），只能选一位做助手。据说这两位学生为了决定谁留下来做班廷的助手，掷了一次硬币，结果留下来的是贝斯特。贝斯特也因和班廷一起发现了胰岛素而永远留在了科学史上。

除了麦克劳德提供的条件之外，班廷还需要其他的实验材料。为了筹集实验资金，他把他父亲留给他准备成家的一些资产变卖了。这时，班廷已经订婚的女朋友也与他分手了。班廷决心不顾一切，一定要实现自己心中的梦想。

1921 年 5 月中旬，班廷和贝斯特开始进行他们的实验。他们当时的设想是，首先将狗的胰腺导管结扎，让外分泌细胞慢慢地萎缩死掉，然后从胰腺里的胰岛中提取胰岛素，再将胰岛素注射到前期做好的糖尿病狗的体内，观察糖尿病狗的症状是否有所好转，以检测胰岛素降血糖的效果。班廷和贝斯特两人都没有太多的实验经历，所以最初的手术都不是很熟练，很容易感染。在最初的两周，10 条狗就死了 7 条。重新买了 10 多条狗，手术效果仍然不是太好，还是有感染发生，又死了 7 条，而且实验结果很不理想，经费也快用光了。

班廷和贝斯特没日没夜地工作。班廷的日子比贝斯特还要难，贝斯特当时还是大学生，而班廷既不是多伦多大学的学生，也不是多伦多大学的员工，经常食无定时、居无定所。班廷和贝斯特相互鼓励，不断地改进实验方法、提高实验技术水平。

做得多了，手术也熟练了，实验有了重大进展。班廷和贝斯特在 10 条糖尿病狗内注射了 75 次胰岛素提取液，发现狗的血糖和尿糖都降了下来，病狗的寿命也延长了，其中有一条狗竟然活了 70 天（图 5-5）。实验证明他们提取的胰岛素在降血糖方面是有效的。

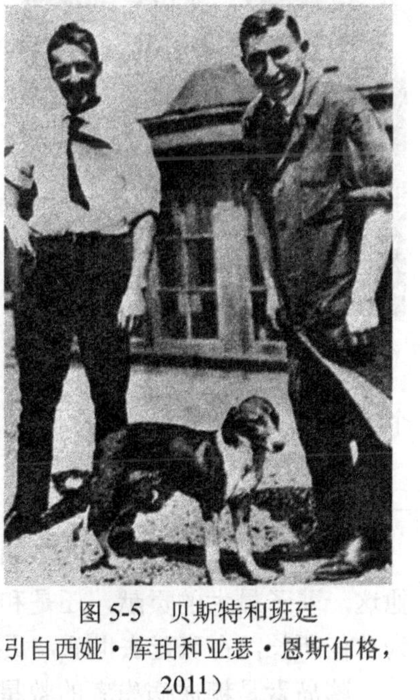

图 5-5　贝斯特和班廷
（引自西娅·库珀和亚瑟·恩斯伯格，2011）

对班廷一直不看好的麦克劳德，在度假回来后看到班廷的实验结果，改变了自己原来的态度。麦克劳德不仅本人直接参与班廷的实验，还动员他的助手生物化学家科利普（James Collip，1892～1965）参与进来。班廷和贝斯特都没有提纯胰岛素的技能，科利普的参与对胰岛素提取液的纯化做出了非常重要的贡献。由于他们的努力，胰岛素被提纯了。

大量提取胰岛素，用实验狗已经不够了，他们就从屠宰场找来牛的胰腺；而且他们意识到根本不需要做什么胰腺导管结扎手术，只要用酸化乙醇破坏胰腺里的消化液，防止胰岛素被降解，就可以提取出有活性的胰岛素。实验结果表明用酸化乙醇处理胰腺制成的提取液对糖尿病狗的功效明显，血糖和尿糖都下降了。

在动物实验成功后，班廷等人决定在自己的身上先做尝试，几个人对于谁最先来试验争论不休。结果第二天他们都在自己身上偷偷注射了胰岛素，幸运的是大家都没有出现明显的不良反应。

几个月后，班廷用胰岛素对一个患有严重糖尿病的儿童进行了治疗。一些儿童由于患有先天性糖尿病，多采用艾伦的饥饿疗法，最后瘦成了皮包骨。这个患有严重糖尿病的孩子骨瘦如柴，在用胰岛素进行治疗后，可以慢慢地进食了，面庞也逐渐丰满红润起来了，治疗效果非常好。而后班廷等又对几个成年的糖尿病患者进行了治疗，都取得了很好的疗效。

班廷发现胰岛素的消息很快风靡北美、风靡全世界。大家知道胰岛素终于被找到了，糖尿病患者的救星来了！

1923 年，班廷和麦克劳德因发现胰岛素分享了诺贝尔生理学或医学奖。这是目前由实验设计和实验研究，到科学成果，然后获得诺贝尔奖间隔时间最短的一次。1920 年班廷才有一个 idea，1921 年开始做实验，1923 年就拿了诺贝尔生理学或医学奖，在科学史上是一个传奇故事，而且班廷在当时是一个名不见经传的人。很多人都想发现胰岛素，但是都没有成功，班廷成功了。班廷获得诺贝尔生理学或医学奖时，年仅 32 岁，他是到目前为止诺贝尔生理学或医学奖最年轻的获奖者。

第四节　诺贝尔奖风波

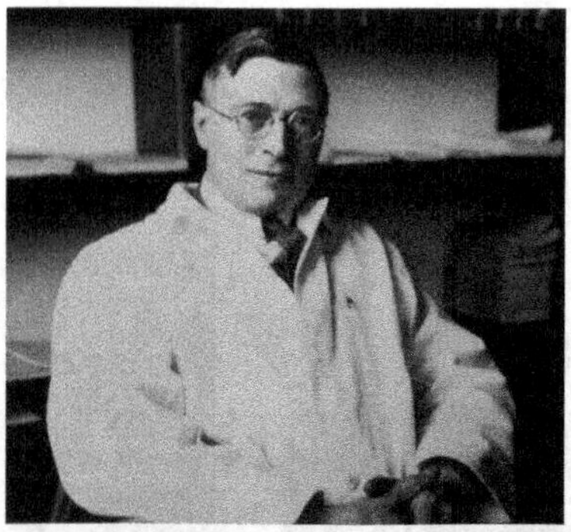
图 5-6　科利普

班廷得知自己和麦克劳德分享了 1923 年诺贝尔生理学或医学奖后拍案而起：为什么没有贝斯特？班廷在最艰苦的时候，他的助手是贝斯特。每一项诺贝尔奖可以颁发给三个人，为什么班廷和麦克劳德分享了这一年的诺贝尔生理学或医学奖，而不发给贝斯特呢？诺贝尔奖委员会没有解释。班廷没有去瑞典的斯德哥尔摩出席那一年的诺贝尔奖颁奖仪式，他宣布把自己的奖金分给贝斯特一半。麦克劳德得知班廷将自己的奖金分了一半给贝斯特后，也宣布把自己的奖金分一半给科利普（图 5-6）。两位获奖者都把自己的奖金分了一半给自己的助手，这在科学史上成为一个美谈。

班廷发现胰岛素后，完全可以通过专利获得丰厚的经济利益，但班廷把胰岛素的专利以一加元的价格转让了，因为他知道有很多糖尿病患者都等着胰岛素去延续生命。

年轻的贝斯特，作为助手和班廷一起发现了胰岛素，成为很多著名学者的培养对象，但他这一辈子最大的贡献，还是和班廷一起发现了胰岛素。加拿大成立了班廷研究所，班廷成为首任所长，在班廷去世后，贝斯特接任所长。

胰岛素是糖尿病患者的救星。20 世纪 40 年代以后，10 岁、30 岁和 50 岁的糖尿病患者因采用胰岛素治疗，分别可继续存活约 45 年、30 年和 16 年，而此前则只能存活 5 年左右。尽管胰岛素不能根治糖尿病，但胰岛素降低血糖的功效改变了无数人的人生。

本章最初提到的伊丽莎白・休斯在 1919 年 12 岁的时候被发现患有糖尿病，采用艾伦医生的饥饿疗法，体重由 34kg 降到不足 20kg，危在旦夕。但她终于等到了胰岛素的发现和应用。当休斯家族知道胰岛素发现并用于临床后，很快就找到了班廷，用胰岛素来治疗这个小女孩的糖尿病。伊丽莎白・休斯成为最早接受胰岛素治疗的糖尿病患者，她一直活到了 1981 年，并结婚生子，享年 74 岁。

胰岛素是针对糖尿病的特效降血糖药物。糖尿病主要分为两种，1 型糖尿病和 2 型糖尿病。1 型糖尿病是先天性糖尿病，儿童先天性糖尿病一般都是 1 型糖尿病。曾经有过一个报道，一个丹麦的小朋友，4 岁就被发现患上了糖尿病，然后开始用胰岛素进行治疗，每次吃饭前都要注射胰岛素。这个小朋友在上小学的时候，就学会了自己给自己注射胰岛素。现在这个小朋友快 80 岁了，也就是说，他自己给自己注射胰岛素已经有 60 多年了。现在，他在很多方面和正常人没什么太大差别，身体非常健康。由此可见，胰岛素对糖尿病的作用是多么大。尽管胰岛素不能根除糖尿病，但它使糖尿病患者的生命得到了延续。胰岛素的发现，在人类科学史和医学史上都是一个里程碑式的重大发现。

1941 年，第二次世界大战爆发后，班廷作为加拿大援助前线医疗机构的领导人再次前往前线。很不幸！1941 年 2 月 21 日，他乘坐飞机去协商有关医疗救援事务时，飞机失事，班廷遇难。班廷去世时还不到五十岁。

1991 年，国际糖尿病联合会和世界卫生组织发起“世界糖尿病日”，决定每一年的 11 月 14 日，即班廷的诞辰日，作为世界糖尿病日，让大众了解糖尿病并以此纪念班廷，从 1992 年开始举行各种活动。2006 年，联合国通过决议，从 2007 年开始，将“世界糖尿病日”正式更名为“联合国糖尿病日”。

胰岛素故事的启示和思考是什么呢？在众多研究者中，在众多著名学者中，众多有名的实验室都没有提取出胰岛素，而是有一个名不见经传的班廷最先发现了胰岛素，它给大家最重要的启示与思考就是执着。在科学研究中，一旦有了一个正确的目标，剩下来要做的就是坚持，坚持把这个事情做下去。

第五节　与胰岛素有关的故事

丹麦生理学家克罗（Schack August Steenberg Krogh，1874～1949）在同是生理学家的克罗夫人（Marie Krogh，1874～1943）的协助下，发现了肺泡中毛细血管气体交换的机制，因毛细血管生理学的研究获得了 1920 年诺贝尔生理学或医学奖（图 5-7）。就在这时，克罗夫人被发现患有糖尿病。作为生理学家和医生的克罗夫人开始对糖尿病进行研究。1922 年克罗夫妇受邀访问美国，正值班廷发现胰岛素的事件风靡北美，克罗夫人非常关注。克罗夫妇和麦克劳德联系，并一同来到加拿大。经过与加拿大班廷研究团队的协商，克罗夫妇获得了在北欧斯堪的纳维亚地区生产和销售胰岛素的许可。回国后，他们创建了胰岛素研究和生产的机构。这个机构经过多年的发展和重组，现在成为世界上最著名的胰岛素生产企业。克罗夫人的糖尿病得到了很好的控制，她在 1943 年死于乳腺癌。

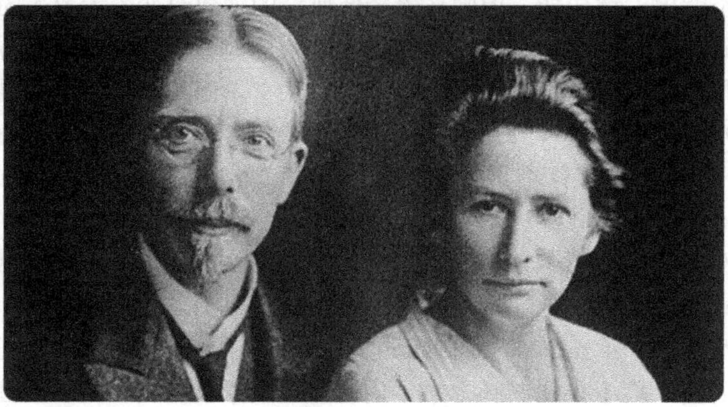

图 5-7　克罗夫妇

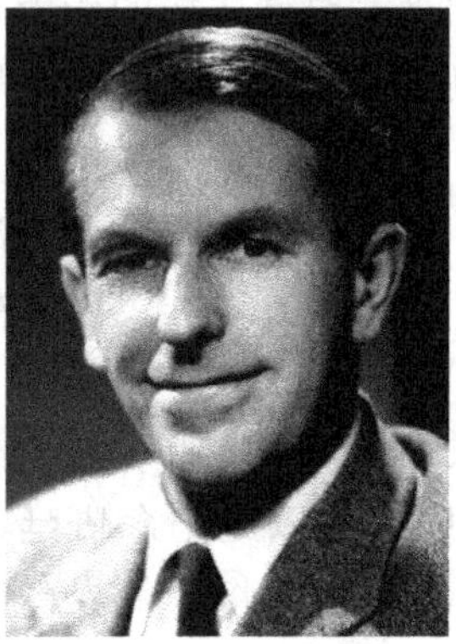

图 5-8　桑格

（引自 https://www.nobelprize.org/nobel_prizes/chemistry/laureates/1958/sanger-facts.html）

在胰岛素被提纯 6 年之后，胰岛素被确定是一种蛋白质。1951 年，英国生物化学家桑格首次检测了牛胰岛素的一级结构，并因此获得 1958 年诺贝尔化学奖（图 5-8）。桑格后因发明快速测定 DNA 序列的技术而再次获得了 1980 年诺贝尔化学奖。

在班廷发现胰岛素之后，阿根廷学者侯赛对胰岛素分泌的调节进行了研究。侯赛发现垂体前叶（腺垂体）的提取液可调节胰岛素的分泌，从而影响血糖的变化。摘除垂体的动物对胰岛素极为敏感，切除垂体可改善由切除胰腺所导致的糖尿病病症。此后，切去胰腺和垂体的动物被称为侯赛氏动物（Houssay animal）。侯赛和发现糖原转化机制的科里（Carl Cori，1896～1984）夫妇一起分享了 1947 年诺贝尔生理学或医学奖。侯赛是第一位获得诺贝尔奖的南美洲人（图 5-9）。

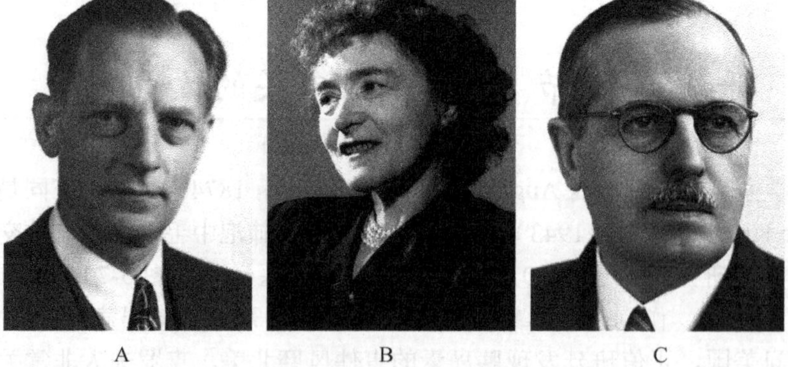

A　　B　　C

图 5-9　科里夫妇（A 和 B）和侯赛（C）

（引自 https://www.nobelprize.org/nobel_prizes/medicine/laureates/1947/）

1956 年，美国的耶洛夫人在经常注射牛胰岛素的糖尿病患者体内发现了胰岛素抗体，这一结果因审稿人认为胰岛素分子量太小而不会使人产生抗体被驳回，但耶洛夫人最终还是用实验证明了这一发现。耶洛夫人后因发明放射性免疫分析法获得 1977 年诺贝尔生理学或医学奖。

1964 年诺贝尔化学奖获得者英国结构化学家霍奇金（Dorothy Hodgkin，1910～1994）在 1969 年用 X 射线晶体衍射的方法解析了胰岛素的空间结构。

1965 年，中国成功完成人工合成结晶牛胰岛素的工作，在《中国科学》上发表了一篇简报介绍这一结果，而这一工作的全文则发表在次年《科学通报》的一期专刊上。据一些学者回忆和报道，这项工作的主要完成者曾被推荐为诺贝尔奖的候选人。

第六节　巴丁数——光而不耀，静水流深（外一篇）

巴丁是一位高尔夫球运动爱好者。有一次巴丁一杆进洞，他高兴地说这一杆顶得上拿两次诺贝尔奖。巴丁的老球友一直不知道这位叫约翰的球友是做什么工作的，对巴丁说你可能不清楚诺贝尔奖的分量。

诺贝尔奖的百余年历史中，有 5 位学者两次获得诺贝尔奖。第一位两次获得同一奖项的是美国物理学家巴丁（图 5-10A）。巴丁与肖克利（William Bradford Shockley，1910～1989）和布拉顿（Walter Houser Brattain，1902～1987）因对半导体的研究和发现晶体管效应获得 1956 年诺贝尔物理学奖。1972 年，巴丁又与库珀（Leon Neil Cooper，1930～）和施里弗（John Robert Schrieffer，1931～2019）因创立了超导微观理论再获诺贝尔物理学奖。没错！这位被老球友称为约翰的巴丁就是获得过两次诺贝尔物理学奖的巴丁。

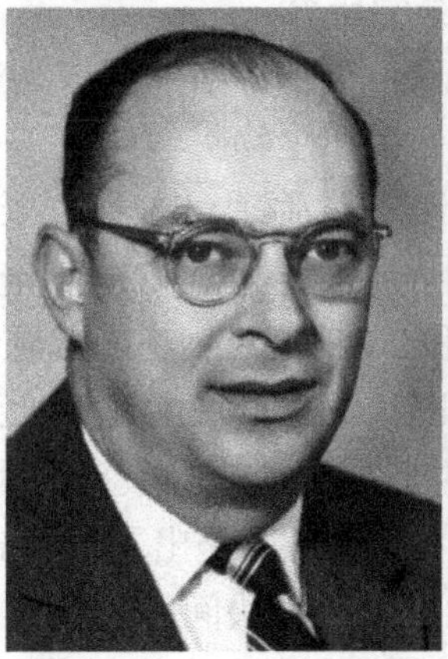
A

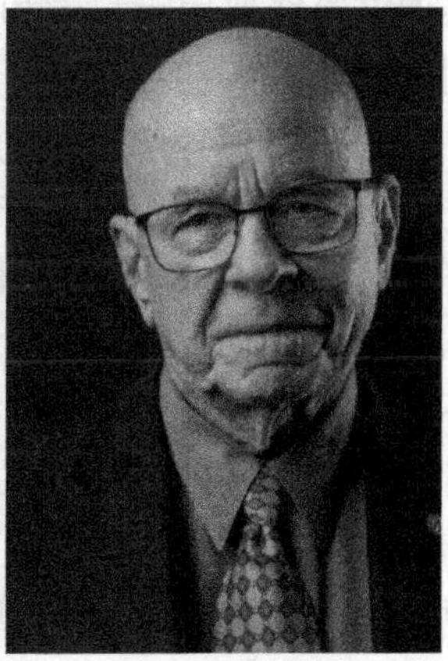
B

图 5-10　巴丁（A）和巴里（B）
（引自 https://www.nobelprize.org/prizes/physics/1956/bardeen/facts/；
https://www.nobelprize.org/prizes/chemistry/2022/sharpless/facts/）

很多诺贝尔奖获得者极为谦逊，不仅不因自己是诺贝尔奖获得者而张扬跋扈，而且在日常生活中非常低调不去提及自己的身份。最年轻的诺贝尔三大自然科学奖获得者小布拉格特别喜爱园艺，一次搬家后无法继续打理原来自己家里的花园，他就找了一份园丁的兼职工作，满足自己的爱好。小布拉格的雇主一直不知道自己家的园丁是一位诺贝尔奖得主，直到这位雇主的一位朋友问他，物理学家布拉格爵士在你的花园里干什么，他才知道自己雇的园丁是一位诺贝尔奖获得者。

巴丁数（Bardeen number）就是以巴丁的名字命名的，它的分子是一位学者所取得的实际成就，分母则是这位学者向其他人描述的自身贡献。为什么用巴丁的名字命名这样一个描述谦虚或骄傲（低调或自夸）程度的数值呢？巴丁为人谦逊低调，发明巴丁数的巴丁的学生认为巴丁的巴丁数是无穷大，而大多数人的巴丁数都小于1，能做到巴丁数为1的学者就非常少了。

1957年，巴丁与他的学生库珀和施里弗建立了超导微观理论，并准备在美国物理学学会的学术会议上报告。但开会时，巴丁却临时决定不参加了，而让两位学生去做报告。巴丁希望学生尽快获得同行的认可。此后，巴丁又提名库珀和施里弗为诺贝尔奖候选人。不过，巴丁没想到诺贝尔奖评选委员会把1972年诺贝尔物理学奖授予了他们师徒三人。

为什么在“胰岛素的故事”里讲到物理学家巴丁呢？两次获得诺贝尔物理学奖的是巴丁，两次获得诺贝尔化学奖的是桑格和巴里。中文的巴丁和巴里太容易弄错。巴里两次获得诺贝尔化学奖时所在的工作单位都是美国的斯克利普斯研究所（Scripps Research）。斯克利普斯研究所是一个私立的非营利性研究所，正是胰岛素的发现促使了它的建立。班廷、贝斯特、科利普和麦克劳德发现并提纯了胰岛素，挽救了成千上万糖尿病患者，班廷和麦克劳德在1923年获得了诺贝尔生理学或医学奖。这一事件激励了很多人。1924年，美国的斯克利普斯（Ellen Browning Scripps，1836～1932）创立了一家以自己名字命名的诊所——斯克利普斯代谢诊所（the Scripps Metabolic Clinic），即其后发展成为的斯克利普斯研究所，专注于诊断、治疗和调查糖尿病和其他代谢紊乱疾病。斯克利普斯在她的遗嘱中将30万美元全部无偿捐赠给诊所，并强调这笔钱要用于科学和医学研究。

时至今日，斯克利普斯研究所历经百年，从一个小诊所发展成为美国最大的私营非营利性生物医学研究组织，致力于与生物学相关的化学和生物医学研究，先后有6人次获得诺贝尔化学奖和诺贝尔生理学或医学奖（1972年诺贝尔生理学或医学奖、2001年诺贝尔化学奖、2002年诺贝尔化学奖、2011年诺贝尔生理学或医学奖、2021年诺贝尔生理学或医学奖、2022年诺贝尔化学奖）。其中，巴里于2001年和2022年两次获得诺贝尔化学奖（图5-10B）。巴里第一次获奖是在不对称催化领域的成就。巴里第二次获奖是注意到蛋白质和核酸具有复杂的化学结构，两者都是由氨基酸或核苷酸的小分子基本单元通过肽键或磷酸酯键这样的碳-杂原子键形成具有丰富功能的生物大分子。由此巴里提出了“点击化学”的概念，强调以碳-杂原子键甚至无机连接的合成为基础，通过分子模块间的连接完成有机合成。两项获奖工作都属于斯克利普斯研究所致力于与生物学相关的化学和生物医学研究的核心主题。

斯克利普斯研究所极其重视学科交叉和研究成果的转化，给科学探索者和资助者提供更开阔的空间。相对行政管理较严格的大学，很多学者更喜欢较自由的斯克利普斯研究所。斯克利普斯研究所甚至设计了科学研究资助者的获利条款，当资助者资助的项目成功转化获利后，资助者不仅可以收回所有资助还可以获得一定比例的收益。斯克利普斯研究所已经孕育了50多家高科技企业，拥有1100余项国家专利，获准的创新药物和疫苗有15种。

在巴里之前，仅有桑格获得过两次诺贝尔化学奖。桑格第一次获奖正是因为解析了胰岛素的氨基酸序列，而且桑格也是一位极其低调和谦虚的学者。

桑格出生于伦敦一个富有的家庭，因不太擅长数学和物理，选择了化学和生物学，在剑桥大学读本科时成绩平平。读硕士时，桑格成绩名列前茅，但本科阶段的平淡表现，使得没有哪个导师愿意指导他继续攻读博士。桑格提出不要奖学金，才有一位导师愿意“放养”他。桑格在地下室里找到一个位置，开始他的实验。拿到博士学位后，继续在地下室里进行他的研究。无名无利，持续十年。直到他弄清了牛胰岛素的完整氨基酸序列，获得了诺贝尔化学奖，桑格的实验场所才上升到地面以上。桑格一生都只是剑桥大学的一名研究人员，没有大学教授的头衔。

桑格很少参加学术会议，一生发表的论文总共也就几十篇。桑格的两次获奖工作都涉及他首创的技术和方法，但桑格也不申请任何专利，他认为这些技术都应免费使用。桑格不喜欢大家称他为爵士，拒绝了封爵。拒绝封爵的还有克里克。在诺贝尔奖网站上，获奖的英国人大多在姓名前都有“Sir”的前缀，桑格和克里克没有。

当桑格得知中国学者根据他测出的胰岛素一级结构完成了结晶牛胰岛素的合成并证实其具有生物活性时，他说：“你们合成了胰岛素，也解除了我思想上的一个负担。”（王应睐，2015）

由巴丁讲到桑格，作为两次获得诺贝尔奖的学者，他们潜心科学探索，不为名利所累。刮摩淬励，日增月益。光而不耀，静水流深。

第六章

青霉素的故事

在第二次世界大战中有三个非常重要的发明或发现：第一个是雷达，雷达的发明和使用可以说拯救了英伦三岛；第二个是原子弹，原子弹的使用加速了第二次世界大战的结束；第三个就是青霉素，青霉素的发现和应用拯救了无数人的性命。为什么青霉素的发现是如此重要呢？主要是因为它可以抗感染，而感染是对生命的主要威胁之一。

第一节　威胁生命的感染

致病微生物的感染非常可怕。在第二次世界大战开始后，伤员剧增。有很多伤员不是死于战争中的创伤，而是死于受伤后的感染。毛泽东（1893～1976）有三篇著名的文章被称为“老三篇”：第一篇是《为人民服务》，第二篇是《纪念白求恩》，第三篇是《愚公移山》。白求恩（Henry Norman Bethune，1890～1939）是加拿大著名外科医生，在战火纷飞的抗日战争中，他来到了中国的华北前线，成为一名国际主义战士，用自己的手术刀支援中国的反法西斯战争，最后献出了自己的生命。白求恩大夫在为前线负伤的八路军战士做手术时，一个意外，手术刀在手指头上拉了一条口子。由于伤口感染，白求恩大夫患上败血症，牺牲在中国抗日战争的前线（图 6-1）。毛主席专门撰写了《纪念白求恩》，缅怀这位伟大的国际主义战士。白求恩成为中国人最熟悉的加拿大人。从这个事例可见，感染对生命的威胁是非常大的。

一、塞麦尔维斯与产褥热

在历史上，人类对致病微生物的感染有过很多次抗争，塞麦尔维斯（Ignaz Philipp Semmelweis，1818～1865）（图 6-2A）与产褥热是其中非常著名的一次。

中国人常说“女人生孩子如过鬼门关”，意思是妇女在生育过程中面临着对自身生命的威胁。其实在现代医学形成之前，不仅在中国，在西方国家也是如此，很多因素导致了产妇

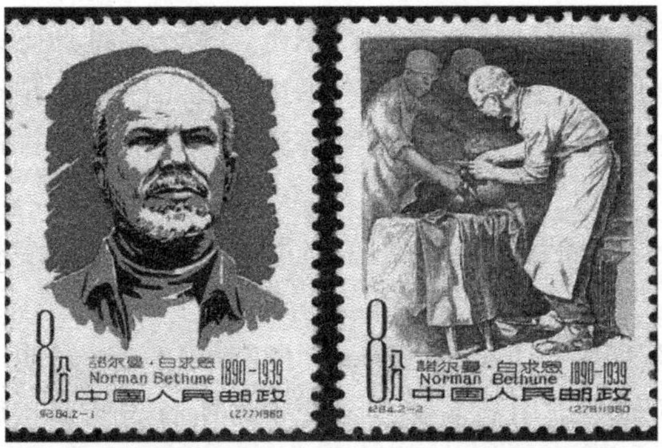

图 6-1 中国邮政发行的纪念邮票“诺尔曼·白求恩”

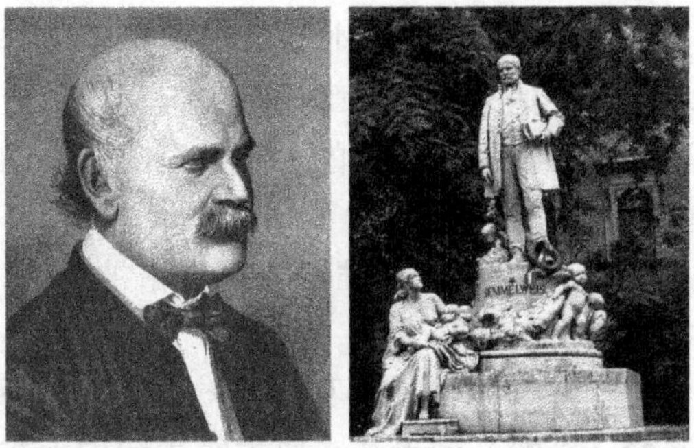

A B

图 6-2 塞麦尔维斯（A）和塞麦尔维斯雕塑（B）

很高的死亡率。其中威胁最大的是产褥热，就是产后发烧，很多人因高热不退而死亡。中国传统医学认为是感染邪毒，现代医学认为是细菌等致病微生物的感染。

从 18 世纪后叶到 19 世纪中叶，欧洲很多医院产妇死亡率平均在 10%以上，常达到 30%，甚至有个别医院在一年中就没有产妇活下来。这就不是“过鬼门关”而是“进鬼门关”了。

在 19 世纪中叶，奥地利首都维也纳有一所医院，医院有两个产科诊所。这两个产科诊所的产妇死亡率相差极大，一所为 13%，另一所为 2%。这一现象使得产妇都祈求到死亡率低的诊所分娩。为什么同一所医院两个不同诊所的产妇死亡率有如此大的差异呢？一个年轻的医生塞麦尔维斯对此非常好奇。

塞麦尔维斯发现死亡率高的诊所里主要是男性医生，而死亡率低的诊所主要是女助产士。难道是性别的差异？原来这所医院有很多实习的医学院学生，学校将男女学生分别安排在两个不同的诊所实习，男生到第一诊所，女生到第二诊所。塞麦尔维斯进一步发现，女生大多读的是产科，而男生则要复杂得多，很多男生希望成为外科医生。为了成为一名外科医生，他们必须学习更多的解剖学知识。第一诊所的男生通常会在实习前到解剖室解剖尸体，而第二诊所的学生（主要是女生）则很少到解剖室。这些男生往往在解剖尸体后，穿着溅着血迹和污渍的外衣，随意擦擦他们的手，然后就进入产房，为产妇检查、接生。塞麦尔维斯敏锐地觉察到第一诊所产妇死亡率高的原因是感染！最简单的防治方法是洗手！

塞麦尔维斯出生于匈牙利布达，1837 年前往维也纳学习法律，后转向医学。1844 年，塞麦尔维斯获医学博士学位，成为产科医生。当时产褥热发病率极高，产妇往往因此丧命。

塞麦尔维斯发现导致产褥热的主要原因是没有清洁和消毒。1847 年，塞麦尔维斯的一位医生同事因割破手指，出现了与产褥热同样的症状，最终丧命。此事更坚定了塞麦尔维斯的判断。他要求所有医生和助产士在检查和接生前必须彻底洗手：用漂白粉的溶液清洗双手，而且要仔细刷洗手指缝。

这一简单的措施很快就使产妇由产褥热导致的死亡率下降至 2%以下，可谓立竿见影。1861 年，塞麦尔维斯出版了《病源论：产褥热的发生及预防》（*The Etiology, the Concept and the Prophylaxis of Childbed Fever*），对医院流行病进行了详细的介绍和分析，提出了自己的理论，并对其他理论进行了一一批驳。

但在当时，人们对致病微生物一无所知。塞麦尔维斯的观点遭到许多人的反对，其中不乏当时的一些大师级人物，如著名化学家李比希和细胞病理学之父魏尔肖。塞麦尔维斯陷入一场场对于他来说似乎毫无意义但又无休止的争论中，因为事实就在那里。在工作中他也饱尝不公、心情愤懑。有的医院甚至改变了已建立起来的手术前要洗手等清洁消毒的程序，产妇的死亡率迅速回升。

1865 年，塞麦尔维斯被送进精神病院，仅仅两周后，他就死在那里，遍体鳞伤，多处被打成骨折。

就在塞麦尔维斯惨死的这一年，英国医生李斯特（Joseph Lister，1827～1912）发明了石炭酸（苯酚）消毒法，要求医生和护士在手术前必须用石炭酸溶液洗手，所有与伤口接触的物品都需用石炭酸溶液消毒，甚至手术室也要用石炭酸溶液喷雾剂消毒。

1886 年，德国医生贝格曼（Ernst von Bergmann，1836～1907）发明了高压消毒技术，要求手术器械和敷料等用高压蒸汽消毒。1890 年，美国医生霍尔斯特德（William Stewart Halsted，1852～1922）发明了橡皮外科手套。这一系列无菌操作方法和技术的使用，使外科手术中的感染源头被遏制了，人类不再愕然面对生孩子和外科手术时高发的死亡率。

一直到 19 世纪后叶，法国学者巴斯德和德国学者科赫（Robert Koch，1843～1910）证实产褥热及所有的感染都是由细菌引起的，塞麦尔维斯的观点才最终得到了认可。

1906 年，匈牙利在布达佩斯的一个广场为塞麦尔维斯竖立了一个雕像以纪念这位拯救了无数产妇生命的先驱（图 6-2B）。人类也将永远纪念那个生前饱受冤屈的匈牙利医生塞麦尔维斯，他被誉为现代医院流行病学之父。

二、埃尔利希的化学疗法与 606

在小学课本里曾经有一篇课文“606 的故事”，故事介绍了一种编号 606 药物的发现是经过了 605 次失败后的结果，意喻科学研究的艰辛。其实，606 是当时用于实验的一种化学物质的编号，除了 606 外，还有 418 和 914 等。606、418 和 914 是几个简单的数字，但又不是几个简单的数字，它们背后有一系列科学发现的故事。

19 世纪，德国的印染业十分发达，有关染料的研究在世界上遥遥领先。一些从事医学和生物学研究的学者纷纷尝试用各种染料对生物组织和细胞进行染色。有一个高中生埃尔利希（Paul Ehrlich，1854～1915）经常到他的表兄魏格特（Carl Weigert，1845～1904）的实验室去做实验。魏格特是德国病理学家，常用各种染料给细菌染色，用以观察不同细菌及它们的变化。显微镜下缤纷的微观世界吸引了埃尔利希，染料和细胞成为他最感兴趣的东西。埃尔利希后来进入德国著名微生物学家科赫的实验室，与贝林一起工作。贝林、科赫和埃尔利希后来分别获得了 1901 年、1905 年和 1908 年的诺贝尔生理学或医学奖。科赫的学生北里柴三郎（Kitasato Shibasaburo，1852～1931）曾是贝林的主要合作者。

在埃尔利希那个时代，人们对很多细菌和寄生虫导致的疾病，特别是传染病毫无办法。埃尔利希希望能够找到一些“魔弹”，这些“魔弹”能够像子弹击中靶子一样在人的身体里消灭一个个细菌和寄生虫。606、418 和 914 就是这些“魔弹”的编号。

20 世纪初，埃尔利希了解到法国巴斯德实验室里发现了一种叫阿托西尔（Atoxyl）的药物，这种药物是一种砷化合物，可以治疗锥虫病，但这种药物的毒副作用很强。埃尔利希认为可以通过对阿托西尔结构的改造，合成更好的化学药物。埃尔利希与助手合成和改造了上千种化合物，通过筛选，发现编号为418的药物效果较好。此时，德国学者发现导致梅毒的元凶是梅毒螺旋体。说起梅毒，这是一个臭名昭著的传染病。自15世纪起，梅毒开始肆虐欧洲，感染率一度超过了10%，许多名人乃至一些国王都因梅毒而死。晚期梅毒患者的病状和行为更是让人触目惊心。如何治疗梅毒一直是西方医学界的一个非常棘手的问题。

埃尔利希很快想到他的那些“魔弹”，这些“魔弹”是否能击中梅毒这个魔鬼呢？他让他的助手，也是北里柴三郎的学生秦佐八郎（Sahachiro Hata，1873～1938）进行药物筛选实验（图6-3）。秦佐八郎发现在对付梅毒时，编号606的砷化合物比编号为418的要有效得多。这就是历史上著名的606——二氨基二氧偶砷苯，商品名叫胂凡纳明（Salvarsan，Arsphenamine）。

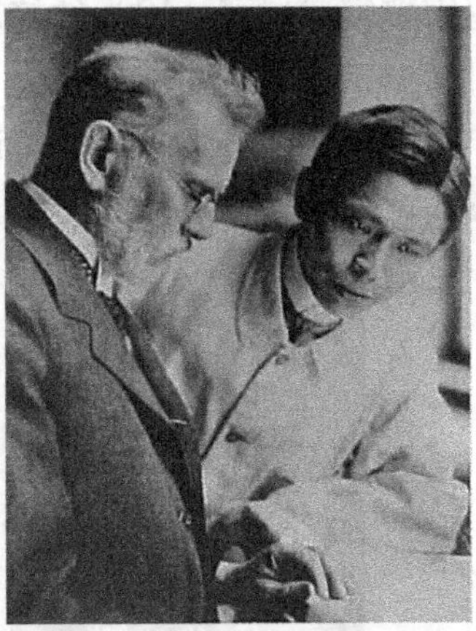
图6-3　埃尔利希和秦佐八郎

有科学小品文写道606是经过605次失败后的成功。从最后筛选出治疗梅毒的药物来看，似乎主要是判断606和418的疗效，而从埃尔利希最初探索化学疗法来看，他们做的实验何止606次？606很快成为当时治疗梅毒最有效的药物。但606的使用方法复杂，有很强的毒副作用。后来，埃尔利希又发现编号914的砷化合物更易溶于水，有更好的疗效，并且使用方法比606简单得多。埃尔利希把914称为新胂凡纳明（Neosalvarsan，Neoarsphenamine），直到今天，新胂凡纳明仍作为治疗锥虫病和早期梅毒等疾病的药物使用。

人类与细菌和寄生虫的抗争远没有结束。一直到第二次世界大战时，英国的弗莱明、钱恩和弗洛里发现了青霉素的抑菌作用，人类进入抗生素时代，才基本上遏制了梅毒的肆虐。

埃尔利希因其在免疫学研究上的贡献，获得了1908年诺贝尔生理学或医学奖。埃尔利希发现的418、606和914，成为当时治疗锥虫病和梅毒最有效的药物，很多学者认为这也是一个诺贝尔奖级的工作，埃尔利希被誉为化学疗法之父。从606、418和914这些编号不难看出，为了找到一个合适的药物，岂止是失败了605次。

三、多马克与磺胺

对抗感染药物的探索，人类的步伐一直没有停止过。在20世纪二三十年代，有一批科学家在探索和筛选抗感染药物中成就斐然，其中比较有名的一位是德国学者多马克（Gerhard Domagk，1895～1964）。

1932年，多马克用磺胺类药物进行抗感染试验，其中有一种合成的红色染料百浪多息（Prontosil），它对一些致病细菌的抑制作用非常好，尤其是链球菌。在进行了动物实验取得很好的效果后，准备进行人的临床试验。这时正好多马克的女儿患病感染了，而且用其他的药物都没有太好的作用，多马克冒险用了他正在研究的百浪多息给自己的女儿进行治疗。幸运的是结果很好，女儿的病治好了，百浪多息也被证明是一个较好的抗感染药物，成为世界上第一种商品化的合成抗菌药。

磺胺类药物的抗菌谱广，对大多数革兰氏阳性菌和许多革兰氏阴性菌都有效。后来的临床实践发现磺胺类药物有一些副作用，如有些人对磺胺过敏，另外，磺胺容易在肾里结晶而导致结石，所以现在磺胺类药物多外用。

1939 年，为了表彰多马克在百浪多息抗菌作用方面的研究，诺贝尔奖委员会授予多马克诺贝尔生理学或医学奖（图 6-4A）。当这个消息传到德国以后，多马克被德国纳粹政府的秘密警察逮捕了，因为纳粹反对诺贝尔奖，因此强迫多马克致信诺贝尔基金会，拒绝接受诺贝尔奖。多马克只能违心写信拒绝了诺贝尔奖。一直到第二次世界大战结束两年后的 1947 年，多马克才补领了奖章和证书。诺贝尔奖的奖章和证书是可以补领的，但是奖金是不能补领的，这是一个迟来的奖章。

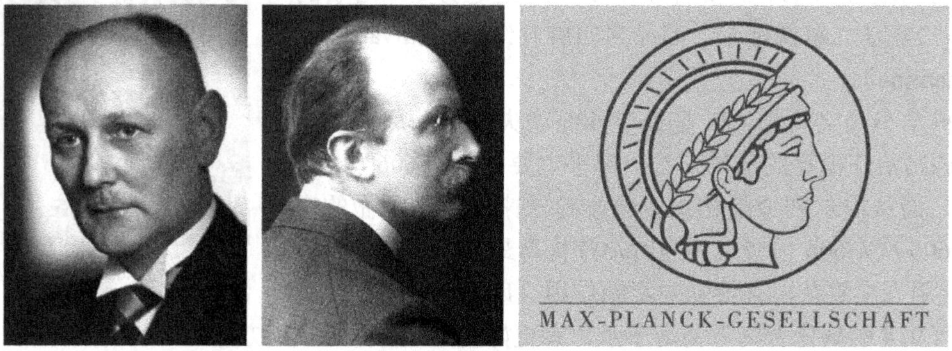

A　　　B　　　C

图 6-4　多马克（A）、普朗克（B）和马克斯・普朗克科学促进学会的标志（C）
（引自 https://www.nobelprize.org/nobel_prizes/medicine/laureates/1939/domagk-facts.html；
https://www.nobelprize.org/nobel_prizes/physics/laureates/1918/planck-facts.html；
https://www.mpg.de/11359095/annual-report-2016-cover.pdf）

在纳粹统治德国时期，大部分诺贝尔三大自然科学奖得主是反对法西斯独裁统治的，最著名的代表人物是 1918 年的诺贝尔物理学奖获得者普朗克（Max Planck，1858～1947）（图 6-4B）。希特勒（Adolf Hitler，1889～1945）以杀死普朗克的儿子等多种卑劣手段相威胁，要求普朗克公开支持纳粹政府，被普朗克断然拒绝。作为当时德国科学研究的最高机构威廉皇家科学促进学会的会长，他反对纳粹政权统治下的种族灭绝政策，坚持留在德国竭力保护纳粹统治区域的科学家，并为此付出了极大的代价。战后，德国为纪念这位伟大的科学家，将德国威廉皇家科学促进学会改名为马克斯・普朗克科学促进学会（Max Planck Society for the Advancement of Science），简称马普学会，学会标志是罗马神话的智慧女神弥涅尔瓦（Minerva）（图 6-4C），将学会下的国家科学研究机构命名为马克斯・普朗克研究所（Max Planck Institute）。

但德国也有极少数的诺贝尔三大自然科学奖获得者是支持法西斯的，如 1905 年诺贝尔物理学奖获得者莱纳德（Philipp Lenard，1862～1947）和 1919 年诺贝尔物理学奖获得者斯塔克（Johannes Stark，1874～1957）。第二次世界大战结束后，莱纳德因年事已高，未予判刑，但被勒令离开海德堡大学。而斯塔克在 1947 年被判处有期徒刑 4 年。

此外，还有几位在第二次世界大战中作为士兵和低级军官参加过纳粹军队侵略战争的诺贝尔三大自然科学奖获得者，在授奖时也有不少争议，如1956年因发明心脏导管术而获得诺贝尔生理学或医学奖的福斯曼和1973年因发现个体及社会行为模式而获得诺贝尔生理学或医学奖的劳伦兹（Konrad Lorenz，1903～1989）。在历史的大潮中，这些科学天才并不是每一个人都在科学之外做出了正确的选择。

第二节　偶然中的必然——青霉素的发现

尽管多马克发现了百浪多息的抗菌作用，但很快就有学者发现对磺胺制剂敏感的细菌，在体内外均能获得耐药性，而且细菌一旦对一种磺胺药物产生耐药性，对其他磺胺药物也会产生交叉耐药性。磺胺药物并不能解决感染的问题，所以在第二次世界大战中，仍然有很多受伤的士兵和平民死于感染。战争环境迫切需要找到一种抗感染的有效药物，也就是在那个时代，青霉素被发现了。青霉素和它的发现者弗莱明是诺贝尔奖众多获奖工作和获奖者中最受关注的，也许这与现代文明离不开抗生素有关，无论是直接地还是间接地，几乎每个人都用过抗生素。

在第二次世界大战中，研发抗感染新药的任务交给了牛津大学的一批学者，其中两个代表性人物是钱恩和弗洛里，钱恩是弗洛里的助手。弗洛里毕业于澳大利亚的大学，而钱恩是德国人。钱恩的父亲是俄罗斯的政治流亡者，母亲是德国人。钱恩的钢琴弹得非常好，原本希望成为一个艺术家，但后来主修了化学。在第二次世界大战时，钱恩流亡到英国伦敦。钱恩没有成为艺术家，而成为了科学家。

1939年，弗洛里和钱恩在寻找抗感染药物时，查阅了很多文献。弗洛里在200多篇文献里发现了10年前弗莱明发表的一篇论文。在1928年，弗莱明发现了一种叫青霉素的物质，而且认为青霉素可能是一种抗感染的有效药物。

弗莱明发现青霉素是一个很偶然的发现。1928年，英国细菌学家弗莱明在一次度假回来后，到实验室看他的学生在他度假期间做的实验。因为从事细菌学研究，实验室里有很多培养皿，培养了各种各样的细菌。弗莱明把培养皿一个一个拿来看，看看里面的细菌长得好不好。结果在一个培养皿里，他发现一个很有意思的现象。这个培养皿里培养的是葡萄球菌，但培养皿里长了一团霉菌。在生物学上，一旦培养某种菌的培养皿里面长了一团别的霉菌，就是被污染了。污染的菌通常会被处理掉，但弗莱明没有把它处理掉。如果弗莱明把这块霉菌处理掉了，那就是把诺贝尔奖给扔掉了。弗莱明没有扔掉这块霉菌，他仔细观察，觉得很奇怪，这团霉菌周围的一些葡萄球菌被杀死了，离得越近的地方，葡萄球菌越难生长。

弗莱明把这个霉菌接种到琼脂培养基和肉汤培养基里培养，结果发现在肉汤培养基里长得非常快，很快就可以形成一个个白中透着暗绿色的霉菌团。这些霉菌产生的液体可以抑制葡萄球菌、链球菌和白喉棒状杆菌。它对一些当时人类没有一点办法的致病微生物具有明显的抑制作用。通过鉴定，弗莱明认为这种霉菌属于青霉菌的一种，他给这种霉菌产生的可抑制细菌的液体起了个名字，叫作盘尼西林（Penicillin），就是青霉素。

很多研究科学史的人都觉得很奇怪，在弗莱明的那个实验室里，培养葡萄球菌的环境和培养青霉菌的环境差别很大，怎么可能会长出来一块青霉呢？这个青霉菌又是从哪飘来的呢？不可思议。因此有一些人说青霉素的发现归功于脏乱的实验室环境。弗莱明当时已是非常有名的细菌学家，作为一位细菌研究者，他的实验室应该不可能是一个脏乱的实验室。有人说是从他楼上的一个实验室飘下来的，但为什么这个青霉菌会落在培养葡萄球菌的培养皿里，谁也弄不清楚。

大家不得不感叹弗莱明的科学素养。一般情况下，看到这种长了霉菌斑的培养基都会把它扔掉，而弗莱明则是观察和分析。为什么这一块霉菌掉进去后，它周围的葡萄球菌就会被抑制？它分泌了什么物质？它分泌的这种物质对葡萄球菌有什么样的效用？而且弗莱明还通过实验进行进一步的验证。正是由于弗莱明的细心和探索精神，青霉素才最终被发现。

看似偶然的事情往往都有其必然。弗莱明的学生曾回忆，弗莱明有个怪习惯，他通常不及时擦洗桌椅和培养皿，而是让其上的细菌有足够的生长时间，以便进一步观察和研究。这个怪习惯可能就是弗莱明实验室脏乱说法的源头，但可能正是这种不合常理的怪习惯成就了弗莱明。

弗莱明是个小个子，1881 年 8 月 6 日出生于苏格兰。他出生时父亲年纪已经很大了，在他 7 岁时父亲就去世了。弗莱明一直跟着他的哥哥长大，家境并不是很好、比较贫寒。弗莱明兴趣非常广泛，成绩也很优秀。据说弗莱明考试成绩很少得第二名，基本上都是第一名。弗莱明读书时获奖累累，在读大学时，还获得过全英联考的第一名。1908 年，弗莱明获得医学学士学位。1909 年成为英国皇家外科学会会员。弗莱明有很多成就，除了发现青霉素之外，他还是溶菌酶的发现者。细胞可以产生溶菌酶，溶菌酶可以溶解细菌。

1929 年 6 月，弗莱明的研究成果发表在《英国实验病理杂志》上，这是科学史上非常重要的一篇论文，在这篇论文中有一段提到了青霉菌可以分泌青霉素，也就是盘尼西林。盘尼西林可能有潜在的治疗作用，但弗莱明和他的助手都没有把青霉素提纯出来。

弗莱明是细菌学家，他和他的学生及助手，都没有相关技术或能力提纯青霉素。尽管他们也做过这方面的努力，但都没有成功，弗莱明后来转向了其他研究。有人对弗莱明在 1929～1939 年的研究进行了分析，发现弗莱明发表了 20 多篇论文，但这些论文里再也没有涉及青霉素。一直到 1939 年，弗洛里在 200 多篇相关文献里发现了弗莱明在 10 年前发表的那篇文章。

弗洛里团队如何拿到弗莱明的青霉菌有两种说法，一种说法是弗洛里看到了弗莱明的论文后，就与弗莱明联系。弗莱明作为细菌学家，他非常专业地保存了青霉菌的菌株。弗莱明把菌株交给了弗洛里，钱恩开始提纯青霉素。另一种说法是弗洛里和钱恩看到弗莱明那篇文献后，钱恩就四处去寻找青霉菌。有一次在实验室里，钱恩无意中听到一个实验员说，“哎呀！这个里边又长霉了！长了一个弗莱明的青霉菌。”在做培养的时候，很容易就会长上一块青霉菌，大家习惯地把这种霉叫作弗莱明的青霉菌。钱恩一听是弗莱明的青霉菌，就赶快拿来做实验了。在讲科学故事时，经常会有各种各样的传奇，也不知道哪个是对的哪个是错的。对于一些重要的历史事件，往往需要严谨的考证，但有些小事儿大家通常也不做进一步研究了。

钱恩是一个化学实验的高手，他很快就从青霉菌中提纯出青霉素。1940 年 5 月 25 日，弗洛里用青霉素对感染了致病链球菌的小白鼠进行了实验。结果注射了青霉素的小白鼠大部分都恢复了健康，4 只小白鼠中 3 只都恢复了健康，而没有注射青霉素的小白鼠全部都死掉了。这说明青霉素的动物实验是非常有效的。牛津大学让更多的学者加入青霉菌研究工作中。

1941 年 2 月 12 日，弗洛里等做了一个历史上很有名的临床试验。当时有一个 43 岁的英国警察亚历山大，不小心弄伤了脸。也有两种说法，一种说法是他修剪院子里草坪的时候，不小心被灌木刮伤了脸；另一种说法是他在刮胡子的时候不小心在脸上拉了一条口子。总归是他脸上受了伤，而且很不幸地被感染了，感染非常严重，奄奄一息。当时使用医院里常用的抗感染药物治疗都没有什么效果。听说牛津大学正在试验青霉素，希望用青霉素来试一试。弗洛里就把刚刚在实验室里面纯化的青霉素注入了亚历山大的体内。连续注射了 5 天后，他的病情明显好转。但很遗憾，当时青霉素的提纯非常困难，提纯的效率很低。5 天之后，所有的青霉素都用完了，最后亚历山大还是因为病情恶化在 3 月 5 日去世。后来，弗洛里等又进行了一系列临床试验，试验结果表明青霉素对于人的抗感染非常有效。

在第二次世界大战战争前沿的英国已没有太多的精力推动青霉素的进一步研发和生产，他们想到了大西洋对岸的美国。一场与时间赛跑的青霉素研发与生产在美国开始了。

第三节　科学合作和功利科学

青霉素是英国人发现的，但后期研发和生产主要是美国人。弗洛里和钱恩在提纯出青霉素，并进行了临床试验证明青霉素具有非常好的抗感染效果之后，进一步的研发和大规模的生产迫在眉睫，他们需要美国的支持和帮助。

弗洛里准备将青霉菌和青霉素带到美国去之前，他们想到了一个问题——专利。是否要先申请专利？钱恩是在德国接受的高等教育，对专利特别敏感，他知道青霉素有着非常重要、巨大的潜在价值，希望能先申请专利。

弗洛里和钱恩找到了英国皇家学会会长戴尔（Henry Hallett Dale，1875～1968），戴尔也是诺贝尔奖得主，他因神经递质乙酰胆碱的研究获 1936 年诺贝尔生理学或医学奖。弗洛里和钱恩请示戴尔，青霉素马上要带到美国去研发和生产，英国人是不是要先申请专利。戴尔说了一句很著名的话，他说："青霉素的发现是全人类的福利，申请专利是不道德的！"当时欧洲有一部分科学家，仍然秉承古希腊的科学精神。戴尔觉得青霉素的发现对全人类的健康有着非常重要的作用，他认为是全人类的福利，不应该申请专利，应该无偿地提供给全人类。英国人把青霉素带到美国去的时候没有申请专利。

但青霉素在美国进行研发后，参与研发的美国厂商经过一番仔细斟酌，采取了对自己最有利的措施。他们一开始也没有申请专利，主要是担心在申请专利过程中会暴露青霉素生产的技术细节。当其他厂商逐渐了解了青霉素生产的技术细节后，参与研发的美国厂商申请了所有的专利，以致后来英国人在生产青霉素的时候，还要向美国人付专利费。

现代科学是有一定功利性的。第二次世界大战后，以美国为代表的现代科学有一定的功利性，这种功利性对于现代科学的发展是有利还是有弊呢？目前仍存在着一些争议。

1941 年，弗洛里把青霉素和青霉菌菌株带到了美国。1944 年，第二次世界大战尚未结束，青霉素在美国完成了它的商业化过程。

青霉素是一种抗生素，抗生素是具有生理活性的物质，它对生命现象很敏感。通常用效价表示抗生素的生物效能，最小效价单元叫作"单位"，用 unit 的 U 来表示。利用抗生素对特定的微生物具有抗菌活性的原理可以测定抗生素效价。当某种抗生素在某种菌的培养基中扩散时，会形成抗生素浓度由高到低的浓度梯度，当抗生素浓度达到或高于最低抑制浓度时，这种菌就被抑制而不能繁殖，原来有菌的培养基中就会呈现出透明的圆形无菌区域，即抑菌圈。通过比较抗生素标准品与所检验抗生素的抑菌圈大小，就可以计算出抗生素的效价。

因为青霉素不稳定，通常要把它做成钠盐或者钾盐。一单位大概是 0.6μg 的青霉素钠盐，或者是 0.625μg 的青霉素钾盐。1mg 青霉素钠盐大概是 1667 单位，1mg 的青霉素钾盐是 1600 单位。在医院里看病的时候，医生会说注射青霉素多少个单位就是这个意思。

青霉素刚刚被研发出来的时候，通过固体培养基培养青霉菌得到的青霉素产量非常低。尽管后来又筛选了很多菌株，但产量仍然很低。弗洛里实验室的产量大概只有 4 单位。所以用青霉素治疗亚历山大的感染效果很好，但是最后青霉素都用光了、没药了。如果能在液体培养基里面进行培养，效率则高得多，而且可以用发酵罐进行大规模培养。所以青霉素进一步研发的任务带到美国后，很重要的一项任务就是要找到比较好的菌株，这个菌株能够在液体培养基里进行大规模培养，可以产生更多的青霉素。

当时美国同弗洛里合作的实验室负责人，让实验室所有人都要注意收集青霉菌。大家都有点疯狂了，只要在外面看到一块霉，就要弄回来试试，看看是不是能在液体培养基里进行大规模培养？是不是能增加产量？

他们甚至和军方联系寻找合适的菌株。因为当时美国空军可以到全世界很多战区去，有的是运输补给品，有的是运送士兵到前线去。他们与美国空军联系，希望他们无论到哪个地方去，都要把当地的霉菌带回来，看一看是否适合在液体培养基里培养，是否能够增加产量。实验室收集了很多世界各地带过来的霉菌，其中还有从中国重庆带过去的霉菌，据说从重庆带过去的霉菌还是不错的。

在讲历史故事的时候，经常会说"踏破铁鞋无觅处，得来全不费工夫。"当时实验室里有一个实验员叫玛丽·亨特（Mary Hunt），玛丽有一次到超市里去买东西，她要买甜瓜。一般买水果，肯定是要找没有烂掉的，可玛丽下意识地看有没有烂的水果。结果她发现有一个甜瓜上面长了一块霉菌，甜瓜烂掉了，玛丽当宝贝一样把它买了回去。玛丽带回去的这块霉菌正好就是实验室需要的那种霉菌，所以这个玛丽在科学史上被称为"发霉玛丽"（moldy Mary），这是一个好的玛丽。美国的科学史上还有一个玛丽，叫"伤寒玛丽"，那是一个倒霉的玛丽，在"从天花到艾滋病"一章里将进行介绍。

也许"发霉玛丽"是弗莱明"偶然"发现了青霉素后的又一次"偶然"，但也不难看出这一"偶然"的必然。

1943 年，玛丽在当地普通超市里发现的那块"漂亮的金色霉斑"使青霉素的产量急剧增加。弗洛里实验室的产量最初只有 4 单位，改进培养基以后到了 40 单位。玛丽发现的菌株，一下子就提高到了 250 单位，这个变化的级别是关键的。采用紫外突变技术后，进一步提高到 900 单位。后来又提高到 2500 单位，最后提高到 5 万单位。美国很多大药厂都开始生产青霉素，大规模的工业化生产使青霉素从此走向了世界、走向了大众，无数的生命被拯救。青霉素的价格从最开始比黄金价格还昂贵，到现在则是最廉价的药物之一。

1945 年，弗莱明、钱恩和弗洛里分享了诺贝尔生理学或医学奖（图 6-5）。弗莱明是青霉素最早的发现者，而弗洛里和钱恩则是二次发现者。弗莱明于 1955 年去世，1945～1955

年10年中，弗莱明被世界上很多机构、大学请去演讲，介绍青霉素是如何发现的。弗莱明被授予很多荣誉，荣誉博士、荣誉教授，各种各样的奖章。在诺贝尔奖的网站上可以查到，在所有的诺贝尔奖得主中，弗莱明得到的荣誉和荣誉称号是最多的一位，青霉素的发现也是最受关注的获奖成果之一。弗莱明非常谦虚，只要提到青霉素，他都会说青霉素是弗洛里和钱恩二次发现的。

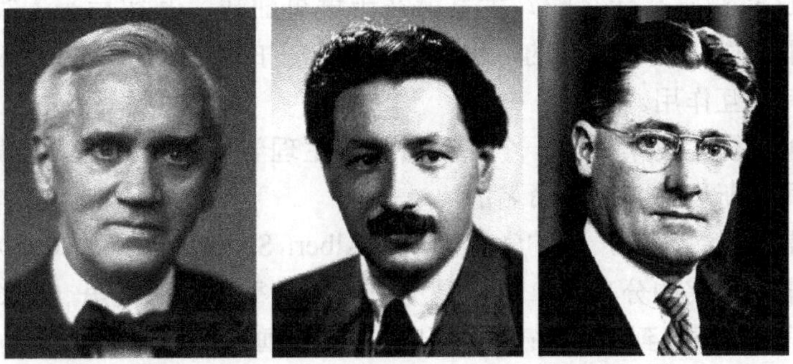

A　B　C

图6-5　弗莱明（A）、钱恩（B）和弗洛里（C）

（引自 https://www.nobelprize.org/nobel_prizes/medicine/laureates/1945/）

牛津大学的另一位学者霍奇金解析了青霉素的晶体结构。霍奇金还解析了胰岛素等分子的结构，她获得了1964年诺贝尔化学奖。霍奇金特别喜欢中国、热爱中国，同中国科学家非常友好，对中国非常友好，多次访问中国。霍奇金等著名结构化学家和结构生物学家与中国科学家的这种友好关系，也推动了中国在结构化学和结构生物学上的发展。中国在结晶牛胰岛素等研究上的成就，以及在生物大分了结构研究上的一些成就，都是与这些热爱中国、与中国关系友好的世界著名科学家的宣传、关心和关怀密不可分的。

自从发现了青霉素和链霉素（本章第四节介绍）之后，人类进入了一个所谓的抗生素时代。有人说青霉素是人类的大救星，世界上一些非常可怕的疾病，像白喉、猩红热、肺炎和梅毒等，都被抗生素所遏制。应该说现代社会的每一个人都直接或者间接地使用过抗生素。有的人虽然没有直接地使用抗生素，但是由于养殖业大量地使用抗生素，因此现在食用的肉里大多含有抗生素。另外，由于抗生素的大量使用甚至滥用，而一些抗生素又很难分解，在一些地方的自来水里都可以检测出抗生素。

第四节　瓦克斯曼与沙茨的链霉素发现之争

抗生素（antibiotic）这个词是美国人瓦克斯曼（Selman Waksman，1888～1973）最早提出来的，因此瓦克斯曼被誉为抗生素之父。瓦克斯曼因发现链霉素获1952年诺贝尔生理学或医学奖。

链霉素是一种氨基葡萄糖型的抗生素，它是继青霉素后第二个生产并用于临床的抗生素。链霉素的发现在美国非常轰动，因为链霉素对结核分枝杆菌具有特效。

结核病，尤其是肺结核在当时是不治之症，被称为白色瘟疫，肆虐人类几千年。链霉素的发现对于结核病，尤其是抗结核分枝杆菌的特效作用，开创了治疗结核病的新纪元。当然在链霉素发现不久，人类还在 1952 年发现了更为有效的药物异烟肼（isoniazid），这些药物使结核分枝杆菌的肆虐很快得到了遏制。

瓦克斯曼是移民美国的乌克兰人，在美国罗格斯大学从事土壤微生物的研究工作。瓦克斯曼有个学生发现结核分枝杆菌在某些土壤里会被杀死，暗示这些土壤里可能有杀死结核分枝杆菌的物质。这些物质是什么呢？大家就在土壤里面找。其实后来人类发现的很多抗生素，都是在土壤里的微生物中找到的，也就是说土壤里的微生物会产生相应的抗生素，微生物和微生物之间有相互作用。

瓦克斯曼是美国微生物学界第一个获得诺贝尔生理学或医学奖的人，美国微生物学界有一个大奖就是以瓦克斯曼的名字来命名的。

瓦克斯曼获得诺贝尔奖后，他的学生沙茨（Albert Shatz，1920～2005）提出了异议，认为自己也应该是诺贝尔奖的分享者，这就是历史上的链霉素成果之争（图 6-6）。这一事件从 20 世纪 50 年代开始，一直到 20 世纪 90 年代才基本上画上一个句号。

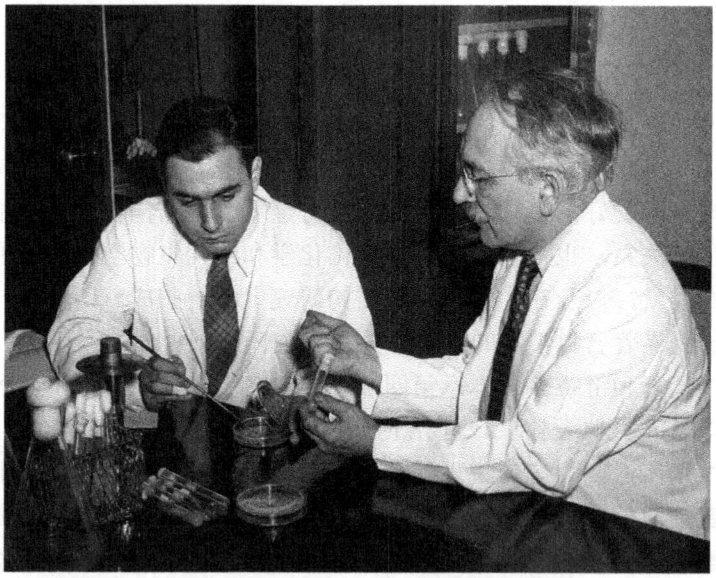

图 6-6　沙茨（左）和瓦克斯曼（右）

（引自 https://www.acs.org/content/acs/en/education/whatischemistry/landmarks/selmanwaksman.html）

从现有的资料来看，有关链霉素的研究，瓦克斯曼作为导师主持了整个工作，设计了实验方案并安排了相应的实验工作，但是具体发现链霉素的实验是瓦克斯曼的学生沙茨做的。沙茨做实验的时候非常艰苦，是在学校的一个地下室里完成的。因为要发现并研究一种抑菌的物质，做实验时不能影响其他人，一般都是在一个相对封闭的环境里开展实验。沙茨做实验的时候，一进入那个实验室，基本上一天就不出来。吃饭的时候，都是他的女朋友把饭带过去，从窗口递给他。整个实验过程非常艰苦，而且主要的实验工作都是沙茨做的。

链霉素可以抑制结核分枝杆菌，对于治疗肺结核是非常好的药物。瓦克斯曼作为这个领域的专家，很早就预料到链霉素的发现可能有巨大的利益和经济价值。尽管相关研究论文是两人共同署名发表，但瓦克斯曼在申请链霉素专利的时候，同沙茨进行了一些协商，希望付给沙茨一笔钱，而沙茨放弃专利等一些权益。两人达成了协议，沙茨拿到一笔钱而放弃了其他的一些权益。之后瓦克斯曼获得了很好的经济效益，而且由于发现了链霉素获得了1952年诺贝尔生理学或医学奖。但是作为这项成果的一个主要研究者，沙茨却不在获奖之列，沙茨对此非常不满，提出抗议。

沙茨认为尽管以前给了一些补助，但是和后来专利的收入无法相比；另外，诺贝尔奖也没有颁给沙茨。沙茨对自己的老师非常不满，甚至告到学校，造成了所谓的链霉素成果之争。事情越闹越大，在美国学术界可谓是沸沸扬扬。美国学术界和主流媒体是支持瓦克斯曼的，而且瓦克斯曼是美国历史上第一个获得诺贝尔生理学或医学奖的微生物学家，沙茨被认为背叛了自己的老师。沙茨后来在美国是没有办法待下去了，美国学术界无法接纳一个和老师对着干的研究者，而且这个老师是诺贝尔奖得主。沙茨在美国找不到合适的工作，只有到南美洲一个国家的大学里当老师去了。

沙茨对这件事情耿耿于怀。一直到20世纪90年代，瓦克斯曼去世快20年了。沙茨又向他的母校罗格斯大学提出异议，希望调查这一事件，承认自己在链霉素发现中的贡献。罗格斯大学专门组织了一个委员会，对瓦克斯曼和沙茨当时的实验记录、论文和数据进行了非常仔细的调查和分析。调查委员会最后得出结论，不能抹杀沙茨的贡献，承认链霉素的发现是瓦克斯曼与沙茨的共同成就。为了补偿沙茨，罗格斯大学专门给沙茨颁发了罗格斯大学最重要的一个奖——罗格斯大学奖。

对于链霉素成果之争，不能因为沙茨而否定了瓦克斯曼，也不能因为瓦克斯曼而否定了沙茨。1942年，瓦克斯曼发现灰链丝菌和他对整个链霉素发现的设计，这些贡献是不能抹杀的。1943年，沙茨发现链霉素的功绩也是不能抹杀的。他们两个人都做出了重要的贡献，但学术界一般认为学术成果的主要贡献者是论文的责任人，或者说是论文的通讯作者，而大部分生物学研究论文的责任人或通讯作者是老师，而不是完成具体实验工作的学生。

第五节　后抗生素时代

人类发现青霉素以后，其对一些非常厉害的致病菌的抑制作用是非常有效的。在20世纪50年代，对葡萄球菌的抑制作用可以达到100%，效果非常明显。一些人类曾经束手无策的传染病如梅毒，也被有效地控制住了。但是后来发现一些致病菌产生了抗药性，到20世纪80年代，对葡萄球菌的抑制作用下降到最初的10%。对链球菌，在20世纪40年代，每天只要4万单位就可以有效地抑制。而到了20世纪90年代，每天则需要2400万单位。道高一尺，魔高一丈。细菌的抗药性逐渐增强，产生了超级细菌。在抗生素里，发现于印度尼西亚土壤微生物中的万古霉素（vancomycin）一直是最有效的抗生素，对革兰氏阳性菌特别有效，其命名的原词“vanquish”就有征服、战胜和抑制的意思。万古霉素在医院里一般是到最紧急的时候才会使用，因为它对肾的损伤非常大。自20世纪50年代以来，万古霉素一直是抗击超级细菌的法宝，后来发现一些金黄色葡萄球菌和肠球菌也可以耐万古霉素。2002年，人们发现了第一株临床完全耐万古霉素的金黄色葡萄球菌，已经没有一种抗生素能够控制这样的超级细菌了。以此为标志，人类进入后抗生素时代。人类是否又要再次面对感染的严重威胁呢？已有学者在探索新的抗感染方法，如用噬菌体这种细菌的天敌对付细菌，或者用抗菌肽等药物，利用非抗生素物质进行抗菌治疗。

青霉素故事的启示和思考是什么呢？第一，这是一个源于偶然的发现，它是一个二次发现确认的发现。偶然中也有必然，人类总会找到青霉素，因为它是一种需要，一种文明发展过程中必然的结果。第二，战争促进了青霉素的研发和商品化。第二次世界大战促进了青霉素的研发和商品化。第三，目标明确、多方合作。在青霉素的研发过程中，目标非常明确，就是一定要找到抗感染的有效药物。研发和生产中，不仅有研究小组和研究小组之间的合作，学校与学校之间的合作，还有国家与国家之间的合作。第四，人类对于细菌的斗争更加艰巨。因为人类又进入到了一个新的时代——后抗生素时代。

第六节　青霉素背后的无名英雄——希特利（外一篇）

诺贝尔自然科学奖每项最多只有三人获奖，但某项科学研究中贡献和成就相近的学者往往不止三人，因此人们常常将做出了重要贡献而又未获得诺贝尔奖的学者称为“第四人”。青霉素研究中的“第四人”就是弗洛里团队的希特利（Norman George Heatley，1911～2004）。希特利是青霉素背后的无名英雄，他在研究青霉素中的贡献，50 年后才被世人广泛认可。

1939 年，在牛津大学弗洛里团队里有两位生物化学家，一位是钱恩，另一位是希特利。与钱恩的外向和热情不同，希特利非常内向和腼腆。希特利的特点是善于分析实验中的问题，找到解决的办法，而且动手能力极强。他设计和制作了许多实验设备，使青霉素的研究能顺利进行。

为了得到更多的青霉素，必须增加霉菌的数量。弗洛里和他的助手尝试了各种方法，如采用大的培养瓶、增加培养液等，但效果都不好。因为霉菌的生长需要氧气，一旦大瓶中培养液过多、液体过深，霉菌生长反而变差。降低培养液液面的高度，培养瓶的面积又太小而体积却太大。希特利从一家医院找来了十几个小便盆用来培养霉菌，这些小便盆底部面积大，培养霉菌的效果特别好，而且容易放置，摆在一起又可以节省空间。希特利根据这些小便盆的形状，设计了一种培养皿，并由一家陶瓷厂制作了 600 个。这些陶瓷培养皿为青霉素的研究做出了重要贡献，被称为“青霉素便盆”。有意思的是，在希特利的暮年，还找到了一个当年的“青霉素便盆”，成为那段历史的遗物（图 6-7）。

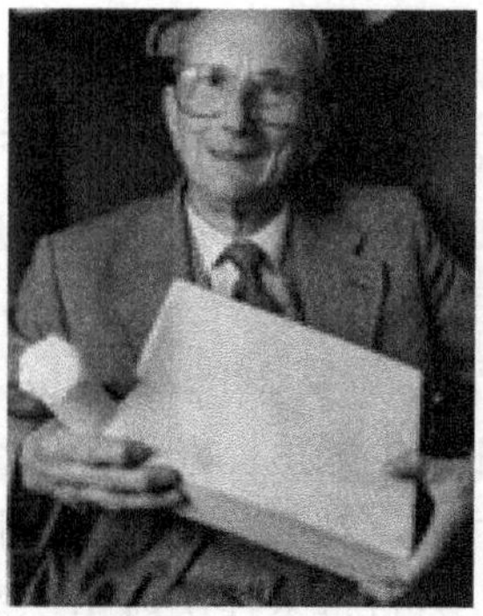

图 6-7　希特利和他的陶瓷培养皿

在青霉素提纯过程中，希特利还发明了一种逆流装置，将两个玻璃管中的弱碱性水溶液和乙醚上下对流，在玻璃管中间混合，从而把青霉素分离出来。这种方法加快了初期研究中青霉素的提纯。

1941 年，弗洛里和希特利带着青霉素样本经葡萄牙来到美国寻求青霉素的大规模生产方法和技术。作为青霉素的主要研发者，希特利和美国学者合作，为青霉素的大规模生产做出了自己的贡献。

弗莱明、弗洛里和钱恩因青霉素的研究获得诺贝尔奖而家喻户晓，作为重要成员的希特利却一直不为世人所知。一直到 20 世纪 90 年代，希特利被牛津大学授予荣誉医学博士学位，他那一段经历才逐渐浮出水面。据说牛津大学有史以来仅授予了两个非医务人员荣誉医学博士学位，希特利便是其中之一，可见其珍贵。2008 年，英国化学学会设立了希特利奖学金，奖励为化学和生命科学研究做出贡献的学者。

科学研究中经常需要制作和改进一些仪器设备，有些仪器的发明和创新增添了人类认识自然的方法和手段，有些设备和技术的改进使很多研究工作柳暗花明。很多科学工作者不仅是思维敏捷的大师，也是心灵手巧的匠人。希特利直到去世前都未泯灭小发明、小创新的兴趣，他是青霉素研究团队中最后一位离世的成员（张铭，2016a）。

第七章

双螺旋的故事

生物学的核心问题是什么？不同的时代生物学家关注的生物学核心问题各有不同。进入20世纪后，当生理学作为生物学的核心学科揭示了众多生理功能特别是动作电位的机制时，另一门学科正在悄然崛起并开辟了现代生物学的一个全新时代，这就是遗传学。从生理学到遗传学，不是两个分离的时代，而是人类对生命现象本质更深入的探索：我从哪里来？我将到哪里去？杜布赞斯基在他著名的《遗传学与物种起源》一书中写道“遗传学就是遗传与变异的生理学。”

19世纪孟德尔就提出导致豌豆形状和颜色差异的是生物体内在的遗传因子，由此揭开了遗传学的大幕。1926年，摩尔根（Thomas Hunt Morgan，1866～1945）发表了《基因论》，认为遗传的基本单位是基因，基因存在于细胞中的染色体上，基因决定着生命有机体的性状。1941年，比德尔（George Wells Beadle，1903～1989）发现基因突变会引起酶的改变，提出“一个基因一个酶”的假设。人类不仅确定了基因与性状之间的关系，而且已经明确认识到基因是一种具有功能性的化学物质，生命有机体的遗传是通过基因实现的。作为遗传物质的基因的本质是什么？结构是什么样的？生命有机体的遗传变异是如何通过基因这种遗传物质实现的？这些遗传学中的核心问题成为生物学的核心问题。

有意思的是，解开遗传物质谜团的生物学家很多是医生和物理学家出身的学者，根据他们对遗传物质认识的角度和主要研究方法，后人将他们划分为：生化学派、信息学派和结构学派。生化学派的代表人物是格里菲斯（Frederick Griffith，1879～1941）和艾弗里（Oswald Avery，1877～1955）；信息学派的代表人物是德尔布吕克（Max Delbrück，1906～1981）、卢里亚（Salvador E. Luria，1912～1991）和赫尔希（Alfred D. Hershey，1908～1997）；结构学派的代表人物有鲍林、沃森和克里克。这三个学派都有多人因遗传物质或遗传信息的研究获得诺贝尔奖。

生化学派的格里菲斯和艾弗里通过肺炎双球菌实验和细菌转化实验表明生命有机体的遗传物质是DNA。信息学派的德尔布吕克、卢里亚、赫尔希和蔡斯（Martha C. Chase，1927～

2003）通过对噬菌体的研究，进一步证实了DNA是生命有机体的遗传物质。结构学派的沃森、克里克和威尔金斯在富兰克林（Rosalind Franklin，1920～1958）DNA晶体结构实验的基础上提出了双螺旋模型，克里克等人进一步提出了中心法则。双螺旋模型和中心法则很好地解释了生命有机体遗传与变异的核心问题，将生物大分子核酸和蛋白质的研究推向了生物大舞台的中心。

第一节 从格里菲斯到艾弗里——DNA是遗传物质

一、格里菲斯的肺炎双球菌实验

即使在21世纪的今天，肺炎仍然是人类的梦魇。且不说近年的新冠肺炎，历史上肺炎曾是造成人类死亡率最高的疾病之一。导致肺炎的主要原因是细菌和病毒等病原微生物或病原体的感染。在抗生素发现之前，人类对肺炎几乎是束手无策。各种各样的肺炎让患者备受折磨，而医生却无能为力。直到磺胺和青霉素的发现，人类才开始有办法对付肺炎。因此，研究与肺炎相关的病原微生物或病原体并寻求肺炎的治疗方法成为医学界关注的重点，英国医生格里菲斯研究的就是肺炎双球菌（*Diplococcus pneumoniae*）（图7-1）。

肺炎双球菌也称为肺炎链球菌（*Streptococcus pneumoniae*）（1974年被重新命名为肺炎链球菌，本书中使用历史上的名称），最初由巴斯德分离和发现。该菌菌体似矛头状，为成双或短链状排列的双球菌，有毒株菌体外有多糖构成的荚膜。

因肺炎双球菌的致病性，在20世纪初已有不少学者开展相关研究。他们把肺炎双球菌分为两类，一类有毒力可以致病，一类无毒力不能致病。有毒力可以致病的肺炎双球菌细胞壁外有一层多糖构成的荚膜，无毒力不能致病的肺炎双球菌则没有荚膜。有荚膜的菌外表光滑（smooth），称为S型；无荚膜的菌外表粗糙（rough），称为R型。另外，根据血清学研究肺炎双球菌的免疫特性，把肺炎双球菌分为Ⅰ型、Ⅱ型、Ⅲ型和Ⅳ型（现代血清分型有93种，其中Ⅰ型、Ⅱ型和Ⅲ型致病力较强而其余各型致病力较弱甚至不会致病）。Ⅰ型、Ⅱ型、Ⅲ型和Ⅳ型又都有R型和S型。

格里菲斯的肺炎双球菌实验分为四组。

第一组：无荚膜的RⅡ型注射到小鼠体内不会导致小鼠患病死亡。

第二组：有荚膜的SⅢ型注射到小鼠体内导致小鼠患病死亡。

第三组：有荚膜的SⅢ型加热到60℃后注射到小鼠体内不会导致小鼠患病死亡。

第四组：在一次实验中，格里菲斯无意中将大量经加热的SⅢ型肺炎双球菌和少量RⅡ型肺炎双球菌混合到一起，注射到小鼠体内，结果发现小鼠都患病死亡，而且从小鼠体内分离出可以致病的SⅢ型菌（图7-1）。

此后，格里菲斯又在实验中发现，将经加热灭活的SⅢ型肺炎双球菌和活的RⅡ型肺炎双球菌混合在试管里孵育也可转化出可以致病的SⅢ型活菌。格里菲斯称这一现象为转化（transformation），他认为灭活的SⅢ型肺炎双球菌可能是导致这一现象出现的原因，而导致这种转化可能是不同类型肺炎双球菌的免疫特性不同。S型肺炎双球菌中可能含有一种转化因子（transforming factor），它可以将 R 型肺炎双球菌转化为 S 型。

后来艾弗里的研究表明，这种转化因子是 SⅢ的 DNA。虽然加热可使 SⅢ死亡，但 DNA 仍可保留其活性。当灭活的 SⅢ残骸与活的 RⅡ混合在一起时，RⅡ接收了源自 SⅢ的 DNA，获得可生成多糖荚膜的基因，转化出可以致病的 SⅢ型活菌，造成小鼠死亡。

格里菲斯的实验结果发表于 1928 年，一些文献和教科书引用了他的发现，但多局限于细菌学和免疫学。一些学者重复了格里菲斯的实验，得到了同样的结果。很多看到格里菲斯实验结果的人和格里菲斯自己都没有意识到这是有关遗传物质的一个重要发现。格里菲斯于 1941 年死于第二次世界大战中德国纳粹对伦敦的大轰炸。

在探索肺炎双球菌的征途上，格里菲斯无意中推动了一扇大门，使人类从一丝门缝中窥视到揭示遗传物质的途径。而打开这扇大门，并迈出第一步的是美国细菌学家艾弗里（图 7-2A）。

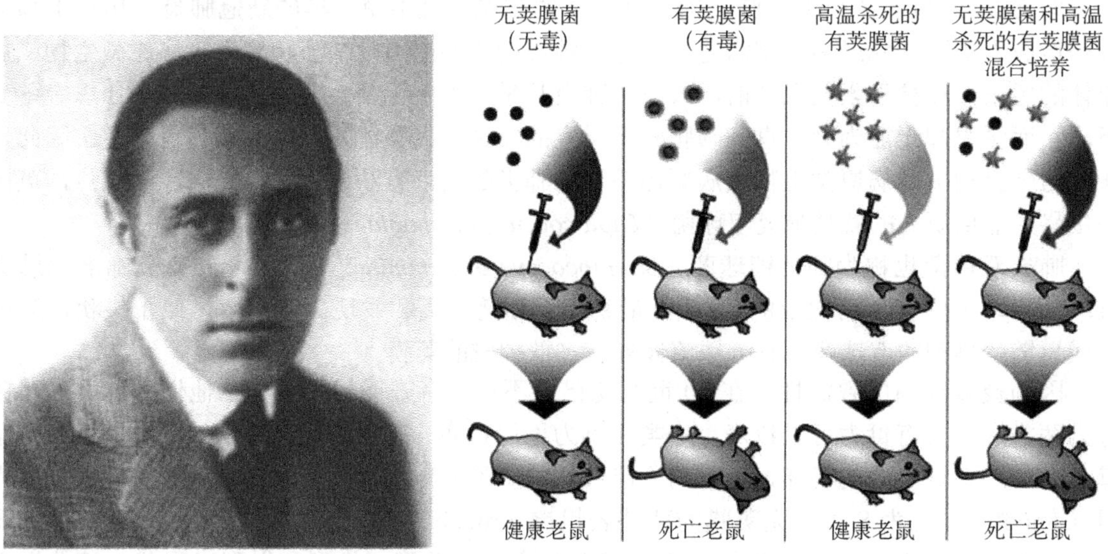

A B

图 7-1　格里菲斯（A）和肺炎双球菌实验（B）

二、艾弗里的细菌遗传转化实验

美国洛克菲勒医学研究所细菌学家艾弗里领导的实验室在 1913 年就开始了有关肺炎双球菌的研究。格里菲斯发现的肺炎双球菌转化作用令艾弗里非常好奇，但艾弗里并不认同格里菲斯有关转化是源于肺炎双球菌免疫特性的观点。格里菲斯有关肺炎双球菌的研究结果对艾弗里从事的免疫特异性研究是一个悖论，有可能给刚刚兴起的免疫化学带来一场灾难。转化的原因是什么呢？

艾弗里实验室对转化现象进行了系统的研究。1933 年，实验室的阿洛威（James Lionel Alloway，1900～1954）发现，将 S 型细菌破碎后用过滤器去除细胞壁碎片和未被破碎的细胞得到无细胞的提取液，把无细胞提取液加入生长中的 R 型细菌的培养基中，细菌可以转化。在提取液中加入乙醇，可萃取出固态的沉淀物。阿洛威认为在这种无细胞提取液中存在转化因子，转化因子是引起肺炎双球菌由一种类型向另一种类型转化的物质。那么，导致肺炎双球菌转化作用的物质是什么呢？

从原理上分析，使肺炎双球菌产生转化作用的物质可能是蛋白质、核酸（DNA 和 RNA）、脂类或者多糖。

一是可以用物理方法或化学方法去除某个物质或者它的功能，观察余下物质是否还可产生转化作用。脂类和糖类的结构单一，比较容易被排除掉，转化物质很可能就是蛋白质或核酸。蛋白质和核酸都是生物大分子，结构复杂，遇到高温会变性而失去活性。大多数蛋白质在 60℃以上就会出现明显的变性，即丧失活性，而核酸变性的温度要高些，一般在 80℃以上，50% DNA 分子变性时的温度在 85～95℃。因此可以通过不同温度处理肺炎双球菌，观察变性作用是因为蛋白质的作用还是核酸的作用。

二是用化学方法对转化物质中各元素含量进行分析，根据蛋白质、脂类、多糖、DNA 和 RNA 中各元素含量的特点，推测转化物质的类型。

三是再用物理方法或化学方法使可能是转化物质的物质丧失功能，观察转化作用是否还可产生。分别用含有蛋白酶、RNA 酶和 DNA 酶的血清处理转化物质，如果某种酶可以消除转化作用，这种酶可水解的物质就是导致转化作用的物质。

艾弗里和他的同事们用加热处理、化学、酶学和血清学方法，采用最简单的策略逐一排除不同的因素，在 S 型肺炎双球菌的提取液中分别降解和消除蛋白质、脂类、多糖、DNA 和 RNA 等不同物质，再将含有不同物质成分的提取液分别与 R 型肺炎双球菌混合，观察其是否会发生转化现象。结果发现蛋白质、脂类、多糖和 RNA 都不能使肺炎双球菌从 R 型转化为 S 型，只有 DNA 可以使肺炎双球菌从 R 型转化为 S 型。实验结果表明：DNA 是 Ⅲ 型肺炎双球菌转化的基本因素。

1944 年，艾弗里的论文《引起肺炎双球菌转化物质化学性质的实验研究》发表在《实验医学杂志》（*Journal of Experimental Medicine*）上。论文的另外两位作者是麦克劳德（Colin Munro MacLeod，1909～1972）和麦卡蒂（Maclyn McCarty，1911～2005），他们也都是医生和细菌学家。从论文的副标题可以看到艾弗里采用的肺炎双球菌类型与格里菲斯一样，而且论文的首篇引文文献就是格里菲斯发表于 1928 年的论文（图 7-2B）。论文中写到主要研究目的是对特定类型肺炎双球菌的转化现象进行更详细的分析，从细菌粗提取物中分离出导致转化的活性成分，并在可能的情况下鉴定其化学性质，或者至少能确定它属于哪一类已知的化学物质。

艾弗里的实验设计非常细致。在用物理方法和化学方法处理肺炎双球菌，以期找到导致转化现象的原因时，设计了几个重要实验：一是转化因子纯化后化学成分的分析；二是酶学实验和粗酶制剂对转化机制失活的影响；三是在不同温度下狗血清和兔血清对转化因子的灭活作用。这 3 个重要实验的结果在论文中由 3 个表格呈现（图 7-3～图 7-5）。

首先是转化物质纯化后化学成分的分析。艾弗里等三人用氯仿法使蛋白质变性去除蛋白质的作用、用酶降解去除多糖的作用，最后用乙醇沉淀的方法抽取活性物质。然后对提取的活性物质进行检测，发现其在生理盐水中很稳定但在水中不稳定，65℃加热 1 小时仍保持活性。

进一步检测发现，蛋白质呈阴性，DNA 呈现非常显著的阳性，RNA 检测为弱阳性，用乙醇和乙醚反复提取不降低活性，故可以推测活性分子不可能是蛋白质、核糖核酸和脂肪（乙醇和乙醚等有机溶剂可以将脂肪提取出来），而只可能是 DNA（脱氧核糖核酸）。对四批转化物质的元素含量的分析，发现 C、H、N 和 P 的含量都很接近 DNA 中元素含量的理论值。四批转化物质 N/P 的比例为 1.66、1.75、1.69 和 1.58，结果非常接近 DNA 中 N/P 比例的理论值 1.69（图 7-3）。

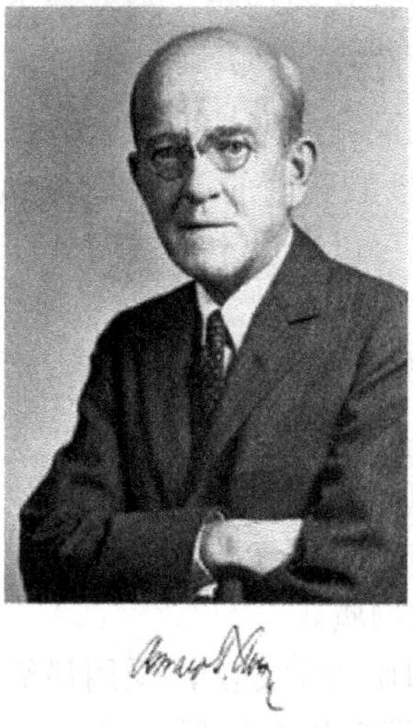

A

STUDIES ON THE CHEMICAL NATURE OF THE SUBSTANCE INDUCING TRANSFORMATION OF PNEUMOCOCCAL TYPES

INDUCTION OF TRANSFORMATION BY A DESOXYRIBONUCLEIC ACID FRACTION ISOLATED FROM PNEUMOCOCCUS TYPE III

BY OSWALD T. AVERY, M.D., COLIN M. MACLEOD, M.D., AND MACLYN MCCARTY,* M.D.

(From the Hospital of The Rockefeller Institute for Medical Research)

PLATE 1

(Received for publication, November 1, 1943)

Biologists have long attempted by chemical means to induce in higher organisms predictable and specific changes which thereafter could be transmitted in series as hereditary characters. Among microörganisms the most striking example of inheritable and specific alterations in cell structure and function that can be experimentally induced and are reproducible under well defined and adequately controlled conditions is the transformation of specific types of Pneumococcus. This phenomenon was first described by Griffith (1) who succeeded in transforming an attenuated and non-encapsulated (R) variant derived from one specific type into fully encapsulated and virulent (S) cells of a heterologous specific type. A typical instance will suffice to illustrate the techniques originally used and serve to indicate the wide variety of transformations that are possible within the limits of this bacterial species.

Griffith found that mice injected subcutaneously with a small amount of a living R culture derived from Pneumococcus Type II together with a large inoculum of heat-killed Type III (S) cells frequently succumbed to infection, and that the heart's blood of these animals yielded Type III pneumococci in pure culture. The fact that the R strain was avirulent and incapable by itself of causing fatal bacteremia and the additional fact that the heated suspension of Type III cells contained no viable organisms brought convincing evidence that the R forms growing under these conditions had newly acquired the capsular structure and biological specificity of Type III pneumococci.

B

图 7-2　艾弗里（A）和细菌遗传转化实验的论文截图（B）（引自 Avery et al.，1944）

TABLE I

Elementary Chemical Analysis of Purified Preparations of the Transforming Substance

Preparation No.	Carbon	Hydrogen	Nitrogen	Phosphorus	N/P ratio
	per cent	*per cent*	*per cent*	*per cent*	
37	34.27	3.89	14.21	8.57	1.66
38B	—	—	15.93	9.09	1.75
42	35.50	3.76	15.36	9.04	1.69
44	—	—	13.40	8.45	1.58
Theory for sodium desoxyribonucleate.....	34.20	3.21	15.32	9.05	1.69

图 7-3　艾弗里细菌遗传转化实验论文表格 1 截图（引自 Avery et al.，1944）

其次是酶学实验和粗酶制剂对转化机制失活的影响。艾弗里等发现胰蛋白酶、糜蛋白酶和核糖核酸酶都不能灭活转化因子，说明转化活性物质既非蛋白质也非 RNA。从狗肠黏膜、兔骨磷酸酶、猪肾磷酸酶、肺炎球菌自溶物、正常的狗和兔的血清等 5 种动物组织制备粗酶制剂，发现含有 DNA 酶活性的狗肠黏膜、肺炎球菌自溶物、正常的狗和兔的血清 3 种制剂能够灭活转化因子，其他两种则不能（图 7-4）。实验结果进一步表明，转化因子的活性成分是 DNA 而不是 RNA。

最后是不同温度下狗血清和兔血清对转化因子的灭活作用。艾弗里用两种不同的温度加热处理血清，在不同稀释浓度下，对肺炎双球菌 SⅢA66 和 RⅡ36A 做了 3 组平行实验。结果表明血清在经历一定时间的温度处理后，血清中的酶（包括 DNA 酶）会变性失活，导致转化因子保留活性。而未灭活或者未被彻底灭活的血清才会使转化因子失去活性（图 7-5）。这个实验实际上是对粗酶制剂对转化机制失活作用做了一个逆向证明，两个实验表明有 DNA 酶的血清可使转化因子失活不能产生转化，灭活血清中的 DNA 酶则可以使转化因子保留活性产生转化；也就是说产生转化作用的转化因子是DNA。

TABLE II

The Inactivation of Transforming Principle by Crude Enzyme Preparations

Crude enzyme preparations	Enzymatic activity			
	Phosphatase	Tributyrin esterase	Depolymerase for desoxyribonucleate	Inactivation of transforming principle
Dog intestinal mucosa	+	+	+	+
Rabbit bone phosphatase	+	+	–	–
Swine kidney "	+	–	–	–
Pneumococcus autolysates	–	+	+	+
Normal dog and rabbit serum	+	+	+	+

表2 粗酶制剂对转化因子失活的影响

粗酶制剂	酶活性			转化因子失活
	磷酸酶	甘油三丁酸酯酶	DNA解聚酶	
狗肠黏膜	+	+	+	+
兔骨磷酸酶	+	+	-	-
猪肾磷酸酶	+	-	-	-
肺炎球菌自溶物	-	+	+	+
正常的狗和兔的血清	+	+	+	+

图7-4　艾弗里细菌遗传转化实验论文表格2截图和中文对照（引自 Avery et al.，1944；傅继梁，2016）

TABLE III

Differential Heat Inactivation of Enzymes in Dog and Rabbit Serum Which Destroy the Transforming Substance

	Heat treatment of serum	Dilution*	Triplicate tests					
			1		2		3	
			Diffuse growth	Colony form	Diffuse growth	Colony form	Diffuse growth	Colony form
Dog serum	Unheated	Undiluted	–	R only		R only	–	R only
		1:5	–	R "	–	R "	–	R "
		1:25	–	R "	–	R "	–	R "
	60°C. for 30 min.	Undiluted	+	SIII	+	SIII	+	SIII
		1:5	+	SIII	+	SIII	+	SIII
		1:25	+	SIII	+	SIII	+	SIII
	65°C. for 30 min.	Undiluted	+	SIII	+	SIII	+	SIII
		1:5	+	SIII	+	SIII	+	SIII
		1:25	+	SIII	+	SIII	+	SIII
Rabbit serum	Unheated	Undiluted	–	R only	–	R only	–	R only
		1:5	–	R "	–	R "	–	R "
		1:25	–	R "	–	R "	–	R "
	60°C. for 30 min.	Undiluted	–	R only	–	R only	–	R only
		1:5	–	R "	–	R "	–	R "
		1:25	–	R "	–	R "	–	R "
	65°C. for 30 min.	Undiluted	+	SIII	+	SIII	+	SIII
		1:5	+	SIII	+	SIII	+	SIII
		1:25	+	SIII	+	SIII	+	SIII
Control (no serum)	None	Undiluted	+	SIII	+	SIII	+	SIII
		1:5	+	SIII	+	SIII	+	SIII
		1:25	+	SIII	+	SIII	+	SIII

* Dilution of the digest mixture of serum and transforming substance.

血清	灭活条件	稀释	菌株	转化因子活性是否保留
狗血清	未灭活	未稀释	R	-
		1:5	R	-
		1:25	R	-
	60℃，30min	未稀释	SⅢ	+
		1:5	SⅢ	+
		1:25	SⅢ	+
	65℃，30min	未稀释	SⅢ	+
		1:5	SⅢ	+
		1:25	SⅢ	+
兔血清	未灭活	未稀释	R	-
		1:5	R	-
		1:25	R	-
	60℃，30min	未稀释	R	-
		1:5	R	-
		1:25	R	-
	65℃，30min	未稀释	SⅢ	+
		1:5	SⅢ	+
		1:25	SⅢ	+
对照（无血清）	无	未稀释	SⅢ	+
		1:5	SⅢ	+
		1:25	SⅢ	+

图7-5　艾弗里细菌遗传转化实验论文表格3截图和中文对照（引自 Avery et al.，1944；傅继梁，2016）

艾弗里的酶学实验通过特异性酶解反应可导致转化因子失活的特性确定了转化因子的化学本质就是DNA。他们的论文还特别指出了肺炎双球菌SⅢ转化因子和多糖荚膜的不同，并指出了转化因子与多糖荚膜的关系。认为转化因子是一个高度聚合的DNA分子，由4种含氮原子的核苷酸组成，而表现肺炎双球菌SⅢ毒性特征的多糖荚膜外壳是不含氮原子的。因此作为转化因子的DNA与由转化因子决定的多糖荚膜在生物学功能上各不相同，但两者在决定细胞的类型上都必不可少。这个结论几乎就一语道破了DNA与蛋白质、基因型与表型的本质关系。

三、怀疑、确认和迟到的认可

格里菲斯和艾弗里都是医生，他们所关注的问题集中在肺炎双球菌的生理特性、致病机制和免疫特性上，而不是遗传学问题。他们有关遗传物质的发现似乎就是歪打正着，科学史上的无心插柳柳成荫的事情太多了！

污染问题一直是生物学研究中挥之不去的问题。从瑞士学者米歇尔（Friedrich Miescher，1844～1895）的核素研究到瑞典学者帕博（Svante Pääbo，1955～）的尼安德特人（*Homo neanderthalensis*）研究，污染都是从始到终的关键问题。艾弗里纯化的DNA中仍含有微量（0.02%）的蛋白质成分，这些微量的蛋白质，不仅成为谨慎的艾弗里不在论文中明确DNA是遗传物质的原因之一，也是外界质疑艾弗里实验结果的重要依据。

艾弗里的工作并没有被忽视。1945年英国皇家学会就把科普利奖（Copley Medal）授予了艾弗里，获奖致辞中特别提到了他在转化因子上的工作。艾弗里在他的论文发表一年后就获得科普利奖，这倒是很符合诺贝尔遗嘱对诺贝尔奖的要求。不过，由于时代的局限性，科普利奖也没有提到DNA是遗传物质的问题。科普利奖也称为英国科学奖（British scientific award），是世界上最古老的科学奖项之一，由英国皇家学会高级会员科普利爵士（Sir Godfrey Copley，1653～1709）的遗赠设立。第一次颁发在1731年，比诺贝尔奖早170年。获奖者可获得一枚镀金银质奖章和100英镑奖金，此后奖金数额有所增加，但远低于诺贝尔奖。历史上科普利奖的获奖者有达尔文、卡文迪许（Henry Cavendish，1731～1810）、赫胥黎（Thomas Henry Huxley，1825～1895）、富兰克林（Benjamin Franklin，1706～1790）、法拉第（Michael Faraday，1791～1867）、亥姆赫兹、李比希、门捷列夫（Dmitri Mendeleev，1834～1907）、爱因斯坦和霍金（Stephen William Hawking，1942～2018）等。艾弗里拒绝了来自英国的邀请，没有前往领奖，原因是自己身体状况欠佳只能乘坐头等舱出行但却付不起昂贵的费用。

谈到未能获得诺贝尔三大自然科学奖的学者及他们的工作时，几乎都会说到艾弗里和他的细菌遗传转化实验，都会为艾弗里感到惋惜。其实，从另一个角度看，应该感到惋惜的是诺贝尔奖的评审委员们，因为艾弗里的历史贡献似乎无须一个诺贝尔奖来注脚。

生化学派的成员大多是生物学家或者医生，他们从各自的实验研究中观察到作为遗传物质的基因可能就是核酸，而且基因突变可以引起酶的改变。但是他们无法确认遗传物质的本质就是DNA，因为做到这一点还需要两个重要的环节：一是通过更准确的实验确认遗传信息的传递过程，二是揭示遗传物质的化学结构并根据这种化学结构的特点揭示遗传机制。这两个重要的工作后来由信息学派和结构学派完成。

艾弗里的研究推开了一扇大门，向着正确的方向迈进了一步。尽管他的研究非常细致严谨，但仍不是无懈可击的，还需要更为明确无误的证明。生化学派实际上已经发现并基本证明了DNA是遗传物质，但这些证明仍然不够，还需要进一步解释遗传物质的作用机制，以及遗传物质产生作用的结构基础。这两项工作，似乎并不是一位擅长细菌研究的医生的主题，也不易成为生化学派的关注点，而这两项工作正是信息学派和结构学派两大学派关注的焦点。信息学派的赫尔希和蔡斯通过噬菌体的放射性同位素标记实验证明了噬菌体的遗传物质是DNA。结构学派的克里克和沃森则构建了DNA的双螺旋模型。生命有机体的遗传物质是 DNA 的概念被最终确认。

第二节 噬菌体小组——遗传信息的研究

噬菌体小组是生物学史上一个常被人津津乐道的现象，其创始人德尔布吕克、卢里亚和赫尔希获得了 1969 年诺贝尔生理学或医学奖。噬菌体小组并不是一个有组织的机构，它是指 20 世纪 40～60 年代用噬菌体作为模型研究生命有机体的所有学者。

一、德尔布吕克——从物理学到生物学

在原子论和量子论的基础上，一些物理学家试图用物理学的方法论和认识论去探索和解释生命现象的本质；同时，不少物理学家认为对生命现象本质的研究也是解决物理学困扰的有效途径，如物理学中的不确定性问题。在 20 世纪二三十年代，人们已经知道基因是决定遗传与变异的关键，基因在染色体上，但基因的本质是什么？这个问题成为生物学的核心问题。在众多关注生物学问题的物理学家中有一位年轻人，他就是德尔布吕克。

德尔布吕克早期学习天文学，后转入玻恩（Max Born，1882～1970；1954 年获诺贝尔物理学奖）手下学习理论物理，拿到博士学位后又在玻尔（Niels Henrik David Bohr，1885～1962；1922 年获诺贝尔物理学奖）的实验室工作。玻尔在 1932 年的演讲“光和生命”（Light and Life）中提出，对生命过程的了解会带来新的悖论，解开这些悖论有可能发现新的物理学规律。

年轻的德尔布吕克，深受玻尔的影响，渴望在科学上的突破，但突破点选在哪里呢？生命现象与物理现象明显不同，从热力学角度看，活着的生命有机体并不是一个熵增过程，这似乎非常有意思（在 1944 年出版的《生命是什么》一书中，薛定谔提出了负熵的概念，认为生命的意义就在于可以从外界获取负熵而具有抵抗自身熵增的能力，即生命以负熵为生）。如果用物理学成功建立原子论和量子论的还原论方法解释生命的本质，那就一定要研究基因。企图用还原论来解释生命的本质，就会遇到企图用每个电子的位置来说明原子一样困难。

在当时的研究中，能把物理中的原子论和量子论思想应用于生物学实验研究的是辐射对果蝇的影响。摩尔根的学生穆勒（Hermann Joseph Muller，1890～1967）在 1926 年用 X 射线使果蝇产生了突变，他的研究后来获得了 1946 年诺贝尔生理学或医学奖。1932 年穆勒得到德裔犹太人创建的古根海姆基金的资助前往德国进行研究，与苏联遗传学家莱索夫斯基（Timofeeff Ressovsky，1900～1981）和德国物理学家齐默（Karl G. Zimmer，1911～1988）有过合作。莱索夫斯基主要研究在不同温度下不同剂量的辐射诱发果蝇突变的数量，“基因工程”就是莱索夫斯基首先提出的；齐默的工作主要是将辐射剂量转换成离子对的数量（当时认为使基因产生诱变的是离子对）。穆勒支持社会主义同情苏联，在希特勒上台后离开德国转入苏联进行研究。莱索夫斯基受穆勒的影响，穆勒的思想又通过莱索夫斯基影响了德尔布吕克。

1935 年，德尔布吕克、莱索夫斯基和齐默发表了《论基因的突变和基因结构的本质》

（“About the nature of the gene mutation and the gene structure”）的论文，认为基因是稳定的化学物质，辐射的能量可以使组成基因的原子重新排列成新的形式。既然 X 射线可以使果蝇产生突变，也就说明基因可受到 X 射线的影响，那么基因就应该是真实存在并具有明确性质的实体。

这篇论文被称为“三人论文”，因其封面为绿色，也称为“绿皮书”。这篇论文发表时，德尔布吕克还不到 30 岁。薛定谔在《生命是什么》中，花了一整章（第五章）的篇幅讲述“对德尔布吕克模型的讨论和检验”。其结尾写道“总之，我认为德尔布吕克的模型是经得起检验的，我们有理由在进一步的研究中应用它。”很明显，薛定谔认为，用实验证明基因的本质是某种稳定的化学物质是生物学研究的核心问题。

得到物理学大师薛定谔的认可，德尔布吕克可谓少年成名。年轻的德尔布吕克有这样的机遇和成就，除了自身的努力和聪慧外，可能与他的家庭出身也有一定关系。德尔布吕克的父亲是历史学教授，曾外祖父是大名鼎鼎的化学家李比希。李比希被誉为有机化学之父和化学工业之父，发现苯环状结构的凯库勒（Friedrich A. Kekule，1829～1896）是他的学生。李比希的徒子徒孙有数十人获得过诺贝尔奖，李比希学派是化学史上最著名的学派。

德尔布吕克认为基因不会是普通化学概念上的分子，而是一种特殊的、热力学上异常稳定的分子（传统化学大多研究小分子，现代生物学则主要研究核酸和蛋白质等生物大分子）。

如何证明基因的本质是某种特殊的化学物质呢？可能还是要从选择实验对象开始。1937 年，德尔布吕克来到美国，访问了加州理工学院著名的“果蝇室”。摩尔根的果蝇并未打动德尔布吕克。作为物理学家出身的德尔布吕克觉得这个动物太复杂了，他希望找到一个简单如氢原子的生物模型。在访问加州理工学院的途中，德尔布吕克顺道访问了斯坦利（Wendell M. Stanley，1904～1971）的实验室，斯坦利于两年前发现和提纯了烟草花叶病毒蛋白而轰动学界，斯坦利因此获得了 1946 年诺贝尔化学奖。病毒比果蝇要简单得多，而且德尔布吕克还听说了一个新的名词“噬菌体”，细菌的病毒。巧的是，在加州理工学院摩尔根的系里，就有一位研究噬菌体的学者，噬菌体——这个生物物种中的氢原子走进了德尔布吕克的世界。

二、早期的噬菌体经典实验和噬菌体小组

放弃果蝇选择噬菌体，实际上是放弃了复杂的多细胞生物选择了最简单的生命有机体，德尔布吕克心目中研究自我复制的理想对象。

噬菌体是细菌病毒，与其他病毒一样，噬菌体只是一团由蛋白质外壳包裹的遗传物质（有的是 DNA，有的是 RNA）。之所以称为噬菌体，是因为它可以使细菌裂解（噬菌体除了在遗传学研究中有着重要地位外，在治疗细菌感染方面也有重要的研究价值）。德尔布吕克使用的噬菌体由蛋白质外壳和其包裹的 DNA 构成。用噬菌体研究遗传学问题的主要优点：一是结构简单；二是易于繁殖；三是只含蛋白质和 DNA；四是宿主也很简单。

选定噬菌体作为研究对象后，德尔布吕克和卢里亚等开展了一系列实验，为后续噬菌体小组的研究奠定了基础。

噬菌体一级生长曲线的测定。要研究噬菌体的遗传，必须先弄清楚噬菌体繁殖的规律。

在此基础上才能进一步了解子代与亲代的关系是建立在哪些物质和哪些机制上的。噬菌体只能在宿主细胞内复制，如何复制当时还不清楚。德尔布吕克与助手发明了一种培养方法，把重点放在噬菌体繁殖上，而不必考虑被感染细菌细胞内发生的情况，避开了一个又复杂又麻烦的问题。他们发现噬菌体一级生长曲线可分为潜伏期、生长期和释放期三个阶段，被感染的每个宿主细胞可释放 100 个左右的噬菌体。

单菌释放实验。测定单个被感染宿主细胞释放的噬菌体数量，通过纯化，得到遗传学上同一起源噬菌体用于遗传分析。

大肠杆菌对噬菌体的抗性突变。1940 年，德尔布吕克与卢里亚在一次学术会议上相遇，此后两人持续合作多年。次年，两人合作研究了大肠杆菌对噬菌体 T1 的抗性突变，通过精心构思的实验设计和细致严谨的实验数据处理与分析，证明了噬菌体的抗性突变不是“获得性遗传”假说的“生理性适应”，而是“突变加选择”。这个实验结果否定了拉马克的“用进废退”和“获得性遗传”，而证实了突变的自发本质和自然选择的结果，为达尔文的进化论赢得了胜利。

此后，细菌遗传学家莱德伯格夫妇（Joshua Lederberg，1925～2008；Esther Marilyn Lederberg，1922～2006）证实了细菌突变的自发本质。莱德伯格被誉为细菌遗传学之父，因发现细菌遗传物质的基因重组和组织获得了 1958 年诺贝尔生理学或医学奖（图 7-6）。

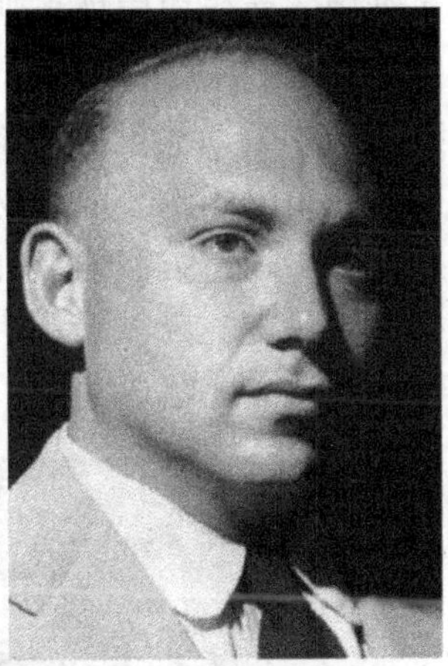

图 7-6　莱德伯格
（引自 https://www.nobelprize.org/prizes/medicine/1958/lederberg/facts/）

德尔布吕克与卢里亚的合作标志着噬菌体小组的形成，两人有关噬菌体抗性试验的研究也标志着细菌遗传学的诞生，分子生物学的时代即将到来。

德尔布吕克等有关噬菌体的实验设计和结果分析在数理逻辑和方法的应用方面与孟德尔的实验设计与分析颇为相似，但理论素养更高。相对于当时大多数生物学家而言，体现了德尔布吕克逻辑严谨和精于统计分析的科学素养。

三、赫尔希和蔡斯的噬菌体同位素标记实验证实遗传物质是 DNA

赫尔希和蔡斯是德尔布吕克的学生。1943 年，赫尔希加入噬菌体的研究，被认为是噬菌体小组的第三位创始人。

1949 年，卢里亚实验室的安德森（T. F. Anderson）发现突然改变噬菌体悬浮液的盐浓度可以使噬菌体丧失侵染能力，并且释放出线性 DNA 分子。这个偶然的发现启发了赫尔希和蔡斯。实验用的噬菌体只有蛋白质外壳和 DNA 内核两个部分，感染细菌时，如果是蛋白质进入菌体，在细菌细胞内复制出子代噬菌体，那么遗传物质就是蛋白质；如果是 DNA 进入菌体，在细菌细胞内复制出子代噬菌体，那么遗传物质就是 DNA。

对蛋白质和 DNA 的化学分析已经发现蛋白质和 DNA 都含有碳（C）、氢（H）、氧（O）、氮（N）几种元素。DNA 都含有磷（P），而蛋白质可能会含磷（P）和硫（S）等元素，但含量很少。噬菌体的蛋白质外壳含硫（S）但不含磷（P），噬菌体的 DNA 含磷（P）但不含硫（S）。

赫尔希和蔡斯的噬菌体实验分为两组：一组用放射性同位素 ^{32}P 标记噬菌体的 DNA；另一组用放射性同位素 ^{35}S 标记噬菌体的蛋白质外壳。将同位素标记的噬菌体与大肠杆菌混合和吸附，然后通过离心分离未吸附的噬菌体和细菌。再将细菌重新悬浮后进行搅拌，将吸附在细菌细胞壁上的噬菌体部分和细菌分离，再进行离心。然后分别测定沉淀物和上清液的放射强度和被噬菌体感染的细菌数量。结果发现：上清液中主要是 ^{35}S 而 ^{32}P 较少，而且一半的 ^{32}P 在搅拌以前就在上清液中了；此外，噬菌体感染细菌产生子代的能力不受搅拌等实验操作的影响。结果表明在噬菌体与大肠杆菌混合和吸附后的早期，大部分噬菌体的 DNA 就进入了细菌，而蛋白质外壳则留在菌体之外，因此噬菌体在宿主细胞细菌中复制和增殖中起作用的物质是 DNA 而不是蛋白质。这个著名的实验被称为搅拌实验。

赫尔希和蔡斯的搅拌实验证明了噬菌体产生子代的遗传物质是 DNA 而不是蛋白质，从遗传信息的角度确定了遗传物质。这一发现还明确了格里菲斯和艾弗里转化实验中转化因子的本质是 DNA 作为遗传物质的作用。

德尔布吕克、赫尔希和卢里亚因发现病毒的复制机制和遗传结构分享了 1969 年诺贝尔生理学或医学奖（图 7-7）。

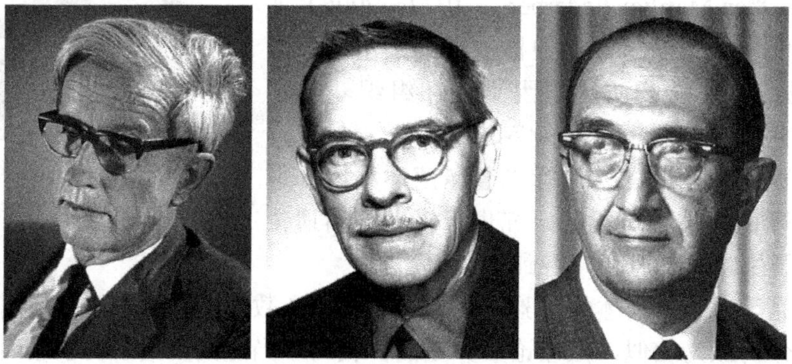

A　　B　　C

图 7-7　德尔布吕克（A）、赫尔希（B）和卢里亚（C）

确定 DNA 为遗传物质这一重大发现似乎与德尔布吕克和卢里亚没什么关系，而且德尔布吕克还曾经坚持基因是由蛋白质构成的错误观点。他认为只要理解了病毒的蛋白质如何复制，就可以理解基因。但不要忽略了他们创立的噬菌体小组、创建的细菌遗传学、开创的分子生物学时代，以及培养了这一时代的巨匠和众多的才俊。1948 年，沃森在印第安纳大学生物系卢里亚的实验室第一次见到了他的偶像德尔布吕克，从此在心中立下了揭示遗传物质本质的志向，开启了生物学探索的新篇章。

第三节　DNA 双螺旋结构模型的建立

生命有机体的功能是其结构的完美表演者。从人体结构与生理功能的关系，到生物大分子结构与分子功能机制和细胞功能的关系，结构与功能的研究一直是生物学研究的主题。结构不仅是功能的基础，结构还是信息的载体。没有缜密的信息导引，生命有机体的表演不可能完美。当人类已经确定DNA是遗传物质时，DNA的结构和由其结构产生遗传效应的机制成为生物学研究的首要问题。

一、结构学派对遗传物质的研究

伦琴发现X射线后，德国物理学家劳厄（Max von Laue，1879～1960）发现了X射线照射晶体时的干涉现象。他利用晶体材料证明X射线属于电磁波，并从光的三维衍射理论出发，根据几何学理论完成了X射线在晶体中的衍射理论。劳厄获得了1914年诺贝尔物理学奖。

英国的布拉格父子在劳厄发现的基础上对晶体结构进行了深入研究。小布拉格认为晶体对X射线的衍射可看作晶体中原子面对X射线的反射，并利用老布拉格发明的电离室证实了这一观点，导出了著名的布拉格公式。随后布拉格父子测定出了氯化钠、氯化钾和金刚石等晶体的结构，父子俩分享了1915年诺贝尔物理学奖。第二次世界大战前，小布拉格出任卡文迪许实验室主任。他将生物大分子结构的研究和天文学研究作为实验室的两大主题，这两大主题都取得了很多重大成就，特别是有关生物大分子结构的研究。英国成为生物大分子研究的重镇，卡文迪许实验室主要研究蛋白质的结构，伦敦国王学院主要研究核酸的结构。

曾获得1954年诺贝尔化学奖和1962年诺贝尔和平奖的鲍林就是小布拉格的学生。鲍林解析了蛋白质α螺旋结构获得诺贝尔化学奖。此后，鲍林试图解析DNA的结构，曾提出著名的“三螺旋结构模型”。

小布拉格领导的卡文迪许实验室中的佩鲁茨和肯德鲁一直致力于解析血红蛋白和肌红蛋白结构的研究。克里克和沃森先后进入卡文迪许实验室这一生物大分子结构研究的重镇，分别成为佩鲁茨的博士生和肯德鲁的博士后。

二、沃森和克里克

（一）生平简介

沃森出生在美国，是家中长子。克里克出生在英国，也是家中长子。

沃森出生于1928年，克里克出生于1916年，克里克比沃森大12岁。按照中国人的属相，他俩都属龙。

沃森的父亲特别喜欢观鸟，克里克的父母没有任何科学背景。两个家庭虽然不能说是非常富裕，但也不拮据，都鼓励孩子读书。沃森的父亲经常带沃森去野外观鸟并做记录。沃森11岁时就已经可以根据书本知识和自己的观察，发现和判断自己记录中是否有新的种类。沃森对鸟类的特殊爱好一直持续到本科阶段。克里克10岁时就参照父母买的教材在家里做实验。两人在儿童时代都是科学爱好者。

沃森的父亲参加过第一次世界大战。沃森父母都很热衷社会活动，在很多社会问题上观点明确毫不含糊。克里克一家都是网球爱好者，克里克的父亲还曾经打进温布尔登公开赛。

沃森被认为是一个神童，15岁上大学，19岁就获得了学士学位，22岁获得博士学位。

沃森博士阶段的导师卢里亚是噬菌体小组的核心、信息学派的代表人物；沃森博士后阶段的导师肯德鲁是结构学派的代表人物。沃森学的是生物学专业，直接受到穆勒、德尔布吕克和卢里亚的指导，对当时生物学关注的核心问题及研究方法了如指掌；克里克学的是物理学专业，数学和物理一直都很优秀，对生物大分子的结构分析有独特的优势。沃森和克里克都受薛定谔《生命是什么》一书的影响，将自己的研究兴趣转向有关遗传物质的研究。

发表 DNA 双螺旋模型时，沃森年仅 25 岁，已经 37 岁的克里克还没完成博士论文。

在构建了 DNA 双螺旋模型之后，沃森和克里克都积极参与了有关中心法则的工作。出于对脑的好奇，克里克后转向神经生物学研究。沃森则一直在分子生物学领域驰骋，并主导启动了人类基因组计划（Human Genome Project）。

这里插入一个沃森的故事。沃森的儿子鲁弗斯（Rufus）在读高一的时候被诊断为精神分裂症，曾一度打算轻生。沃森为此大哭，沃森的家人第一次看到他落泪。在启动人类基因组计划之初，鲁弗斯一度走失，沃森为寻找儿子缺席了很多重要的会议。当迷失在森林中的儿子被找回来后，沃森说："要理解并帮助自己的儿子过上正常的生活，唯一的方式就是破解基因组。"

（二）剑桥相遇

克里克从伦敦大学物理系毕业后留在本校，在导师的安排下研究高温高压下水的黏度变化。第二次世界大战爆发后，主要工作转向设计磁力与声学感应的水雷。第二次世界大战结束后，受青霉素研究和应用的影响，开始接触生物学家和生物学的相关研究，阅读了玻尔的《生命和光》、薛定谔的《生命是什么》等书籍。兴趣聚焦到两个方面：一是生物与非生物的边界是什么？二是脑的工作原理。脑的问题过于复杂，而运用物理学和化学原理探索生物学的基本问题可能会有所突破。克里克来到剑桥大学，加入卡文迪许实验室，师从佩鲁茨，运用晶体 X 射线衍射技术开始血红蛋白结构的研究。

沃森是卢里亚的第一个博士，卢里亚从艾弗里的论文中已经悟出核酸和蛋白质在遗传机制中的重要性，建议沃森去一个擅长化学的学者那里进一步提高。沃森拿到博士学位后，接受了导师卢里亚的建议，前往欧洲学习。因丹麦的卡尔喀（Herman Kalckar，1908～1991）曾在德尔布吕克的噬菌体小组听过课，所以沃森被推荐到丹麦卡尔喀的实验室。但卡尔喀的实验室主要研究核酸代谢，与沃森关注的遗传物质结构和机制关系不大。

作为噬菌体小组的成员，沃森对 DNA 的兴趣超乎一般的生物学研究者。在丹麦的卡尔喀实验室工作期间，沃森参加了在意大利举办的一次学术会议。在这次会议上，沃森认识了伦敦国王学院的威尔金斯，了解到威尔金斯和富兰克林有关 DNA 结构的 X 射线衍射工作。

与威尔金斯交流后，沃森觉得自己必须了解 X 射线衍射工作。他开始阅读相关文献并了解这个领域中最好的实验室。最初，他打算到加州理工学院鲍林的门下。当时的鲍林因构建了蛋白质的 α 螺旋模型而名满天下，但沃森却顾虑重重，因为他既看不懂鲍林最新的论文，也没有足够扎实的数学基础应对这位名人有关生物大分子结构的研究。

此时，正好沃森的导师卢里亚在美国的一次学术会议上遇到了卡文迪许实验室的肯德鲁，两人相互的印象都很好，而肯德鲁又正好要物色一个助手研究肌红蛋白。卢里亚顺理成章地将想学习生物大分子结构研究的沃森推荐给肯德鲁。

沃森得到消息，不等肯德鲁返回英国，就迫不及待地从丹麦来到剑桥的卡文迪许实验室，见到了佩鲁茨和小布拉格。尽管沃森对X射线衍射技术一窍不通，甚至不知道小布拉格推导出来的著名的布拉格公式，但佩鲁茨和小布拉格都乐意接受他来卡文迪许实验室。佩鲁茨还告诉沃森，用蛋白质晶体X射线衍射的图片很容易证明鲍林的α螺旋模型。

1951年，在卢里亚和丹麦的卡尔喀两位导师的帮助和支持下，沃森终于进入了卡文迪许实验室。沃森和克里克在剑桥大学卡文迪许实验室相遇，开始了两年传奇般的合作，并成为终生的好友。

卡文迪许实验室是一个做研究的好地方，沃森很喜欢这里，而且他与克里克很谈得来。克里克也很关注DNA的问题，克里克扎实的物理学和数学功底正好弥补了沃森的不足。沃森说："克里克是我的同事中最光彩夺目的一个人"。克里克认为沃森是一位精通遗传学的生物学家。

（三）确定目标

沃森和克里克在肯德鲁和佩鲁茨的指导下，主要工作是解析血红蛋白和肌红蛋白的结构。但两人相遇后的交流发现他们共同的兴趣是解释遗传物质的本质。艾弗里的转化实验、赫尔希和蔡斯的噬菌体同位素标记实验都表明遗传物质是DNA，但DNA作为遗传物质的复制、表达和突变等各种机制是如何产生的呢？要弄清这些机制，首先要提出一个DNA结构的模型。

沃森和克里克每天都会交谈几个小时，沃森从克里克那里了解晶体学知识，克里克从沃森这里了解有关噬菌体的问题。他们反复分析鲍林有关α螺旋的研究，发现鲍林的研究并不是仅仅依靠蛋白质晶体的X射线图谱，而是运用结构化学的基本原理分析原子之间的相互关系，构建理论模型。两人希望以鲍林α螺旋模型的研究为榜样，试图用鲍林理论分析的方法解析出DNA的结构。

（四）道路曲折

讲到年轻人，总不免说一句：理想是美好的，道路是曲折的。

沃森当时的主要工作是协助肯德鲁研究肌红蛋白的结构，但他辛辛苦苦用马的心脏做的肌红蛋白结晶，用于X射线衍射的结果并不比肯德鲁实验室原来做的结果好。这种情况下，肯德鲁就没有要求沃森继续做蛋白质结构的实验，使沃森有更多的时间与克里克一起讨论DNA的问题。

沃森和克里克将威尔金斯和富兰克林的实验结果与鲍林α螺旋模型类比，认为DNA的分子结构比蛋白质的α螺旋结构复杂。威尔金斯与克里克的交流中，认为DNA分子的直径比一条多核苷酸链的直径大，因此，推测可能是多个链的螺旋。如果DNA是由多个链形成的螺旋结构，就要弄清这些链之间是通过氢键还是盐键维系的。已知DNA中含有糖、磷酸和4种不同的核苷酸，糖和磷酸骨架应该非常有规律而碱基的序列应该不规则，因为如果碱基的序列是一样的，那么就无法实现基因的多样性了。根据早期不太清晰的X射线图片，威尔金斯设想DNA是三螺旋结构。

此时，一件事情影响到了克里克的研究，就是科学工作者都很关注的署名问题。一天，克里克的导师佩鲁茨把一篇有关血红蛋白研究的手稿交给克里克看，结果克里克看后怒不可遏。因为手稿中的一些观点是克里克首先提出的，但手稿中并未提及克里克的这些贡献。克里克立即反映给佩鲁茨和肯德鲁，此后又希望卡文迪许实验室负责人小布拉格做出解释。但小布拉格否认了克里克的说法，认为克里克热衷于夸夸其谈，没有做出什么有价值的贡献，甚至觉得克里克不适合继续待在卡文迪许实验室。多亏佩鲁茨和肯德鲁说情，克里克留了下来。

鲍林提出了蛋白质的 α 螺旋模型，但当时还没有一个理论通过 X 射线衍射的结果去验证这个模型。有学者提出了一个理论并被提交给了佩鲁茨。作为佩鲁茨的学生，克里克很快就发现了这个理论中存在的错误。经过与实验室另一位同事的讨论分析，两人各自独立地演算出相同的结果，形成和建立了螺旋衍射理论。这个理论可以用佩鲁茨的 X 射线衍射图来证明鲍林的 α 螺旋模型。这件事使处于低谷的克里克再次振作起来。

受威尔金斯的邀请，沃森参加了富兰克林有关 DNA 问题的讨论会，参加会议的只有 15 个人。富兰克林介绍了有关 DNA 的晶体学工作，认为只有运用纯晶体学的手段、不断积累资料，才能通过完善的分析解决 DNA 的结构问题。而沃森则希望通过进一步了解富兰克林对 DNA 晶体结构 X 射线衍射的描述构建和完善他和克里克的模型。

在参加了富兰克林有关 DNA 问题的讨论会之后，沃森和克里克一同前往牛津大学。在牛津，克里克向著名的晶体学家霍奇金（1964 年诺贝尔化学奖获得者，佩鲁茨和肯德鲁的老师，当时正在从事胰岛素结构的解析）介绍了自己刚刚建立的螺旋衍射理论，得到了霍奇金的认可。

沃森和克里克开始用肯德鲁为研究肽链三维空间构型而建造的模型材料，经过一些改造，搭建 DNA 模型。他们很快否定了单链的想法，搭建了三链模型。克里克很快打电话给威尔金斯，希望他来看看这个模型。

第二天，威尔金斯、富兰克林，还有富兰克林的一位学生一同从伦敦来到剑桥。克里克和沃森先后对他们的三螺旋模型进行了介绍。当克里克谈到 DNA 三螺旋模型中，磷酸基团之间是由 Mg^{2+}联结时，富兰克林马上指出 Mg^{2+}由水分子紧密包围，可形成一层紧密的外壳，Mg^{2+}不可能成为一个紧凑结构的主要成分。紧接着富兰克林又质疑了模型中的含水量问题。认为她自己的实验结果表明 DNA 的含水量比沃森和克里克的模型高 10 倍，因此 DNA 的样式不会像沃森和克里克的模型。富兰克林认为螺旋结构中糖磷脂应该在外，而碱基在内。

显然，三螺旋模型失败了。小布拉格甚至希望沃森和克里克放弃有关 DNA 模型的研究。沃森暂时转向烟草花叶病毒（TMV）的研究。

三、双螺旋

尽管有克里克的帮助，但沃森有关烟草花叶病毒的研究也没有太大的突破，而且烟草花叶病毒的研究对 DNA 结构的研究也没有什么帮助，两人又开始转向对 DNA 化学结构的思考。克里克把自己的博士论文也搁置在一边了。

（一）互补复制

1896 年，瑞士的米歇尔就发现了核酸。化学分析已经知道 DNA 是由碱基、脱氧核糖和磷酸根 3 种组分构成的线状分子，而且已知碱基为腺嘌呤（A）、鸟嘌呤（G）、胞嘧啶（C）和胸腺嘧啶（T）4 种。沃森和克里克的首要问题是弄清楚 DNA 分子中核苷酸的排列和连接，以及这种排列和连接如何产生遗传过程中基因的复制。

学数学出身的格里菲斯（John Griffith）对基因复制的问题非常感兴趣，经常与克里克和沃森讨论生物学问题。格里菲斯推测基因的复制一定是通过互补的方式交替进行，这也可能就是 DNA 分子的合成机制。

第二次世界大战后，小布拉格领导的卡文迪许实验室有两大研究主题：一是生物大分子的结构，二是天文学。因此，经常有天文学家来实验室作报告。一次有一位天文学家在报告中谈到“完美的宇宙法则”，会后，克里克马上联想到有没有“完美的生物学法则”。克里克与沃森和格里菲斯讨论后，大家认为如果真有“完美的生物学法则”，那无疑就是基因的自我复制。如果 DNA 是遗传物质，那就是 DNA 的复制。如果 DNA 是通过互补的结构复制，那么碱基之间就可能是通过一定形式的搭配形成稳定的结构。

格里菲斯很快用量子化学和化学键理论进行了计算，理论计算的结果表明 A 吸引 T，G 吸引 C。基于这种形式才可以使 DNA 结构处于稳定的状态。

（二）碱基配对

得到格里菲斯结果的克里克马上想到夏格夫（Erwin Chargaff，1905～2002）曾提出的“等量碱基对定律”。夏格夫是研究 DNA 的专家，他对不同动物和植物不同细胞中的 DNA 进行了精确的定量分析，发现任何一种生物的任何细胞中 DNA 分子的 A 与 T 的物质的量总是相等，G 与 C 的物质的量也总是相等（1∶1）。这就是“夏格夫法则”，也被称为“碱基配对法则”。夏格夫的发现否定了“四核苷酸学说”。

正巧，夏格夫到访卡文迪许实验室，由肯德鲁引荐，克里克和沃森与夏格夫进行了交谈。夏格夫对两个年轻人似乎没有什么好感。克里克是学物理出身，还不能很快地理解夏格夫说的 1∶1；沃森留的一头长发，也被夏格夫嘲弄。

“碱基配对法则”说明通过专一性的配对可形成碱基互补，这种互补关系就可以很好地解释 DNA 链的复制问题了。那么在 DNA 的三维结构上碱基是如何互补配对的呢？

（三）骨架在外

当时在化学键及 DNA 和蛋白质结构研究方面首屈一指的专家就是鲍林了。有意思的是鲍林的儿子彼得（Peter Pauling，1931～）此时作为肯德鲁的学生正好在卡文迪许实验室，而且与沃森在同一个办公室。更有意思的是彼得严格遵守职业道德，从未将沃森和克里克的研究内容和进展透露给他的父亲鲍林。相反，彼得却把父亲的来信和投稿副本拿给沃森和克里克看。沃森和克里克发现鲍林将要发表的 DNA 模型是以糖和磷酸为骨架的三螺旋模型，与之前他们被否定的模型非常相似。而且，沃森敏锐地发现鲍林论文中的一个错误，模型中的磷酸基团没有离子化，因此，三螺旋结构不可能稳定。

沃森和克里克感觉到他们要加快研究步伐，因为鲍林可能很快就会发现自己的错误，走向正确的方向。沃森马上来到威尔金斯和富兰克林的实验室，将他发现的鲍林论文中的错误告诉威尔金斯，正好这时看到富兰克林正在观察和测量一张 X 射线照片。很快，威尔金斯就把富兰克林最新的DNA的X射线照片拿给沃森和克里克看，而且告诉沃森和克里克，富兰克林已证实DNA有新的三维结构（不同于已经构建的模型）。

沃森和克里克看到富兰克林的X射线照片后非常惊喜，一是可以肯定DNA是螺旋结构，要么双螺旋要么三螺旋（而三螺旋已被否定）；二是可以证明富兰克林认为螺旋结构中糖磷脂在外而碱基在内的观点是正确的；三是子午线相距3.4埃的反射比其他部位都强，意味着厚度为3.4埃的嘌呤和嘧啶与螺旋轴垂直并堆积在一起，由此可推出螺旋直径大概为20埃。

（四）氢键相连

螺旋结构的内侧，碱基是如何相连的呢？沃森认为是通过嘌呤和嘧啶的互变异构形式相连。互变异构是一个化学术语，简单地说是某个化合物中的某个部分可以改变其结构成为另一个部分的异构体，这两个部分可以相互转换，这两种异构体就称为互变异构体。正在卡文迪许实验室的美国晶体学家多纳休（Jerry Donahue）不认可沃森的看法，多纳休认为碱基之间是嘌呤与嘧啶形成酮式结构，通过氢键连接。一年多来，沃森和克里克一直否认碱基之间可能构成氢键，现在看来他们错了。

沃森很快把相关研究的情况向佩鲁茨进行了汇报，还画了一张DNA结构的草图。汇报时，小布拉格也正好在场。听完沃森的讲述，小布拉格没有表示异议，反而鼓励沃森继续把DNA模型做下去。很明显，小布拉格的态度转变了。

（五）双链螺旋

沃森在模型中不断变化碱基的位置寻找配对的各种可能性时，发现腺嘌呤与胸腺嘧啶对和鸟嘌呤与胞嘧啶对由氢键维系时性状相同。这个新的组合，多纳休也没什么意见。由此，沃森想到，如果每个嘌呤都通过氢键和一个嘧啶联结，正好可以形成碱基序列不规则的两条链，而这两条链规则地位于螺旋中央。这种结构不仅符合“夏格夫法则”，也可以解释互补复制的问题。

沃森迫不及待地将他的发现告诉了克里克。克里克非常谨慎，将碱基按其他方式配对，但结果都不符合“夏格夫法则”。但克里克很快发现，按沃森的方法进行碱基配对时，每个碱基对于连接碱基与糖的糖苷键，由一根二重轴对称连接并与螺旋轴垂直。简单地说，就是碱基可以转到相反的方向而糖苷键则保持同样的方向。这意味着一条多核苷酸链可以同时包括嘌呤和嘧啶，而两条多核苷酸链骨架的方向是相反的。

沃森和克里克全力以赴投入了DNA模型的搭建工作，很快模型就搭好了。

四、一鸣惊人，终成经典

沃森和克里克DNA双螺旋结构的论文初稿完成后，请威尔金斯和富兰克林提意见，他们没有表示实质性的反对。威尔金斯和富兰克林认为他们有关DNA的X射线实验结果为双螺旋结构模型提供了佐证，打算整理成文与沃森和克里克的论文同时发表。

1953年4月2日，论文经小布拉格的最终审定和推荐，送到了*Nature*杂志编辑手中。此时，在布鲁塞尔参加学术会议的鲍林得知这个消息，于4月4日来到卡文迪许实验室。一是看看儿子彼得，二是看看 DNA 双螺旋模型。鲍林看到模型后表示沃森和克里克确实解决了 DNA 的结构问题。

沃森和克里克解析 DNA 双螺旋结构的论文发表在 1953 年 4 月 25 日这一期 *Nature* 杂志上。这篇论文其实很短，大概只有一页半，但这篇论文被称为生命科学史上最重要的一篇论文（图 7-8）。

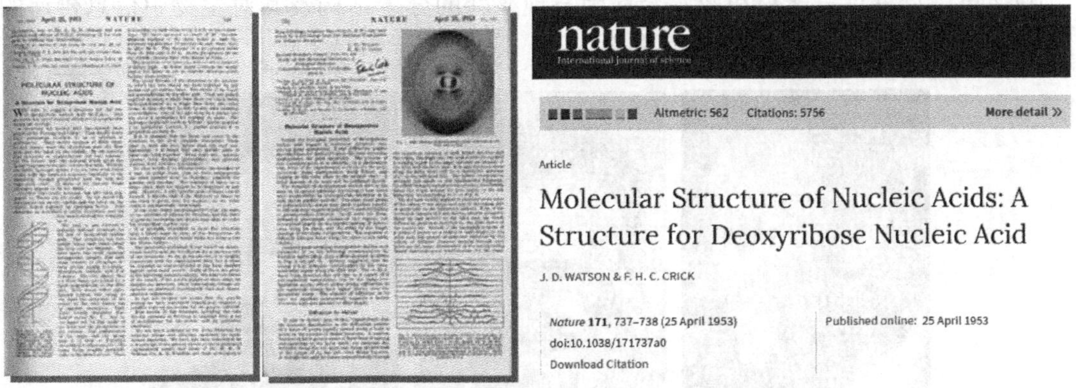

图 7-8　沃森和克里克的论文及 *Nature* 网站上的该论文信息

（引自 https://www.nature.com/articles/171737a0）

同时还发表了威尔金斯和富兰克林的两篇论文。其中富兰克林的论文名称是《胸腺核酸的分子结构》（“Molecular configuration in sodium thymonucleate”）。三篇论文同时发表，而且威尔金斯与富兰克林的论文都表示自己的数据与沃森和克里克的模型相符。

在 DNA 双螺旋结构模型提出后不久，沃森和克里克又提出了 DNA 的复制模型。1958 年，梅塞尔森（Matthew Stanley Meselson，1930～）和斯塔尔（Franklin Stahl，1929～）用含重同位素 ^{15}N 的 $^{15}NH_4Cl$ 标记大肠杆菌的亲代 DNA，在轻培养基（只含 ^{14}N 的 NH_4Cl）中复制后，再用密度梯度离心分离，证实了 DNA 的结构和半保留复制机制。1963 年，凯恩斯（John Cairns）用放射自显影技术直接观察到了复制中 DNA 的图像，进一步证实了半保留复制机制。

五、四海归一

碱基配对和氢键连接是整个难题的关键，这两个观点的确立也很好地诠释了双链螺旋和互补复制的问题。

富兰克林拍摄的 DNA 晶体衍射图片常被认为是沃森与克里克构建 DNA 双螺旋模型的重要线索和关键依据。因此，可以认为富兰克林对 DNA 的晶体结构研究不仅为沃森与克里克的 DNA 双螺旋模型提供了实验依据，而且为确定 DNA 为遗传物质提供了结构上的实证。

沃森与克里克最初构建的 DNA 双螺旋模型也不是没有瑕疵，他们的论文中认为鸟嘌呤和胞嘧啶的碱基对是由两个氢键结合在一起的。1953 年 9 月在加州理工学院的蛋白质学术会议上，鲍林提出鸟嘌呤和胞嘧啶由三个氢键结合在一起。此后，实验结果证明鲍林是正确的。

现代生物学研究中，研究结果真实性的判定，不仅需要不同实验室或实验者多次重复实验的验证，而且需要不同实验方法或实验手段的检验，特别是生物学功能与其相关结构研究结果的一致性。艾弗里的细菌遗传转化实验、赫尔希与蔡斯的噬菌体同位素标记实验、富兰克林的DNA结构的晶体衍射实验和沃森与克里克的DNA双螺旋模型，通过不同的方法和手段，证实了DNA是生命有机体的遗传物质、DNA是基因的分子基础，其生物学特性、化学特性和物理特性都可以解释生物遗传的主要特点。这一成就是生物学研究史上最伟大的贡献，也是人类探索自然征程上的里程碑。

1962年，克里克、沃森和威尔金斯因发现核酸的分子结构及其对生物中信息传递的重要性分享了诺贝尔生理学或医学奖（图7-9）。

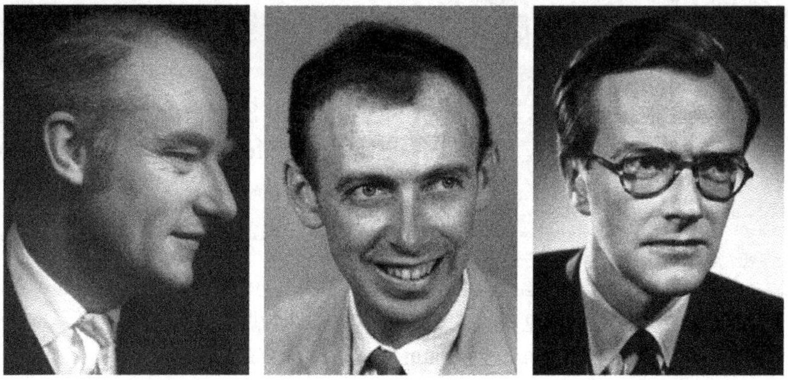

A B C

图7-9 克里克（A）、沃森（B）和威尔金斯（C）

（引自 https://www.nobelprize.org/prizes/medicine/1962/summary/）

六、无奈与遗憾

富兰克林（图7-10A）有关DNA结构的工作没有获得诺贝尔奖，与艾弗里证实DNA是遗传物质的工作没有获得诺贝尔奖一样，成为历史上的遗憾。

有学者分析艾弗里没有获得诺贝尔奖原因之一可能是艾弗里发现DNA是遗传物质时，年龄已经很大了，已有67岁。诺贝尔奖通常有一个所谓的考察期，主要是看这个研究成果能不能经得起更多的实验验证，这就需要时间。麦克林托克的工作考察期是40多年，劳斯的工作考察期是50多年。如果是67岁有一项重要的发现，再考察40多年，大多数学者可能难以如此高寿。当然，近年来，由于科学技术的发展和实验条件的改善，所谓的考察验证周期大大缩短了。有时候有些学者之间也常以此来开玩笑。一旦你做出来一个很优秀的工作，被认为是诺贝尔奖级的工作，别人就会开个玩笑提醒你，要注意锻炼身体，要活得足够长，要等到诺贝尔奖给你颁奖的那一天。因为诺贝尔奖原则上不给去世的人颁奖。

富兰克林对解析DNA双螺旋的结构做出了非常重要的贡献。威尔金斯提供给沃森和克里克一个非常重要的实验证据，就是富兰克林做出来的DNA晶体结构的X射线衍射图（图7-10B）。据说威尔金斯没有经过富兰克林的允许，就把这张著名的图片给沃森和克里克看了。沃森和克里克看到这张图片后非常感慨，认为如果DNA晶体结构的X射线衍射图是这种十字交叉的图形，那么DNA的结构一定是双螺旋。

富兰克林的工作为双螺旋模型的建立提供了非常重要的证据。但是很遗憾，富兰克林在38岁时，就因患癌症去世了，没有活到1962年沃森、克里克和威尔金斯分享诺贝尔生理学

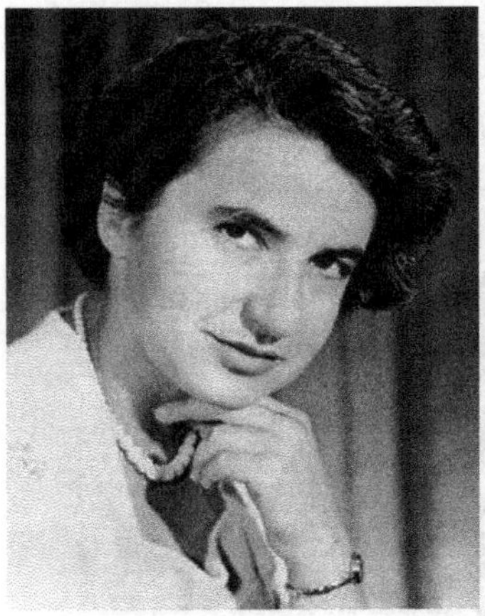

A

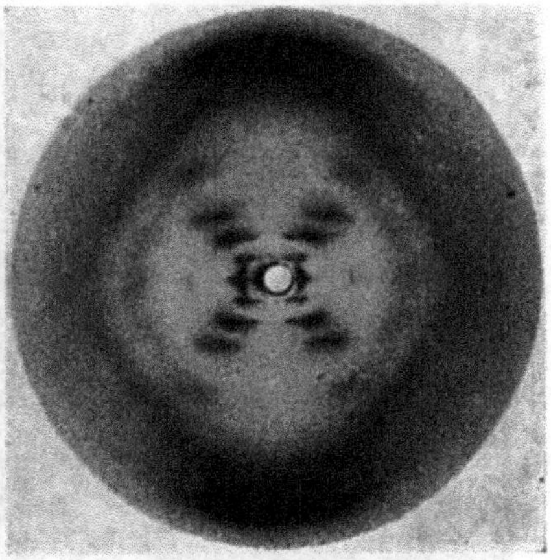

B

图 7-10　富兰克林（A）和 DNA 晶体结构的 X 射线衍射图（B）

或医学奖的那一天。更为遗憾的是，沃森后来写了一本在科学史上非常著名的书——《双螺旋》。沃森回忆了建立双螺旋模型的历史过程，在这本书最初的版本里，对富兰克林的评价，应该来说是比较负面的。所以当时有很多学者，对这本书提出了异议，沃森后来对这本书进行了修订。

在讲科学史的时候都会讲到富兰克林，她的工作为解析 DNA 双螺旋结构做出了非常重要的贡献。富兰克林不仅提供了 DNA 晶体结构的衍射图的实证，还在 DNA 双螺旋结构的分析和确认等多个方面做出了贡献。她是解析 DNA 双螺旋结构的主要参与者。但很遗憾，她英年早逝，没有看到这项伟大的发现获得诺贝尔奖的那一天。

七、分子生物学时代的到来

随着 DNA 双螺旋结构的解析，沃森提出："生物学只有一种，那就是分子生物学。"生命科学进入了分子生物学时代。

有意思的是最先提出分子生物学一词的不是生物学家，而是数学家韦弗（Warren Weaver，1894～1978）。韦弗在 1932～ 1955 年担任洛克菲勒基金会（The Rockefeller Foundation）自然科学部的负责人。1938 年韦弗首先使用了"molecular biology"（分子生物学）一词，用以描述应用物理学和化学技术研究生物大分子问题的一种研究途径，因此，数学家韦弗被认为是分子生物学之父（图 7-11）。

韦弗在 1948 年发表"Science and complexity"，认为科学界未来必将面对复杂性问题。此后，"复杂性科学"的概念被提出。韦弗在 1947～1949 年提出了机器翻译（machine translation）的概念和思想，被认为是机器翻译的先驱。韦弗还与香农合著了《通信的数学原理》（*The Mathematical Theory of Communication*）一书。韦弗在多个学科领域都有不俗的贡献，不仅是科学前沿的探索者，而且是一位科学发展的推动者。

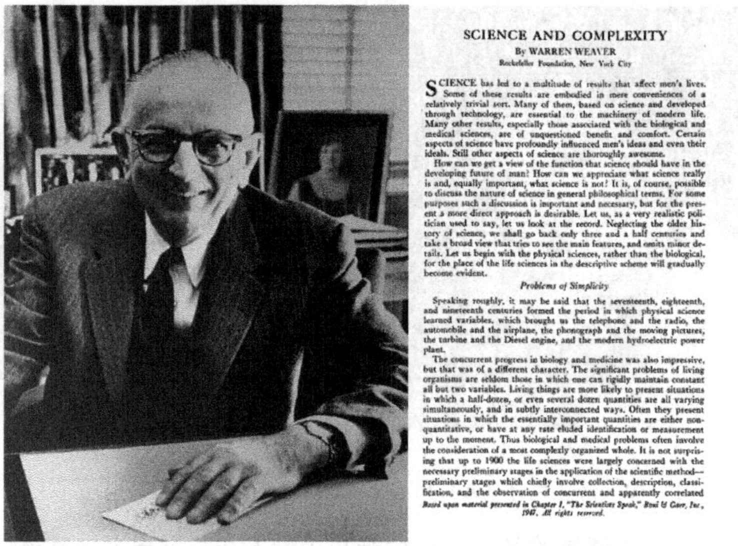

SCIENCE AND COMPLEXITY

By WARREN WEAVER

Rockefeller Foundation, New York City

SCIENCE has led to a multitude of results that affect men's lives. Some of these results are embodied in mere conveniences of a relatively trivial sort. Many of them, based on science and developed through technology, are essential to the machinery of modern life. Many other results, especially those associated with the biological and medical sciences, are of unquestioned benefit and comfort. Certain aspects of science have profoundly influenced men's ideas and even their ideals. Still other aspects of science are thoroughly awesome.

How can we get a view of the function that science should have in the developing future of man? How can we appreciate what science really is and, equally important, what science is not? It is, of course, possible to discuss the nature of science in general philosophical terms. For some purposes such a discussion is important and necessary, but for the present a more direct approach is desirable. Let us, as a very realistic politician used to say, let us look at the record. Neglecting the older history of science, we shall go back only three and a half centuries and take a broad view that tries to see the main features, and omits minor details. Let us begin with the physical sciences, rather than the biological, for the place of the life sciences in the descriptive scheme will gradually become evident.

Problems of Simplicity

Speaking roughly, it may be said that the seventeenth, eighteenth, and nineteenth centuries formed the period in which physical science learned variables, which brought us the telephone and the radio, the automobile and the airplane, the phonograph and the moving pictures, the turbine and the Diesel engine, and the modern hydroelectric power plant.

The concurrent progress in biology and medicine was also impressive, but that was of a different character. The significant problems of living organisms are seldom those in which one can rigidly maintain constant all but two variables. Living things are more likely to present situations in which a half-dozen, or even several dozen quantities are all varying simultaneously, and in subtly interconnected ways. Often they present situations in which the essentially important quantities are either non-quantitative, or have at any rate eluded identification or measurement up to the moment. Thus biological and medical problems often involve the consideration of a most complexly organized whole. It is not surprising that up to 1900 the life sciences were largely concerned with the necessary preliminary stages in the application of the scientific method—preliminary stages which chiefly involve collection, description, classification, and the observation of concurrent and apparently correlated

Based upon material presented in Chapter I, "The Scientists Speak," Boni & Gaer, Inc., 1947. All rights reserved.

图 7-11　韦弗（左）和在 *American Scientist* 杂志发表的 “Science and complexity ” 论文首页（右）

第四节　我辈年少追风狂

在 DNA 双螺旋模型建立的过程和此后中心法则确立的过程中，一批来自不同专业的年轻学者，不断探索，书写了生命科学史上一段精彩的篇章。

一、聚焦问题，广纳众意

从格里菲斯的肺炎双球菌实验到艾弗里的细菌遗传转化实验、从果蝇到噬菌体、从三螺旋到双螺旋、从晶体的 X 射线衍射到模型的构建……换学科、换专业、换方法、换实验对象，将问题不断聚焦，紧紧盯住生物学的核心问题。

在构建模型的过程中，Mg^{2+}中心问题、三螺旋模型、碱基问题、氢键问题，各种问题各条歧路，但通过广泛接受不同学科不同领域学者的批评和批判，吸取有益的营养，最终都回到了正途。

二、各路精英，学科交叉

沃森和克里克不仅是遗传学家和物理学家的交叉互补，其背后是生物大分子结构研究的卡文迪许实验室和遗传学研究的噬菌体小组两个各自领域最好的实验室的交叉互补，是结构学派和信息学派两个学派代表人物的合作。

研究过程体现了物理学、化学和生物学的交叉。不同学科高手的交叉互补，而不是低水平的简单应用。纠正沃森双链骨架问题错误的富兰克林是研究 DAN 结构最好的晶体物理学家，纠正沃森碱基问题错误的多纳休是化学家，其在氢键问题上的学识可与鲍林比肩。

卡文迪许实验室聚集了一批顶尖的科学研究者，沃森、克里克、多纳休和彼得曾经共用一个办公室，非常方便信息交流和讨论问题。各学科的顶尖学者先后到卡文迪许实验室交流，沃森和克里克也多次通过各种学术会议和访问与其他实验室的学者进行交流。这些学者中很多人是诺贝尔奖获得者或者在此后获得了诺贝尔奖，如小布拉格、鲍林、希尔（Archibald Vivian Hill，1886～1977）、霍奇金、佩鲁茨、肯德鲁、德尔布吕克、卢里亚和赫尔希等。

三、年少不羁，敢想敢干

对于年轻人来说，名师和团队，阶梯还是羁绊？

1937 年开始噬菌体实验时，德尔布吕克 31 岁，卢里亚 25 岁，赫尔希 29 岁。年轻人敢想敢干。德尔布吕克成名之后，他的一位学生本泽（Seymour Benzer，1921～2007）设想用遗传学方法在基因水平上研究果蝇的昼夜节律，德尔布吕克的回答是："I don't believe it."（我不相信这事儿。）正是基于本泽和他的学生科诺普卡（Ronald J. Konopka，1947～2015）开创性的工作，有关控制人体昼夜变化的分子机制的研究获得了 2017 年诺贝尔生理学或医学奖。当然这也许是德尔布吕克回答问题的一种习惯或者方式。

1953 年，沃森 25 岁，克里克 37 岁，威尔金斯 37 岁，富兰克林 33 岁。沃森和克里克都得到了小布拉格和德尔布吕克的很多支持，而作为结构学派导师的小布拉格和信息学派领军人物的德尔布吕克也都质疑过沃森和克里克的想法和做法，甚至人品。但最终年轻人一往无前的勇气战胜了各种困难，也征服了质疑者。

对于沃森"生物学只有一种，那就是分子生物学"的说法，迈尔的回答是："这只能表明他对生物学无知。"这两句话出现在迈尔的名著《生物学思想发展的历史》一书中，这本书出版于 1982 年，此时沃森和迈尔都已是名满天下的生物学家，但迈尔已是年近 80 的老者。沃森认为生物学必须进行分子和细胞水平上的研究，必须用物理和化学的语言进行改写。他曾极力反对继续支持对传统生物学如胚胎学、生态学的研究。事实上，现代生物学已经是一个无分子不生物的时代，胚胎学和生态学也都在分子水平和细胞水平进行深入和细致的探索。也许，沃森和迈尔当时的年龄已经注定了未来的方向，未来是属于年轻人的。

可谓是：云舞雷鸣惊苍茫，我辈年少追风狂。

第八章

肌肉为什么会收缩——生物电研究简史

在古埃及，人们就记载了有关电鳐和电鳗奇特的放电效应。电是什么？生物为什么会产生电？生物电的机制是什么？生物电成为现代科学形成以来最令人好奇的问题之一。在研究生物电的历程中，人类尝试了各种疯狂的实验，有些实验真可谓“奇葩”。

第一节　凉台实验——青蛙腿为什么会收缩

最早用科学方法研究电的吉尔伯特（William Gilbert，1544～1603）是英国女王的一位御医，而最早研究生物电的是一位意大利生理学家——伽伐尼（图 8-1）。伽伐尼发现用不同的金属刺激分离的青蛙腿，青蛙腿会收缩。据说，伽伐尼的实验源自一个意大利民间的神奇发现：当渔民将刚刚腌制的鱼用铜钩子挂在凉台上晾晒时，一旦鱼肉碰到阳台的铁栏杆，肌肉就会收缩。起初伽伐尼认为是雷电的影响，用铜钩钩住青蛙腿，拉上一根长长的金属线挂在凉台上进行实验。后来他发现无论雨天还是晴天，只要青蛙腿与铁栏杆接触，就会收缩。这就是历史上著名的“凉台实验”（图 8-2）。

1791 年，伽伐尼发表了《肌肉运动的电效应》（“De viribus electricitatis in motu musculari commentarius”），他认为肌肉组织是带电体，提出了生物电（动物电）的概念。同一时代的伏特认为这是不同金属在盐溶液中形成的原电池现象，而不是生物体本身产生的电。伽伐尼与伏特产生了激烈的争论，双方都有很多支持者，但谁也说服不了谁。为了证明自己观点的正确性，两派人士各显其能。1797 年，拿破仑（Napoleon Bonaparte，1769～1821）占领了意大利，伽伐尼因为反对入侵一度失去了教职，无法继续他的实验。一年后，伽伐尼在失意中离世。而伏特颇得拿破仑的欢心，屡屡展示他的电池实验，甚至得到了一枚拿破仑颁发的奖章。从现代科学来看，正是不同金属在盐溶液（新鲜的鱼或蛙腿表面的液体也是盐溶液）中产生了电，电刺激肌肉或支配肌肉的神经，导致肌肉收缩。肌肉收缩的本质是神经和肌肉都是可兴奋组织，可以产生生物电。伽伐尼和伏特两人各自掌握了真理的一部分，后人称伽伐尼为生物电之父，伏特为原电池之父。

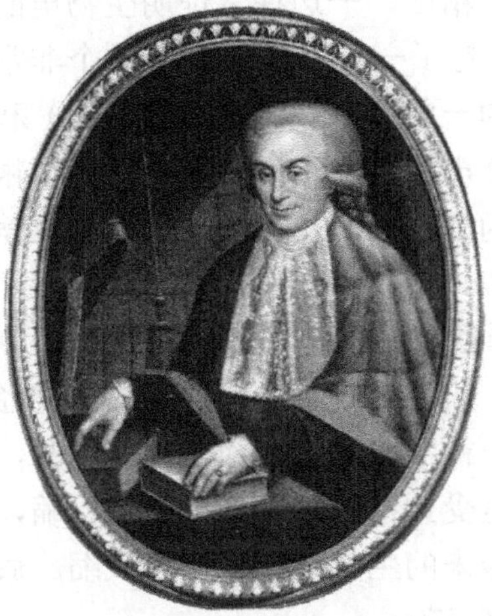

图 8-1 伽伐尼（引自 Piccolino，1998）

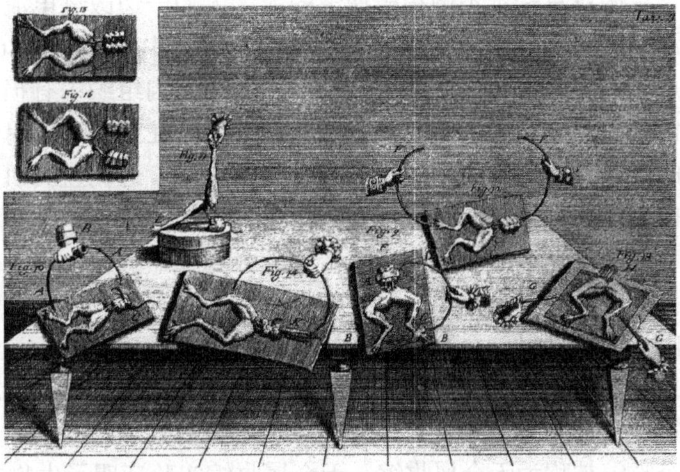

图 8-2 伽伐尼的实验（引自 Piccolino，1998）

那个时代最激动人心的科学实验莫过于电和电流的实验了，演示和观看电的实验成为一种时髦，有些实验可谓疯狂。有关电，特别是生物电的实验不仅有许多名人参与，也成为备受关注的公众娱乐。

当时的一些著名学者，如法国的贝尔纳和德国的亚历山大·洪堡（Alexander von Humboldt，1769～1859），皆试图证明生物电的存在，但都没有成功。亚历山大·洪堡是博物学家，是德国著名教育家、哲学家威廉·洪堡（Wilhelm von Humboldt，1767～1835）的弟弟，洪堡兄弟被称为德国教育史上的双星。“galvanometer”（电流计）一词就是由亚历山大·洪堡发明的，其前缀就是伽伐尼的名字。亚历山大·洪堡曾割开自己臂膀上的肌肉，放入一根电极，去亲身感受生物电。

伽伐尼的外甥阿迪尼（Giovanni Aldini，1762～1834）为研究生物电，曾对砍下来的动物脑袋进行电击，甚至对死刑犯被砍下来的头颅进行电击，显示离开身体的头颅在电击后，舌头仍可以抖动、眼睛还可以眨动。有人甚至认为电是人体的精髓，它隐藏在人体内一个不知道的地方，即使人死了多年以后，仍可以用外界刺激唤醒这个精髓，让人复活。著名诗人雪莱（Percy Bysshe Shelley，1792～1822）的夫人玛丽·雪莱（Mary Shelley，1797～1851）曾想象用一根电线连接上木乃伊裸露的肌肉让其复活。

电疗法被认为是当时最重要、最有效的治疗方法，与刚刚兴起的免疫接种一样风靡欧洲。人们认为电疗法可以包治百病，包括不育不孕，著名诗人拜伦（George Gordon Byron，1788～1824）就是电疗法在生殖医学上应用的积极实践者。

也许正是那时的疯狂，开启了人类对电的研究和认识，经过 200 余年的探索，与电有关的设备和治疗方法成为现代医学中不可或缺的组成部分，如体检时用到的心电图机和急救时用到的电击起搏器等。

生物电是否存在？如何证明生物电的存在？生物电的本质是什么？此时，一位叫诺比利

（Leopoldo Nobili，1784～1835）的学者发明了电流计，很多学者设法利用电流计去测量生物电。但由于生物电非常弱，在那个时代发明的电流计是根本测不出来生物电的。

困难总是难不倒积极探索的人，人们一边改进电流计的精度，一边探索证明生物电的方法。意大利学者马泰乌奇（Carlo Matteucci，1811～1868）想了一个办法，做了一个非常有意思的实验。他把肌肉的损伤面，一块肌肉组织中有损伤的一面（如被切开的那一面）和正常的一面分别放上一个电极。一个电极放在正常面，另一个电极放在损伤面，然后用更精细的电流计去测量两个电极之间有没有电流。他测量到肌肉的损伤面和正常面之间有电位差有电流，而且在损伤面那一方是负电。

马泰乌奇还做了一个著名的无金属收缩实验：用一个神经肌肉标本所产生的电再去刺激另一个神经肌肉标本。用锌铜弓刺激一个神经肌肉标本时，肌肉就会收缩。再用这个神经肌肉标本搭到另一个神经肌肉标本上，结果发现当刺激第一个神经肌肉标本使肌肉收缩时，第二个神经肌肉标本的肌肉也会收缩。第一个神经肌肉标本是受到锌铜弓的刺激产生收缩，而第二个标本并没有给它金属刺激，但它接受了第一个标本传来的生物电，也可以收缩。后一个收缩被称为无金属收缩，无金属收缩实验证明了生物电的存在。

马泰乌奇还有一些很有意思的发明。当时用单个神经肌肉标本测量生物电非常困难，因为生物电实在是太弱了，很难测量。马泰乌奇把很多很多的肌肉组织标本叠加在一起，下一个叠加在上一个的创面上，形成一个堆，然后再测量这个叠加堆的电流。

马泰乌奇的无金属收缩实验证明了生物电的存在，那么生物电的本质是什么呢？

第二节　生物电本质的揭示——动作电位和离子学说

一、杜波依斯-雷蒙德的先存学说

19 世纪中叶，世界科学的中心逐渐从法国转移到德国，生理学也不例外。此时的德国涌现出一批伟大的生理学家，他们在生理学研究方法、研究思想、实验仪器的设计和制作、实验方法的建立、各种假说的提出和理论的形成等方面都做出了彪炳史册的贡献。杜波依斯-雷蒙德就是其中的代表人物，他因在电生理特别是实验电生理方面的贡献而被誉为实验电生理学之父。

埃米尔·杜波依斯-雷蒙德于 1818 年 11 月 7 日出生在德国柏林。他的父亲是瑞士制表中心纳沙泰尔（Neuchâtel）的钟表匠，后移居德国成为公职人员。他的母亲则来自柏林一个显赫的家庭，祖辈曾在法国教会和王室任职。杜波依斯-雷蒙德的父母均来自胡格诺教家庭，胡格诺教（Huguenots）是 16～17 世纪法国新教徒形成的一个派别，被认为是“法国新教”。由此，不难理解出生和成长在德国的杜波依斯-雷蒙德却有一个法语的名字。杜波依斯-雷蒙德有一个儿子曾在上海同济大学的前身同济德文医学堂工作过多年。

由于家庭的影响，杜波依斯-雷蒙德受到了良好的教育。起初在柏林法语学校学习，后在纳沙泰尔学习。1836 年进入柏林大学学习基督教教会史，专业几经变化，最终受到当时柏林大学著名生理学家穆勒的影响转为医学。杜波依斯-雷蒙德在穆勒的实验室学习和工作了20年，成为穆勒最著名的学生之一，也是穆勒最好的助手。穆勒去世后，杜波依斯-雷蒙德接替了他在柏林大学的位置。1840年，杜波依斯-雷蒙德开始准备自己的论文选题，起初导师穆勒提供了几个动物生理方面的选题，如甲壳或软体动物的肝脏、鸟类的消化等。后与穆勒商讨决定验证马泰乌奇关于生物电的最新报道并开展相关研究。自此，杜波依斯-雷蒙德走上了毕生从事的生物电研究的道路。

杜波依斯-雷蒙德进一步改进了电流计，并根据1831年英国物理学家法拉第发现的电磁感应可产生感应电流的原理设计了感应电流刺激器，以及乏极化电极、补偿器等多种仪器。杜波依斯-雷蒙德为了提高电流计的灵敏度，曾花几个月的时间将超过1000m长的细铜丝小心翼翼地一圈又一圈地缠好。可见电生理学家不但需要广博的知识、聪慧的大脑和娴熟的技术，还需要细致与耐心。通过大量探索，杜波依斯-雷蒙德建立了以青蛙的神经肌肉标本为主，刺激神经肌肉标本记录肌肉收缩的实验方法。这一方法沿用至今，成为生理学研究与教学的一个最基本的方法。这些技术和方法的应用，不仅验证了马泰乌奇的结论，而且逐渐形成了实验电生理学较为系统的研究。有学者评价，从真空管放大器到微电极乃至膜片钳，电生理技术的几乎每个重大进步都受益于杜波依斯-雷蒙德的原创。

杜波依斯-雷蒙德将肌肉收缩时（即兴奋状态下），肌肉的损伤面和正常面之间的负电明显减小或消失的现象称为负变差（negative variation），这实际上是第一次报道了动作电位。1843年，杜波依斯-雷蒙德又描述了静息电位。1848年和1849年，杜波依斯-雷蒙德编写1400余页的两卷《动物电的研究》（*Investigations in Animal Electricity*）先后出版，1884年第三卷出版。这部著作奠定了杜波依斯-雷蒙德实验电生理学之父的地位（图8-3A）。杜波依斯-雷蒙德有关生物电的工作，一开始就备受关注，洪堡曾将年轻的杜波依斯-雷蒙德请到自己家里询问实验的细节，这位当时的科学巨匠从1840年起就和杜波依斯-雷蒙德通信，直至他去世前4个月，长达20年。由此可见他对生物电的关注和热情。

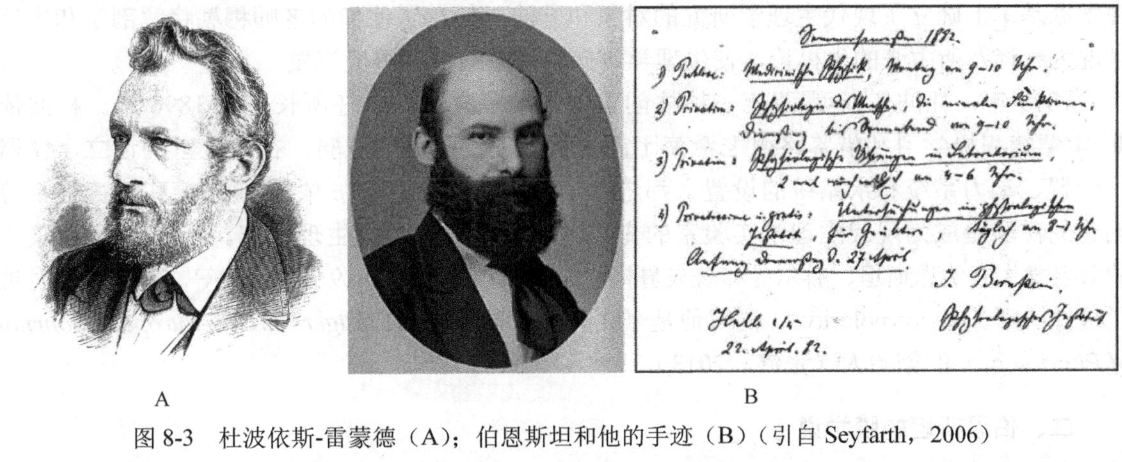

A　　　　　　　　　　　　B

图8-3　杜波依斯-雷蒙德（A）；伯恩斯坦和他的手迹（B）（引自Seyfarth，2006）

杜波依斯-雷蒙德应用感应电流刺激器作为刺激，证实了马泰乌奇最先发现的肌肉收缩时肌电降低的现象，他称其为负变差。此后，又在多种组织和器官上发现了这一现象。所有的负变差都是瞬间产生的，这是什么原因呢？杜波依斯-雷蒙德提出了先存学说（pre-existence theory）：认为在未损伤的肌肉上已有生物电的存在，肌肉中间部分呈正电位，肌腱处则为负电位。一旦切断肌肉，静息电流被加强，表现出电位差；而肌肉收缩（兴奋）时，这种电位差降低，出现负变差。

杜波依斯-雷蒙德的学生赫尔曼（Ludimar Hermann，1838～1914）对先存学说提出了质疑，认为未损伤组织的内部不存在电位差，损伤后出现的电位差是由损伤而导致的，这种未损伤的正常部位和损伤部位的电位差是损伤电位（injury potential）。赫尔曼的观点被称为变质学说（alteration theory）。

杜波依斯-雷蒙德的先存学说和赫尔曼的变质学说各有实验证据，均无法说服对方，成为当时备受关注的学术之争。其实，受当时研究条件的限制，两个学说都有不足或错误的地方。神经或肌肉的正常部位与损伤部位之间、与某些盐溶液接触的部位和正常部位之间会形成流动的电流，称为分界电流（demarcation current）。当变化的部位为损伤部位时，也称损伤电流（injury current），由此形成损伤电位。而当时电流计的灵敏度太小，无法测定生物标本无损伤部位的动作电位。先存学说认为的生物电原本已存在是正确的，但认为肌肉的不同部位呈不同极向的电位明显是不对的。变质学说的问题看来刚好相反。

尽管是学术之争，但同一个实验室师生之间在重要的学术问题上相互对立往往会产生一些问题。1868 年，赫尔曼离开柏林前往苏黎世任职，此后他们保持通信多年，但再也没有相见。

19 世纪中叶，德国一批年轻科学家以唯物主义的观点反对 19 世纪初在德国形成的思辨的、唯心的浪漫主义思潮。而杜波依斯-雷蒙德的导师穆勒正是浪漫主义思潮中成长起来的一代。尽管穆勒在生理学教学和研究中培养了他的学生的实验精神，但他依然坚持生机论的观点，未将解剖学和生理学加以区分。

1847 年，路德维希访问了柏林，他同亥姆霍兹、布吕克和杜波依斯-雷蒙德 4 人发表宣言宣布生理学的目的是用物理学和化学的规律来解释所有的生命现象。自此，这批年轻的生理学家基本上确立了现代生理学研究的对象和方法，超越了他们的老师穆勒将解剖学和生理学混为一谈及所主张的生机论，使生理学研究成果如雨后春笋般爆发。

1877 年，杜波依斯-雷蒙德在柏林创建生理学研究所，并任所长直至 1896 年。杜波依斯-雷蒙德积极学习和借鉴路德维希莱比锡大学生理实验室的经验，在研究室的设立、仪器的配置、动力系统和水系统的设置上都进行了精心的设计。杜波依斯-雷蒙德和路德维希等创建的实验室成为现代生理学实验室的先驱，培养了几乎两代生理学家。杜波依斯-雷蒙德的著名学生有伯恩斯坦、赫尔曼和普夫鲁格（Eduard Pflüger，1829～1910）等。普夫鲁格发现了极性法则（law of polarity），同时他是《欧洲生理学杂志》（*Pflügers Archiv-European Journal of Physiology*）的创始人（张铭，2013）。

二、伯恩斯坦的膜学说

杜波依斯-雷蒙德的另一个学生伯恩斯坦则极力支持先存学说，并在奥斯瓦尔德（Wilhelm Ostwald，1853～1932）的半透膜理论和能斯特（Walther Hermann Nernst，1864～1941）的电解质界面电位理论的基础上于 1902 年提出了“膜学说”（membrane theory）（图 8-3B）。

伯恩斯坦的膜学说是在化学研究的基础上提出来的。当时在化学领域有很多非常重要的发现，奥斯瓦尔德提出半透膜理论，认为细胞膜是一个半透膜，有些物质是可以过去的，有些物质是过不去的，奥斯瓦尔德获得了1909年诺贝尔化学奖。

另外一位德国学者能斯特提出电解质界面电位理论，他认为不同电解质界面的电位是不一样的。能斯特是奥斯瓦尔德的学生，他获得了1920年诺贝尔化学奖。

伯恩斯坦基于半透膜理论和电解质界面电位理论，认为生物电产生的重要原因主要有两个：一是细胞膜内外的离子种类和浓度是不一样的；二是细胞膜对这些离子的通透性也是不一样的。细胞受到刺激后，为什么会产生电的变化呢？他认为是半透膜被损伤了，细胞外的一些离子可以进入细胞内，因此就产生了电的变化。所以他的学说被称为膜学说。

膜学说的提出是一个了不起的进步，主要有两点：第一，将生物电本质的研究和分析从生物组织的层面转移到细胞层面，这主要受益于细胞学说和神经元学说的建立；第二，将生物电本质由生物学问题转化为化学问题和物理学问题，并通过化学和物理学理论进行解释和分析，这无疑也是还原论思想的运用。

但随着进一步的研究和探索，膜学说有一个重要的问题解释不了。在记录生物电变化时，已经可以记录到单个细胞或者神经纤维的动作电位。单个细胞或者神经纤维的动作电位有一个非常明显的特征，就是产生兴奋的时候，出现一个所谓的超射，也就是膜电位的变化会由负转为正。按照伯恩斯坦的膜学说，如果是半透膜被破坏，细胞外的离子进到细胞内，此时膜内外的电位差应该是零，而不应该变为正。这个问题应该如何解释呢？

三、霍奇金和赫胥黎的离子学说

超射问题一直困扰着生理学家和生物物理学家。一直到20世纪50年代，两位英国学者霍奇金和赫胥黎利用电压钳技术和微电极技术，在枪乌贼的巨大神经轴突上记录静息电位和动作电位。他们发现：静息电位和动作电位的本质是细胞膜内外的离子种类及浓度的差异和不同状态下细胞膜对不同离子的通透性不同而形成不同的平衡电位，静息状态下主要是钾离子可通过细胞膜形成钾离子平衡电位，而兴奋时主要是钠离子可通过细胞膜形成钠离子平衡电位。霍奇金和赫胥黎在伯恩斯坦膜学说的基础上提出了“离子学说”（ionic theory），他们还用数学方法模拟生物电形成的过程，建立了霍奇金-赫胥黎方程（Hodgkin-Huxley equation，H-H方程）。由此，人类才真正揭示了生物电现象的奥秘。此时距离先存学说的提出已经过去了整整一个世纪，可见生物电研究的艰难和曲折。霍奇金和赫胥黎因为离子学说获得了1963年诺贝尔生理学或医学奖（图8-4A和B）。离子学说是生命科学史上最重要或者最伟大的发现之一。

霍奇金是另外一位诺贝尔生理学或医学奖获得者劳斯（Peyton Rous，1879～1970）（图8-4C）的女婿，霍奇金在美国学习和工作时，和劳斯的女儿结婚。当时劳斯以发现劳氏肉瘤病毒为世人所知，他在女婿霍奇金获奖几年之后获得1966年诺贝尔生理学或医学奖。前文中介绍的因解析青霉素等物质结构获得1964年诺贝尔化学奖的英国女物理学家霍奇金是提出离子学说霍奇金的堂嫂。而提出离子学说的另一位学者赫胥黎的祖父赫胥黎是《天演论》的作者，由严复（1854～1921）翻译的《天演论》影响了很多中国人，甚至被认为影响了中国的近现代历史。

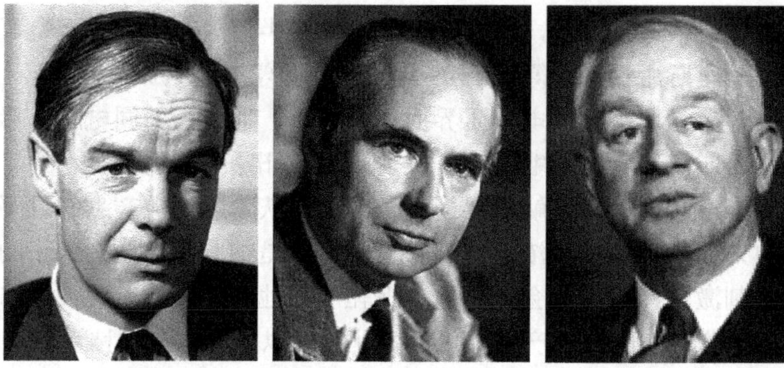

A　　B　　C

图 8-4　霍奇金（A）和赫胥黎（B）；劳斯（C）
（引自 https://www.nobelprize.org/nobel_prizes/medicine/laureates/1963/；
https://www.nobelprize.org/nobel_prizes/medicine/laureates/1966/rous-facts.html）

这两位学者是如何提出离子学说的呢？他们用到了一些当时刚刚发明的技术和方法：电压钳技术和微电极技术，另外还有枪乌贼巨大神经轴突标本。

首先了解一点电压钳技术。在研究生物电问题的时候，探讨的是一个生物学问题。在伯恩斯坦提出有关生物电的膜学说时，这个生物学问题的本质已经转化为一个化学问题了。膜学说认为生物电产生的本质是由于膜内外的离子浓度的不同，以及细胞膜在不同状态下对不同离子通透性的变化。如果要用实验的方法证明膜内外离子浓度的变化，就需要进行测量。要测量细胞外化学物质的浓度变化是比较容易的，但是要去测量细胞内化学物质浓度的变化则是相当困难的。怎么办呢？一些学者设计了一个非常绝妙的方法。

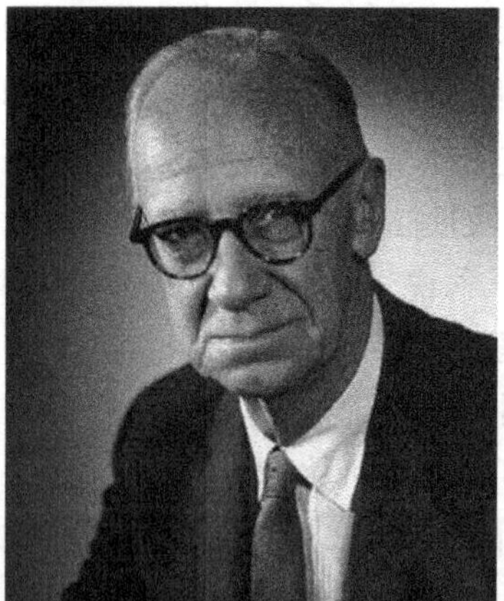

图 8-5　科勒

生物电的形成需要观察不同化学物质的变化，如钾离子浓度和钠离子浓度，而这些化学物质都是以离子的形式存在，离子又是带电的。既然离子带电，能不能把化学问题转化为物理学问题进行研究，用测量物理学参数的方法观察离子浓度的变化？这是一个非常聪明的想法。美国学者科勒（Kenneth Cole，1900～1984）发明了电压钳技术并最早记录了单根神经纤维上的动作电位（图 8-5），但遗憾的是诺贝尔奖没有授予这位伟大的开拓者。

电压钳技术的基本原理是通过施加一个恒定的电压，使要研究的生物细胞的膜电位控制在或者钳制在某一个水平，然后再去测量它的电流（电导）变化。当改变细胞外化学物质的浓度时，通过测量电导的变化，就可以反推是哪些离子进入了细胞内。

通过电压钳技术发现：细胞产生兴奋时，是钠离子进入细胞内，进而产生了细胞膜电位的变化。电压钳技术在离子学说的建立上做出了非常重要的贡献。

第二个技术是用到了微电极技术。从伽伐尼到马泰乌奇和杜波依斯-雷蒙德，他们研究的都是生物组织，而要揭示生物电的本质，则一定要研究单个细胞、单个神经元或者单根神经纤维。可以想象，如果研究单根神经纤维，如何把电极插到很细的神经纤维里，去记录膜内外的电位差呢？中国留学生凌宁（Gilbert Ning Ling，1919～2019）设计了一个很细的玻璃电极，把一个小小的玻璃管的前端拉得很尖，大概只有几微米到十几 微米，可以插入细胞或神经纤维记录膜电位的变化。凌宁同诺贝尔物理学奖获得者杨振宁（Chen Ning Yang，1922～）和李政道（Tsung-Dao Lee，1926～2024）是好友，曾经同在芝加哥大学学习和工作（图 8-6）。杨振宁和李政道因提出宇称不守恒理论分享了 1957 年诺贝尔物理学奖，成为最早获得诺贝尔奖的华人。

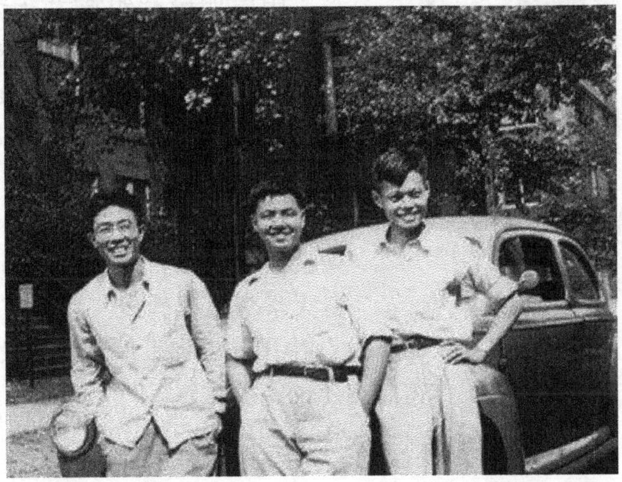

图 8-6　凌宁（左）、李政道（中）和杨振宁（右）

另外，当时用到了一个非常重要的标本——枪乌贼的巨大神经轴突。枪乌贼有一个巨大的神经轴突，它是由很多神经纤维形成的一个合胞体，最粗可以达到将近 1mm。这样就可以把很细的电极插入枪乌贼的巨大神经轴突里去记录单个神经纤维细胞膜内外的电位差。

正是在这些实验技术和实验标本应用的基础上，霍奇金和赫胥黎通过大量的实验和数学模拟提出了离子学说并建立了 H-H 方程。离子学说认为细胞兴奋产生的原因是细胞膜内外离子类型和其浓度的差异，此外，细胞膜对不同离子的通透性在不同状况下是不一样的。细胞安静时，钾离子可以通过细胞膜而钠离子基本不能通过，细胞兴奋时主要是钠离子可以通过细胞膜。赫胥黎和霍奇金提出的 H-H 方程，是用数学方法模拟生物学现象的典范，至今还有人在研究它。

离子学说使人类基本上弄清了兴奋（动作电位）产生的本质。

四、离子通道

赫胥黎和霍奇金提出的离子学说，有一个问题没有解决，就是产生动作电位时，钠离子是如何进入细胞内的。霍奇金和赫胥黎想象可能是通过细胞膜上一些特殊的点。那么这些点又是什么呢？实际上就是离子通道。

离子通道的发现和功能的确认又牵涉到另外一个技术——膜片钳技术。膜片钳技术是在电压钳技术上进一步改进和发展的。实验时，把玻璃微电极尖端拉得更细小，只有几微米，然后把玻璃微电极靠近一个细胞。当这个玻璃微电极靠近一个细胞的时候，在玻璃微电极内稍微施加一点负压，就可以把细胞上的一小片细胞膜吸进去，但这片细胞膜并未从细胞上分离出来，而是在细胞膜周围由玻璃电极形成高阻封接。如果幸运的话，在吸上去的这一小片细胞膜上可能就会有一个或者两个离子通道，那么就可以记录单个离子通道电导的变化。

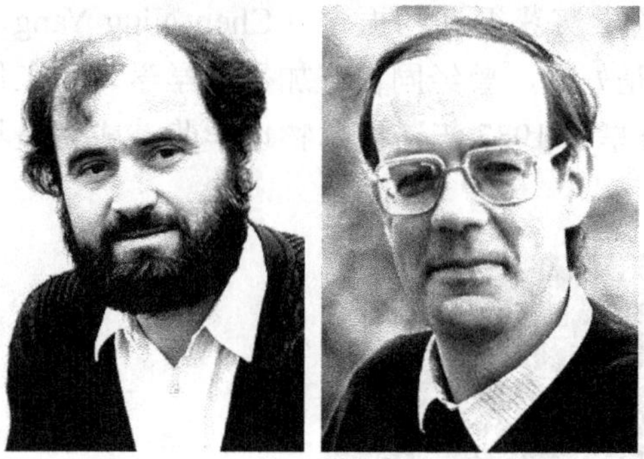

A　　B

图 8-7　内尔（A）和萨克曼（B）
（引自 https://www.nobelprize.org/nobel_prizes/medicine/laureates/1991/）

膜片钳技术及分子生物学技术的运用证明，霍奇金和赫胥黎的离子学说中所谓的点就是细胞膜上的一些特殊蛋白质——离子通道。离子通过细胞膜上的离子通道进出细胞膜。

因发明膜片钳技术及运用膜片钳技术进行的相关研究，德国学者内尔（Erwin Neher，1944～）和萨克曼（Bert Sakmann，1942～）分享了 1991 年诺贝尔生理学或医学奖（图 8-7）。

内尔与中国的关系非常好。在 20 世纪 80 年代，华中理工大学（华中科技大学前身）以康华光教授（1925～）为首的团队，与当时的同济医科大学李之望教授（1931～2015）的团队合作，制作出中国第一台膜片钳，培养了一批人才。中国是世界上仅有的能设计和制作膜片钳的几个国家之一，中国有关膜片钳的工作得到内尔的高度肯定。

第三节　生物电的本质和肌肉收缩的机制

通过离子学说的建立和膜片钳技术的应用，基本上弄清楚了生物电的本质。生物电产生的原因主要是细胞膜内外离子成分和浓度的差异，以及细胞膜在不同状态下对膜内外不同离子通透性的差异。细胞在兴奋时，细胞外的钠离子会内流，使细胞膜电位产生反转。

仅仅了解生物电的本质还不能够完全了解肌肉收缩的机制。在探索过程中又有了两派之争——火花派（spark school）和汤派（soup school）之争。

肌肉是由神经支配，神经受到刺激后可以产生兴奋，兴奋可以在神经纤维上进行传导，一直传导到神经末梢，再通过神经肌肉接头传递到肌细胞，使肌细胞兴奋。肌细胞再将兴奋转化为肌肉长度的变化。也就是说这一过程既有生物电的问题，也有化学物质传递信息的问题。认为信息的传递是电信号完成的学者被称为火花派。认为信息的传递就像汤一样是通过一些化学物质来完成的学者被称为汤派。所谓的汤就是说细胞外液像汤一样，因为这个细胞外液里面有很多的化学物质。

肌肉收缩的机制是与神经元和肌细胞相关联的。神经元和肌细胞都可以产生兴奋，它们被称为可兴奋细胞。经常说到的神经纤维是指神经元上很长的那个轴突。每一个肌细胞都受到神经的支配，神经纤维与肌细胞之间通过一种特殊的结构——神经肌肉接头相联系。

肌肉收缩的机制首先是兴奋的产生、传导和传递。刺激使神经纤维产生兴奋，兴奋传导到神经末梢，神经末梢释放神经递质，神经递质与肌细胞上的受体结合。兴奋由一个神经元传递到了一个肌细胞。

肌肉收缩又是什么样的机制呢？骨骼肌也称为横纹肌，它有一条条的纹路，主要是因为它是由一个一个的肌节所构成。肌节有明带和暗带之分，形成骨骼肌的横纹。所谓的肌肉收缩首先是肌节的长度变化，也就是肌节中间 M 线两侧的细肌丝沿着中间的粗肌丝滑行。在这个滑行过程中，每一个肌节的长度都缩短。也就是说当兴奋产生后，兴奋在神经纤维上传导，然后传递到肌细胞，肌细胞产生兴奋后才有肌肉的收缩。肌肉收缩的本质是细肌丝沿着粗肌丝滑行使肌节缩短。

第四节　部分与生物电和肌肉收缩机制相关的诺贝尔奖

有关生物电与肌肉收缩机制相关的诺贝尔奖获奖工作很多，以下选择一部分进行介绍，另外一些内容将在“从神经元到大脑”一章中介绍。

荷兰人埃因托芬（Willem Einthoven，1860～1927）因发明了心电图机获 1924 年诺贝尔生理学或医学奖（图 8-8A）。人们的心脏有问题会到医院里做心电图，体检的时候也会做心电图。心电图机已成为临床医学检测的重要工具。

英国学者希尔因有关肌肉产热的研究，德国学者迈尔霍夫（Otto Fritz Meyerhof，1884～1951）因有关肌肉中氧消耗和乳酸代谢的研究分享了 1922 年诺贝尔生理学或医学奖（图 8-8B 和 C）。希尔发现肌肉产热量与肌纤维收缩前的长度有关，肌肉收缩时不需要消耗氧，而恢复过程中则需要消耗氧。中国著名生理学家冯德培院士（Te-Pei Feng，1907～1995）（图 8-8D）曾在希尔的实验室学习和工作，冯德培被认为是神经肌肉接头研究领域的先驱者之一。

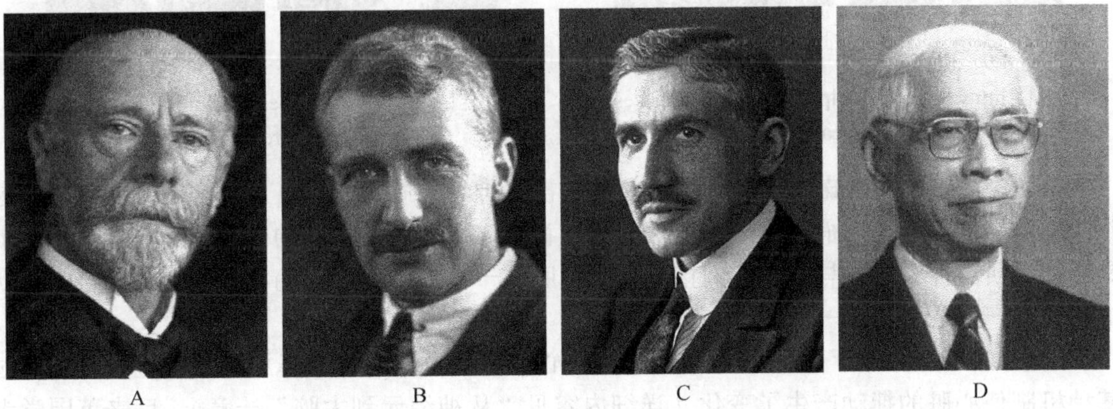

图 8-8　埃因托芬（A）；希尔（B）和迈尔霍夫（C）；冯德培（D）

（引自 https://www.nobelprize.org/nobel_prizes/medicine/laureates/1924/einthoven-facts.html；https://www.nobelprize.org/nobel_prizes/medicine/laureates/1922/；https://china.caixin.com/2016-04-11/100930491.html）

谢灵顿（Charles Scott Sherrington，1857～1952）和艾德里安（Edgar Douglas Adrian，1889～1977）因对神经元功能的研究分享了 1932 年诺贝尔生理学或医学奖（图 8-9）。谢灵顿对反射机制进行了非常深入的研究。现在所熟知的膝跳反射和对侧伸肌反射等反射的机制、反射弧的 5 个部分及它们的功能，主要是谢灵顿的研究成果（见“从神经元到大脑”）。

艾德里安发现了可兴奋细胞的全或无定律。可兴奋细胞有一个特点，当给这个细胞一个刺激时，如果是一个阈刺激（刺激强度的门槛值或阈值，刚好能够使细胞产生兴奋的刺激强度）或者是阈上刺激，这个细胞就会产生兴奋，也就是产生动作电位。一旦超过了阈刺激，无论这个刺激有多大，同一个细胞或者同一种动物的同一种细胞，它产生动作电位的幅度是不变的。反过来，如果给它的刺激比较小，是阈刺激以下的刺激，它是不能够产生兴奋的。也就是说可兴奋细胞有一个所谓的全或无定律，要么就有，要么就没有。全或无定律非常重要，它相当于是生物机体里的二进制，有就是 1，没有就是 0。曾有一位美国学者写过一本书《数字化生存》(*Being Digital*)，而从全或无定律来看，人类早就是数字化生存了。全或无定律认为，细胞产生兴奋还是不产生兴奋就是一个 1 和 0 的问题。

两位美国人厄尔兰格（Joseph Erlanger，1874～1965）和加塞（Herbert Spencer Gasser，1888～1963）是师生关系，他们研究了神经纤维的功能，各种各样的神经纤维产生的生物电现象的差异。根据他们对神经纤维功能和生物电的研究可以把神经纤维分成不同的类型，他们两位分享了 1944 年诺贝尔生理学或医学奖（图 8-10）。

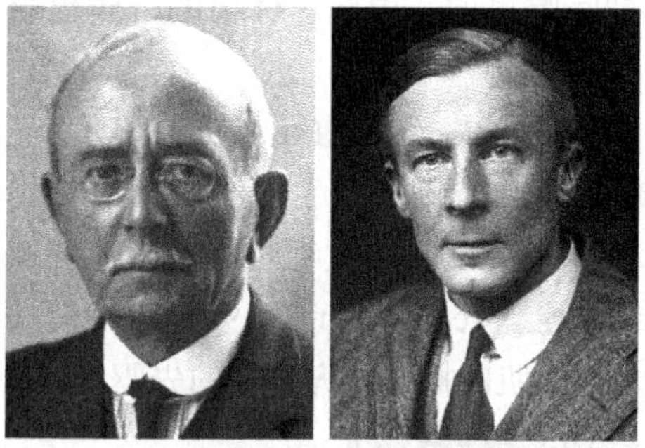

A　　B

图 8-9　谢灵顿（A）和艾德里安（B）
（引自 https://www.nobelprize.org/nobel_prizes/medicine/laureates/1932/）

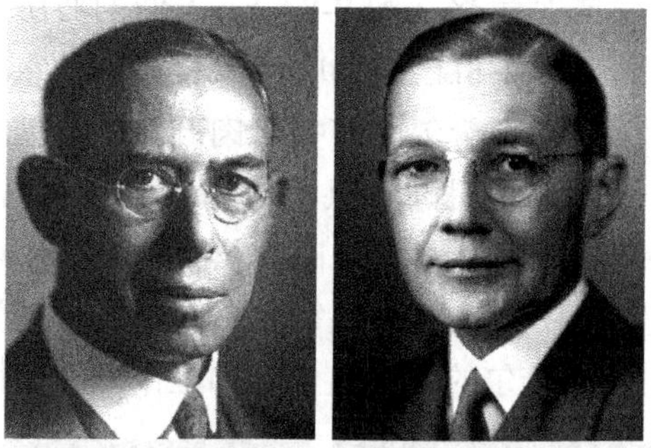

A　　B

图 8-10　厄尔兰格（A）和加塞（B）
（引自 https://www.nobelprize.org/nobel_prizes/medicine/laureates/1944/）

与肌肉收缩相关的诺贝尔奖，最著名的一次是神经递质的发现。从神经纤维把兴奋传递到肌细胞，神经纤维末梢释放一种特殊的化学物质，那么这种特殊的化学物质是什么呢？就是神经递质。神经递质与神经肌肉接头在肌细胞这一端的终板膜上的特异性受体结合，使肌细胞膜上产生电位变化——终板电位。

洛维（Otto Loewi，1873～1961）通过蛙心灌流实验证明神经释放了某种化学物质通过某种机制使心脏的搏动产生了变化（详细内容见“从神经元到大脑”一章）。后来英国学者戴尔证明支配心脏的副交感神经迷走神经所释放的神经递质是乙酰胆碱（ACh）。在“青霉素的故事”中提到过戴尔，他曾经担任英国皇家学会会长。洛维和戴尔因对神经递质的研究分享了 1936 年诺贝尔生理学或医学奖（图 8-11）。

澳大利亚人埃克尔斯（John Eccles，1903～1997）记录到了突触后膜上的兴奋性突触后电位和抑制性突触后电位，因在突触研究方面取得进展，与离子学说的提出者霍奇金和赫胥黎一起分享了 1963 年诺贝尔生理学或医学奖（图 8-12A）。埃克尔斯是火花派的代表人物。

加入英国籍的德国人卡茨（Bernard Katz，1911～2003）记录到神经与肌肉接头处的终板电位获得了 1970 年诺贝尔生理学或医学奖（图 8-12B）。兴奋从神经纤维传递到肌细胞一定要通过一个特殊的结构——神经肌肉接头，在神经肌肉接头的肌细胞一端称为终板膜，在终板膜上可以测到的电位变化称为终板电位。此后，卡茨在肌细胞未产生兴奋的静息状态下，记录到一种自发产生的微终板电位。神经末梢单个囊泡释放的乙酰胆碱可以产生微终板电位，这种释放是随机的。神经递质的释放表现为量子化释放，一份一份的，以囊泡为单位。当兴奋传到神经末梢，导致钙离子内流，大量囊泡释放乙酰胆碱，每个囊泡释放乙酰胆碱产生的微终板电位可以总和为终板电位，终板电位又进一步总和产生动作电位。而产生这一机制的主要环节是终板膜上与乙酰胆碱结合的受体本身就是离子通道，即化学门控通道——乙酰胆碱受体。后续的药理学研究和结构研究，确定了终板膜上为 N_2 型乙酰胆碱受体，N 就是烟碱，人们常说的尼古丁。

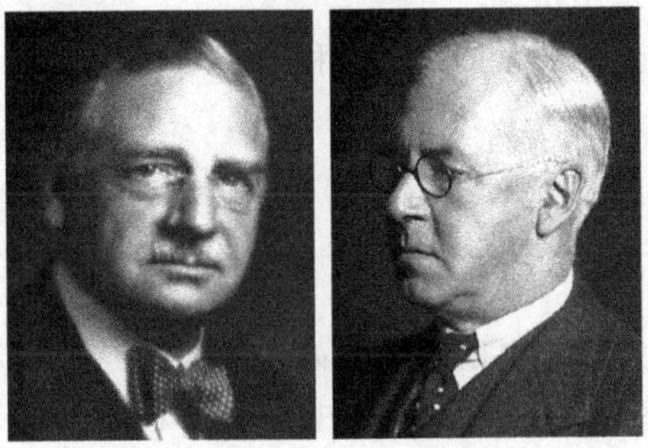

A　　B

图 8-11　洛维（A）和戴尔（B）

（引自 https://www.nobelprize.org/nobel_prizes/medicine/laureates/1936/）

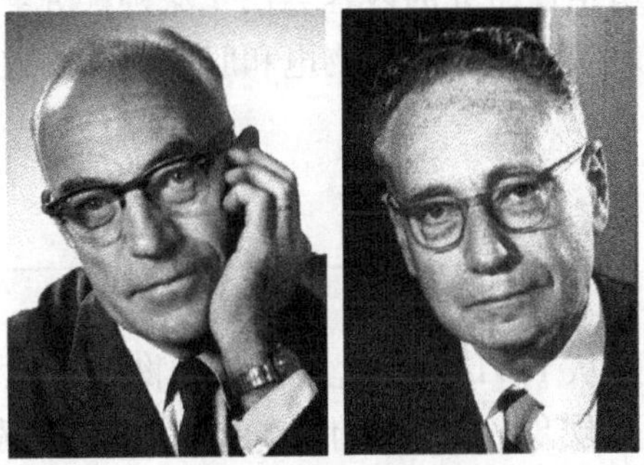

A　　B

图 8-12　埃克尔斯（A）；卡茨（B）

（引自 https://www.nobelprize.org/nobel_prizes/medicine/laureates/1963/eccles-facts.html；https://www.nobelprize.org/prizes/medicine/1970/katz/facts/）

与肌肉收缩机制相关的诺贝尔奖最近的一次是在 2013 年，罗斯曼（James E. Rothman，1950～）、谢克曼（Randy W. Schekman，1948～）和苏德霍夫（Thomas C. Südhof，1955～）分享了 2013 年诺贝尔生理学或医学奖（图 8-13），他们发现了囊泡的运输调控机制。

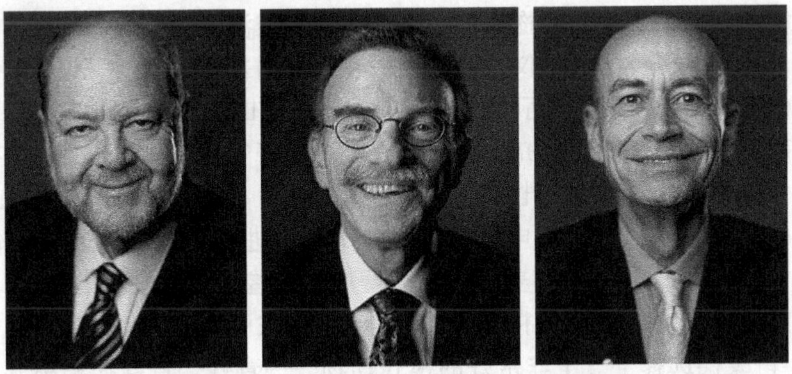

A　　B　　C

图 8-13　罗斯曼（A）、谢克曼（B）和苏德霍夫（C）

（引自 https://www.nobelprize.org/nobel_prizes/medicine/laureates/2013/）

兴奋从一个神经纤维或从一个神经元传递到一个肌细胞的时候，神经纤维一定要释放神经递质，那么神经递质是如何释放的呢？现在知道是通过囊泡来释放的。过去一直认为囊泡释放神经递质很简单，神经递质包裹在囊泡里，囊泡靠近神经肌肉接头的前膜，也就是神经末梢上的细胞膜，然后里面的神经递质就释放出来了。后来发现不是这么简单，有几种蛋白质参与，组成SNARE复合体。这几种蛋白质，有的是在囊泡的膜上，有的是在细胞的膜上。当囊泡靠近细胞膜时，这几个蛋白质就像编辫子一样将囊泡拉向细胞膜，编完辫子以后有一个蛋白质把这个辫子卡住，使囊泡紧紧地靠近细胞膜，然后产生一个融合孔，使神经递质释放出来。有关囊泡的研究曾多次获得诺贝尔奖，因这些研究的主要方法不是电生理方法，而且囊泡不仅存在于神经肌肉接头，还存在于几乎所有细胞，神经递质释放和激素的分泌，以及外泌体等功能和结构都与囊泡有关。此章节有很多内容与神经递质等研究相重合，很多非电生理研究的内容会在“从神经元到大脑”一章中呈现。

不难看到，对于生物电和肌肉收缩机制的研究是一个非常曲折的过程。

第五节　两百年的探索

如果从1791年伽伐尼有关生物电研究的著作作为生物电研究的开始，人类对这一个看似简单的现象（肌肉为什么会收缩），探索了200多年。在探索过程中，有各种各样的研究，仪器的研究、实验动物的选择，经历了各种各样的曲折。

在实验仪器方面，为测量生物电，首先是用电流计。电流计测量生物电时，一开始是测不到非常弱的生物电。杜波依斯-雷蒙德是第一个发表论文观察到动作电位的人，他当时是用电流计来测量生物电的。那个时候要做一台非常精细的电流计，必须在实验室里自己做。精密的电流计需要用细铜线缠绕线圈，越精密需要缠绕的细铜丝越长。杜波依斯-雷蒙德为了做精密的电流计，大概要用超过1000m长的细铜丝缠绕线圈，需要缠绕一个多月才能做好一个线圈。在做科学研究时，不仅要有智慧，还要有耐心，能够耐得住寂寞。电流计之后，又发明了示波器，把示波器用于生物电的测量，现在直接用电脑进行测量。

电压钳技术的发明，实现了用物理学的方法精密地监测化学物质的变化，进而揭示生物学问题的本质。思路的变换导致了仪器的研究。在电压钳技术之上，又进一步地研发了膜片钳。一系列的仪器发明和使用也显示了200年来科学在不断地发展和进步。

在生理学研究中选择合适的研究动物、研究模式和研究方法非常重要，甚至是决定成功的关键因素。人类最开始看到生物电现象，是海里的电鱼、电鳐和电鳗。所以人类最开始研究生物电的时候，设想可以直接在电鱼、电鳗和电鳐中进行研究。德国的杜波依斯-雷蒙德当时也有这个想法，他们甚至在南美洲建立了一个实验室，因为在南美洲电鱼和电鳗比较多，而在德国则是稀罕物，要从地中海或从南美洲运过来做实验。后来发现这个思路是不对的，杜波依斯-雷蒙德选择了一个非常好的模式动物——青蛙。青蛙在柏林郊外到处都是，作为实验动物，青蛙个体小、结构比较简单，离体器官容易分离；相对于恒温动物可进行持续时间更长的实验，而且所需实验室空间和操作台较小、保存和饲养也方便，既经济又随手可得，特别适合生理学实验。最终，青蛙成为杜波依斯-雷蒙德实验室的主角。用青蛙腿研究肌肉收缩的机制，学生物学或者学医的同学都做过一个实验，刺激坐骨神经腓肠肌标本的神经使肌肉收缩的实验，通过这个实验研究肌肉收缩产生的机制。现在做电生理教学实验和研究实验，仍然会大量使用青蛙。不过现在不用野生青蛙，因为野生青蛙是受保护的。现在基本上都是用养殖的牛蛙。这个故事是从青蛙开始的，最后又回到了青蛙，时至今日它们还在世界各地的实验室里为人类的科学与教育服务。

还有枪乌贼的应用。正是由于找到了枪乌贼的巨大神经轴突，才可以测量单细胞的生物电的变化，才能够最终揭示生物电的机制。

在生物学研究里，不同的研究，一定要找不同的模式生物。模式生物非常重要，如研究遗传学和发育生物学会选择秀丽隐杆线虫（*Caenorhabditis elegans*）和黑腹果蝇（*Drosophila melanogaster*）。

另外就是不同学派之间的争论。

尽管洛维的蛙心灌流实验表明化学物质参与了信息由神经元到肌细胞的传递，但仍无法解释信息传递中电信号和化学信号之间的关系，火花派与汤派的争论愈演愈烈。因为这不仅仅关系到神经肌肉接头信息传递的问题，也关系到神经元之间信息传递的问题。神经元与神经元通过突触联系，一般情况下按信息传递的方向，可分为突触前膜和突触后膜。神经肌肉接头与突触类似，不过是一个神经元和一个肌细胞相连，通常将肌细胞上相当于突触后膜的部分称为终板膜。如果是化学物质为中介，如何解释神经系统中信息的快速传递和中枢抑制（信息传递中不仅出现突触后兴奋还会出现突触后抑制）现象？如果仅仅是电信号，为什么在突触或神经肌肉接头会出现所谓的突触延搁？

许多生理学家都参与到这场争论中，大家都想用实验结果去说服对方，更精密的实验技术和方法被设计出来，卡茨在终板膜上记录到了终板电位和微终板电位，提出突触前膜的化学物质乙酰胆碱（ACh）是以囊泡为单位量子式释放，ACh 与终板膜上的特异性受体结合产生终板电位，而微终板电位是单个囊泡释放的 ACh 导致的。像 ACh 这类化学物质被称为神经递质。

在卡茨对神经肌肉接头的研究之后，埃克尔斯发现神经元与神经元连接的突触上也有与神经肌肉接头类似的现象，在突触后膜上可以记录到两种不同的电变化，一种是兴奋的，另一种是抑制的，即兴奋性突触后电位（EPSP）和抑制性突触后电位（IPSP）。后来进一步研究发现，如果突触前释放的神经递质与突触后膜上的受体结合后，使阳离子经离子通道内流则产生 EPSP；而如果突触前释放的神经递质与突触后膜上的受体结合后，使阴离子经离子通道内流或使阳离子经离子通道外流则产生 IPSP。所谓的中枢抑制问题得到了解释。此外，作为化学信号的神经递质其作用比电信号慢，因此导致了所谓的突触延搁。

当兴奋在神经纤维上以“火花”的形式传导到神经末梢，可使细胞外的钙离子内流，进而触发突触前膜中的囊泡释放神经递质 ACh，ACh 和受体结合在终板膜上产生终板电位，终板电位总和产生新“火花”，兴奋就从神经元传递到了肌细胞。

火花导致了汤的变化，汤里可以产生火花，在神经系统中这种突触称为化学突触。问题还没完，后来在一些动物中发现了完全用电信号传递信息的电突触，看来还真有不靠汤的火花啊！

有关肌肉为什么会收缩，即生物电研究的启示与思考是什么呢？第一，科学探索是非常艰辛和曲折的。对生物电的研究和肌肉收缩机制的探索持续了 200 多年。现在这个问题基本上弄清楚了，当然还有一些小的细节还有待进一步的研究。第二，实验仪器和实验方法的创新与应用。微电极技术、电压钳技术和膜片钳技术都是典型的例子。第三，选择合适的实验动物或实验标本。实验动物或实验标本选择得好，往往事半功倍。在生物学实验中，选择合适的标本或研究对象特别重要。发现了枪乌贼巨大神经轴突的特点，动作电位的记录和研究才有了重大突破。第四，多学科交叉的重要性。从膜学说、离子学说，到电流计、电压钳和膜片钳的发明和应用，都不难看到学科交叉非常重要。

第九章

下村修的绿色荧光蛋白

本章将介绍绿色荧光蛋白的发现、日本学者获得诺贝尔三大自然科学奖的基本情况和一些与生物学有关的诺贝尔化学奖获奖工作。

第一节　神奇的脑虹

图 9-1 中的这些图片非常漂亮，像一幅幅抽象画。这是在著名的科学杂志 *Nature*（《自然》）上发表的科学论文中的插图，它介绍了运用荧光蛋白技术来标记脑里的不同细胞，这种技术称为脑虹（brainbow）。看到这些美丽的图片，人们不禁会感叹：这到底是科学还是艺术？

荧光蛋白技术最初使用的是绿色荧光蛋白，所以这项技术常称为绿色荧光蛋白（green fluorescent protein，GFP）技术，这项技术获得了 2008 年诺贝尔化学奖。一部分与生物学相关的研究获得了诺贝尔化学奖，因此，在“诺贝尔生理学或医学奖史话”中也免不了要介绍一些获得了诺贝尔化学奖的重要发现和研究，绿色荧光蛋白技术就是其中之一。

发现绿色荧光蛋白、对绿色荧光蛋白的应用做出重要贡献的三位学者分享了 2008 年诺贝尔化学奖。第一位是日本人下村修（Osamu Shimomura，1928～2018），他是第一个发现绿色荧光蛋白的人。第二位是首先把绿色荧光蛋白技术应用于生物学研究的查尔菲（Martin Chalfie，1947～）。第三位是把绿色荧光蛋白改造成五颜六色的各种荧光蛋白的华裔学者钱永健（Roger Y. Tsien，1952～2016）（图 9-2）。

绿色荧光蛋白是绿色的，神奇的脑虹则是五颜六色荧光蛋白的应用。把绿色荧光蛋白改造成各种颜色的荧光蛋白，为分子生物学和细胞生物学研究开了一个染料铺。这一过程中做出重要贡献的就是华裔学者钱永健。在钱永健实验室的网页上可以看到几幅图，什么颜色的荧光蛋白都有（图 9-3）。活跃在科学研究第一线的钱永健在 2016 年因病去世，天妒英才，非常遗憾！

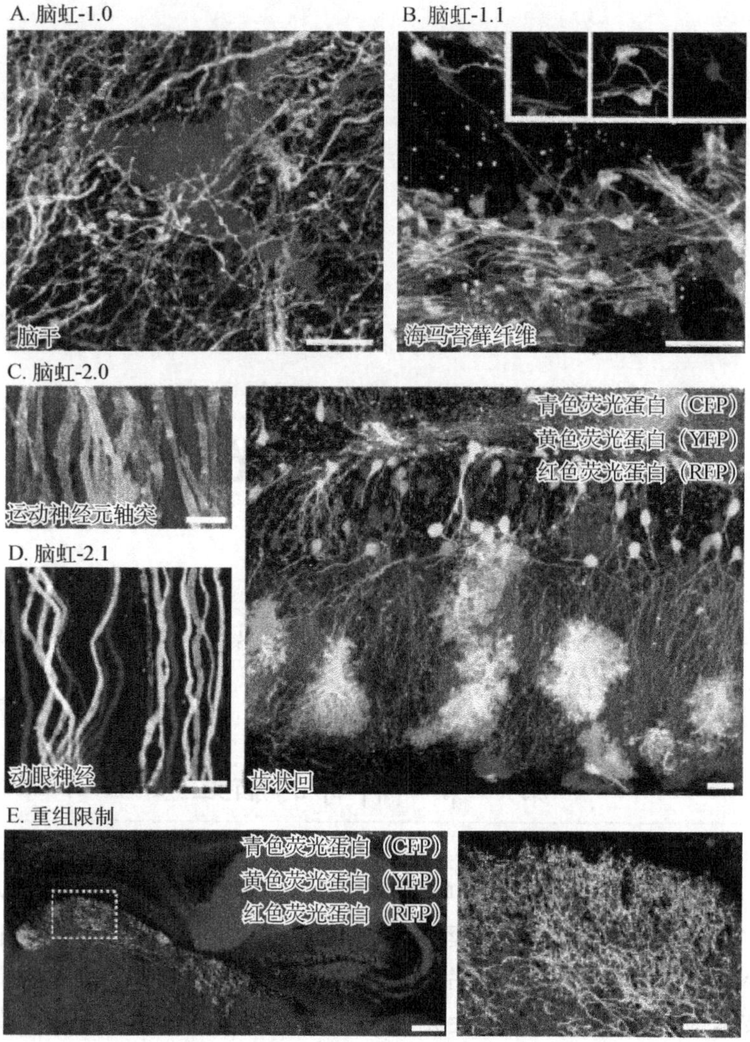

彩图

图 9-1　脑虹（引自 Livet et al.，2007）

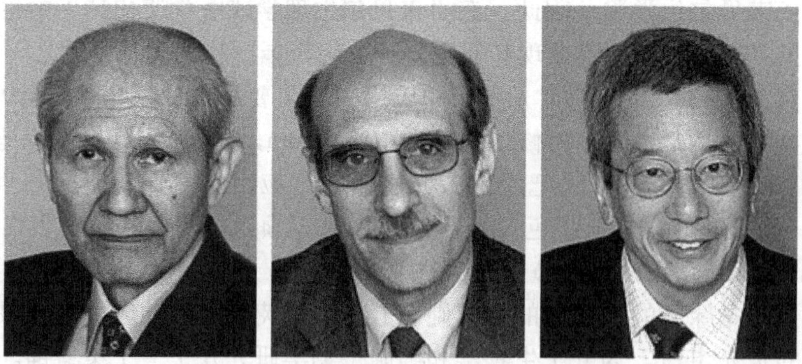

图 9-2　下村修（A）、查尔菲（B）和钱永健（C）
（引自 https://www.nobelprize.org/nobel_prizes/chemistry/laureates/2008/）

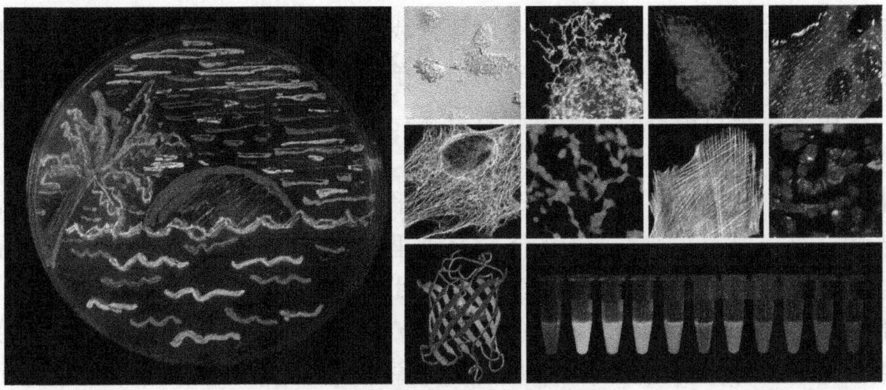

彩图

图 9-3　钱永健实验室网页上的图片

（引自 https://www.tsienlab.ucsd.edu/HTML/Images/IMAGE%20-%20PLATE%20-%20Beach.jpg；https://www.tsienlab.ucsd.edu/Images/General/IMAGE-%20Composite.jpg）

钱永健是中国著名科学家钱学森（Qian Xuesen、Tsien Hsue-shen、H. S. Tsien，1911～2009）的侄子。钱永健除了改进和发展了绿色荧光蛋白技术之外，在发明和改进钙染色剂测定细胞内钙离子浓度领域的贡献也非常大，也是诺奖级的工作。钱永健还有一位哥哥叫钱永佑（Richard W. Tsien，1945～），是著名神经生物学家。

脑虹中各种漂亮的实验结果就是因为使用了绿色荧光蛋白或者说改进后的荧光蛋白技术。感官刺激最能打动人，生物学研究也不例外。可以看得见的不同色彩的实验证据比一个个数字要直观得多。有人戏言，脑虹是 GFP 获得诺贝尔奖的直接推手。

第二节　下村修的绿色荧光蛋白

一、绿色荧光蛋白

下村修出生在日本一个清贫的家庭，在长崎的海边长大。长崎这个名字，虽不像广岛那么出名，但大家几乎也都知道。在第二次世界大战末期，美国在那里投下了第二颗原子弹。时年 16 岁的下村修正好在核爆影响的区域中，幸运的是他正在洗澡，无意中减少了核尘埃的影响。虽然没有丧命，但失明数周。

海边长大的下村修对海里的生物，特别是发光的生物一直很好奇，海洋生物在夜晚的海洋里发出的蓝光特别令人着迷。但原子弹爆炸后，很久都看不到了。

从医学院毕业后的下村修在长崎大学（Nagasaki University）安永峻五教授（Shungo Yasunaga，1911～1959）（图 9-4A）的实验室当助教。一次，导师和他到名古屋大学（Nagoya University）拜访一位著名的生物化学家，但正好这位教授不在。他们就拜访了另一位教授平田义正（Yoshimasa Hirata，1915～2000）（图 9-4B），平田义正实验室的水缸里养着可发出蓝光的海萤虫。平田义正希望下村修来他的实验室工作，从海萤虫中提取高亮度的荧光素，以完成海萤虫发光原理的研究。

平田义正的研究需要助手，而下村修早就对这个研究对象很好奇，两人一拍即合。平田义正还调侃下村修说，如果你能做出这个课题，我就直接给你博士学位。后来，下村修真的拿下了这项研究，而平田义正则真的信守诺言给予下村修博士学位。据说这是日本历史上罕见的破例。平田义正是日本著名化学家和教育家，培养了很多著名学者，但他没能看到下村修获得诺贝尔奖。

说起来，下村修的成功有点意外。下村修在平田义正实验室做了近一年，就是得不到高亮度的荧光素。有一天，辛苦了一天的下村修糊里糊涂地把实验室里给海萤虫保温的取暖器关掉了，结果试管里提取的荧光素开始变亮，而且越来越亮。原来是温度问题！

美国的约翰森（Frank Johnson，1908～1990）（图 9-4C）得知下村修成功提取荧光素的消息后，很快邀请下村修去美国研究水母的发光原理，而此前不久，下村修的导师安永峻五刚刚因癌症去世。1960 年，下村修到美国普林斯顿大学约翰森实验室做博士后研究，后来曾短暂返回日本工作，但主要还是在约翰森实验室研究水母。

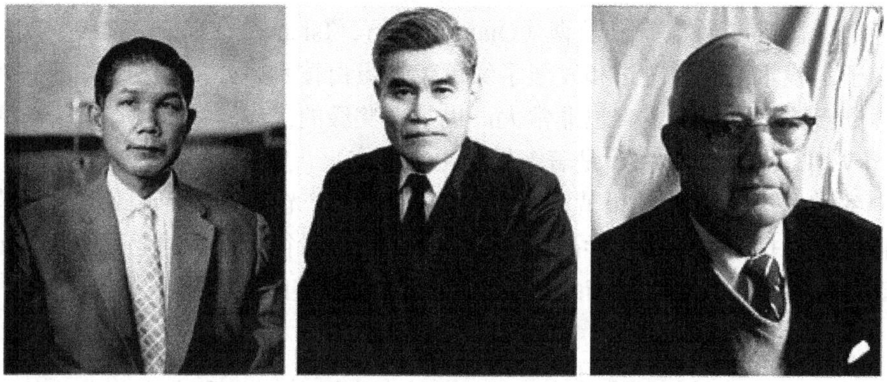

A　　　　B　　　　C

图 9-4　安永峻五（A）、平田义正（B）和约翰森（C）

（引自 https://www.nobelprize.org/nobel_prizes/chemistry/laureates/2008/shimomura-bio.html）

下村修在约翰森实验室做了近 20 年的博士后研究，后又到美国的一个海洋研究所里工作至退休。从某个角度来看，下村修在美国的留学并不是很顺利，很长时间都没有拿到一个固定的教职工作，而是长期在实验室里做博士后研究。

下村修研究的是多管水母的发光问题。这种多管水母的发光机制和海萤虫的发光机制不一样，下村修和导师约翰森想了很多办法，但都无法使多管水母提取液中的发光物质发光。什么原因使提取液中的发光物质不发光呢？第二个偶然事件出现了！一次做完实验后，下村修把含有多管水母发光物质的溶液倒进污水池，当时正巧有人往污水池里排放海水，结果溶液入水后突然蹿出一道蓝光。下村修由此认为可能是海水中的某种物质影响到发光物质发光，后来发现是海水中的钙离子。

通过分析发现，发光物质是一种蛋白质，加微量钙离子后会发蓝光，这种特殊蛋白质被命名为水母蛋白（aequorin）。在纯化水母蛋白的过程中，下村修还发现了一个副产品——一种含量很低、在自然光的照射下发浅绿色荧光的新型蛋白质（绿色荧光蛋白），这种蛋白质在紫外线照射下会发出很亮的光。下村修发现含有这种蛋白质的溶液，在日光下是稍稍发绿的，在钨灯下是黄色的，但在紫外线照射下，呈现出非常亮的绿色荧光（图 9-5）。

下村修发现了荧光素和绿色荧光蛋白，发表了论文，但自己并不知道绿色荧光蛋白的潜在价值。此后，下村修一直默默无闻，直到绿色荧光蛋白在生物学研究中得到广泛应用，很多学者认为这个发现是一项诺贝尔奖级的工作。

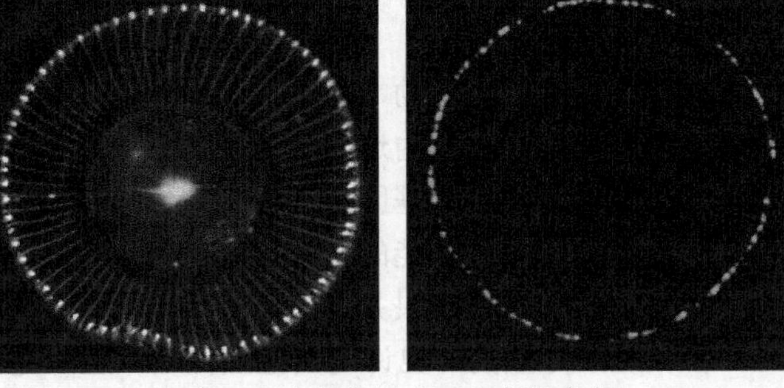

彩图

图 9-5　水母在日光下和在黑暗中

随着绿色荧光蛋白在生物学研究里的广泛应用，大家都认为绿色荧光蛋白这项发现一定是会拿诺贝尔奖的，而且大家都认为应该是拿诺贝尔生理学或医学奖。从 20 世纪末开始，很多人认为下村修一定会获得诺贝尔奖。据说（可能是传说或戏说），到了 21 世纪初，因为大家都说下村修能获诺贝尔奖，所以每年 10 月 6 日（有时是 3 日）下村修就会等斯德哥尔摩打来的电话。因为每年第一个公布的就是诺贝尔生理学或医学奖，而在公布之前或几乎同时，斯德哥尔摩的诺贝尔奖委员会会给获奖者打电话告知并简短采访。2008 年 10 月 6 日，下村修等到晚上，斯德哥尔摩都没有给他打电话。下村修开了个玩笑，说今年的诺贝尔奖不会给我了。10 月 7 日宣布诺贝尔化学奖，结果这天斯德哥尔摩给他打了电话，告诉他获得了 2008 年诺贝尔化学奖。下村修下意识地说是不是弄错了？他认为应该是诺贝尔生理学或医学奖，而不是诺贝尔化学奖。

下村修退休之后还继续他的海洋生物研究。他没有自己的实验室，在自己家里的地下室（车库）里进行研究。一般发表学术论文都有一个单位和单位的地址，某一个学校或者某一个研究所。而下村修是在自己家里进行研究的，他发表的论文的联系地址就是他家的门牌号。由此可以看到下村修对科学研究的兴趣和自觉。

绿色荧光蛋白，学生物的人经常简称其为 GFP。它是圆柱形的桶状结构，在桶状结构中间有一个发光基团（图 9-6）。当受到紫外线照射时，发光基团可以吸收一部分能量，发出绿色的荧光。此前，大家从来没有想象过蛋白质可以发出荧光，因此这是一个很重要的发现。

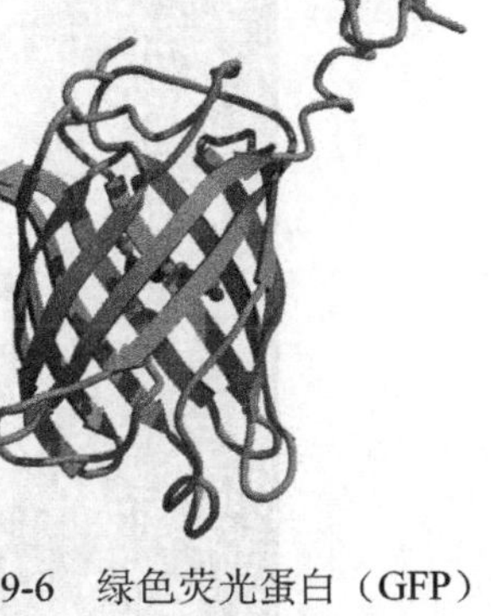

图 9-6　绿色荧光蛋白（GFP）
（引自 https://www.tsienlab.ucsd.edu/）

下村修的两次重大发现，似乎都有一定的偶然性，可谓运气太好了！其实中国春秋时代的思想家和政治家晏子（公元前 578～前 500）曾说过：“为者常成，行者常至。”（见

《晏子春秋》。梁丘据谓晏子曰："吾至死不及夫子矣！"晏子曰："婴闻之，为者常成，行者常至。婴非有异于人也。常为而不置，常行而不休者，故难及也？"）下村修的成功不无此理。

二、绿色荧光蛋白的应用

最早发现绿色荧光蛋白在生物学研究中具有潜在价值的是一位叫普拉舍（Douglas Prasher，1951～）的科学工作者。普拉舍认为绿色荧光蛋白在生物学研究中有非常重要的价值，这个会发光的蛋白可以作为示踪分子。

现在很多生物学研究是在分子水平上做的，在分子水平上做一些转基因的工作，如把某些功能基因转到某生物体内，观察在生物体内这个基因是否表达。基因表达什么呢？表达蛋白质，一旦基因表达蛋白质，怎么知道这个基因表达没有呢？怎么知道这个蛋白质是不是就是那个转进去的基因表达的呢？只有通过功能的研究再去发现。通过研究细胞的功能反推这个蛋白质相应的基因是否表达。然而这个结果并不一定就很可靠。因为也许观察到的这个生物学功能不一定就是这个蛋白质所导致的，也许是其他蛋白质，也许是一个综合效应。

绿色荧光蛋白的发现，在生物学研究里相当于提供了一种指示剂。因为如果把绿色荧光蛋白的基因和需要表达蛋白质的基因连在一起，再把它们转到生物体内。这两个连在一起的基因，其中一个就是要研究的蛋白质的基因，另一个是绿色荧光蛋白的基因，两个基因会同时表达。绿色荧光蛋白在紫外线照射下会产生一定颜色的荧光（现在除了绿色荧光蛋白以外，还有其他颜色的荧光蛋白，会产生不同颜色的荧光）。一旦产生荧光，只要观察到荧光，就知道绿色荧光蛋白的基因表达了，同样也可以推定连在这个绿色荧光蛋白基因上的另外一个功能基因也表达了相应的蛋白质。所以说绿色荧光蛋白就是一个指示蛋白，它的基因就是一个报告基因。这在生物学研究里真是太重要了！

普拉舍在1985年克隆了水母蛋白的基因，在1992年又克隆出完整的由238个氨基酸所构成的绿色荧光蛋白的基因。他把绿色荧光蛋白的基因及绿色荧光蛋白的氨基酸序列组成都弄清楚了，为绿色荧光蛋白的应用奠定了基础（图9-7）。

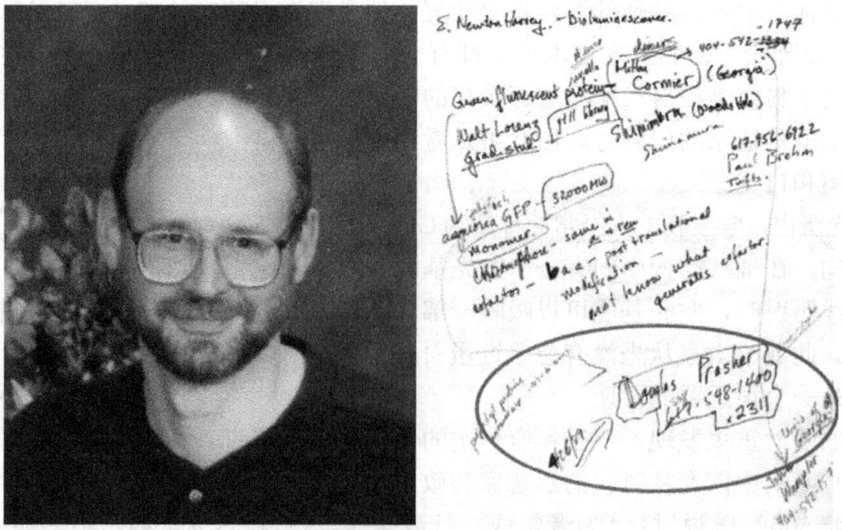

图9-7　普拉舍（左）和他有关GFP研究的手迹（右）

第一个把绿色荧光蛋白的基因在其他生物体中表达的是查尔菲，查尔菲的大量工作是在线虫上做的。1994 年，查尔菲用到了普拉舍当时的研究成果，完成了绿色荧光蛋白在生命有机体内的不同部位和不同时间发展下的表达（图 9-8）。查尔菲最初的绿色荧光蛋白的材料就是普拉舍提供的。

三、绿色荧光蛋白的改造

俄罗斯人卢基扬诺夫（Sergey Lukyanov，1963～）在一种深红色的海葵里发现了红色荧光蛋白（图 9-9）。据说卢基扬诺夫是参观海洋展览时，发现海葵是红颜色的，它里面是不是可能有荧光蛋白呢？后来真的发现了红色荧光蛋白。卢基扬诺夫在荧光蛋白的应用上也做出了巨大的贡献，2008 年公布诺贝尔奖时，俄罗斯人认为卢基扬诺夫也应该分享这一年的诺贝尔奖。

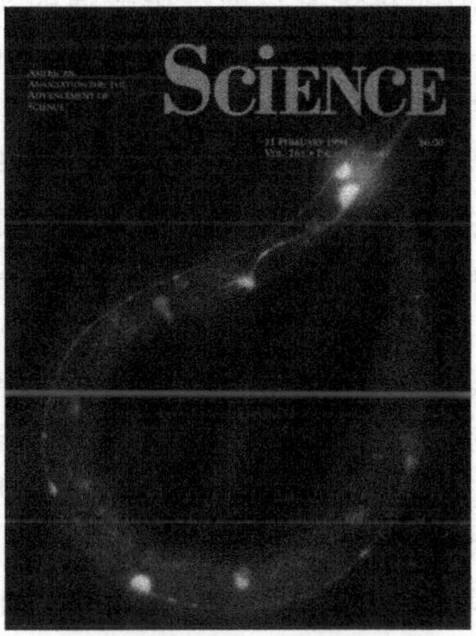

图 9-8　查尔菲有关线虫 GFP 研究的论文成为 *Science* 的封面论文

（引自 https://www.nobelprize.org/nobel_prizes/chemistry/laureates/2008/chalfie-slides.pdf）

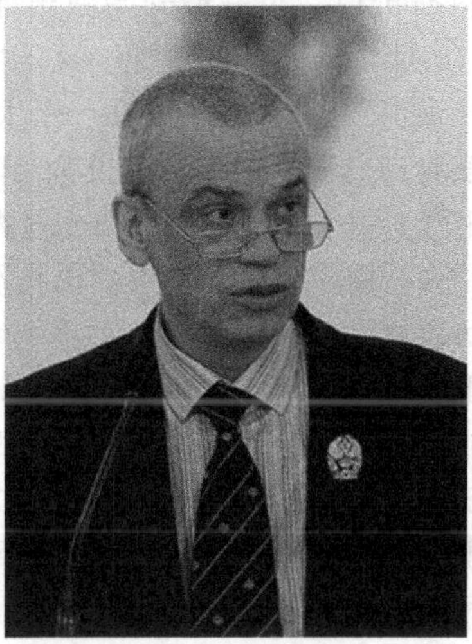

图 9-9　卢基扬诺夫

基于绿色荧光蛋白和红色荧光蛋白的发现，钱永健对它们进行了改造，改造出各种各样的荧光蛋白。生物学的研究结果像艺术品一样呈现在大家眼前：特定的蛋白质应用到大脑皮质里不同神经元形成了非常漂亮的脑虹，老鼠脑细胞内的荧光蛋白使老鼠的脑发光，荧光蛋白使果蝇有红色的眼睛和绿色的眼睛，发出绿色荧光的兔子，还有色彩斑斓的斑马鱼。

第三节　偏见与遗憾

普拉舍是第一个克隆出水母荧光素基因的人，也第一个克隆出完整的由 238 个氨基酸所组成的荧光蛋白的基因。他也最先认识到荧光蛋白具有非常重要的科研价值，可以作为一个报告蛋白或指示蛋白，其基因可以作为一个报告基因。

普拉舍认识到这个问题后，很快去申请基金，希望对绿色荧光蛋白进行深入的研究。但是非常遗憾，当时的美国学术界有一部分学者有一个偏见，他们认为蛋白质是不能发光的，而申请的基金是讲蛋白质发光的问题，这不是无稽之谈吗？很遗憾普拉舍没有申请到基金。更不幸的是，他所在的研究机构没有通过他的考核，他失去了原来的研究工作岗位。当时普拉舍在科学界就待不下去了，没有项目的支持，没有研究机构的支持，就没有办法进行研究。后来，普拉舍就把这项研究放弃了。

放弃是非常遗憾的！有很多人认为普拉舍在绿色荧光蛋白的研究上做出了巨大的贡献，他也应该是一个诺贝尔奖的分享者。但很遗憾，他放弃了，而且他后来没有从事与科学有关的研究工作。诺贝尔奖实际上也有一些潜在规则，其中有一个规则就是获奖者现在应该仍然在做与科学有关的研究。

当 2008 年诺贝尔化学奖颁发给有关绿色荧光蛋白的研究时，这位最开始认识到绿色荧光蛋白科研价值，也是最开始做出绿色荧光蛋白基因的科学家在做一个普通的司机。在 2008 年 10 月 21 日《纽约时报 • 科学版》上有这样一个标题“为诺贝尔奖搭台的研究者在科学之外谋生”。普拉舍当时在一个大公司里开摆渡车，类似景区里的摆渡车，把乘客从一个地方摆渡到另一个地方。普拉舍当时每小时的工资大概只有 10 美元，刚刚高于当地法定的最低工资。可以说他当时的日子过得非常不顺，所以美国纽约时报发出了这样的感叹。记者问普拉舍后悔不后悔，普拉舍说我不后悔。记者又问他，你现在的想法是什么？普拉舍说我想重回科学界。

这里有一个美谈。2008 年诺贝尔化学奖获得者钱永健把荧光蛋白做成了各种各样的颜色，他的实验室是世界上做荧光蛋白做得最好的实验室。钱永健联系普拉舍请他到自己的实验室来工作。已经 50 多岁的普拉舍加入钱永健的实验室，重拾旧业。钱永健已经去世了，但在钱永健实验室的网页上仍可以看到成员里曾有普拉舍的名字。

那时候普拉舍的年纪已经很大了，已经很难适应第一线的研究工作。钱永健又把他请回自己的实验室，实际上是对这位科学家在科学上做出贡献的尊敬。在 2008 年的诺贝尔奖颁奖仪式上，钱永健和查尔菲联手邀请普拉舍和夫人参加颁奖仪式。

在科学史上有很多像普拉舍这样的人，如富兰克林。富兰克林完成了 DNA 晶体的 X 射线的衍射实验，做了一个漂亮的图。正是由于她的图，沃森和克里克解析了 DNA 的双螺旋结构，所以很多人说她也应该获得诺贝尔奖。还有发现星系谱线红移现象的哈勃（Edwin Hubble，1889～1953），我们常听说宇宙在膨胀，宇宙膨胀的证据是什么呢？就是美国天文学家哈勃发现星系谱线红移，证明宇宙是在膨胀的。外太空有个很著名的望远镜叫哈勃望远镜，就是以他的名字命名的。

普拉舍、富兰克林和哈勃都没有获得过诺贝尔奖，但是他们都对科学做出了杰出的贡献。当人们回忆这段历史时，都会提到这些科学家，提到他们对科学做出的重要贡献。

第四节 “日本诺贝尔奖计划”和获奖分析

在下村修获得诺贝尔化学奖的 2008 年，还有 3 位日本或日本裔学者获得诺贝尔物理学奖。在此之前，进入21世纪后的头3年，已有4位日本学者分别获得了诺贝尔化学奖和诺贝尔物理学奖。此后，又有12位日本或日本裔学者获得诺贝尔三大自然科学奖。这不禁令人好奇：日本的科学研究者为何在新世纪获得了这么多的诺贝尔奖？

一、“日本诺贝尔奖计划”

日本政府在2001年3月公布了第二个《科学技术基本计划》，其中目标之一是力争在未来50年里使本国的诺贝尔奖获得者达到30人。政府计划中明确提出获得诺贝尔奖的目标实在是惹人注目，所以大家也将此计划称为“日本诺贝尔奖计划”。日本政府甚至在负责颁发诺贝尔生理学或医学奖的瑞典卡罗林斯卡学院内设立了一个研究联络中心。2005年日本政府颁布的第三期《科学技术基本计划》中再次提出日本50年里获诺贝尔奖者达到30人的目标。

“日本诺贝尔奖计划”受到广泛关注和争议，相当多的人士认为这种公开的得奖计划是不明智的。在计划提出当年获得诺贝尔化学奖的野依良治（Ryoji Noyori，1938～）认为，日本政府的计划是没有头脑的狂妄之言。

时至今日，在2001年之前的诺贝尔奖百年历史中，日本有9位诺贝尔奖得主，其中6位是三大自然科学奖获得者。在“日本诺贝尔奖计划”公布后的2001～2023年，日本共增加了20位诺贝尔奖得主，其中19位是自然科学奖获得者（表9-1）。依此看来，20多年前日本政府制定的“日本诺贝尔奖计划”并非虚言，也不是诳语。

表9-1　日本学者获得诺贝尔三大自然科学奖的基本情况

获奖年份	获奖者	奖项	获奖成果	完成年份	完成地点
1949	汤川秀树	物理学奖	提出“介子理论”，成功预言介子存在	1935	日本
1965	朝永振一郎	物理学奖	发现解决量子电动力学中发散困难的“重整化”方法	1947	美国
1973	江崎玲于奈	物理学奖	发现半导体和超导体的隧道效应	1973	美国
1981	福井谦一	化学奖	提出化学反应前线轨道理论	1951	日本
1987	利根川进	生理学或医学奖	发现了产生抗体多样性的遗传原理	1976	瑞士
2000	白川英树	化学奖	发现和开发聚合体传导材料	1977	美国
2001	野依良治	化学奖	因手性催化氢化反应研究的贡献	1980	日本
2002	小柴昌俊	物理学奖	因对天体物理学的开拓性贡献，特别是对宇宙中微子的探测	1986	日本
2002	田中耕一	化学奖	发展了用于生物大分子质谱分析的软解吸电离方法	1985	日本
2008	下村修	化学奖	发现和发展了绿色荧光蛋白（GFP）	1960	美国
2008	南部阳一郎	物理学奖	发现亚原子物理学中自发对称性破缺的机制	1962	美国
2008	小林诚	物理学奖	发现对称性破缺的来源，并预测了至少三大类夸克在自然界中的存在	1972	日本
2008	益川敏英	物理学奖		1972	日本
2010	铃木章	化学奖	对有机合成中钯催化偶联反应的研究	1976	日本
2010	根岸英一	化学奖		1979	美国
2012	山中伸弥	生理学或医学奖	发现成熟细胞可被重写成多功能细胞	2006	日本
2014	中村修二	物理学奖	发明高亮且节能的白色光源“高效蓝色发光二极管”	1986	日本
2014	天野浩	物理学奖		1993	日本
2014	赤崎勇	物理学奖		1993	日本
2015	大村智	生理学或医学奖	因发现了一种新的治疗蠕虫寄生虫感染的方法	1979	日本

续表

获奖年份	获奖者	奖项	获奖成果	完成年份	完成地点
2015	梶田隆章	物理学奖	发现中微子振荡现象，表明中微子用偶质量	1988	日本
2016	大隅良典	生理学或医学奖	发现细胞自噬机理	1992	日本
2018	本庶佑	生理学或医学奖	发现负性免疫调节治疗癌症的疗法	1998	日本
2019	吉野彰	化学奖	发展锂离子电池	1985	日本
2021	真锅淑郎	物理学奖	对地球气候的物理模拟、量化变率和可靠地预测全球变暖	1975	美国

注：中村修二、南部阳一郎和真锅淑郎获奖时为美国籍

二、从委屈争议到屡屡获奖

日本人北里柴三郎曾在德国科赫实验室学习和工作了6年。1890年，北里柴三郎和科赫实验室的贝林合作，发现暴露在破伤风杆菌环境下的动物血液中可产生抗毒素的血清，通过注射含有抗毒素的血清可以实现对破伤风的免疫。贝林和北里柴三郎将这种方法应用于白喉和破伤风的治疗，血清学由此诞生，贝林因此获得了首个诺贝尔生理学或医学奖。作为这一重大发现和应用的共同完成者，北里柴三郎则无缘诺贝尔奖，日本人颇为不满，非常委屈。从已公开的提名资料来看，1901年诺贝尔生理学或医学奖的提名中，有十余人提名贝林，提名卡哈尔（提出神经元学说）获奖的人数比贝林稍多；被提名最多的是巴甫洛夫，有30余人次；而北里柴三郎只有一次与贝林一起被共提名。

野口英世（Noguchi Hideyo，1876～1928）以研究梅毒和黄热病闻名，1926年的诺贝尔生理学或医学奖提名名单中有3人提名野口英世。野口英世后因染上黄热病死于非洲。在他的墓碑碑文上写着："他毕生致力于科学，他为人类而生，为人类而死。"野口英世的画像登上了1000日元纸钞，而北里柴三郎的画像出现在2024年新版1000日元纸钞上。

尽管很早就有多位日本学者获得诺贝尔三大自然科学奖的提名，但直到第二次世界大战之后的1949年，日本物理学家汤川秀树（Hideki Yukawa，1907～1981）才为日本拿到了第一个诺贝尔奖。

第二次世界大战后，日本经济迅速恢复，基础研究获得更多更有力的支持。日本学者纷纷前往欧美发达国家学习和工作，并将先进的理念和技术带回日本。通过师承关系，优秀人才不断更新迭代。经过几十年的努力，终见成效。从另一个角度看"日本诺贝尔奖计划"，其制定者已不是对日本基础研究的规划设计，而是对已完成优秀基础研究成果及评价的预期或预测。

2001～2023年，日本获得诺贝尔三大自然科学奖的数量已超过德国、英国和法国，仅次于美国，居世界第2位。改变了以欧美为主，美国领先的格局，进入美日欧三足鼎立的时代，也标志着日本进入世界科技领先国家行列。

三、日本人的教育和对教育的反思

获得诺贝尔三大自然科学奖的日本学者，在获奖时，除田中耕一（Koichi Tanaka，1959～）和吉野彰（Akira Yoshino，1948～）来自日本企业外，都来自高等院校，其中14人来自日本的高校，5人任职美国高校。这些获奖者几乎全部都是在日本接受的基础教育和高等教育。田中耕一是一个日本企业里的普通工程师，他的获奖有些出乎意料，不仅他本人没

想到，就是制定了“日本诺贝尔奖计划”的日本政府和根据“日本诺贝尔奖计划”深挖各学科可能获奖者的媒体也没想到。不过，不少日本学者仍在反思日本教育特别是基础教育的缺陷和不足。

获得 2008 年诺贝尔物理学奖的益川敏英（Toshihide Maskawa，1940～2021）说：“孩子们在学校总是习惯于完全没有遇到问题，这样就使孩子们养成了不善于思考的习惯，这当然就是教育污染了。原本天真质朴的孩子们，生性就对未知世界充满了好奇心。而这种渴望了解新鲜事物、对于解答问题极具兴趣的天性，自其刚开始处于萌芽状态时就遭到了无情的摧残和扼杀。”益川敏英的外语不是太好，被舆论界称为“不懂英语的物理学家”。因为不愿意用英语演讲，益川敏英不参加国外的学术会议，也没有申请护照。他出席瑞典斯德哥尔摩的诺贝尔奖颁奖仪式是他第一次出国旅行（图 9-10）。

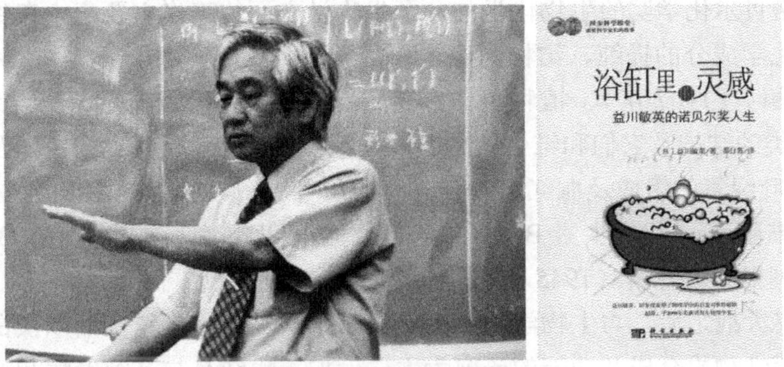

图 9-10　益川敏英（左）和他对科学和教育随想的著作（右）（引自益川敏英，2010）

毕业于东京大学的日裔美籍学者真锅淑郎（Syukuro Manabe，1931～）在 90 岁时因对地球气候的物理模拟、量化变率和可靠地预测全球变暖而获得 2021 年诺贝尔物理学奖。日本媒体很惋惜真锅淑郎加入了美国国籍。

有人问真锅淑郎为何加入美国国籍时，真锅淑郎回答：“这是个有趣的问题。在日本社会，人与人之间建立起了非常注重和谐的关系。大家把维护彼此间良好的关系看得很重要。所以，向日本人提问的时候，会得到‘Yes’或者‘No’的回答。但是，日本人说‘Yes’的时候，并不一定意味着‘Yes’。实际上也有表示‘No’的情况。为什么会这样呢，是因为不想伤害别人。总之，不想做让别人感到不舒服的事情。”真锅淑郎还说道：“在美国，我可以做自己想做的事情。我不需要担心别人的感受，也不想伤害别人的感受，但我不擅长关心别人。对我这样的研究者来说，在美国的生活很棒，可以做任何我喜欢的研究。”真锅淑郎最后说：“我没有能力和周围保持同调，这是我不想回日本的理由之一。”

也许这不仅仅是教育的问题，还有日本文化对科学和教育的影响。

第五节　部分获得诺贝尔化学奖的生物学相关研究

在本书多个章节中介绍了获得诺贝尔化学奖的生物学研究成果。生命现象具有多样性和复杂性，各个学科的技术和方法都可以用来研究生物学问题，如“肌肉为什么会收缩”一章里介绍的电生理技术主要是用物理方法研究生物学问题，“维生素的故事”一章里主要是用化学方法发现和提纯各种维生素。与生物学相关的诺贝尔物理学奖获奖工作主要是显微镜技术等相关技术的建立和改进，与生物学相关的诺贝尔化学奖获奖工作则主要是两个方面：一是生物化学与分子生物学的相关研究，二是化学与生物学研究方法和相关仪器设备的研制和改进。

截至2024年，诺贝尔化学奖有50余次授予了与生物学相关的研究。在进入21世纪的62位获奖者中，有40位获奖者是直接研究生物大分子，或是开发与研究生物大分子相关的方法与仪器设备，超过此期间诺贝尔化学奖获奖人数的60%。

一、获得诺贝尔化学奖的生物化学与分子生物学方面的研究

早期获得诺贝尔化学奖的生物化学与分子生物学方面的工作主要集中在生命有机体中一些特殊物质的化学成分的提纯、结构的确定和化学性质的研究，如糖类和嘌呤（1902年）、无细胞发酵（酶）（1907年）、植物色素和叶绿素（1915年）、胆汁酸及相关物质的结构（1927年）、甾类的结构及它们和维生素之间的关系（1928年）、糖类的发酵及发酵酶（1929年）、血红素和叶绿素的组成及血红素的合成（1930年）、碳水化合物和维生素C、类胡萝卜素、核黄素、维生素A和维生素B_2（1937年）、类胡萝卜素和维生素（1938年）、性激素（1939年）、饲料贮存和保鲜（1945年）等。

第二次世界大战之后，与生物学相关的诺贝尔化学奖获奖工作逐渐以蛋白质等生物大分子结构和生物活性物质合成及功能的研究为主。例如，酶结晶与高纯度酶和病毒蛋白质的制备（1946年）、生物碱（1947年）、电泳和血清蛋白分析（1948年）、化学键性质及对复杂物质的结构的研究（1954年）、多肽激素（1955年）、核苷酸和核苷酸辅酶（1957年）、蛋白质结构组成特别是胰岛素（1958年）、植物吸收二氧化碳（1961年）、血红蛋白和肌红蛋白结构（1962年）、重要生化物质的结构（1964年）、糖核苷酸及其在碳水化合物的生物合成中所起的作用（1970年）、核糖核酸酶（1972年）、酶催化反应的立体化学（1975年）、化学渗透理论公式与生物能量传递（1978年）、重组DNA（1980年）、光合反应中心的三维结构（1988年）、RNA的催化性质（1989年）、定点突变（1993年）、三磷酸腺苷（ATP）和ATP酶（1997年）、离子通道和水通道（2003年）、泛素（2004年）、真核转录的分子基础（2006年）、绿色荧光蛋白（GFP）（2008年）、核糖体结构和功能（2009年）、G蛋白偶联受体（2012年）、DNA修复的细胞机制（2015年）、酶的定向演化及用于多肽和抗体的噬菌体展示技术（2018年）、基因编辑（2020年）、点击化学和生物正交化学（2022年）、计算蛋白质设计与蛋白质结构预测（2024）等。

二、由于化学和生物学方法与相关仪器设备的研制和改进获得诺贝尔化学奖

化学和生物学方法与相关仪器设备的研制和改进获得诺贝尔化学奖的获奖工作有：电泳和血清蛋白分析（1948年）、分配色谱法（1952年）、极谱分析法（1959年）、碳14同位素进行年代测定（1960年）、电子显微镜（1982年）、测定晶体结构的直接法（1985年）、核磁共振（NMR）（1991年）、聚合酶链反应（PCR）（1992年）、生物大分子鉴定和结构分析

的方法（2002 年）、超高分辨率荧光显微术（2014 年）、分子机器的设计和合成（2016 年）、冷冻电子显微镜（2017 年）等。

三、为什么一些物理学和生物学研究获得诺贝尔化学奖？

（一）研究尺度和方法上化学与物理学和生物学的关系

化学的研究尺度介于物理学和生物学之间，一头与物理学紧密联系，一头与生物学紧密联系。生物学研究主要是运用物理学方法和化学方法，但化学方法更多。

物理学研究大到宇宙小到原子和基本粒子的一切物质最基本的运动形式和规律；化学研究原子和分子的组成、物质结构和性质，生物学则是探索从生物大分子到细胞、从个体到生物圈的生命现象和生命活动规律的科学。涉及生物大分子结构、化学性质和功能的研究，生命有机体中各种小分子活性物质的成分、结构和功能的研究，以及环境中各种化学物质对人体和环境的影响的研究等多个层面的研究，必须运用化学的基本原理和基本方法进行研究。

（二）学科交叉——它山之石可以攻玉

不仅有生物学家和物理学家获得诺贝尔化学奖，也有很多物理学家和化学家获得诺贝尔生理学或医学奖。解析 DNA 双螺旋结构的克里克（1962 年生理学或医学奖）和噬菌体小组的发起者德尔布吕克（1969 年生理学或医学奖）都是学物理的博士。有关蛋白质和核酸的研究方法和研究成果，大多是由化学家构建和完成的。英国化学家桑格 1958 年因创建了蛋白质结构的分析方法解析了胰岛素的氨基酸组成获得了 1958 年诺贝尔化学奖，后又因创建 DNA 结构中碱基序列的分析方法获得 1980 年诺贝尔化学奖。分子结构的研究一直是化学和生物学研究的热点，早期从事这方面研究的主要是物理学家，之后化学家参与进来，现在无论是物理学还是化学背景的分子结构研究者都热衷于研究生物大分子结构。结构与功能的关系是生物学研究的核心问题之一，生物大分子的结构研究也是药物研发的基础。生命的奥妙吸引了各个学科各个专业的研究者，大家从不同的角度运用不同的方法探索生命现象中的未知、揭示生命活动的机制。

（三）学科分类的局限性和阶段性与科学规律的一致性

科学中的学科分类是人为的、有局限的，也是阶段性的。自然世界是一个整体，人类对自然的探索受到人类自身能力和思想方法的限制。在现有的阶段中，人类只能通过还原式的认识论方法，把自然界中极其复杂的问题简单化，通过分科将它们划分在不同的学科中进行探索和研究。但人类对自然的认识最终是要整合多学科甚至所有学科的相关知识，因此，在目前各种学科分科的基础上，需要通过各学科的交叉突破单一学科的思维禁锢。现代生物学研究需要借助各学科发展起来的理论方法和由这些理论方法设计的仪器设备，各种物理学原理和方法、各种化学原理和方法、各种显微镜和显微技术、各种化学分析技术都被直接或间接地应用到生物学研究的各个方面和层次。

近年来，诺贝尔奖也多次出现新领域新学科的获奖者。2021 年诺贝尔物理学奖首次授予气候学家，因他们对地球气候的物理模拟、量化变率和可靠地预测全球变暖的复杂系统研究方面的贡献。可见不仅是化学奖和生理学或医学奖呈现多学科研究者获奖的情况，物理学奖也会出现其他学科的获奖者。

科学规律具有一致性，到目前为止还未发现生物学规律违背物理学和化学规律。曾有人探讨生物学中跨膜转运的两种模式主动运输和被动运输的问题，生命有机体中是否存在逆浓度梯度的被动运输或者顺浓度梯度的主动运输？显然都是不可能的。因为不可能出现违背物理学中热力学定律的现象。也许有一天会发现意外真的出现，那么要修改的可能首先是热力学定律。当年德尔布吕克从物理学转向生物学研究的初衷，就是试图通过研究复杂的生命现象探求新的物理法则。从物理学的角度看，他没有成功；从生物学的角度看，他是成功者。

下村修幸运的发现，普拉舍无奈的放弃，钱永健完美的演绎，田中耕一意外的得奖，他们的科学研究经历和成就一同构成了多彩的科学世界。

下村修的两次偶然事件，一次是温度变化，一次是海水中含钙，导致两次重要的发现，这无疑与他的兴趣和严谨的工作态度有关。而激发下村修的兴趣，无疑又与他的导师平田义正敢于识人用人有关。一个看似与荧光素和荧光蛋白研究无关的人从此走进这个领域，一步一步向前，获得重大的成就。如果没有平田义正让下村修进入这个研究项目，可能也会有其他人在某个时间发现绿色荧光蛋白，但这个时间一定比下村修晚。

一个人的成长发展不仅取决于他的勤奋和努力，也受制于他的天赋、环境和时代。就像一颗种子，也许它只能成为一株小草，也许它可能长为一棵大树；也许它落在贫瘠的岩顶，也许它置身肥沃的田野；也许它生长在四季如春的岁月，也许它挣扎在寒冷刺骨的年代；也许它在荒野中坚强地生长，也许它在丛林中悠然地活着。无论你是小草还是大树，你都是大自然中的一员，没有无数的你，多彩的世界将不复存在；少了你一个，世界将依然精彩。

第十章

疟疾与屠呦呦的青蒿素

2011 年，81 岁的中药学家屠呦呦获得了国际医学大奖——拉斯克奖。拉斯克奖有多个奖项，其中两个非常有名，一个是拉斯克基础医学研究奖，另一个是拉斯克临床医学研究奖。据统计，有近 50%的拉斯克基础医学研究奖的获奖者最后都获得了诺贝尔奖，也有不少获得拉斯克临床医学研究奖的获奖者获得了诺贝尔奖。屠呦呦获得的是拉斯克临床医学研究奖，这表明了国际上对青蒿素的认可和对屠呦呦工作的认可，这是中国科学家当时所获得的最高国际大奖。2015 年，屠呦呦获得诺贝尔生理学或医学奖，她是中国大陆地区第一位获得诺贝尔生理学或医学奖的学者，也是中国大陆地区第一位获得诺贝尔三大自然科学奖的学者。

第一节　中国医药界的原创

中国医药界在国际上公认的重要原创性工作有两个，一个是青蒿素治疗疟疾，另一个是砒霜（砷化合物）治疗某些类型的白血病。

青蒿素对疟疾的显著疗效和砒霜治疗急性早幼粒细胞白血病，为全世界的疟疾患者和白血病患者带来了福音，也为中国医药界乃至科学界赢得了荣誉。

2006 年，在北京召开了中非合作论坛北京峰会。当时很多人对那个场景都感到非常自豪，非洲 40 多个国家的首脑或者元首几乎都到了北京，可见中国和非洲国家的友好程度。在这次北京峰会上，中国政府承诺，在今后的 3 年内，中国向非洲提供 3 亿元人民币，无偿援款以防治疟疾，用于提供青蒿素类的药品，以及设立 30 个抗疟中心。这 3 年早已过去，中国已经兑现了自己的承诺。但当时提出来这个承诺的时候，很多人非常好奇。首先，疟疾是怎么回事？因为在现代中国已经很少听说有人患疟疾了。其次，青蒿素又是怎么一回事？中国为什么要向非洲提供青蒿素类的药品？

第二节 人类对疟疾的认识

一、疟疾和打摆子

疟疾的英文 malaria 由 mala（坏）和 aria（空气）两个词组成，而在中国古代则被称为瘴气，中外传统医学皆认为疟疾由不良空气所致。疟疾是一种传染病，每年有 3.5 亿～5 亿人受到疟疾的威胁。在 20 世纪末，大概每年有 100 万人死于疟疾，而 90%的疟疾发生在撒哈拉沙漠以南的非洲。孕妇和胎儿非常容易感染疟疾，特别是恶性疟疾容易造成新生儿的体重过轻和贫血，是婴儿死亡的主要原因之一。仅仅在撒哈拉沙漠以南的非洲，每天死于疟疾的儿童曾超过 2000 人，死亡率非常高。疟疾的主要传播地是非洲撒哈拉沙漠以南地区、印度次大陆、东南亚地区和南美洲。最大的地区就是撒哈拉沙漠以南的非洲。

疟疾是由一种单细胞寄生虫——疟原虫导致的。疟原虫有 4 种类型：间日疟原虫、三日疟原虫、卵形疟原虫和恶性疟原虫，在非洲主要是恶性疟原虫。疟原虫可以入侵红细胞，其入侵红细胞后，可摧毁红细胞，堵塞将血液输送到脑或其他器官的毛细血管，继而导致死亡。

疟疾的主要症状是发热、头痛、寒战和呕吐。一般来说，疟疾历经 3 个时期，首先是发冷期，然后是发热期，发热后出汗。出了汗后又进入到发冷期。中国民间形象地把疟疾称为打摆子，一会儿冷一会儿热，来回摆。人得了疟疾非常痛苦，一会儿像是在炉子里烤，一会儿像是掉到冰窖里冻，然后又进到炉子里边烤，备受折磨。

二、对疟疾致病原因的研究

有关疟疾的研究曾数次获得过诺贝尔奖。1902 年诺贝尔生理学或医学奖就颁给了有关疟疾的研究，英国医生罗斯（Ronald Ross，1857～1932）因对疟疾的研究及防治方法的探索而获奖（图 10-1A）。罗斯的父亲是一位英国将军，在印度服役。印度曾是英国的殖民地，整个印度次大陆是疟疾的高发区。虽然罗斯是一个英国人，但他长期生活在印度，所以罗斯对疟疾的研究就不奇怪了。罗斯发现印度很多人得疟疾，但一直不清楚原因是什么，也不清楚为什么传播得这么快，大家都认为是通过空气传播的。

其实，早在 1880 年，法国军医拉韦朗（Charles Laveran，1845～1922）（图 10-1B）就在患疟疾士兵的血样中发现了一种很小的原生动物，后来被命名为疟原虫（*Plasmodium*）。而且当时著名的英国医生曼森（Patrick Manson，1844～1922）（图 10-1C）发现一些热带病是以蚊子为媒介传播的，曼森认为疟疾也是通过蚊子传播的。曼森长期在中国行医并从事医学教育，创建了香港华人西医书院，即香港大学医学院的前身。

罗斯曾拜访过曼森，探讨蚊子与疟疾的关系，曼森认为在印度最适合研究疟疾问题。罗斯在印度对蚊子传播疟疾的问题进行了两年多的深入研究，相继在按蚊的胃腔、胃壁和唾液中发现了疟原虫，而且发现体内没有疟原虫的蚊子叮咬疟疾患者后会带有疟原虫，最终证实传播疟疾的是蚊子。有学者进一步研究发现疟疾主要是通过雌性按蚊传播的。罗斯提出，防止疟疾最好且最简单的方法，就是挂蚊帐减少蚊子的叮咬。此后，又采用驱蚊药水浸泡蚊帐的方法驱蚊、防蚊，蚊子的叮咬减少了，疟疾的传染也减少了。

罗斯的研究还影响了巴拿马运河的开凿。巴拿马运河在中南美洲巴拿马开凿的过程中，

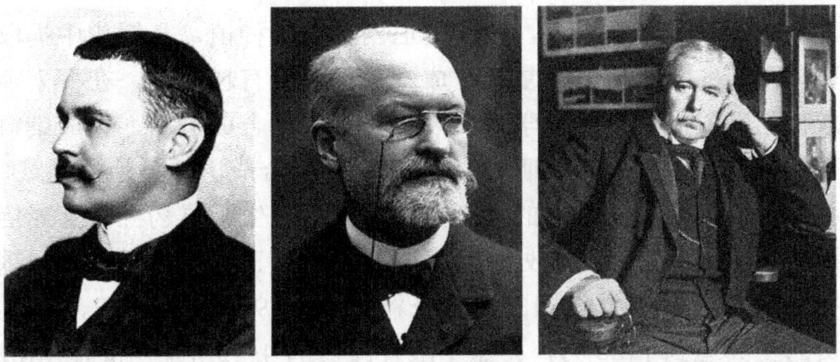

A　　B　　C

图 10-1　罗斯（A）、拉韦朗（B）和曼森（C）

（引自 https://www.nobelprize.org/nobel_prizes/medicine/laureates/1902/ross-facts.html；https://www.nobelprize.org/nobel_prizes/medicine/laureates/1907/laveran-facts.html）

因疟疾肆虐，很多劳工患病而无法开挖运河。罗斯的研究发表后，管理者让所有劳工晚上睡觉时，一定要睡在蚊帐里，减少蚊虫的叮咬，疟疾的发病率很快下降了。据说巴拿马运河完工的时候，巴拿马总督还给罗斯写了一封感谢信，其中写道："正是您的科学发现，使得巴拿马运河能够正常开凿。"从这里也可以看到科学发现对社会发展的影响。

据诺贝尔奖数据库资料，1901～1902 年，有多人提名拉韦朗、曼森和罗斯为诺贝尔奖候选人，不少学者提名三人分享，但最后仅授予了罗斯。拉韦朗因发现并阐明原生动物在引起疾病中的作用获得了 1907 年诺贝尔生理学或医学奖，而曼森因其在热带病研究和治疗上的贡献，被誉为热带病学之父。

三、疟疾与奎宁

疟疾也是一种古老的疾病，多发生在热带地区。文艺复兴时期，随着现代科学的启蒙，人们越来越关注疟疾和疟疾的治疗。当欧洲人进入美洲大陆以后，他们发现印第安人有一种治疗疟疾的特效药。

南美洲厄瓜多尔的印第安人在一些偶然的机遇中发现，如果得了疟疾以后去喝一种水，疟疾会很快治好。喝什么水呢？树林里有一种特别的树，树皮泡在水里有一股很苦的味道，喝了这种水就可以治疗疟疾。后来印第安人将树皮磨成粉作为治疗疟疾的秘方。那种树就是金鸡纳树，它的树皮里含有奎宁，奎宁有苦味，是治疗疟疾的特效药。

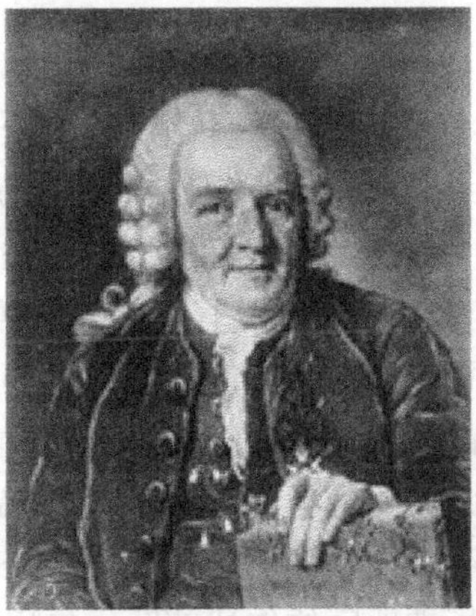

图 10-2　林奈

17 世纪，这个方法传到了欧洲。据说是西班牙驻秘鲁总督的夫人感染疟疾，用金鸡纳树皮治愈。总督夫人将这种树皮带回西班牙。后来，著名瑞典植物学家林奈（图 10-2）在进行植物分类和命名时将这种南美洲的树命名为 *Cinchona*（金鸡纳），以纪念西班牙驻秘鲁总督 Chinchón 伯爵夫人将治疗疟疾的方法带到欧洲。金鸡纳属（*Cinchona* Linn.）和其模式种正鸡纳树（*Cinchona officinalis* Linn.）都是由林奈命名的。

后来发现金鸡纳树皮中提取出来的奎宁才是治疗疟疾的有

效成分。欧洲人从美洲得到一些种子，在印度尼西亚大量种植，从树皮中提取奎宁，但奎宁的产量始终不高。奎宁的合成也非常复杂，成本也很高。有趣的是，在探索奎宁合成的过程中，推动了合成化学的发展，合成化学的发展产生了各种合成染料，合成染料又推动了印染业的发展。一直到第二次世界大战后期的1944年，终于合成出治疗疟疾的氯喹。

20世纪60年代，疟原虫对当时的王牌抗疟药氯喹产生了抗药性，全球疟疾的年发病人数达到几亿，死亡率急剧上升。而地处疟疾高发区的越南正经历一场残酷的越南战争。在越南战争期间疟疾也大肆流行。据美国的公开资料表明，1967～1970年，美国在越南战争期间，因疟疾减员的士兵达到了80万，是整个战斗减员的4～5倍。当时越南战争的另外一方越南，也深受疟疾的影响。据说当时的一些部队，一个团里如果有两个连队的人患上了疟疾，救护人员的数量也会剧增，这个团就基本上没有战斗力了。中国当时有一部分抗美援越的部队，主要是高炮部队，也受到了疟疾的影响。

第三节　青蒿素的发现

一、五二三项目

疟疾导致越南战争双方的非战斗性减员剧增，而疟原虫对当时主要治疗疟疾的药物氯喹产生了抗药性，因此寻找抗疟新药成为当务之急。美国先后筛选了20多万种化合物，但最终也没有找到理想的抗疟新药。而处于战争状态的越南则根本没有研发药物的实力，当时的越南领导人胡志明（Hồ Chí Minh，1890～1969）求助于中国领导人，希望中国能帮助越南研发。

1967年，由毛泽东和周恩来（1898～1976）下令，一个旨在援外备战的紧急军事项目启动了。这个项目要求发挥中国举国体制的优势，集中全国科技力量，联合研发抗疟新药。因为这个项目的启动日期是5月23日，而且是一个保密的军事项目，所以项目的代号为五二三。五二三项目被认为是医药界的“两弹一星”，中国集中全国很多研究单位开始研究抗疟新药。

二、发现青蒿素

五二三项目确定后，全国很多单位开始有关探索抗疟新药的研究，其中北京市中药研究所的屠呦呦小组在1969年开始进行相关研究。屠呦呦小组最初的研究对象是胡椒，胡椒是中国饮食中常见的调料，在传统医学中认为胡椒有解毒等功能，但胡椒对疟原虫的抑制并不明显。屠呦呦小组在中国传统药方中选择研究对象，经过反复比对筛选，决定重点研究青蒿、乌头、乌梅、鳖甲等药物作为抗疟药物。在对这些药物进行了疟原虫抑制试验后发现，青蒿对疟原虫的抑制率有时可达到60%～80%，但有时则不到20%，而另一种中药雄黄对疟原虫的抑制率有时接近90%。是否应该把重点放在雄黄的研究上呢？有人提出异议，认为雄黄中含砷硫化物，遇温度升高会在空气中氧化为剧毒的三氧化二砷，不太适合在越南这样的热带地区的作战部队中使用。这时，屠呦呦小组有成员建议加强对青蒿的研究。

有关治疗疟疾的古代药方中最著名的是葛洪（284～364）《肘后备急方》中“治寒热诸疟方第十六”中的几十个方子，很多以中药常山为主，也有一些稀奇古怪的方子。有关青蒿的只有一个方子：“青蒿一握，以水二升渍，绞取汁，尽服之”（图 10-3）。

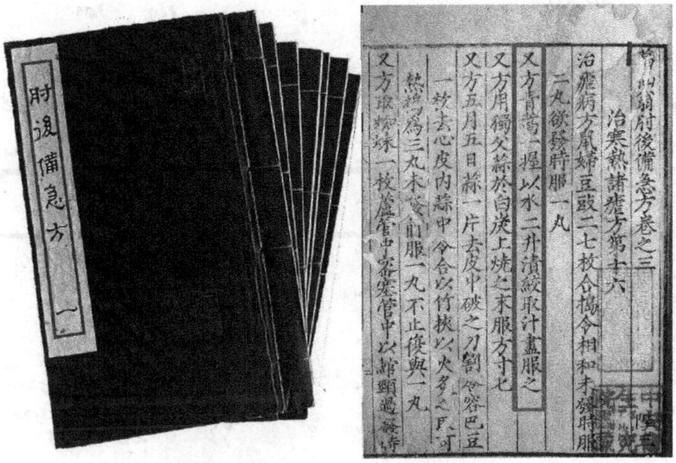

图 10-3 《肘后备急方》

葛洪，号称抱朴子，是中国两晋时代著名的道教理论家和炼丹家。炼丹的主要目的是长生，但是很多丹药都含有有毒的成分，不仅不能长生，反而会减寿，甚至致命。在炼丹过程中形成了早期的化学，发现一些物质是可以治病的。所以一些炼丹者，往往也是医药学家。葛洪就是中国历史上最著名的炼丹家，也是著名的医药学家。

葛洪是江苏句容人，但长期隐居在广东罗浮山炼丹。葛洪的著作非常多，其中有一部很有名的药方类著作《金匮药方》，一共有 100 卷。为了方便携带和使用，葛洪就摘取书中主要实用和急用的部分，编为《肘后救卒方》，一共 3 卷。后人对它进行了一些增补，扩增为 8 卷，称为《肘后备急方》。所谓肘后就是可以肘部夹住，意喻便于携带，所谓备急方就是精华和实用。换作现代的说法相当于学生背单词的“掌中宝”。

1971 年下半年，屠呦呦仔细体会这个仅有 15 个字的药方，希望有所启示，以解决青蒿提取液抑制疟原虫效果忽高忽低的问题。从青蒿“绞汁”的用药经验，屠呦呦悟出青蒿抑制疟原虫的有效成分可能有不耐高温或被酶分解的可能。因此决定改用沸点比乙醇低的乙醚提取青蒿的有效成分，并将该提取物分为中性和酸性两部分。经过多次实验，在 1971 年 10 月 4 日分离出编号为 191 号的青蒿中性提取物，其对疟原虫的抑制率为 100%（图 10-4）。

屠呦呦小组发现青蒿中提取的有效成分对疟原虫的抑制效果是发现青蒿素的关键一步。1972 年 3 月 8 日，屠呦呦作为北京市中药研究所的代表，在五二三项目办公室主持的南京会议上做了题为“用毛泽东思想指导发掘抗疟中草药”的工作报告，引起了与会者和五二三办公室的关注（图 10-5）。

自此，全国很多单位开始进行有关青蒿的研究，其中山东、云南的研究发现含有抑制疟原虫有效成分的主要是黄花蒿（*Artemisia annua*），而不是青蒿（*Artemisia carvifolia*）。其实这也可能是民间和古代对植物的称呼和现代植物分类学的标准命名有一定的差异。此后，国家又集中了大量的人力和物力，终于弄清楚青蒿中提取的有效成分是青蒿素。复方蒿甲醚

（主要成分为青蒿素）与杂交水稻、汉字激光照排和人工合成牛胰岛素被列为中国的新四大发明，它也是中国第一个获得一类新药批号的药物。

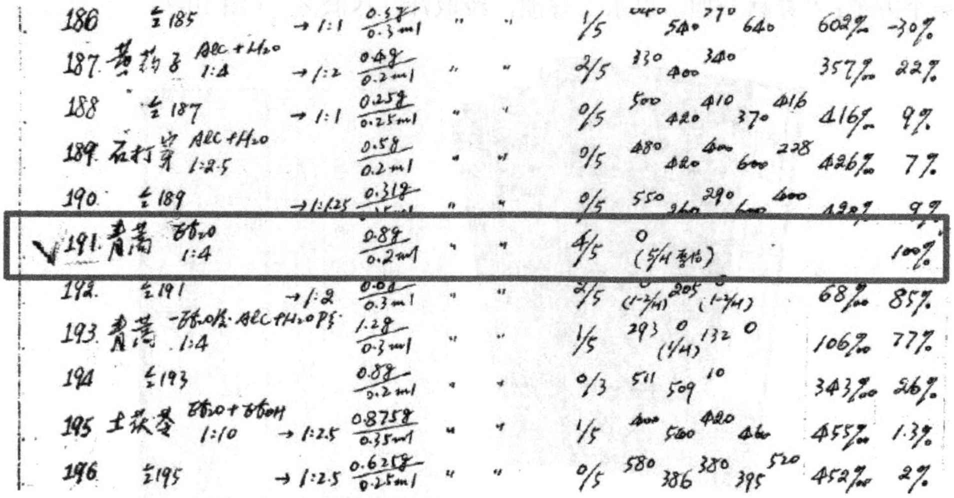

186	仝185	→1:1	0.5g / 0.3ml	"	"	1/5	540 770 640	602‰	-30%
187	黄药子 Alc+H2O 1:4	→1:2	0.4g / 0.2ml	"	"	2/5	330 400 340	357‰	22%
188	仝187	→1:1	0.25g / 0.25ml	"	"	0/5	500 420 410 370 416	416‰	9%
189	石打穿 Alc+H2O 1:2.5		0.5g / 0.2ml	"	"	0/5	480 420 400 600 228	426‰	7%
190	仝189	→1:1.25	0.31g			0/5	550 260 290 600 600	498‰	9%
√191	青蒿 乙醚 1:4		0.8g / 0.2ml	"	"	4/5	0 (5/4 查)		100%
192	仝191	→1:2	0.0g / 0.3ml	"	"	2/5	(1-3/4) 205 0 (1-3/4)	68‰	85%
193	青蒿 乙醚后 Alc+H2O 1:4		1.2g / 0.3ml	"	"	1/5	293 0 132 0 (1/4)	106‰	77%
194	仝193		0.8g / 0.2ml	"	"	0/3	511 509 10	343‰	26%
195	土茯苓 乙醚+乙醇 1:10	→1:2.5	0.875g / 0.35ml	"	"	1/5	400 560 420 460	455‰	1.3%
196	仝195	→1:2.5	0.625g / 0.25ml	"	"	0/5	580 386 380 395 520	452‰	2%

图 10-4　青蒿抑制疟原虫的记录

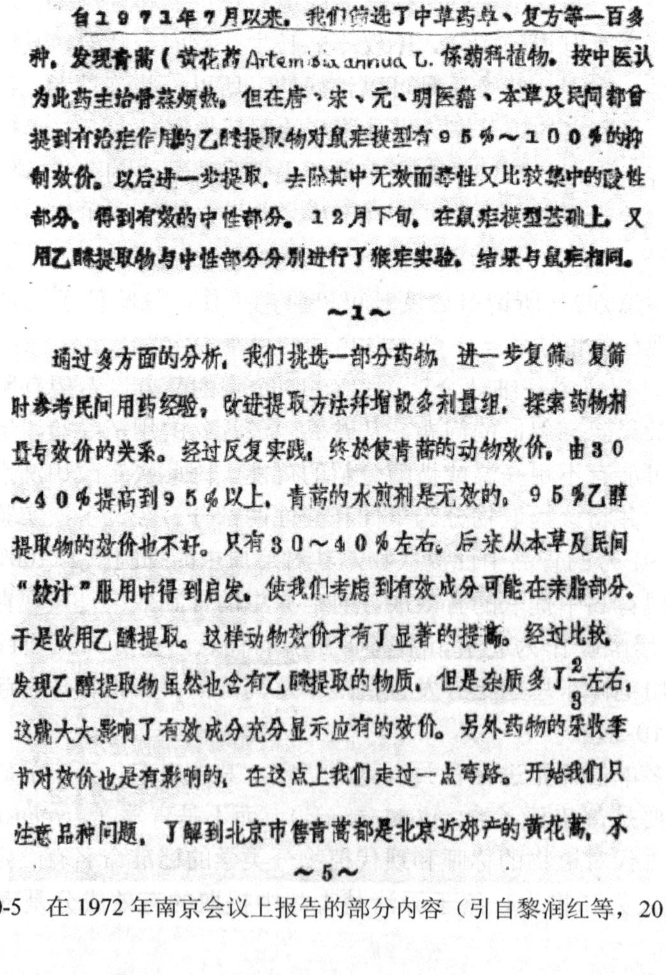

自1971年7月以来，我们筛选了中草药单、复方等一百多种，发现青蒿（黄花蒿 Artemisia annua L. 係菊科植物。按中医认为此药主治骨蒸烦热。但在唐、宋、元、明医籍、本草及民间都曾提到有治疟作用）的乙醚提取物对鼠疟模型有95%～100%的抑制效价。以后进一步提取，去除其中无效而毒性又比较集中的酸性部分，得到有效的中性部分。12月下旬，在鼠疟模型基础上，又用乙醚提取物与中性部分分别进行了猴疟实验，结果与鼠疟相同。

～1～

通过多方面的分析，我们挑选一部分药物，进一步复筛。复筛时参考民间用药经验，改进提取方法并增设多剂量组，探索药物剂量与效价的关系。经过反复实践，终於使青蒿的动物效价，由30～40%提高到95%以上。青蒿的水煎剂是无效的，95%乙醇提取物的效价也不好，只有30～40%左右。后来从本草及民间"绞汁"服用中得到启发，使我们考虑到有效成分可能在亲脂部分，于是改用乙醚提取，这样动物效价才有了显著的提高。经过比较，发现乙醇提取物虽然也含有乙醚提取的物质，但是杂质多了$\frac{2}{3}$左右，这就大大影响了有效成分充分显示应有的效价。另外药物的采收季节对效价也是有影响的，在这点上我们走过一点弯路。开始我们只注意品种问题，了解到北京市售青蒿都是北京近郊产的黄花蒿，不

～5～

图 10-5　在 1972 年南京会议上报告的部分内容（引自黎润红等，2013）

三、青蒿素的临床应用

青蒿素作为抑制疟原虫的有效成分被确定后，包括屠呦呦在内的很多研制人员都以身试药，结果没有发现明显的副作用。当时中国疟疾的高发区之一是云南，因此相关临床试验主要在云南展开。

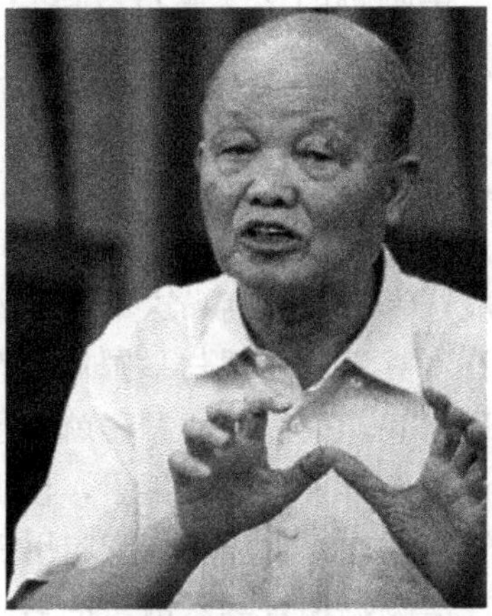

图 10-6　李国桥

（引自 https://www.gzucm.edu.cn/info/1291/32601.htm）

1974 年，广州中医学院（现广州中医药大学）李国桥（1936～）（图 10-6）率领的医疗队和云南临床协作组合作，使用青蒿素对一些疟疾患者进行了治疗，收到很好的效果。其中有一位孕妇患者因此获救。李国桥首次证明了青蒿素对疟疾的疗效，认为可使用青蒿素快速有效地抢救高危的疟疾患者，建议将青蒿素制作为针剂使用。李国桥与中山大学著名无脊椎动物学家江静波教授（1919～2002）合作先后于 1982 年和 1984 年在著名的 *The Lancet*（《柳叶刀》）杂志上发表了有关青蒿素研究的论文，青蒿素由此被世界广泛了解（Jiang et al.，1982；Li et al.，1984）。

四、有关青蒿素的争议

青蒿素是在特殊年代集中多方力量的重大发现，参与者众多，在评价各方成果和贡献时难免有很多争议。比如谁是真正的原创？有效成分应该命名为青蒿素还是黄蒿素？谁的贡献最重要？发现者、解析结构者还是临床研究者？谁应该是这一成就的主要代表？随着青蒿素在国际上的影响越来越大，一些国内和国外学者也希望了解青蒿素发现和研究的过程。

国内最早系统报道青蒿素研究历程的是由五二三项目办公室主任在 2006 年出版的《迟到的报告：五二三项目与青蒿素研发纪实》。之后，又有多位国内外学者进行了调查研究，比较著名的有美国学者在著名生物学杂志 *Cell*（《细胞》）上发表的“Artemisinin：discovery from the Chinese herbal garden”（“青蒿素：来自中国草药园的发现”）和中国学者的“中药的科学研究丰碑”（饶毅等，2011）。

这些调查和研究的结果认为，屠呦呦最早提取出对疟原虫有 100%抑制率的青蒿有效成分青蒿素，屠呦呦最先把青蒿素带到五二三项目中。科学研究所关注的是科学思维和原创，而不是谁做了某个具体的实验，这一结论被大多数学者所接受。2011 年，屠呦呦获得拉斯克临床医学研究奖。2015 年，屠呦呦获得诺贝尔生理学或医学奖（图 2-10D）。

五、青蒿素是中国人对现代医学的贡献

有关青蒿素的研究，1978 年 3 月获得了全国科学大会奖。2001 年 12 月，世界卫生组织的一份公报指出，治疗疟疾的最大希望来自中国。这个组织希望在疟疾肆虐最严重的国家大量销售治疗这种病的中药。2004 年初，青蒿素获得泰国国王颁发的 2003 年度玛希顿亲王奖。2011 年，屠呦呦获得葛兰素史克生命科学杰出成就奖。2011 年，屠呦呦获拉斯克奖。2015 年，屠呦呦获得诺贝尔生理学或医学奖。这表明了国际上对青蒿素的充分认可。在非

洲，青蒿素被称为中国神药。青蒿素的发现是中国人对现代医学的一个重大贡献。

屠呦呦的名字来自《诗经·小雅·鹿鸣》："呦呦鹿鸣，食野之苹。我有嘉宾，鼓瑟吹笙。吹笙鼓簧，承筐是将。人之好我，示我周行。呦呦鹿鸣，食野之蒿。我有嘉宾，德音孔昭。视民不恌，君子是则是效。我有旨酒，嘉宾式燕以敖。呦呦鹿鸣，食野之芩。我有嘉宾，鼓瑟鼓琴。鼓瑟鼓琴，和乐且湛。我有旨酒，以燕乐嘉宾之心。"

屠呦呦的父亲为自己女儿取名"呦呦鹿鸣"中的"呦呦"，诗里"食野之蒿"的"蒿"一般认为就是青蒿，这不免让人感叹人生的巧合！

青蒿素的发现与举国体制有着密切的关系。东方人大多比较内敛，不像多数西方人乐于表现自我，很多人一辈子就是围绕一个方向闭门钻研或者半闭门钻研。如果没有举国体制，也许也会有人发现青蒿素，但很难想象，在发现青蒿素后有这么多团队围绕青蒿素的原料、提纯、结构、功能和临床应用等进行全方位的研究。

屠呦呦和青蒿素故事的启示和思考就是尊重原创。尊重原创是科学研究的基本原则和价值标准。

第四节　中国生物学和医学工作者的一些重要成就

除青蒿素治疗疟疾的研究获得诺贝尔奖外，在生物学和医学领域，中国的生物学和医学研究还有不少重要的科学发现和世界首创的研究成果。

一、人工合成结晶牛胰岛素

20 世纪 50 年代，人工合成胰岛素是一个世界性难题。1965 年中国成功人工合成结晶牛胰岛素是中国乃至世界科学史上的重大事件（图 10-7），本小节采用直接引用当事者回忆和相关研究者研究结果的方式介绍这项工作，这些回忆和研究十分精彩，主要引用资料来自熊为民《合成一个蛋白质：结晶牛胰岛素的人工全合成》一书和 2015 年第 6 期《生命科学》杂志有关纪念人工全合成结晶牛胰岛素成功 50 周年纪念专辑。在该专辑筹划和出版时，部分当事者已去世，专辑重新刊印了一些当事者生前的回忆文章。本书引用的均是《生命科学》杂志中的文献，文献注明时间为 2015 年，原文发表时间和刊物可查阅《生命科学》杂志中文章的后注。

（一）关于项目的选题和确立

"1958 年全国热火朝天，科技人员也不例外，殷切地期望在不太长的时间内攀登世界高峰，放出一颗'科学卫星'，振奋人心，为祖国科学事业做出贡献。中国科学院上海生物化学研究所在王应睐、曹天钦、邹承鲁、钮经义、沈昭文等先生的带领下，老、中、青科技人员三结合，其中有一批刚从大学毕业的青年，'初生牛犊不怕虎'，敢想、敢说、敢干，在党政干部的正确引导下，充分发挥科学民主，并邀请国内有关专家参与学术讨论，百家争鸣，各抒己见，经过论证，提出'世界上第一次用人工方法合成的蛋白质在中华人民共和国实现'的宏伟目标。这一建议立即得到上级组织与国家领导的深切关怀和大力支持。"中国科

学院院士龚岳亭（1928～2014）（龚岳亭，2015）

“1958 年‘大跃进’时期，中国科学家提出要‘合成蛋白质’，这无疑是真正意义上的‘原始创新’的科学狂想。不到 10 年，在 1965 年国际上首先成功地人工全合成了具有全部生物活性的结晶牛胰岛素！”中国科学院院士王志珍（1942～）（王志珍，2015a）

結晶牛胰島素的全合成

龔嶽亭　杜雨蒼　黃惟德　陈常庆　葛麟俊
胡世全　蔣荣庆　朱尙权　鈕經义
（中国科学院生物化学研究所）

徐杰誠　张伟君　陈玲玲　李鴻緒　汪　猷
（中国科学院有机化学研究所）

陆德培　季爱雪　李崇熙　施溥涛　叶蘊华
湯卡罗　邢其毅
（北京大学化学系）

在这篇简报中，我们将初步报告由于我们三个单位五年以来的通力协作最近获得有关全合成结晶牛胰岛素的研究成果。胰岛素的壹级结构是在十年前由 Sanger 等搞清楚的[1]。

岛素的拆合方面所取得的进展，并从组合的产物中经过提纯得到胰岛素的结晶[8,9]，提供了先行合成A及B链便可以合成胰岛素的重要线索。在最近三年中，我们三个单位已经分别合成了A及B链中一系列的肽

A

本工作承中国科学院生物化学研究所王应睐、邹承鲁和曹天钦等教授的支持和指导；陈远聪、汪克臻、刘永福、姚月珍、王思清、方继康、林南琴、邱秀娣、徐来根、朱蝶燕和庄熙孟等同志参加技术工作，特此一并致谢。

B

图 10-7　结晶牛胰岛素的全合成论文的部分截图（A）和论文中的致谢名单（B）（引自龚岳亭等，1965）

（二）关于成果的认定和意义

“1965 年 9 月 17 日清晨，杜雨苍从实验室走了出来，从他举着的细管中，人们逆光细看，看到了结晶的闪光！把它拿到显微镜下，出现的果然是和天然牛胰岛素一模一样、立方体形、闪闪发光、晶莹透明的全合成牛胰岛素结晶。

大家都欢呼起来！

马上进行生物测试：把天然胰岛素和人工合成的胰岛素分大、中、微三种剂量分别注射入 6 组各 24 只小白鼠身上，做对比的活力测试。20 分钟后，全部的小白鼠都抽搐、惊跃了起来。

‘跳了！跳了！’又是一片欢腾！

惊厥实验表明，人工胰岛素的生物活性达到了天然胰岛素活性的 80%。在漫长的国际竞争中，中国科学家终于第一个取得了人工胰岛素结晶！”（熊为民，2015）

“就蛋白质的化学结构而言，人工合成胰岛素是第一次用合成的方法证明了在二硫键连接时，连接方式是有高度选择性的，肽键的氨基酸排列顺序基本上决定了此种最合适的连接

方式。

胰岛素的人工合成，从实践证明了‘蛋白质高级结构决定于其一级结构’和‘自行装配’这些概念具有丰盛的生命力。这不但为将来人工合成更多更大的蛋白质开辟了无限的远景，也给予蛋白质生物合成机制的阐明以有力的促进；它还使我们看到，物质运动的高级形式与简单低级形式之间的内在联系与质的差异。”中国科学院院士曹天钦（1920～1995）（曹天钦，2015）

“1966 年 8 月 1 日在华沙召开的欧洲生物化学学会联合会第三次会议上，中国人工合成胰岛素成了会议的中心话题。英国分子生物学家，诺贝尔奖获得者、胰岛素一级结构的阐明者桑格（F. Sanger）博士特别兴奋。他说：‘你们合成了胰岛素，也解除了我思想上的一个负担。’原来，当时有人对他 1955 年提出的胰岛素一级结构的部分顺序表示怀疑。”中国科学院院士王应睐（1907～2001）（王应睐，2015）

“在‘文革’的困难日子里，几乎所有严肃的基础研究都被彻底禁止了。而正是因为胰岛素合成的成功，使得测定胰岛素晶体结构的工作得以启动进行。现在北京生物大分子国家重点实验室的一个优秀的 X 射线晶体学研究小组的核心便是在那时形成的。”中国科学院院士邹承鲁（1923～2006）（邹承鲁，2015）。

（三）关于被提名诺贝尔奖

“1978 年 9 月，杨振宁向邓小平提出，他愿意为中国科学家的原创性科研成果提名诺贝尔奖。”“中国科学院生化所所长王应睐也收到了瑞典方面请他推荐下一年度诺奖化学奖候选人的来信。此外，美籍华人王浩教授也参与到此事之中，愿意为中国人工胰岛素科研成果提名诺贝尔奖。”（熊为民，2004）

“1978 年 11 月 6 日，钱三强给纽约大学石溪分校的杨振宁发电报，通报中国政府同意人工合成胰岛素申请诺贝尔奖的意见，并征询杨振宁是否愿意提名及有关手续和材料准备。”“12 月 10～13 日，人工合成胰岛素总结报告会在北京友谊宾馆隆重召开，评选委员会及专家组听取了当年参加协同攻关的科技人员分别介绍情况，了解工作重点和主要解决难点的人员。”“经过无记名投票，会议选出了 4 位科学家：生物化学研究所的钮经义、邹承鲁，有机化学研究所的汪猷，北京大学的季爱雪。”“北京大学和有机化学研究所表示，如出一名代表，应由生物化学研究所选出；生物化学研究所推荐钮经义为受奖代表。钮经义同志自始至终参加了胰岛素合成研究工作，在 B 链合成过程中成绩突出，有一定学术水平。评选委员会表示赞同。”（黄庆桥，2017）

二、三氧化二砷治疗急性早幼粒细胞白血病的发现和机制研究

毛泽东在 1958 年 10 月 11 日为卫生部直属中医研究院第一届西医离职学习中医班毕业总结报告批示，肯定了举办西医离职学习中医班的成绩，进一步要求在全国推广。这就是“10・11 批示”。1965 年 1 月，毛泽东做出组织城市高级医务人员下农村和为农村培养医生的指示。1965 年 6 月 26 日，毛泽东指示“把医疗卫生的重点放到农村去”。这个指示被称为“六・二六指示”（潘荣华和杨芳，2004）。

正是在这个历史背景下，一批医务工作者通过中医班的学习，开始关注中医，并在医务

人员下农村中了解到一些民间的治疗方法。哈尔滨医科大学附属第一医院农村巡回医疗队，在下乡巡回医疗中了解到农村中医使用含砷、汞和蟾毒等“以毒攻毒”的方法治疗癌症，并对其进行了临床研究。此后，通过与上海第二医学院（后改名为上海交通大学医学院）合作对药物机制和临床应用进行了深入研究，使三氧化二砷成为治疗急性早幼粒细胞白血病的标准药物。

（一）以毒攻毒——砒霜治疗白血病的发现和临床研究

哈尔滨医科大学附属第一医院医疗队在下乡巡回医疗时发现一位乡村老中医用砒霜（砷化合物）、轻粉（汞粉）和蟾酥制作药捻治疗淋巴结节和癌症。1971 年 3 月，药剂科药剂师韩太云（1931～1988）将此验方（经过使用证明确有疗效的现成药方）制成肌内注射液，并按研制年月命名为“713 注射液”，又称“癌灵 1 号”。这种肌内注射液对一些癌症患者有明显疗效，但毒性很大，使用一段时间后便停用了。因药物毒性很大，早期参与研究的多位人员都在还未到法定退休年龄时去世。目前网络上可查到的最早有关“癌灵注射液”的论文 1973 年发表于《黑龙江医药》，署名为张亭栋（1932～）和韩太云等 4 位作者（图 10-8A）。第二篇是 1974 年发表于《哈尔滨医科大学学报》关于“癌灵 1 号”的论文，署名为哈医大一院中医科和检验科（图 10-8B）。

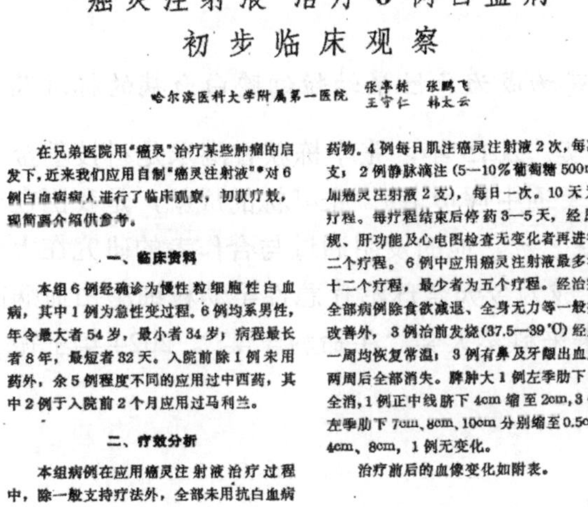
“癌灵注射液”治疗 6 例白血病
初步临床观察

哈尔滨医科大学附属第一医院 张亭栋 张鹏飞 王守仁 韩太云

在兄弟医院用“癌灵”治疗某些肿瘤的启发下，近来我们应用自制“癌灵注射液”*对 6 例白血病病人进行了临床观察，初获疗效，现简要介绍供参考。

一、临床资料

本组 6 例经确诊为慢性粒细胞性白血病，其中 1 例为急性变过程。6 例均系男性，年令最大者 54 岁，最小者 34 岁；病程最长者 8 年，最短者 32 天。入院前除 1 例未用药外，余 5 例程度不同的应用过中西药，其中 2 例于入院前 2 个月应用过马利兰。

二、疗效分析

本组病例在应用癌灵注射液治疗过程中，除一般支持疗法外，全部未用抗白血病药物。4 例每日肌注癌灵注射液 2 次，每次 1 支；2 例静脉滴注（5—10% 葡萄糖 500ml，加癌灵注射液 2 支），每日一次。10 天为一疗程。每疗程结束后停药 3—5 天，经尿常规、肝功能及心电图检查无变化者再进行第二个疗程。6 例中应用癌灵注射液最多者为十二个疗程，最少者为五个疗程。经治疗后全部病例除食欲减退、全身无力等一般症状改善外，3 例治前发烧（37.5—39℃）经用药一周均恢复常温；3 例有鼻及牙龈出血用药两周后全部消失。脾肿大 1 例左季肋下 3cm 全消，1 例正中线脐下 4cm 缩至 2cm，3 例由左季肋下 7cm、8cm、10cm 分别缩至 0.5cm、4cm、8cm，1 例无变化。

治疗前后的血像变化如附表。

A

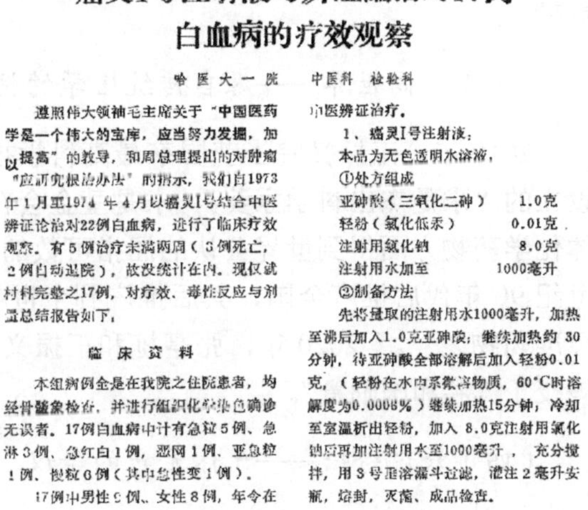
癌灵1号注射液与辨証論治对17例
白血病的疗效观察

哈医大一院 中医科 检验科

遵照伟大领袖毛主席关于“中国医药学是一个伟大的宝库，应当努力发掘，加以提高”的教导，和周总理提出的对肿瘤“应研究根治办法”的指示，我们自1973年1月至1974年4月以癌灵I号结合中医辨证论治对22例白血病，进行了临床疗效观察。有5例治疗未满两周（3例死亡，2例自动退院），故没统计在内。现仅就材料完整之17例，对疗效、毒性反应与剂量总结报告如下：

临床资料

本组病例全是在我院之住院患者，均经骨髓象检查，并进行组织化学染色确诊无误者。17例白血病中计有急粒5例、急淋3例、急红白1例，恶网1例、亚急粒1例、慢粒6例（其中急性变1例）。

17例中男性9例、女性8例，年令在

中医辨证治疗。

1、癌灵I号注射液：

本品为无色透明水溶液，

①处方组成

亚砷酸（三氧化二砷）	1.0克
轻粉（氯化低汞）	0.01克
注射用氯化钠	8.0克
注射用水加至	1000毫升

②制备方法

先将量取的注射用水1000毫升，加热至沸后加入1.0克亚砷酸；继续加热约 30 分钟，待亚砷酸全部溶解后加入轻粉0.01克，（轻粉在水中系微溶物质，60℃时溶解度为0.0006%）继续加热15分钟，冷却至室温析出轻粉，加入 8.0克注射用氯化钠后再加注射用水至1000毫升，充分搅拌，用3号垂溶漏斗过滤，灌注2毫升安瓶，熔封，灭菌、成品检查。

B

图 10-8 第一篇公开发表的“癌灵注射液”论文部分截图（A）、第一篇公开发表的“癌灵 1 号”论文部分截图（B）（引自张亭栋等，1973；哈医大一院中医科和检验科，1974）

自 20 世纪 70～90 年代，以哈尔滨医科大学附属第一医院为主开展了“癌灵 1 号”的临床应用和研究，依次去除了复方药中的不利成分，发现砒霜（三氧化二砷）是治疗急性早幼粒细胞白血病的有效成分。

（二）寻踪索理——三氧化二砷治疗白血病机制的研究

自 20 世纪 80 年代，美国学者陆续发现全反式维甲酸和 13-顺式维甲酸可以诱导瘤细胞分化为成熟细胞，提示维甲酸可以用于治疗癌症。随后，多个国家的医疗小组报道了 4 例

13-顺式维甲酸治疗急性早幼粒细胞白血病的成功案例。维甲酸是维生素A的一类衍生物，有多种同分异构体，如全反式维甲酸、13-顺式维甲酸和9-顺式维甲酸等。维甲酸通过激活细胞核内维甲酸受体产生生物学效应，维甲酸受体属于核受体。

1986年，上海瑞金医院的王振义（1924～）首次用全反式维甲酸成功治愈了一位危在旦夕的白血病患儿（患者目前已大学毕业，从事药物研发的工作）。全反式维甲酸长期被用于治疗痤疮等皮肤病，不曾料到还可以治疗白血病。王振义等中国学者对全反式维甲酸治疗白血病的细胞和分子机制进行了深入的研究，发现全反式维甲酸可以诱导急性早幼粒细胞白血病细胞分化成熟并使它们失去增殖能力，也就是说可以把这种白血病患者的癌细胞通过诱导重新转化为正常细胞，从而在临床上取得白血病病情的缓解。王振义等中国学者的研究得到了国际上的关注，而且进一步的研究发现全反式维甲酸比13-顺式维甲酸治疗急性早幼粒细胞白血病更为有效。

遗憾的是全反式维甲酸治疗急性早幼粒细胞白血病会产生反复，能不能找到一个更有效的治疗方案呢？王振义等学者与采用砒霜治疗白血病的张亭栋等哈尔滨医科大学的学者合作，研究三氧化二砷治疗急性早幼粒细胞白血病的机制。通过多年的努力和细致的研究，证实三氧化二砷可通过促进细胞凋亡，使急性早幼粒细胞白血病的治疗取得很好的效果。而且这种“以毒攻毒”的治疗方法为促进凋亡治疗恶性肿瘤的新途径提供了成功范例。哈尔滨医科大学附属第一医院和上海交通大学医学院附属瑞金医院为这一领域的研究做出重大贡献。

（三）走向世界——源自传统医学的抗癌药物成为急性早幼粒细胞白血病的标准药

2010年，王振义院士获国家最高科学技术奖。2015年，张亭栋获香港求是科技基金会设立的“求是杰出科学家奖”。求是基金会在颁奖词中评价道：“张亭栋的成就，是我国在单体化学药物方面得到世界公认的屈指可数的成就之一。他的发明通过与合作者的研究在上个世纪90年代后推广全国，其后推广到全世界，成为今天全球治疗急性早幼粒细胞白血病的标准药物之一。”2020年，张亭栋和王振义获未来科学大奖“生命科学奖”。2024年王振义被授予“共和国勋章”。

（四）众说纷纭——无休无止的争议

由于在特殊年代中实验记录、论文发表和专利申请等相关资料的记录和保存不太健全、遗失严重，很多相关人员也已不在人世，参与研究者及相关人员在工作和生活中形成的矛盾和分歧较多，因此，对于砒霜治疗白血病的原创归属一直有较大争议。

三、冠状病毒的感染机制和溯源研究

进入21世纪的人类，在短短的20余年里，遭遇了2003年严重急性呼吸综合征冠状病毒（SARS-CoV）、2012年的中东呼吸综合征冠状病毒（MERS-CoV）和2019新型冠状病毒（SARS-CoV-2）3次大暴发。冠状病毒对人类生存和健康造成了极大威胁，冠状病毒及其传染机制的研究和疫苗的研制成为生物学和医学研究的重要课题。中国学者在冠状病毒的感染机制和溯源等领域的研究取得了许多重要成就。

2003 年，在国外工作的中国学者李文辉（1971～）与他人合作应用纯化的严重急性呼吸综合征冠状病毒刺突蛋白对易感细胞进行免疫沉淀，通过对沉淀目标靶蛋白的质谱分析和蛋白质数据库比较鉴别，确定了目标靶蛋白为血管紧张素转换酶 2（angiotensin-converting enzyme 2，ACE2）。此后，李文辉等又通过多种实验方法证明了 ACE2 是功能性的严重急性呼吸综合征冠状病毒的受体。ACE2 是生命有机体中一个重要的酶，在循环系统等多个系统的生理调节中发挥着关键作用。

李文辉回国后，于 2012 年发现并确认了肝细胞膜上的钠离子-牛磺胆酸-协同转运蛋白（NTCP）是人类乙型肝炎病毒和丁型肝炎病毒感染肝细胞所必需的功能受体，不仅为深入研究乙肝病毒致病机制开辟了新途径，也为研发治疗肝炎的药物和手段提供了可能。

2020 年，李文辉因推动乙肝科研和治疗方面做出的杰出贡献，荣获全球乙肝研究和治疗领域最高奖——巴鲁克・布隆伯格奖。2022 年，获得未来科学大奖“生命科学奖”。

2019 年，新冠疫情发生后，中国学者发现在基因组水平上，病毒与 2003 年出现的严重急性呼吸综合征冠状病毒序列有 79.6%相同，与蝙蝠冠状病毒序列有 96%相同。ACE2 是严重急性呼吸综合征冠状病毒和新冠病毒入侵人体细胞的共受体，是新冠肺炎疫苗研制的关键靶点和药物作用靶标。

有关青蒿素、砒霜治疗白血病和新冠病毒的相关研究都存在一些争议，有些问题分歧还比较大。同样一段历史、同样一位历史人物，不同的人在不同的时代有不同的解读。也许立场不同，也许观点相佐；也许好恶相悖，也许角度不一。读不同的书，了解对历史的不同叙述和分析，不仅能够发现自己与他人的共振点，也可以弥补个人视野的狭隘和不足。

第五节　传统医学与现代医学

有关中医和西医的讨论可能哪一方都很难说服另一方。无论中医、西医，还是阿拉伯医学和印度医学，都可以把它们分为传统医学和现代医学。每个民族都有自己的传统医学，传统医学主要是建立在长期临床实践经验的基础之上，往往还有哲学和认识论上的提炼，几乎也都有玄学的成分。现代医学则充分利用了现代科学的研究成果和技术手段。

古埃及人、古印第安人和古中国人都发现咀嚼柳树皮或饮用柳树皮的浸泡液可以退烧，但直到现代科学的形成，人类才弄清柳树皮退烧的主要成分是水杨酸，由此合成了阿司匹林，并不断深入研究解析了阿司匹林的药理学机制。

屠呦呦发现治疗疟疾的青蒿素和张亭栋发现治疗白血病的砒霜，都是在充分运用现代科学原理、科学方法和技术的基础上，对中国传统医学新的认知，是现代医学在传统医学的经验和积累之上的理性发展和提升。现代医学与传统医学并不是对立和不相容的，对传统医学的研究还会有更多的发现。

著名中医陈存仁先生（1908～1990）在他的《被忽视的发明：中国早期医药史话》一书里讲到一个中国古代青霉素——“陈芥菜卤”的故事：“明代常州天宁寺，有许多极大的缸，缸中放着的是芥菜，先日晒夜露，使芥菜霉变，只放雨水侵入，于是芥菜霉变越来越厉害，长出绿色的霉毛来，长达三四寸，即‘青霉’。僧人将缸密封，埋入泥土之中，要等到十年之后方能开缸应用。这个缸内的芥菜，经过这样长的时日，已完全化为水，连生长的霉毛也不见了，名为‘陈芥菜卤’。这种陈芥菜卤，专治高热病症，如小儿‘肺风痰喘’，即近时所谓的肺炎。大人的肺病，吐血吐脓，即肺痨病、脓胸症及化脓性呼吸系统疾病，都能医得好。这就是中国早期发明的青霉素。常州天宁寺名闻四方，常年有人去索取这种陈芥菜卤，在南京也有很大的天宁寺，两处天宁寺中用来制造陈芥菜卤的缸，多达一千四百只。”

2024 年初春，笔者正好有个机会要去常州。我想一定要去看看天宁寺，看看陈芥菜卤。火车进入常州站一眼就可以看到雄伟的天宁宝塔。来到天宁寺，方知宝塔是新世纪重建的。登塔四望来回搜寻，却不见众多的大缸。或许已埋入地下？问及工作人员，他们也不知道有大缸或陈芥菜卤的故事。也许陈芥菜卤和原来的古塔一样成了历史？也许现代的抗生素已具有更好的疗效，百姓不再索取陈芥菜卤，僧人们也不再制作？

如果弗莱明没有发现青霉素，或许天宁寺的陈芥菜卤会被传承至今，而且被称为神药，那么由陈芥菜卤发现青霉素的也许是一位中国的学者。

每个时代都有每个时代的选择，历史进程既有偶然性也有必然性。每个人都生长在他生长的那个时代，每件事都发生在它发生的那个时代，每个人每件事都会打上时代的烙印。我们不能苛求维萨里解剖了众多人的尸体却不指正男人肋骨数目上的错误，也不需要奢望发现血液循环的哈维放弃放血疗法。同样，我们也不须揣测葛洪的青蒿和天宁寺的陈芥菜卤可以控制疟疾和肺痨的肆虐。无论是维萨里还是哈维，无论是《肘后备急方》还是陈芥菜卤，无论是青蒿素治疗疟疾还是砒霜治疗白血病，无论是人工合成结晶牛胰岛素还是冠状病毒侵染机制和溯源研究，无论他们是谁，无论他们的探索有多大的成效，他们对人类的每一点贡献都推动了人类文明的发展与进步，他们的不足、缺陷都不会改变我们对他们的崇敬。

第十一章

从天花到艾滋病

现在很少有人知道天花，更不用说看到过天花患者。过去中国人称天花为“出痘”，患者身上会长出很多疱疹。天花是一种烈性传染病，曾疯狂地肆虐人类。历史上有很多名人得过天花，康熙（1654～1722）就出过“痘”。据说孝庄太后（1613～1688）选择玄烨（即康熙）作为太子的原因之一就是他已出过“痘”。承德避暑山庄设立的初衷之一也是皇帝们为了躲避京城的天花。

第一节　从天花看免疫

天花是由天花病毒感染而引起的，它主要通过飞沫吸入或直接接触而传染。传染病的传染途径主要分为空气、水和食物、生物媒介和接触等，通过空气或接触的方式传染影响面最大。2003 年暴发的严重急性呼吸综合征（severe acute respiratory syndrome，SARS，也称传染性非典型肺炎）和近年肆虐全球的新型冠状病毒肺炎（corona virus disease 2019，COVID-19）主要都是通过空气中的飞沫传染的。没有患过天花或没有接种过天花疫苗的人，均有可能被感染，人被感染后没有特效药可以治疗。天花病毒是一种痘病毒，通常分为两型，一种毒力强，另一种毒力较弱。如果感染了毒力强型的天花病毒，病情重、死亡率高；如果感染的是毒力弱型的天花病毒，病情轻、死亡率低，患者有可能痊愈。有些患者痊愈后在脸上会留有瘢痕，古人认为是老天爷留下的花，天花故此得名。

天花在历史上曾经多次肆虐。在 3000 多年前的古代中国、古印度和古埃及，都有天花这种急性传染病的记录，在印度南部地区还供奉有天花女神——湿陀罗（Sitala）。

公元 3～4 世纪，罗马帝国曾经出现了大规模的天花流行，饱受天花的肆虐。公元 6 世纪，非洲暴发天花。公元 8 世纪，欧洲又暴发过一次大规模的天花。公元 17～18 世纪，天花传入大洋洲，在南半球肆虐。在人类的历史上，天花曾多次暴发流行，危害极大。

人类很早就在探索防治和对付天花的方法。据现在的记录来看，人类最早探索预防天花是在中国宋朝宋真宗（968～1022）时期。当时中国人发明了人痘接种，就是选择那些患上天花但病情不是很重的小孩取人痘进行接种。如果天花没有使这些患病小孩夭折，而且病况逐渐转好时，从患儿身上的小痘里取出浆汁，然后用一个小管吹到健康人的鼻孔里去（图 11-1A）。用人为选择毒性小的天花病毒，在人体内造成一次轻型的天花感染。这实际上是一种免疫接种，但是这种方法也有危险。如果取的天花病毒是毒力很强的病毒，或者被种痘的人是敏感体质，都有可能因此患病而亡。中国人还发明了湿痘法和干痘法两种方法，前者用的是痘里的浆液，后者则是浆液晾干后碾成的粉，这是世界上最早防治天花的方法。

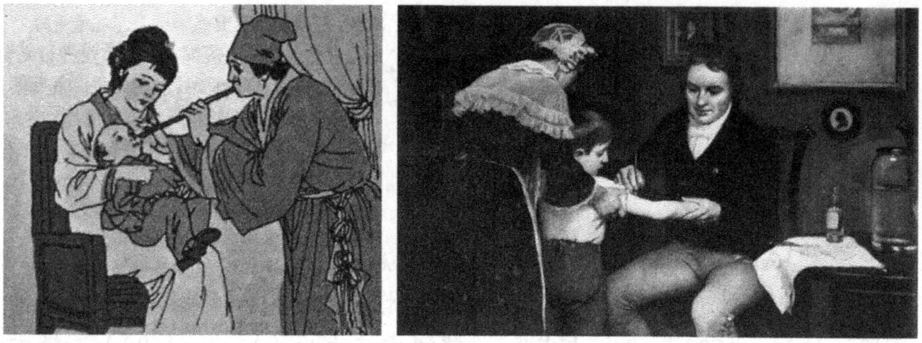

A　　B

图 11-1　中国古代种痘（A）；詹纳接种牛痘（B）
（引自 https://paper.hebiw.com/epaper/hbrb/2016/03/30/RB06/story/1460606.shtml）

1796 年，英国人詹纳（Edward Jenner，1749～1823）发明了种牛痘的方法。詹纳是一位乡村医生。在英国农村，通常养了很多奶牛，牛也会得天花，叫牛天花。牛天花主要起痘的部位是乳房，所以养牛场的挤奶女工很容易在挤奶的过程中被传染。詹纳发现牛天花对人的毒性远没有人天花那么厉害，而且传染上牛痘的女工都不会患上人天花。

詹纳思考能不能用这种方法保护人不患天花呢？詹纳做了一些尝试。他找到一个 8 岁小男孩菲普斯，这个小孩从没出过痘。经过男孩父亲的同意，詹纳给他种了牛痘。詹纳在一个正在出牛痘的挤奶女工的痘里取出浆汁，然后在小孩的胳膊上划了两道口子，将浆汁涂在伤口上，让这个健康的孩子人为地患上一次牛天花。种痘后，这个小男孩起初有点不适，甚至还有些发烧，但很快就恢复正常了（图 11-1B）。几天后，詹纳又从正在患人天花的人身上的痘里取出浆汁，涂在菲普斯手臂的伤口上。过了一个多月，菲普斯也没有患上人天花。后来，詹纳又在其他人身上重复了这个试验，结果被试验的人也没有患上人天花。试验很成功，证明种牛痘可以预防天花。

现代免疫学研究表明，引起人天花的病毒和导致牛天花的病毒是不同种类，但它们具有部分相同的表面抗原（如细胞膜上的蛋白质），可刺激机体产生抗体，也就是说这两种抗原具有相同的免疫原性和反应原性。因此，牛天花病毒使人产生的抗体也可以对付人天花病毒，而牛天花病毒对人的毒性非常弱，所以感染牛痘的人一般都可以自然康复。

种牛痘的方法首先在英国得到了推广，然后在欧洲普遍实施，最后一直推广到全世界。天花在 20 世纪 70 年代被完全控制住了。1979 年，世界卫生组织宣布天花已经灭绝，现在已不需要接种天花疫苗。

天花病毒目前在俄罗斯和美国的两个实验室还保存有样本。人类要不要将天花病毒的样本也销毁以避免可能发生的事故危害人类呢？一直到21世纪，科学界对这个问题争议仍然很大。一部分学者认为天花病毒对人类是有害的，应该把它完全销毁，让世界上再也不要有天花病毒。但是另外一部分学者认为，任何一个物种作为生物世界的一员，在世界上是等价的，特别是在生物多样性上是等价的。生物多样性通常包括遗传多样性、物种多样性和生态系统多样性三个组成部分，物种多样性是生物多样性的核心。天花病毒作为一个物种，人类不能人为地随便把它灭绝，实验室还是要保存着，也许将来它对人类还有一些人们现在想不到的用处。天花病毒灭绝后暴发的一些病毒，很多都和天花病毒有较近的亲缘关系，如猴痘病毒。从生物学角度分析，每一个物种在生态系统中都有其独特的生态位。如果一个物种灭绝，其生态位有可能会被其他物种侵占，这些物种可能是原有的其他物种，也可能是新的物种。

人类通常根据自己的价值观来判定世界上不同物种好或是不好。例如，对大熊猫的关注，比对其他物种的关注就要多得多。

从詹纳种牛痘开始，人类就开始了有关免疫与疾病之间的科学探索。截至2024年，因免疫及相关疾病研究而获得诺贝尔奖超过20次。1901年，首届诺贝尔生理学或医学奖就颁给了免疫学领域，即贝林有关白喉血清治疗的研究。此外，人类免疫缺陷病毒，也就是艾滋病病毒的发现，获得了2008年诺贝尔生理学或医学奖。有关mRNA疫苗的研究获得了2023年诺贝尔生理学或医学奖。

第二节　免疫学的诞生

免疫学的诞生与两个大师级的人物密不可分，一个是法国的巴斯德，他被誉为微生物学的奠基人；另一个是德国的科赫，他被誉为细菌学的创始人。他们两位及他们的学生的工作，催生了免疫学的诞生。

一、巴斯德和他的主要贡献

巴斯德在法国是一位家喻户晓的科学家（图11-2）。法国产美酒，曾经有一段时间，法国在酿制葡萄酒的时候发现了一个问题。在酿制葡萄酒时由于有杂菌的污染，或者是杂菌的干扰，葡萄酒无法酿好，没有酿成美酒，而是变酸了。中国用传统方法酿酒时，也经常会说“酿酒不成反成醋”。

法国是产葡萄酒的大国，葡萄酒是其很重要的产业。葡萄酒变酸，会极大地影响酿酒业的发展。巴斯德经过研究发现，没有变质的陈年葡萄酒里有一种圆球状的酵母菌，而变酸的葡萄酒里是一种杆状细菌——醋酸杆菌。很明显，要酿出好酒，就必须保留酵母菌，但又不能让醋酸杆菌在酒里生长。怎么办呢？通过研究发现，酵母菌和醋酸杆菌生长的温度范围是有差异的。醋酸杆菌不耐高温，不易在较高的温度下繁殖和生存。通常情况下，醋酸杆菌在40℃时就开始死亡，温度再高一点就会全部死去。而酵母菌最高可以忍受50℃的温度。根据酵母菌和醋酸杆菌的不同特点，巴斯德想了个办法，把封闭好的酒瓶放在一个铁丝篮子里，然后把放有酒瓶的铁丝篮子浸到热水中。在热水中，酒里的醋酸杆菌很快被杀死，而酒里面的酵母菌则不会被完全破坏，葡萄酒的质量就有了保障。

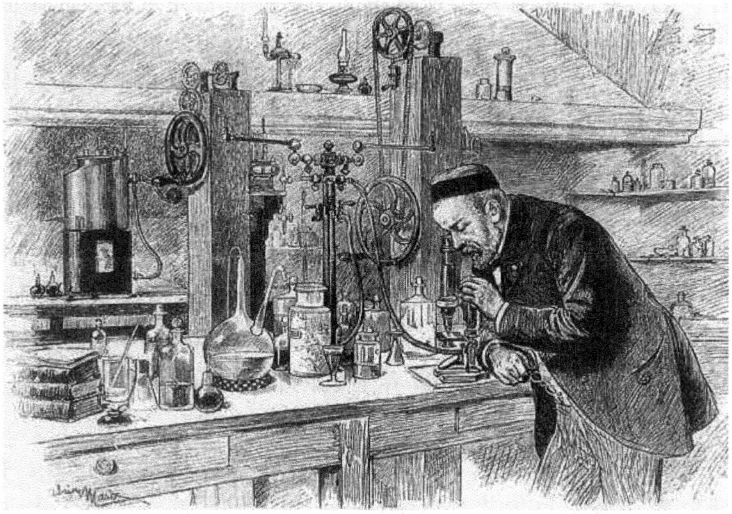

图 11-2 巴斯德

经过多次实验，巴斯德设计和发明了巴氏消毒法。把酒放在 50～60℃的环境里，保持半小时就可以把酒里面的醋酸杆菌杀死，而酵母菌仍然可以保存下来。

巴氏消毒法在生活中经常使用。过去热牛奶的时候，把牛奶放在锅里热，烧到一定温度牛奶会噗，90℃以上会噗开。牛奶噗开后，会把牛奶锅移开一小会儿，让锅里的牛奶恢复正常液面高度，然后把它放在火上让它再噗一次。这一过程可以在 90℃以上的高温维持十几秒，进而把里面的致病微生物特别是结核分枝杆菌杀死。

通过在不同温度下维持不同时间的消毒方法叫作巴氏消毒法（pasteurization），或者叫作巴斯德消毒法，也叫巴氏灭菌法。这种消毒方法可以杀死致病菌但又能保持食物中营养物质不受到过多的损失。

当时西方科学界大多认可自然发生说。他们认为食物变质是受微生物的影响，而微生物是哪里来的呢？很多人认为是由无生命的物质转换过来的。

巴斯德则认为产生腐败是因为腐败物质中的微生物，微生物来自食品和溶液中，但这些微生物并不是由无生命的物质转化而来的，而是来自空气中的微生物。巴斯德否定了自然发生说，这是一个非常重要的观点。

为了证明自己的观点，巴斯德设计了鹅颈瓶，鹅颈瓶也称为巴斯德烧瓶。鹅颈瓶上有一个长长的管子，管子有两个弯曲，瓶子是通过弯曲的长管与外界空气相通。在瓶子里加入一定的溶液，将瓶内的溶液加热至沸点，同时将弯曲部分的液体也加热到沸点，通过高温的方式把里面的微生物杀灭掉。冷却以后，由于巴斯德烧瓶有一个弯曲的部分，空气不能直接进入瓶体里面，瓶体里的溶液可以长时间保持不腐败。一旦把瓶子转 90°，破坏了瓶子弯曲的部分对外界空气中微生物的阻挡，微生物可以进入瓶体，瓶体里的溶液就会受到微生物的污染，就会腐败（图 11-3）。巴斯德的鹅颈瓶实验为他的观点提供了证据。

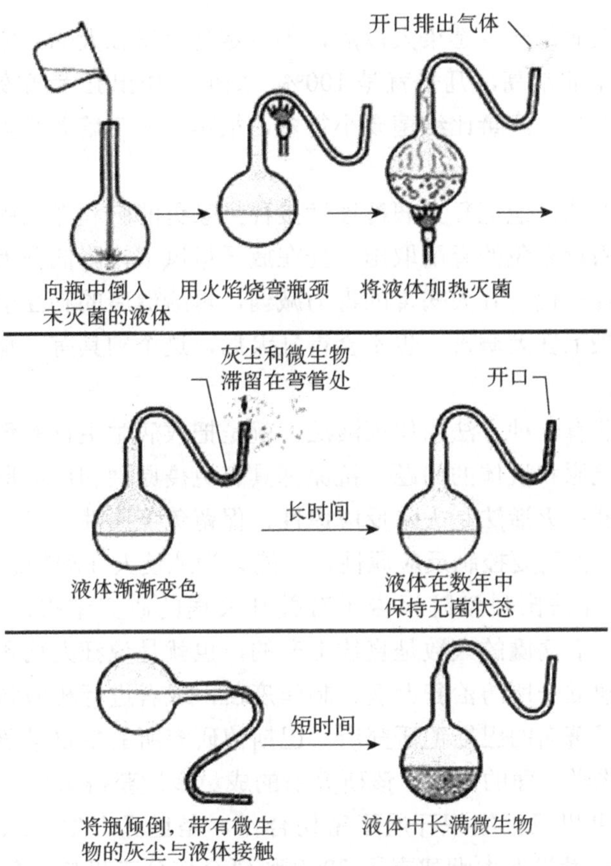

图 11-3　巴斯德的鹅颈瓶实验

19 世纪 80 年代，鸡霍乱在法国农村流行，导致成批的家鸡突然发病，倒地而亡。鸡霍乱的病因是什么呢？巴斯德通过培养病原菌发现鸡霍乱发生的原因是鸡霍乱弧菌。最适合鸡霍乱弧菌繁殖的部位是鸡肠，而传染的媒介是鸡粪。在研究鸡霍乱弧菌对鸡的感染和毒性时，由于疏忽，巴斯德的一位助手将放置了几周的病原菌给鸡接种。结果发现，被接种的鸡没有像往常一样死掉，而是活了下来。巴斯德又用新的病原菌再次感染这些鸡，结果鸡没有患病。这一现象使巴斯德认识到，新培养的病原菌保存一段时间后，其毒性会逐渐减弱，甚至会完全消失。病原菌在不利于它生长的环境里的时间越长，毒性的减弱就越明显。将在空气中放置很长时间的病原菌再去感染鸡，尽管病原菌还会在鸡体内大量繁殖，但毒性却很小，不足以使鸡患病。这实际上是发现了减毒疫苗原理。巴斯德把这些能够诱导免疫的制剂称为疫苗（vaccine），这个词源于拉丁文的 *vacca*（牛），以纪念詹纳发现的牛痘接种。

巴斯德还通过对蚕病和炭疽病的研究提出了病原菌学说。同中国人养蚕取丝一样，法国人也养蚕。养蚕人发现蚕被致病微生物感染会得病，从而影响桑蚕业。另外，人和动物会得炭疽病，植物也会得炭疽病。巴斯德在对蚕病和炭疽病的研究过程中，提出了病原学说。他认为这些动物、植物和人会得相应的疾病是由微生物的传播而引起的。巴斯德发现牲畜的炭疽病主要是由炭疽杆菌引起的，而炭疽杆菌在 45℃左右连续培养，其芽孢的形成会逐渐减少，毒性逐渐降低。巴斯德又用减毒疫苗的方法控制了动物炭疽病的传播。

巴斯德还有一个很重要的贡献，就是他研究出了狂犬病疫苗。在当时的欧洲，狂犬病不得了。狗咬了人，狂犬病毒一旦感染人以后，不一定马上得狂犬病，它的潜伏期可能很长。但是一旦发病，死亡率非常高，几乎就是100%。如何制作出狂犬病疫苗呢？我们很自然地会想到减毒的方法。但是，病毒比细菌要小得多，很难在人工培养基里培养，进行体外繁殖以降低其毒性。

巴斯德想了一个办法，他把狂犬病毒连续接种到家兔的脑和脊髓中，让家兔患狂犬病。然后再把感染了狂犬病毒家兔的脊髓取出，挂在瓶子里风干，降低狂犬病毒毒力，再接种到下一代的家兔，一代传一代。狂犬病毒的毒力减弱，再给健康的狗注射。奇迹发生了！接种疫苗的狗即使再次感染上狂犬病毒，也不会得狂犬病，这个狗具有了免疫力，巴斯德成功地研究出了狂犬病疫苗。

现在做疫苗时，还有一种方法叫作灭活法，就是把致病微生物的毒力完全灭掉。疫苗问题实际上是免疫学里抗原和抗体的问题。抗原都具有免疫原性和反应原性。减毒法是降低反应原性，保留免疫原性；灭活法是去除反应原性，保留免疫原性。疫苗就是要保留免疫原性使人和动物产生抗体，但又要控制反应原性，不能人为地使人和动物患病。

1886年，巴斯德在法国科学院报告了有关狂犬病的研究结果。巴斯德根据精确的统计，说明已经摆脱狂犬病病魔的人数是直线上升的，也就是说狂犬病预防疗法基本上确立起来了。他认为有必要建立一所防治狂犬病、制作疫苗，或者进行相应科学研究的机构。在他的建议下，法国成立了著名的巴斯德研究所。巴斯德研究所的生物学研究在世界上是非常有名的，特别是在微生物学方面的研究。该研究所的成员多次获得诺贝尔生理学或医学奖。

巴斯德研究所与世界卫生组织开展了密切合作，是世界卫生组织8个合作中心的所在地。巴斯德研究所在全世界五大洲建立了30个科研合作分支机构，包括中国上海巴斯德研究所。2022年12月，法国巴斯德研究所决定停止与中国科学院共同领导中国科学院上海巴斯德研究所。2023年7月，中国科学院上海巴斯德研究所更名为中国科学院上海免疫与感染研究所。

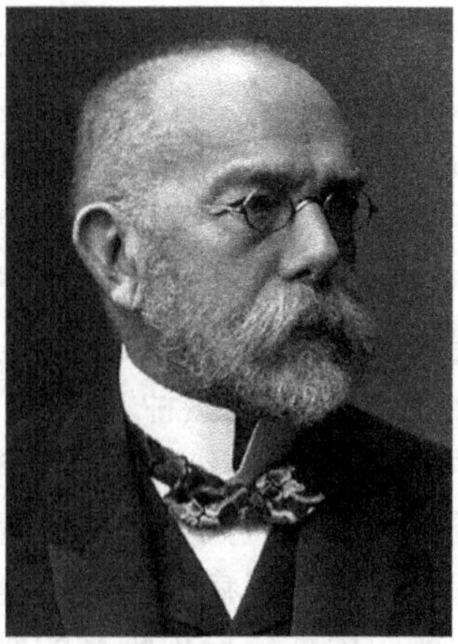

图11-4　科赫
（引自 https://www.nobelprize.org/nobel_prizes/medicine/laureates/1905/koch-facts.html）

巴斯德的系列成就成为免疫学诞生的标志，由于其在微生物学上的巨大贡献，被誉为现代微生物学之父。巴斯德的工作几乎涉及微生物学的每一个领域，无论是理论还是实验，无论是基础研究还是应用研究，从发酵到感染，从自然发生学说到病原学说，从鸡瘟疫苗到狂犬病疫苗研究，巴斯德都做出了巨大的贡献。从遍布法国各个城市的巴斯德路就可以感受到法国人民对他的尊敬和爱戴。

二、科赫和他的主要贡献

德国的科赫（图11-4）曾跟随魏尔肖学习。魏尔肖是细胞学说的创始人之一，认为细胞是生命的基本单位，提出“一切细胞皆源于细胞”（Omnis cellula e cellula），1858年出版了著名的《细胞病理学》（*Cellular Pathology*），魏尔肖被誉为病理生理学之父。科赫早期的工作是有关炭疽病的研究，他发现了炭疽病的生命周期和自然病史。此后，科赫的工作转向伤口感染的问题。科赫还受妻子烹调方法的启发，发明了一直沿用至今的琼脂培养基。

科赫最重要的成就之一是发现了结核分枝杆菌，并验证了结核分枝杆菌是导致结核病的原因。这一结论遭到了他的老师魏尔肖的嘲讽。科赫提出了著名的科赫假说，也称为科赫法则（Koch postulates）。他认为：患病的生物体中都出现相同的微生物，而在健康的生物体内则不存在；从患病的生物体中分离出的微生物可在培养基中连续培养；用连续培养的微生物接种健康的生物体，同样的疾病会重复发生；从试验发病的生物体中能再度分离培养出这种微生物来。如果进行了上述步骤，就可以确认该微生物为该病害的病原体。

科赫法则在当时来说是对微生物或者致病微生物的一个正确的认识。当然随着现代医学的发展，科赫法则在有些方面是需要补充的、是不够完善的。

结核分枝杆菌所导致的结核病，在人类历史上也是肆虐了多年，被称为白色妖魔，是人类历史上最无奈和最可怕的疾病之一。在一些年代电影和电视剧中，经常会看到一个画面：主人公咳嗽——得了肺结核，不停地咳，然后拿出一条白手帕，将血咳在手帕上，最后死路一条。人类在那个时代，对结核分枝杆菌的感染是没有办法的。

科赫的工作揭开了向结核病宣战的帷幕。1885 年，科赫成为柏林大学卫生学教授。1891 年，科赫创建了传染病研究所。巴斯德是诺贝尔奖时代之前的人物，而科赫因为对结核病和结核分枝杆菌的研究获得了 1905 年诺贝尔生理学或医学奖。根据诺贝尔奖委员会已公布的资料，自设奖以来，科赫被多次提名，但第一位获奖者却是科赫的一位学生贝林。

科赫的贡献还有很多，他培养了很多优秀的学生。在科赫的研究所里有三位著名的学生或助手：贝林、北里柴三郎和埃尔利希。贝林主要从事白喉棒状杆菌的研究，北里柴三郎主要从事破伤风梭菌的研究。北里柴三郎向贝林介绍了中国古代医书中“以毒攻毒”的思想，后来两人一起致力于有关白喉棒状杆菌和破伤风梭菌的抗毒素研究。研究发现，当动物感染上白喉棒状杆菌和破伤风梭菌后，都会产生相应的毒素，将这种毒素注射到实验动物中，实验动物则会产生抗毒素。这种抗毒素存在于血液中，经提取可用于治疗感染白喉棒状杆菌和破伤风梭菌的动物，也可使健康动物产生免疫。这一工作使贝林获得了 1901 年的诺贝尔生理学或医学奖，这也是第一届诺贝尔生理学或医学奖。北里柴三郎在 1901 年也获得了提名，但并未获奖。说到北里柴三郎，后文还会讲到伍连德与他产生分歧的故事，这个故事涉及中国医学史和教育史上的多个著名人物。伍连德在 1910～1911 年东北发生鼠疫大流行时，准确地判断肺鼠疫是由旱獭传染给人的，并在短短的 4 个月内就成功地扑灭了鼠疫。

20 世纪初，法国的两位学者，一位是卡尔梅特（Albert Calmette，1863～1933），另一位是介朗（Camille Guérin，1872～1961）（图 11-5），他们花了 13 年的时间，培育出第 230 代减毒的结核分枝杆菌，用来作为预防结核分枝杆菌的人工疫苗。这个疫苗就以他们两人的名字首字命名，叫卡介苗。这是一个了不起的工作，也是很艰苦的工作。卡介苗也被称为人出生以后的第一针，也是我们人工接种疫苗的第一针。婴儿生下来以后，在 24h 之内就会给他（她）在手臂的三角肌上注射一针卡介苗。有些人注射了卡介苗后，手臂上会有一个瘢痕。

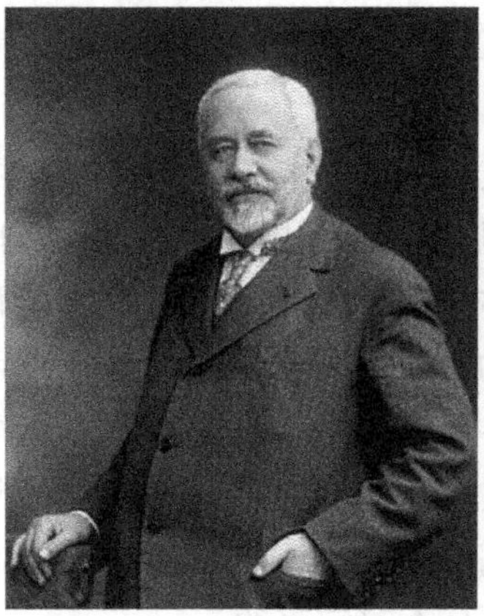
A

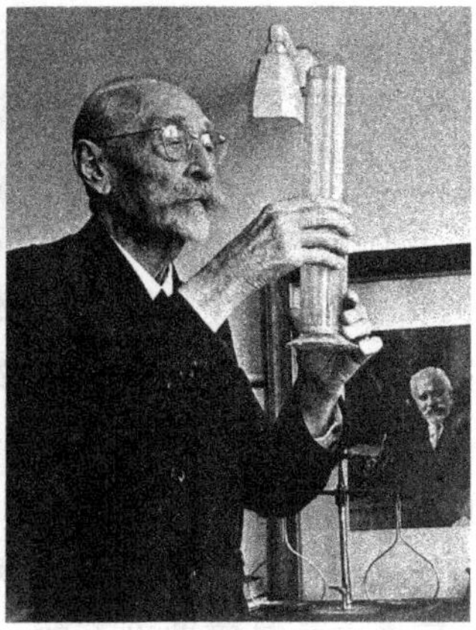
B

图 11-5　卡尔梅特（A）和介朗（B）

三、伍连德、林文庆、林可胜和汤飞凡及他们的主要贡献

伍连德（Lien-Teh Wu，1879～1960）（图 11-6）出生于马来亚的槟榔屿，祖籍广东新宁（今台山）。1896 年，伍连德获得女王奖学金，赴英国剑桥大学伊曼纽尔学院学医。1902 年，伍连德在当届学生中第一个获得医学学士学位。毕业后，先后到英国利物浦热带医学院、德国哈勒大学细菌研究所和法国巴斯德研究所学习和工作，结识了罗斯（疟疾传染途径的发现者，1902 年诺贝尔生理学或医学奖得主）、胡美（Edward Hicks Hume，1876～1957）（湖南湘雅医学院的创始人，当时刚从约翰斯·霍普金斯大学毕业）、梅奇尼科夫（Ilya Ilyich Mechnikov，1845～1916）（细胞免疫学说的创立者，1908 年诺贝尔生理学或医学奖得主）等著名学者。

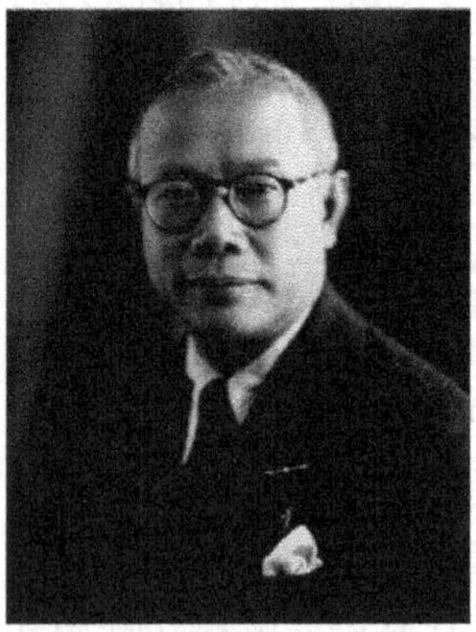
图 11-6　伍连德

伍连德从英国学成后回到马来西亚。在新加坡（当时尚未独立，仍属马来西亚），他认识了林文庆。林文庆（1869～1957）是获得女王奖学金的首位华人，英国爱丁堡大学的医学学士和外科硕士。1893 年，林文庆在英国《生理学杂志》（*Journal of Physiology*）发表了两篇论文，这是迄今所知华人在近现代生理学方面所做的最早工作。林文庆将自己夫人的二妹介绍给伍连德，两人结为姻亲，并成为一生的好友。林文庆后投身辛亥革命，成为孙中山（1866～1925）的保健医生。陈嘉庚（1874～1961）创建厦门大学时，邀请林文庆担任校长。因此林文庆为厦门大学的首任校长（厦门大学初选的首任校长并不是林文庆，但这位初选校长任职未满一个月即辞职，林文庆为实际上的首任校长），执掌厦门大学 16 年，为厦门大学的发展做出了杰出贡献。林文庆的儿子林可胜，后来成为中国生理学的创始人之一，被誉为中国生理学之父。伍连德是林可胜的姨夫。

林文庆后返回新加坡，成为当地的侨领。1942 年，日军占领新加坡，以屠杀华侨相威胁，逼迫 73 岁的林文庆担任“华侨协会”的会长，强迫林文庆组织马来地区的华侨缴纳 5000 万元“奉纳金”。这一事件成为林文庆一生中的污点，也使他戴上了“汉奸”的帽子。

此后中国历史中绝少提到林文庆。林文庆的儿子林可胜在抗战期间，组织了中国红十字会救护总队并亲任总队长，积极参与抗战。后随中国远征军出征缅甸，任中缅印战区司令官史迪威（Joseph Stilwell，1883～1946）将军的医药总监，获美军勋章，并于 1942 年当选美国国家科学院外籍院士。林文庆向日军缴纳“奉纳金”后，林可胜通过广播电台，声讨林文庆的“汉奸”行为。林文庆抱着收音机，一遍又一遍地听着儿子的檄文，泪流满面。作为一位追求真理和进步的父亲，还有什么比自己的儿子在道义上对自己的批驳更为痛心呢？新加坡人民却另有评价。战后，林文庆被官方豁免谴责，并被媒体誉为“新加坡的圣人”。

还是接着说伍连德。1911 年，成功扑灭东北鼠疫的中国政府发起召开万国鼠疫大会（International Plague Conference），伍连德作为大会主席到奉天（沈阳）主持。来自中国、俄国、日本、德国、英国、美国、法国、意大利、荷兰、奥地利、墨西哥和印度等 12 个国家和地区的代表参会，北里柴三郎作为日本的代表和鼠疫菌的发现者参加了会议。北里柴三郎等最初并不认可伍连德有关肺鼠疫的判断，但伍连德大量的实验数据和严谨的分析，最终使包括北里柴三郎在内的与会学者一致赞同伍连德的观点和结论：此次东北鼠疫暴发是由旱獭传染给人的肺鼠疫，而不是通过老鼠传播的鼠疫菌。伍连德被誉为“鼠疫斗士”。1913 年，伍连德的研究结果发表在著名的《柳叶刀》杂志上。1935 年，伍连德获得了诺贝尔生理学或医学奖的提名，这是中国人首次被提名（图 11-7）。提名伍连德的是当时在中国广州岭南大学医学院（即现在中山大学医学院的前身）工作的美国学者嘉惠霖（William W. Cadbury，1877～1959），提名理由是伍连德“在肺鼠疫，特别是发现旱獭在其传播中的作用”（Work on pneumonic plague and especially the discovery of the role played by the tarbagan in its transmission）。

在中国免疫学领域还有一位杰出的学者汤飞凡（1897～1958）（图 11-8），他在 1955 年首次分离出沙眼衣原体。在他的主导下生产出中国的狂犬疫苗、白喉疫苗、牛痘疫苗、斑疹伤寒疫苗、卡介苗和黄热病疫苗，成功地控制了全国沙眼的高发病率状况，使中国成功地消灭了天花。

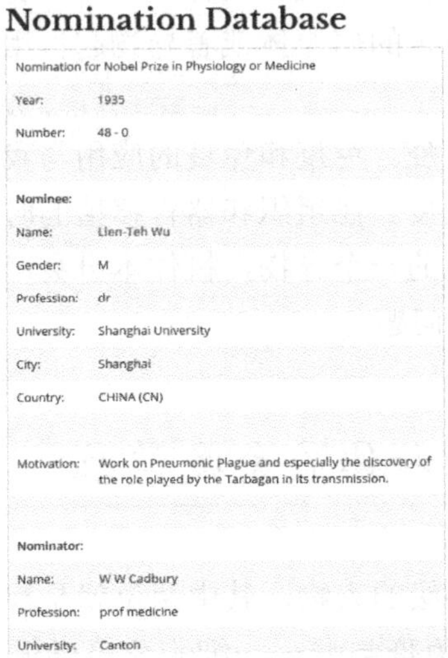

Nomination Database

Nomination for Nobel Prize in Physiology or Medicine

Year:	1935
Number:	48 - 0
Nominee:	
Name:	Lien-Teh Wu
Gender:	M
Profession:	dr
University:	Shanghai University
City:	Shanghai
Country:	CHINA (CN)
Motivation:	Work on Pneumonic Plague and especially the discovery of the role played by the Tarbagan in its transmission.
Nominator:	
Name:	W W Cadbury
Profession:	prof medicine
University:	Canton

图 11-7　诺贝尔奖网站有关伍连德被提名信息的截图

（引自 https://www.nobelprize.org/nomination/archive/show.php?id=11153）

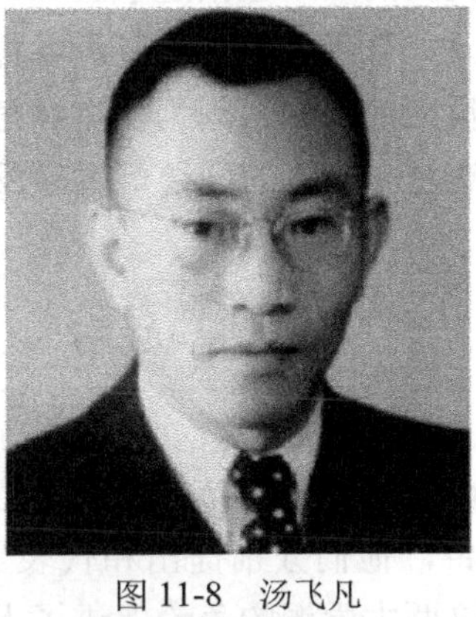

图 11-8　汤飞凡

（引自 https://www.thepaper.cn/newsDetail_forward_1383508）

第三节　免疫和免疫系统

免疫是生命有机体对自己和非己抗原的识别应答和产生生物学效应的过程。免疫又可以分为免疫防御、免疫监视和免疫稳定。

用咱们中国人的话来说就是“内审诸己、外察诸异”。首先是分清敌我，不对体内正常细胞发生攻击，而一旦有异常情况发生，被机体免疫监视发现后会启动免疫防御。当异常情况被控制后，免疫稳定又会将免疫系统恢复到平时状态。但有时会发生过度强烈无法回稳的免疫反应，导致机体出现免疫性炎性损伤、破坏组织细胞，最终免疫失衡、摧毁免疫功能，损害机体的正常活动。免疫是一把双刃剑。

免疫系统由免疫器官、免疫细胞和免疫分子组成。免疫器官包括中枢免疫器官和外周免疫器官。中枢免疫器官主要是胸腺和骨髓，外周免疫器官包括脾和淋巴结等，以及黏膜和皮肤的免疫系统。鸟类的中枢免疫器官叫法氏囊。

免疫细胞包括淋巴细胞、干细胞、单核吞噬细胞等。

免疫分子包括分泌型分子和膜型分子。分泌型分子包括免疫球蛋白分子（抗体）、补体和细胞因子；膜型分子包括细胞膜上的一些受体分子、CD（clusters of differentiation，白细胞分化抗原，也称分化簇）、黏附分子和 MHC（major histocompatibility complex，主要组织相容性复合体）等。

免疫系统构成了人体的三道防线。第一道防线是由皮肤和黏膜构成的，它可以阻挡病原体侵入人体，它也可以产生一些分泌物，如乳酸、脂肪酸、胃酸和酶，这些分泌物都有杀菌的作用。一旦体表的皮肤、内部的消化道黏膜有伤口，很容易被外界的致病微生物感染。第二道防线包括溶菌酶和吞噬细胞，唾液里就有溶菌酶。溶菌酶和吞噬细胞不针对某一种特定的病原体，它们对各种各样的病原体都有一定的防御作用。第二道防线所产生的这种作用称为非特异性免疫，或称先天免疫，生下来就有。第三道防线是由免疫器官和免疫细胞所组成的，一般来说出生以后才会产生。它只针对某一特定的病原体或者异物起作用，这种免疫作用称为特异性免疫，或称为后天免疫。

免疫的应用包括过敏反应、排斥反应和计划免疫。免疫和免疫的应用与我们的生活密不可分，人从小到大接种各种各样的疫苗就是计划免疫。在组织和器官移植的时候，有配型和排斥反应的问题。因为器官移植和组织移植是外来的一个异物，机体本身会产生一个排斥反应，这也是免疫的问题。过敏反应也是一个免疫的问题。

第四节　细胞免疫学派和体液免疫学派

在巴斯德和科赫的研究阵营里涌现了不少大师级的人物，其中两位就是梅奇尼科夫和埃尔利希，他们分别提出和代表了当时两个主要的免疫学派——细胞免疫学派和体液免疫学派。这两大学派的争论促进了人类对细胞免疫和体液免疫的认识，而梅奇尼科夫和埃尔利希则分享了 1908 年诺贝尔生理学或医学奖（图 11-9）。

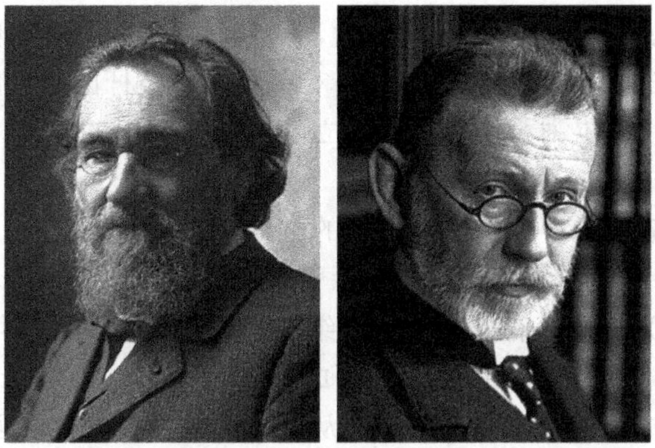

A　　　　　　　　　　B

图 11-9　梅奇尼科夫（A）和埃尔利希（B）

（引自 https://www.nobelprize.org/nobel_prizes/medicine/laureates/1908/）

一、梅奇尼科夫及其主要贡献

梅奇尼科夫是俄罗斯人，先后在德国、法国等多个著名实验室游学和工作。梅奇尼科夫的主要工作是在法国的巴斯德研究所完成的。他通过研究海星和水母的结构和发育，建立了一个分类体系，并在研究中和他人一起建立了一个新的学科——比较解剖学。梅奇尼科夫是进化论的忠实拥护者，他试图从胚胎学的角度解释达尔文的进化论。

梅奇尼科夫在研究水母和海星的胚胎发育时，特别关注中胚层的起源和分化问题。他选择海星的幼虫作为观察对象，因为它们通体透明，很容易在显微镜下观察。他发现中胚层中的一种细胞可以四处游走，可以消化食物碎屑。他把这种细胞命名为吞噬细胞，认为这些细胞可能起着抵御外来入侵物的作用。梅奇尼科夫的观点得到了细胞病理学之父魏尔肖的肯定。后来梅奇尼科夫在实验中发现吞噬细胞在抵抗微生物感染过程中起作用，以此解释了白细胞抵抗微生物入侵的作用，提出了吞噬细胞理论，成为细胞免疫学派的代表人物。

据说酸奶的流行与梅奇尼科夫有关。梅奇尼科夫在保加利亚旅行时发现当地人普遍高寿，百岁老者很多。他通过调查发现，当地居民经常饮用酸奶，故认为食用酸奶有益人体健康。此后，梅奇尼科夫不仅自己每天喝酸奶，还四处宣传酸奶的好处。其实，欧洲人主要是游牧民族，肉制品和奶制品是其主要食物，新鲜的肉和奶都极难保鲜而容易变质，所以欧洲人就用发酵的方法制作酸奶和奶酪，以便更久地保存食品。对于有色人种来说，其乳糖酶分泌较少，有乳糖不耐受症（lactose intolerance）的比例较高，所以食用发酵的酸奶可能会更有益些。

二、埃尔利希在免疫学领域的主要贡献

在“青霉素的故事”有关“威胁生命的感染”一节中已经介绍过化学疗法之父——埃尔利希。这里我们主要介绍埃尔利希在免疫学领域的贡献。

埃尔利希兴趣广泛、动手能力很强，上中学时就跟着堂兄魏格特做实验，在组织染色技术上独具特色。1877 年，在发表的第一篇论文“关于苯胺染料及其在显微镜技术中的应用”中，埃尔利希就描述了浆细胞（效应 B 细胞）在各种组织中的扩散，特别是在淋巴系

统、扁桃体、外周淋巴结和脾中的运动。一次，科赫参观埃尔利希工作的实验室时，埃尔利希被介绍给科赫。后来埃尔利希还改进了科赫有关结核分枝杆菌的染色方法，给科赫留下了深刻的印象。1890年，埃尔利希接受了新成立的科赫研究所的邀请，成为科赫的助手，开始有关免疫学的研究。

1897年，埃尔利希发表了关于抗体形成的侧链理论的论文。在这篇论文中，埃尔利希把生理活性物质通过特殊受体相互作用的概念引入了免疫学。这一概念曾在埃尔利希的头脑中酝酿了20多年，作为一个卓有成效的研究纲领主导了他关于组织学、细胞生理学和血液学的研究，并最终在其免疫学实践中结出丰硕成果。

埃尔利希在毒素-抗毒素效应的基础上，从受体、化学物质的相互作用和特异性的角度提出侧链理论。他认为生命有机体自身产生抗毒素，用以中和毒素、保护细胞不受伤害。其主要机制是毒素含有特殊的“毒性簇”，而细胞上则有相应的“受体”，类似苯环上的侧链。血液中的受体可以特异性中和毒素。埃尔利希还创造出介体和补体等词汇描述血清中的化学物质。侧链理论对抗体的起源和抗体作用机制的理论探索，推动了免疫学的发展。侧链理论用结构变化解释功能的机制，用化学物质的相互作用解释生理功能，在认识论上运用了还原论的思想。侧链理论标志着体液免疫学派的形成，这一成就无论是在免疫学理论的发展，还是在生物学研究认识论的运用上都是一个了不起的成就。

三、细胞免疫和体液免疫之争

19世纪末，随着体液免疫的迅速发展，梅奇尼科夫的吞噬细胞理论受到了质疑。大量的血清学实验表明，体液因子在免疫过程中发挥了关键作用。贝林发现血清中的抗毒素可以中和白喉棒状杆菌和破伤风梭菌的毒素，直接挑战了吞噬细胞理论。不难发现质疑梅奇尼科夫的主要是来自德国科赫阵营的学者，但来自法国巴斯德研究所的博尔代（Jules Bordet，1870～1961）也改变了自己的立场。博尔代发现经过巴氏消毒法处理的山羊免疫血清和霍乱弧菌混合在一起，霍乱弧菌不能被杀灭；而只要加入几滴豚鼠的非免疫新鲜血清，霍乱弧菌很快就被杀死。这一实验也使博尔代发现了补体，因而获得1919年的诺贝尔生理学或医学奖。尽管博尔代仍旧承认吞噬细胞理论的有效性，但已经认识到非特异性免疫和特异性免疫的不同，也就是吞噬细胞理论和侧链理论的不同，进而开辟了体液免疫的新方向。

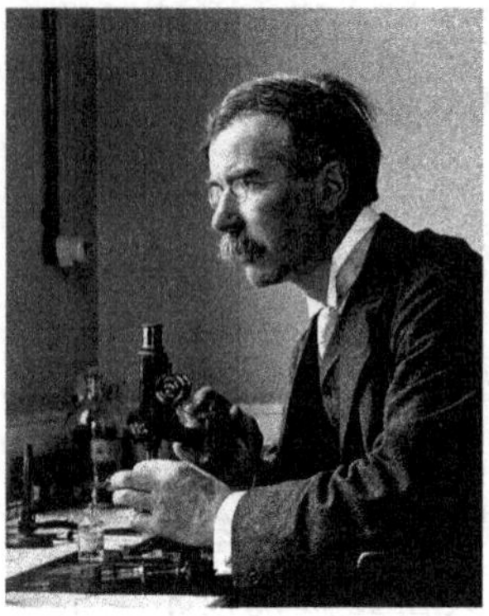
图 11-10　赖特

在体液免疫学派和细胞免疫学派的激烈争议中，英国学者赖特（Almroth Wright，1861～1947）和道格拉斯（Stewart Douglas，1871～1936）则在探索细胞杀菌和体液杀菌这两种模式之间是否存在着相互协同的问题。他们设计了一组有意思的实验来观察血液中的体液因子和吞噬细胞的相互关系。结果表明，体液因子在某些情况下是杀菌的主要因子，但在所有情况下都是吞噬细胞吞噬作用的促进者；细胞免疫可自主存在，但特定环境下则必须在体液因子的作用下产生效应。赖特将细胞免疫和体液免疫统一起来，形成了现代免疫理论。赖特生前得奖无数，多次被提名为诺贝尔生理学或医学奖候选人，但最终无缘诺贝尔奖（图11-10）。

第五节 免疫学的发展和应用

随着免疫学理论的发展，免疫学在应用抗血清治疗疾病、血型和输血、过敏的认识和治疗等方面都得到迅速的发展，一批学者因免疫学及其相关应用的研究获得了诺贝尔生理学或医学奖。

德国的贝林因为血清治疗，特别是在治疗白喉方面的工作获得1901年诺贝尔生理学或医学奖。这是第一届诺贝尔生理学或医学奖，当然也是免疫学领域的第一个诺贝尔奖。他的发现是血清里面有抗体，在治疗白喉方面有一定的作用。

法国的里歇特（Charles Richet，1850～1935），因为过敏反应的研究获得1913年诺贝尔生理学或医学奖（图11-11A）。

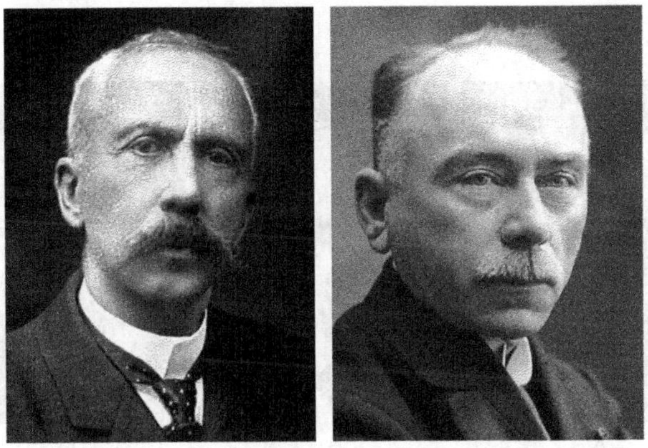

A　　B

图11-11　里歇特（A）；博尔代（B）

（引自 https://www.nobelprize.org/nobel_prizes/medicine/laureates/1913/richet-facts.html；https://www.nobelprize.org/nobel_prizes/medicine/laureates/1919/bordet-facts.html）

过敏一般分为三个阶段，第一个阶段是过敏原的记忆阶段；第二个阶段是细胞膜破坏阶段；第三个阶段是过敏的暴发阶段。很多人都有过过敏的经历，有的是花粉过敏，有的是吃海鲜过敏，甚至有的人会起风疙瘩，在秋冬天的时候，刮冷风也会过敏。

1919年诺贝尔生理学或医学奖因补体的研究授予了比利时人博尔代（图11-11B）。免疫系统里经常讲到抗体，抗体和抗原发生免疫反应。除了抗体之外，又发现了补体。博尔代发现新鲜的抗血清和时间很长的抗血清（或者经过巴氏消毒法处理过）的效能是不一样的。产生效能上的差异是因为新鲜的抗血清里还有一类物质——补体。

补体是一组蛋白质，存在于正常人和动物的血清里。这类蛋白质经活化后，具有酶的活性，可以补充特异性抗体介导免疫溶菌和溶血的作用。补体这个词是埃尔利希提出来的。

奥地利人兰德斯坦纳因发现血型获1930年诺贝尔生理学或医学奖，血型的问题本质上也是抗原与抗体的问题，也属于免疫学。红细胞上面的抗原是不一样的，因此就有不同的血型。兰德斯坦纳发现了红细胞的ABO血型。后来他又与他人合作，一起发现了MN血型和Rh血型等。

1951年的诺贝尔生理学或医学奖颁给了泰累尔（Max Theiler，1899～1972）（图11-12A）。

泰累尔是出生于南非，在美国工作的科学家。他发现了黄热病的预防方法。黄热病在非洲和其他热带地区是非常严重的传染病。黄热病主要通过伊蚊传染，老百姓经常称这种蚊子为花蚊子。泰累尔经过多年艰苦研究，用减毒的方法发明了黄热病疫苗。泰累尔在研究黄热病预防方法的时候，也曾用自己进行人体试验。很多科学家在自己的科学研究工作中，都是用自己的身体先行实验，这往往有生命危险。

1957 年诺贝尔生理学或医学奖颁给了意大利人博韦（Daniel Bovet，1907～1992）（图 11-12B）。博韦发现抗组胺的药物可以用于治疗变态反应，也就是过敏反应。过敏属于炎症反应，是当一些外来物侵入人体时，人体的免疫系统产生的过度反应。

因为研究电泳和吸附分析血清蛋白的工作，瑞典人蒂塞利乌斯（Arne Tiselius，1902～1971）（图 11-12C）获得了 1948 年诺贝尔化学奖，这次诺贝尔化学奖也是与生物密切相关的。做生物化学研究或者分子生物学研究都要用到电泳技术，用电泳技术最开始分析的蛋白质就是血清里的蛋白质。

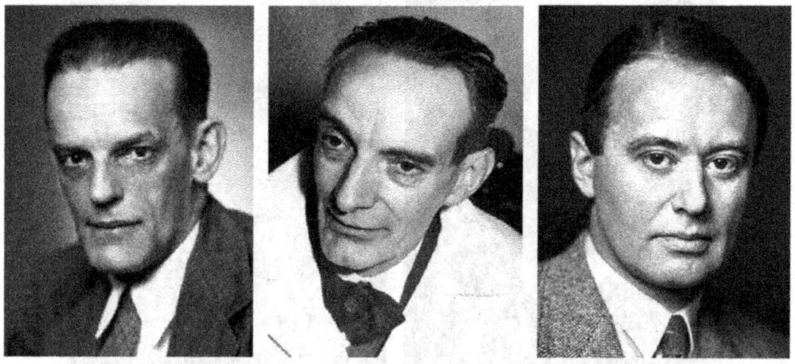

A B C

图 11-12 泰累尔（A）；博韦（B）；蒂塞利乌斯（C）

（引自 https://www.nobelprize.org/nobel_prizes/medicine/laureates/1951/theiler-facts.html；https://www.nobelprize.org/nobel_prizes/medicine/laureates/1957/bovet-facts.html；https://www.nobelprize.org/nobel_prizes/chemistry/laureates/1948/tiselius-facts.html）

第六节 现代免疫学

细胞免疫学派和体液免疫学派的争论使细胞免疫和体液免疫最终相互结合，这一过程形成了免疫学研究的高潮。但其本质却倒向免疫化学，关注的焦点转移到抗原和抗体的结构。这种趋势使免疫学在 20 世纪 60 年代前的 40 多年间，脱离了生物学或医学的方向。尽管有关血清学和疫苗的研究有一些突破，如黄热病疫苗和血清蛋白的分析，但免疫学一直到 20 世纪 60 年代后才迎来了又一次高潮，逐渐形成了现代免疫学。

现代免疫学基于分子水平进行抗原、抗体、免疫应答过程的研究，提出了克隆选择学说，揭示了抗体的结构和抗体多样性的形成机制，对免疫应答的分子机制有了更深入的了解，这些成就催生了现代生物技术药物产业。而有关白细胞抗原和主要组织相容性复合体的研究、抗免疫排斥的研究使组织和器官移植得到广泛的应用。

以下介绍一些获得诺贝尔奖的现代免疫学的工作。伯内特（Frank M. Burnet，1899～

1985）和梅达沃（Peter B. Medawar，1915～1987）因为克隆选择学说与获得性免疫耐受性的研究，分享了1960年诺贝尔生理学或医学奖（图11-13A和B）。梅达沃是出生于巴西的英国学者，其主要贡献是在20世纪50年代证实了获得性免疫耐受性现象。他写过一本很著名的自传《一只会思想的萝卜——梅达沃自传》（*Memoir of A Thinking Radish ——An Autobiography*）。伯内特则提出了克隆选择学说。

克隆是一个细胞或个体以无性方式重复分裂或繁殖所产生的一群细胞或一群个体。如果不发生突变，它们具有完全相同的遗传结构。克隆选择学说认为具有免疫活性的细胞克隆早已存在，抗原的作用只是选择并激活相应的克隆；这个细胞克隆所产生的抗体具有相同的特异性。

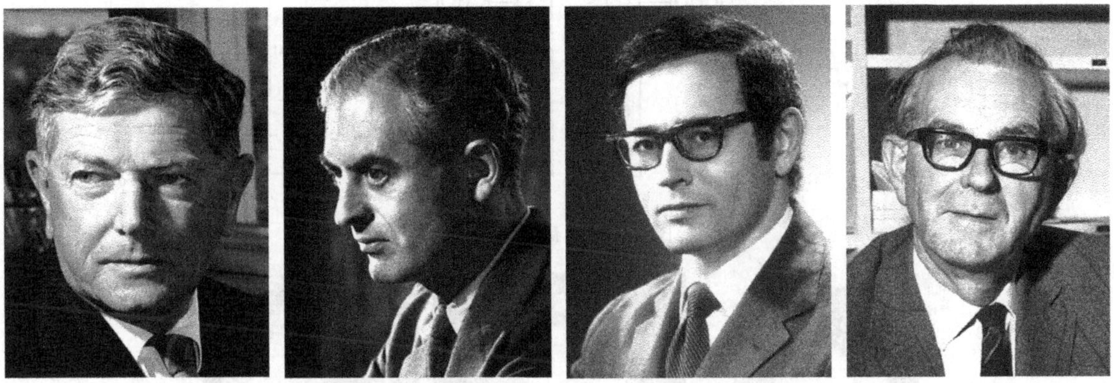

A　　B　　C　　D

图11-13　伯内特（A）和梅达沃（B）；埃德尔曼（C）和波特（D）
（引自 https://www.nobelprize.org/nobel_prizes/medicine/laureates/1960/；
https://www.nobelprize.org/nobel_prizes/medicine/laureates/1972/）

因抗体结构的研究，1972年诺贝尔生理学或医学奖授予了波特（Rodney R. Porter，1917～1985）和埃德尔曼（Gerald M. Edelman，1929～2014）（图11-13C和D）。抗体在结构上由两条重链和两条轻链组成（图11-14）。有5种类型的抗体或者5类免疫球蛋白（Ig），哺乳动物的抗体被称为IgA、IgD、IgE、IgG和IgM。IgM为五聚体，分泌型IgA为二聚体（血清型IgA为单体），其他都为单体。

为什么母亲和子女ABO血型不同不会产生非常强烈的溶血反应呢？而母亲妊娠第二个子女时，Rh血型不同则会产生非常强烈的溶血反应呢？主要是因为ABO血型里面的抗体是IgM，是五聚体，比较大，不容易通过胎盘屏障。Rh血型是IgG抗体，很容易通过胎盘屏障。

米尔斯坦（César Milstein，1927～2002）、科勒（Georges J. F. Köhler，1946～1995）和杰尼（Niels K. Jerne，1911～1994）因为单克隆抗体技术及免疫球蛋白遗传学研究，分享了1984年诺贝尔生理学或医学奖（图11-15）。单克隆抗体技术现在大家都很熟悉了。要产出大量具有某一种特异性功能的抗体在技术上是比较难的，因为免疫细胞不太容易培养。米尔斯坦等就想了一个办法，把两种不同特性的细胞结合在一起。一种细胞用到了能够产生抗体的细胞，首先用抗原免疫小鼠，得到免疫细胞，也就是免疫的脾细胞；另一种是骨髓瘤细

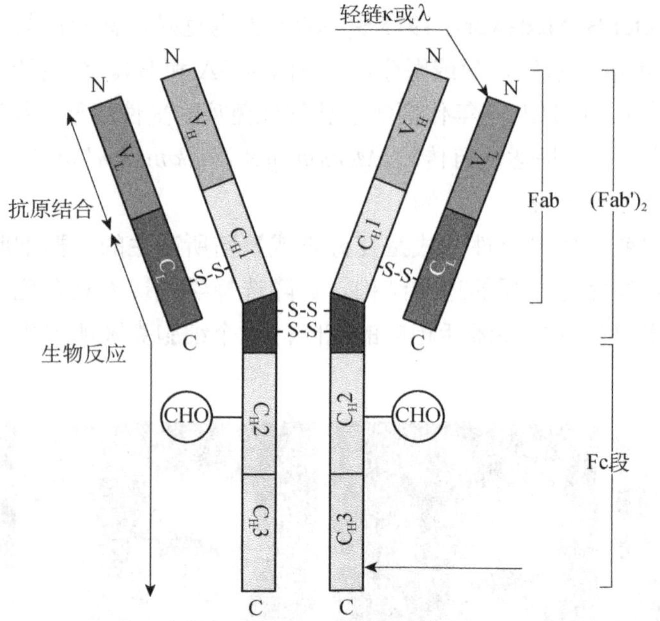

图 11-14　抗体的结构

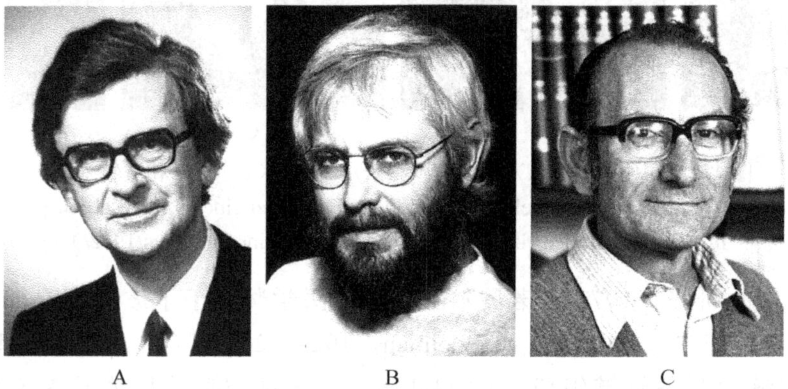

图 11-15　杰尼（A）、科勒（B）和米尔斯坦（C）
（引自 https://www.nobelprize.org/nobel_prizes/medicine/laureates/1984/）

胞。把骨髓瘤细胞和免疫的脾细胞在一定药物作用下结合在一起，形成了杂交瘤细胞。杂交瘤细胞具有两种细胞的特性，既能产生特异性抗体，又很容易进行培养。这样就可以进行大规模的培养，大量产生特异性抗体。这种技术就称为单克隆抗体技术。因为把两种不同细胞结合在一起形成杂交瘤细胞，单克隆抗体技术也称为杂交瘤技术。

1987 年诺贝尔生理学或医学奖颁发给了日本人利根川进（图 11-16），这也是亚裔第一次获得诺贝尔生理学或医学奖。他因为抗体多样性的研究而获奖。利根川进获奖后，从免疫学转向了神经科学。他在神经科学领域的研究，尤其是学习和记忆机制的研究，成绩斐然。有很多学者认为，他在神经科学领域的研究成就也是诺贝尔奖级的。

抗体的多样性是免疫学的一个核心问题。外来的不同异物是多种多样的，要对应外来的这些异物或者对应机体内的各种变化，就要产生各种各样的抗体。动物和人为什么能产生各种各样不同的抗体呢？这些抗体是怎么来编码的呢？这些抗体的基因又是怎样的呢？

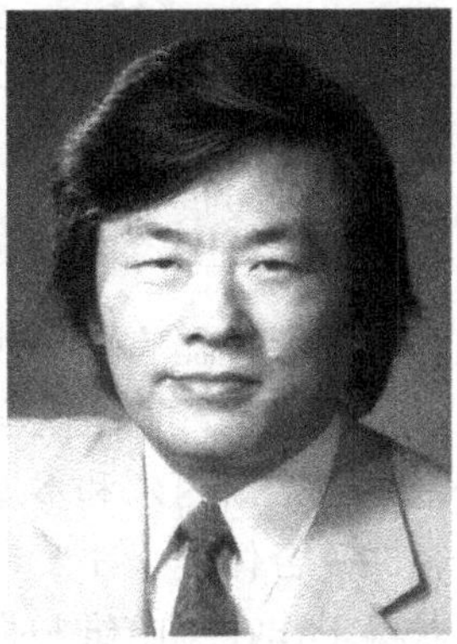

图 11-16　利根川进
（引自 https://www.nobelprize.org/nobel_prizes/medicine/laureates/1987/tonegawa-facts.html）

人的体细胞染色体里编码抗体的基因是彼此分开的，分别位于 2 号、14 号和 22 号染色体上，编码抗体的基因大概有数百个。抗体有重链和轻链，又可以分为不同的区域，即可变区（V 区）和恒定区（C 区）。可变区数百个编码基因的组合可以达到 3.4×10^6。除了编码基因的组合之外，不同的基因之间连接的多样性可以达到 3.4×10^7。因此基因表达后产生抗体的多样性可以达到 10^{14}。通过这些组合，生命有机体可以产生多种多样的抗体，以对应外界或者体内各式各样的抗原。

博伊特勒（Bruce A. Beutler，1957～）、霍夫曼（Jules A. Hoffmann，1941～）和斯坦曼（Ralph M. Steinman，1943～2011）（图 11-17）因 Toll 样受体在固有免疫中作用的研究和树突状细胞功能的研究，分享了 2011 年诺贝尔生理学或医学奖。斯坦曼在诺贝尔奖委员会公布得奖名单前几天，即 2011 年 9 月 30 日因病去世，但诺贝尔奖委员会维持了授奖的决定，这是诺贝尔奖历史上仅有的给已去世的学者颁奖。其实也不算例外，因为诺贝尔奖委员会决定授予斯坦曼诺贝尔奖的时候他仍在世。

有关受体部分的研究这里不做详细介绍，简单介绍树突状细胞。免疫系统一定要通过模式识别受体识别入侵的病原微生物，即识别抗原才能产生免疫学的效应。在识别抗原的过程中有一个二传手，就是树突状细胞。树突状细胞对抗原进行处理和加工，然后再把抗原呈递给 T 细胞，从而激活适应性的免疫。这个发现也是一个非常重要的发现，除了树突状细胞外，还有一大类细胞具有二传手的功能，这一类细胞称抗原呈递细胞。

在研究生物学问题时，经常会探讨结构和功能的关系。从现代免疫学的研究成果可以发现抗体的结构与功能的关系，充分展现出生命有机体的生物学功能是其结构的完美表演者。

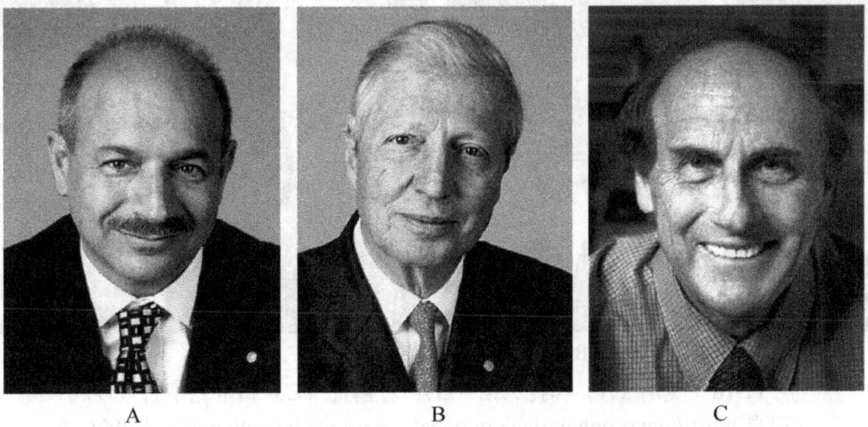

A　　B　　C

图 11-17　博伊特勒（A）、霍夫曼（B）和斯坦曼（C）
（引自 https://www.nobelprize.org/nobel_prizes/medicine/laureates/2011/）

第七节　现代免疫学与医学应用

现代免疫学的发展促进了组织和器官移植技术的进步与发展，推动了有关艾滋病的研究和治疗方法的进步。

现在，有关各种器官与组织移植的手术越来越多，很多移植了异体器官的患者可以延长生命数年甚至数十年，这些医学成就的背后是现代免疫学的发展和应用。

贝纳塞纳夫、斯内尔和多塞因为免疫应答基因、人类白细胞抗原（HLA）结构和小鼠主要组织相容性复合体类（H-2）结构的研究，分享了1980年诺贝尔生理学或医学奖。

这个获奖工作在“哈维与血液循环——从放血到输血的故事”一章里介绍过，简单地说就是白细胞血型的发现。白细胞血型在小鼠上叫H-2复合体，相关基因在17号染色体上。人类的称HLA复合体，相关基因在人类的6号染色体上。两个人白细胞的配型，也就是抗原相似的比例，或者说两个人的白细胞血型“相同”的概率大概是百万分之一。这也是在组织和器官移植中难以配型的原因。

莫瑞和托马斯（图11-18A和B）因抗移植免疫排斥的研究分享了1990年诺贝尔生理学或医学奖。在组织和器官移植的过程中有一个免疫排斥反应，就是外察诸异。一旦察其为异，势必除之。排斥机制对于异体器官移植来说是一个很大的障碍。

莫瑞是做肾移植的，托马斯是做骨髓移植的。肾受到损伤或肾衰竭时就要做肾移植，需要做骨髓移植的主要是白血病患者。莫瑞和托马斯正是因为解决了移植过程中的免疫排斥问题而获得了诺贝尔生理学或医学奖，这是免疫学在临床上的一个非常重要的应用。现在组织和器官移植有肾移植、骨髓移植、心脏移植、心肺移植，还有肝移植。

杜赫提（Peter C. Doherty，1940～）和辛克纳吉（Rolf M. Zinkernagel，1944～）（图11-18C和D），因为主要组织相容性复合体生物学功能的研究，分享了1996年诺贝尔生理学或医学奖。主要组织相容性复合体的结构和功能的研究在免疫学中是非常重要的，在临床上也非常重要。

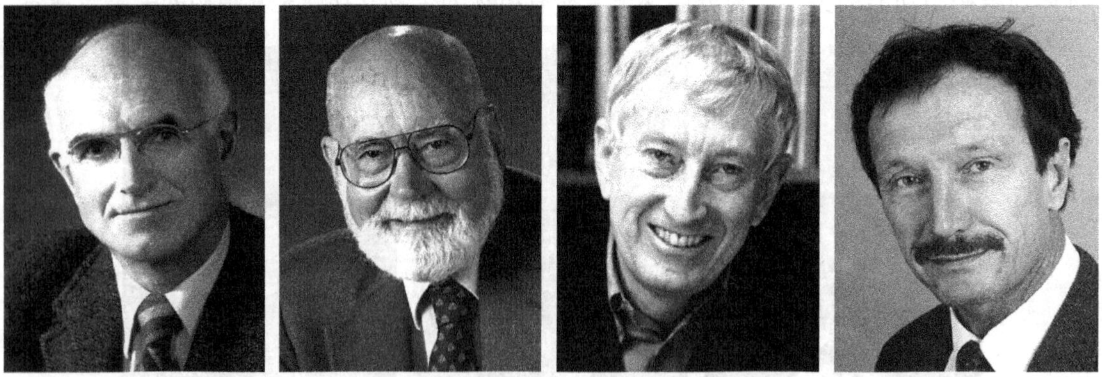

A　B　C　D

图11-18　莫瑞（A）和托马斯（B）；杜赫提（C）和辛克纳吉（D）
（引自 https://www.nobelprize.org/nobel_prizes/medicine/laureates/1990/；
https://www.nobelprize.org/nobel_prizes/medicine/laureates/1996/）

两个法国人西诺西和蒙塔尼（Luc Montagnier，1932～2022），因人类的免疫缺陷病毒

（艾滋病病毒）的研究，与发现人乳头瘤病毒（human papilloma virus，HPV）导致子宫颈癌的德国医生豪森（Harald zur Hausen，1936～2023）一起分享了2008年诺贝尔生理学或医学奖（图11-19）。有关艾滋病的研究，美国学者盖洛（Robert Gallo，1937～）的贡献也很大，但很遗憾没有获得诺贝尔奖。有关艾滋病病毒研究的成果之争，美法两国争论不断，甚至两国总统都卷入其中，可见对这一研究的重视程度。

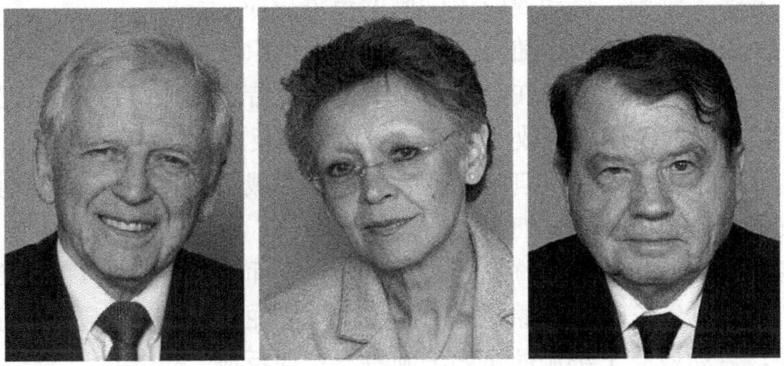

A　　B　　C

图11-19　豪森（A）、西诺西（B）和蒙塔尼（C）

（引自 https://www.nobelprize.org/nobel_prizes/medicine/laureates/2008/）

美国人艾利森（James P. Allison，1948～）和日本人本庶佑（Tasuku Honjo，1942～）因发现通过抑制免疫负调节机制治疗癌症的方法分享了2018年诺贝尔生理学或医学奖（图11-20）

癌症习惯上泛指所有恶性肿瘤，恶性肿瘤又被分为癌症和肉瘤两种，癌是指起源于上皮组织的恶性肿瘤，还有一类起源于间叶组织的恶性肿瘤称为肉瘤。癌细胞与正常细胞不同，它具有可无限增殖、可转化和易转移三大特点。在中国，恶性肿瘤死亡前十位是肺癌、消化系统癌（肝癌、胃癌、食管癌、结直肠癌、胰腺癌）、乳腺癌、白血病、脑癌和淋巴瘤。癌细胞恶性增殖可形成肿块，它的生长、破溃和感染会使末梢神经或神经干受刺激或被压迫导致疼痛。肿块还可导致血管出血、阻塞脏器等，使脏器功能损伤直至衰竭。癌症的治疗方法主要有手术、放疗、化疗和免疫治疗。

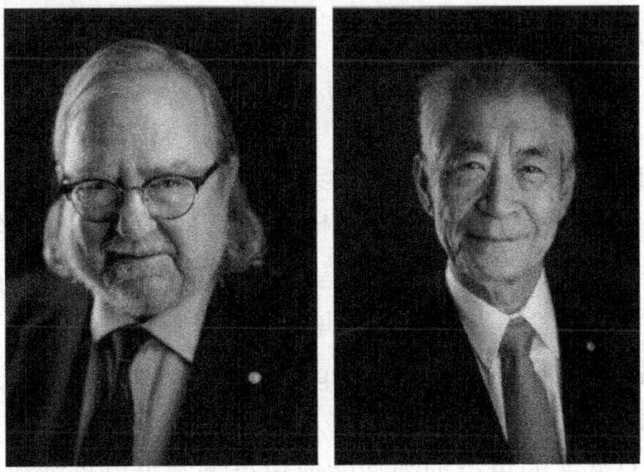

A　　B

图11-20　艾利森（A）和本庶佑（B）

（引自 https://www.nobelprize.org/prizes/medicine/2018/summary/）

免疫疗法的原理如下。

敌人来了！癌细胞生长或死亡过程中会释放其特殊的物质，如细胞因子，这些物质就是抗原。抗原可以被抗原呈递细胞识别。

报告部队！抗原呈递细胞将癌细胞抗原呈递给 T 细胞，相当于把有癌细胞的信息通知 T 细胞。

部队集结！激活 T 细胞，启动效应 T 细胞的免疫反应。

到达战区！激活的效应 T 细胞随血液循环至肿瘤组织。

寻敌杀敌！激活的效应 T 细胞在肿瘤组织中浸润、特异性地识别并杀死肿瘤细胞。

增强火力！被杀死的癌细胞释放出抗原，增加免疫反应的强度。

免疫疗法的原理和设想很好，但问题是敌人也很“贼”（聪明）。癌细胞会释放信号——我是自己人！我是自己人！会使 T 细胞的活动停下来。

T 细胞能够发现机体有癌细胞的信号，是因为它表面有一种名为 CD28 的分子（好像部队里的侦察兵）。这个分子能与抗原呈递细胞传递过来的有关癌细胞的分子信号识别并结合，激活 T 细胞，启动效应 T 细胞的抗癌细胞特异抗原反应。

CD，此处就是指 T 细胞表面抗原（分化抗原），细胞表面的标志。

被激活的 T 细胞表面还有一个与 CD28 结构十分相似的蛋白——细胞毒性 T 淋巴细胞相关抗原 4（CTLA-4），CTLA-4 的作用是抑制 T 细胞活化。

抗原呈递细胞（APC）将抗原信息传递给 T 淋巴细胞还需要两个信号的参与：一个是 TCR（T 细胞抗原受体）与 MHC，参与免疫应答；另一个是协同刺激信号 CD80（B7-1）/ CD86（B7-2）。

配体 CD28 在 T 细胞活化中正调节，配体 CTLA-4 在 T 细胞活化中负调节。

艾利森设计出抗 CTLA-4 分子的抗体，将其注射入患有肿瘤的小鼠体内，抑制 CTLA-4 的免疫抑制功能，使免疫细胞可以持续攻击肿瘤。由于注射了抗 CTLA-4 抗体的小鼠拥有了对癌细胞的记忆功能，以后再出现这种癌细胞，免疫系统就会启动对它的攻击。

艾利森毕业于非名牌的得克萨斯大学奥斯汀分校，是一位发烧级的音乐爱好者，获得诺贝尔奖时仍在自己的小乐队里演奏布鲁斯口琴。在艾利森 10 岁时，母亲死于淋巴癌，11 岁时一位舅舅死于肺癌另一位舅舅死于白血病，2005 年艾利森的一位哥哥死于前列腺癌。如此多的家人死于癌症，治疗癌症成为艾利森研究的主题。艾利森认为学医不能出错，做研究就是要敢出错，要勇于试错而不模仿别人。

PD-1（programmed death-1，程序性死亡受体 1）是一种免疫抑制分子，它的配体是 PD-L1。PD-1 和 PD-L1 结合可启动 T 细胞的程序性死亡，使癌细胞获得免疫逃逸。PD-1 的作用是精兵简政，不过，在大敌当前时，还是韩信点兵多多益善！本庶佑发现了 PD-1，通过抑制 PD-1 的作用，使得 T 细胞对癌细胞的作用增强，达到治疗癌症的作用。

早在 1999 年，中国学者陈列平（Lieping Chen，1957～）就发现了 PD-1 的配体 PD-L1，当时他称其为 B7-H1。

艾利森通过抑制 CTLA-4 的免疫抑制功能使免疫细胞可以持续攻击肿瘤和本庶佑通过抑制 PD-1 的作用使得 T 细胞对癌细胞的作用增强开创了治疗癌症的免疫疗法。免疫疗法对黑色素瘤、肾癌、肺癌、头颈癌和乳腺癌等显示了其治疗效果。2015 年，历史上促成中美建交的美国前总统卡特（Jimmy Carter，1924～2024）发表声明，在最近一次脑部磁共振扫描后，医生发现他大脑中没有再出现黑色素瘤或新癌细胞，在使用 PD-1 抑制剂进行治疗后，癌细胞已消失。

第八节　从烟草花叶病毒到 mRNA 新冠疫苗

相对于埃博拉和新冠肺炎，艾滋病几乎就是慢性病，但埃博拉、新冠肺炎和艾滋病都与病毒有关。与病毒研究相关的诺贝尔奖可大致分为 3 类：一是有关病毒的基础研究，如烟草花叶病毒、劳斯肉瘤病毒、乙肝病毒、朊病毒、人类免疫缺陷病毒（艾滋病病毒）、人乳头瘤病毒和丙肝病毒等；二是与病毒相关的传染病及疫苗研究，如黄热病、脊髓灰质炎、库鲁病和新冠疫苗；三是与遗传相关的研究，如噬菌体的遗传机制、逆转录酶和原癌基因等。

一、烟草花叶病毒的发现和重要意义

细胞是生命有机体的基本结构单位和功能单位，没有细胞则无法构建任何完整的生命有机体。病毒是一种非细胞生命形态，它一般是由蛋白质外壳和内部包裹的核酸构成的非常小的非细胞生物，通过感染细胞并利用宿主细胞进行繁殖。

第一种被发现和确认的病毒是植物病毒烟草花叶病毒。1879 年，德国植物学家迈耶（Adolf Mayer，1843～1942）在荷兰工作时，针对当地的需求开始研究一种烟草的疾病。有这种病的烟草其叶片出现颜色不同的不规则图案，叶片枯萎减产。迈耶称这种烟草病为烟草花叶病（tobacco mosaic disease），推测可能是由某种病原菌引起的。后经多位学者研究，始终不能分离出烟草花叶病的病原体，可以滤掉各种细菌的滤器也不能将这种病原体去除，因此与当时已被确立为用于判断病原体与疾病之间确切关系的科赫法则不完全相符。1898 年，荷兰微生物学家拜耶林克（Martinus Beijerinck，1851～1931）将这种有传染性、在过滤后仍有活性、像液体的新型病原体用拉丁短语 *contagium*（接触传染物）、*vivum*（活物）fluidum（液体）的缩写“virus”（病毒）命名（图 11-21）。“virus”（病毒）一词由此诞生。

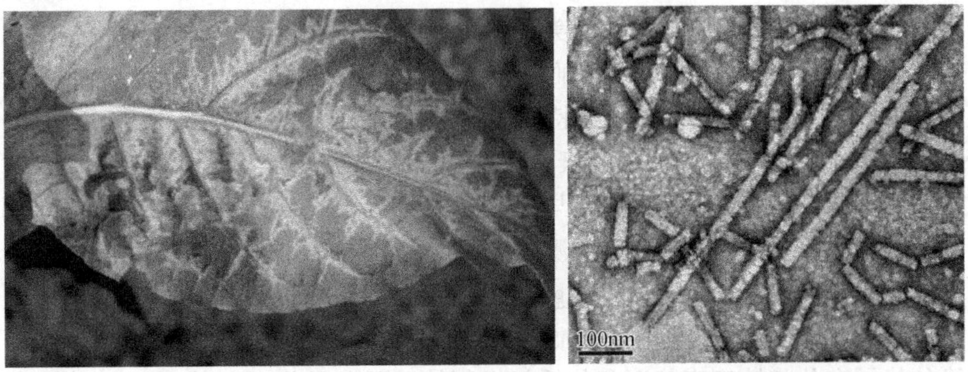

A　　B

图 11-21　患烟草花叶病的烟草叶片（A）和电镜下的烟草花叶病毒（B）

1935 年，美国人斯坦利发现烟草花叶病毒的侵染性可被胃蛋白酶破坏，表明病毒含蛋白质成分。他从数吨感染花叶病的烟叶中提取出烟草花叶病毒的针状结晶，其溶液洒在正常烟叶上可感染同样的花叶病。实验证实烟草花叶病由烟草花叶病毒所致，斯坦利因此获得了 1946 年诺贝尔化学奖（图 12-9C）。斯坦利认为病毒是生命的一种形式。此后 10 年间，超过 300 种病毒被陆续发现和确认，天花、黄热病、麻疹、肺炎和感冒等传染病被认为也是病毒所致，科赫法则的局限性也被大家所认识。病毒的发现还一度模糊了生命和非生命的标准，使人类对生命现象的认识更为深入。

第一种被发现的动物病毒是口蹄疫病毒。第一种被发现的人类病毒是黄热病毒，泰累尔因发明黄热病疫苗获得了 1951 年诺贝尔生理学或医学奖。

烟草花叶病毒的发现及病毒的研究也影响到遗传学，病毒作为结构极其简单和特殊的非细胞生物得到众多探索遗传物质本质学者的广泛关注，相关研究也多次获得诺贝尔奖（见本书“双螺旋的故事”“基因的故事”）。

二、对肝炎病毒的研究和发现

肝炎病毒属于消化系统病毒，肝炎病毒主要有甲、乙、丙、丁和戊 5 型，其中乙型肝炎病毒（hepatitis B virus，HBV）（简称乙肝病毒）和丙型肝炎病毒（hepatitis C virus，HCV）（简称丙肝病毒）流行较广。乙型肝炎病毒和丙型肝炎病毒的相关研究都获得过诺贝尔生理学或医学奖。

美国医生布隆伯格（Baruch S. Blumberg，1925～2011）长期从事传染病的治疗和研究。布隆伯格发现不同的人感染同一种传染病表现出完全不同的结果，有的人很严重，有的人却不发病。这种个体差异是如何形成的呢？布隆伯格推测可能是不同个体中蛋白质特别是血清蛋白和血红蛋白的差异。

自 1957 年，布隆伯格在西非的尼日利亚，亚洲的菲律宾、印度和日本，北美的加拿大，欧洲的斯堪的纳维亚半岛，以及大洋洲的澳大利亚等世界各地收集了大量的血样标本进行研究。1963 年，布隆伯格在分析来自世界各地的血浆蛋白差异时发现某些澳大利亚土著人的血样可以与一位纽约血友病患者的血清发生反应。1965 年，布隆伯格将这种神秘的物质命名为澳大利亚抗原（Australia antigen，Au），即澳抗。对血样的进一步研究发现，澳抗在亚洲和非洲人群中较为常见，但在北美和欧洲人群中则较为罕见。由于许多白血病患者中均存在该抗原，大家推测澳抗可能是白血病的标志物。奇怪的是许多唐氏综合征患者的血液中也存在这种抗原，看来它不是白血病特有的。

1966 年，布隆伯格发现一位以前澳抗阴性的唐氏综合征患者被检测出阳性，这名患者随即被诊断患有肝炎。这表明澳抗可能与肝炎有关。通过对多位肝炎患者的血样检测，发现澳抗阳性特别多。经过一系列的实验，澳抗被鉴定为乙肝病毒的一部分，并被重新命名为乙型肝炎表面抗原（hepatitis B surface antigen，HBsAg）。乙肝病毒可经血液传播、母婴传播和性接触传播，白血病患者大多是通过输血感染乙肝病毒的。

布隆伯格因在传染性疾病起源和传播新机制的重要发现获 1976 年诺贝尔生理学或医学奖（图 11-22A）。

乙型肝炎病毒感染可引起慢性乙型病毒性肝炎，即乙肝。检测乙肝病毒感染最常用的血清学指标是“乙肝两对半”，即乙型肝炎表面抗原（HBsAg）与乙型肝炎表面抗体（抗-HBs），e 抗原（HBeAg）与 e 抗体（抗-HBe），乙肝病毒核心抗体（抗-HBc）。血液中的乙肝病毒核心抗原（HBcAg）主要存在于 Dane 颗粒（大球形颗粒）的核心，游离的乙肝病毒核心抗原很少，所以一般不被用于临床的常规检测。乙肝抗原抗体的临床意义见图 11-22B。

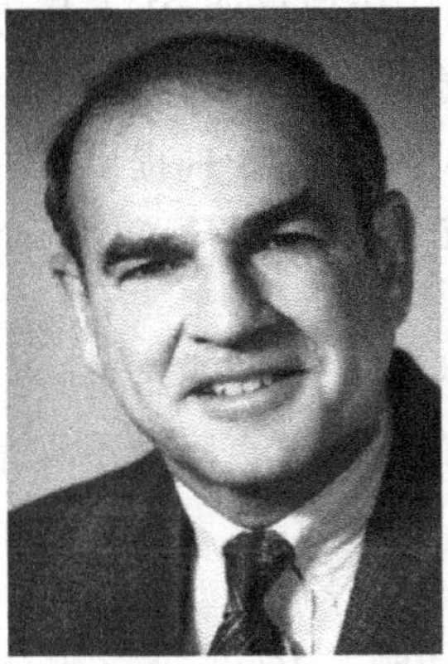

表面抗原 HBsAg	表面抗体 抗-HBs	e抗原 HBeAg	e抗体 抗-HBe	核心抗体 抗-HBc	临床意义
+	−	+	−	+	俗称“大三阳”，提示病毒复制活跃，传染性强
+	−	−	+	+	俗称“小三阳”，一般提示病毒复制降低，传染性降低
−	+	−	−	+	乙肝病毒感染后痊愈，且具有保护力
−	+	−	−	−	乙肝疫苗注射后，已成功产生保护力
+	−	−	−	+	病毒复制低下，传染性低
−	+	−	+	+	乙肝恢复期，传染性很低或无传染性
−	−	−	−	+	乙肝痊愈，无传染性或传染性极低。对乙肝的保护力不确定

图 11-22　布隆伯格（A）；乙肝抗原抗体的临床意义（B）

（引自 https://www.nobelprize.org/prizes/medicine/1976/blumberg/facts/）

2020 年诺贝尔生理学或医学奖授予美国人阿尔特（Harvey J. Alter，1935～）、英国人霍顿（Michael Houghton，1949～）和美国人赖斯（Charles M. Rice，1952～），以表彰他们“发现丙型肝炎病毒”（hepatitis C virus，HCV）（图 11-23）。

阿尔特是布隆伯格的同事，曾参与乙肝病毒的研究。20 世纪 70 年代中期，阿尔特注意到，在严密检测血库中甲型肝炎病毒（HAV）和乙型肝炎病毒（HBV）的情况下，仍有相当多的患者在输血后罹患肝炎，而且这些肝炎既不是由甲型肝炎病毒也不是由乙型肝炎病毒引起的。阿尔特将甲肝及乙肝阴性的肝炎患者血清接种给黑猩猩，导致黑猩猩罹患肝炎。结果表明存在着一种由新的病毒性肝炎病毒导致的肝炎，被称为非甲非乙型肝炎（non-A，non-B hepatitis，NANBH）。

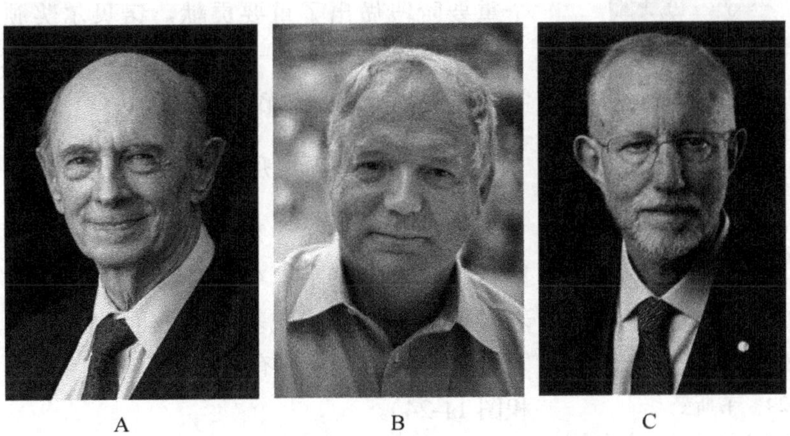

A　B　C

图 11-23　阿尔特（A）、霍顿（B）和赖斯（C）

（引自 https://www.nobelprize.org/prizes/medicine/2020/summary/）

如果可以把丙型肝炎病毒分离出来，使之能够感染健康个体，就可以证明病毒与肝炎之间的关系。但丙型肝炎病毒除了感染人以外，唯一可被感染的灵长动物是黑猩猩，这无疑在选择动物模型上困难重重，回想当年阿尔特选择黑猩猩进行研究真是非常幸运。

通过抗原抗体进行血清学研究和应用电子显微镜技术观察病毒颗粒的方法在非甲非乙型肝炎的研究中都不成功，必须采用新的方法把这个病毒找出来。

一些相关研究推测导致非甲非乙型肝炎的病原体可能是由脂质包裹的RNA病毒。1982年，病毒学家霍顿加入一家英国公司主持非甲非乙型肝炎病原体研究。霍顿与多位学者合作，用分子克隆的方法，直接寻找病毒的核酸。他们将病原体中的RNA抽提出来，逆转录为DNA，再经限制性内切酶的作用连接进噬菌体载体中，形成一系列携带有重组DNA片段的噬菌体，构建了基因文库。它们含有病原体几乎所有的RNA序列信息。

霍顿等筛选了数千万重组噬菌体，历经数年后在1987年发现了非甲非乙型肝炎病原体的特异性组分，并将新病毒命名为丙型肝炎病毒。但他们得到的病原体克隆并不具有完整的功能，无法在体内实现复制，也不能感染新的宿主。

丙型肝炎病毒编码的RNA聚合酶缺乏校正功能，错配率高，导致丙型肝炎病毒有7种不同的基因型和67种亚型，基因型之间的核苷酸差异度高达30%～35%，而乙肝病毒不同基因型之间的差异仅有8%左右。即使同一个患者体内的丙型肝炎病毒颗粒，也会包裹有存在序列差异的多种基因组。因此克隆出来的序列与原始的可复制病毒基因组相比，可能已经发生突变而不能发挥作用。

赖斯通过比较多条克隆序列，寻找每一个位点上最常见的碱基序列，把它们合并成为一条共有序列。共有序列不一定存在于患者体内，但其每一个位点却是大多数病毒基因组所携带的，因此很有可能发挥正常功能，这样基于共有序列制备的RNA可能就具备复制能力。

1997年赖斯成功获得第一个丙型肝炎病毒感染性克隆，将丙型肝炎病毒感染性克隆的RNA注射到黑猩猩肝后，黑猩猩表现出丙型肝炎的症状，且在其体内检测到感染性的HCV病毒颗粒。

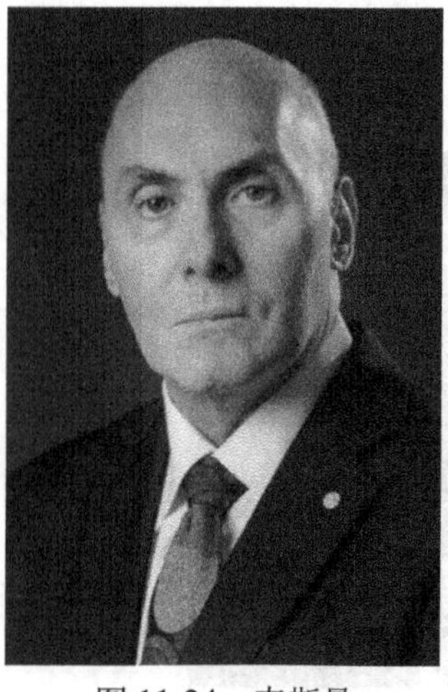

图 11-24　韦斯曼

（引自 https://www.nobelprize.org/prizes/medicine/2023/weissman/facts/）

阿尔特、霍顿和赖斯分别在探索丙型肝炎病毒的三个重要阶段做出了重要贡献，诺贝尔奖颁发给出生于三个不同年代、针对同一个病毒、持续20余年研究的不同学者在历史上还是比较少见的。

三、mRNA新冠疫苗

2023年诺贝尔生理学或医学奖颁发给生物化学家卡里科和免疫学家韦斯曼（Drew Weissman，1959～），以表彰他们在核苷酸碱基修饰方面的突破性发现，使得开发针对COVID-19的有效mRNA疫苗成为可能（图2-11和图11-24）。

人类进入21世纪后，层出不穷的新发和突发传染病持续威胁全球公共卫生安全。世界卫生组织（World

Health Organization，WHO）先后宣布过 7 次“国际公共卫生紧急事件”（Public Health Emergency of International Concern，PHEIC），即疾病的国际传播对其他国家构成公共卫生风险，需要采取协调一致的国际应对措施的不同寻常事件。它们分别是 2009 年甲型 H1N1 流感疫情、2014 年西非埃博拉疫情、2014 年脊髓灰质炎疫情、2016 年寨卡疫情、2019 年刚果（金）埃博拉疫情、2020 年新型冠状病毒感染和 2022 年猴痘疫情。

控制和应对传染病疫情最有效的办法是研发疫苗和接种。前文已经介绍过灭活疫苗和减毒疫苗，它们直接利用病原体刺激人体产生抗体，属于第一代疫苗。随着免疫学和分子生物学技术的发展和应用，出现了亚单位疫苗和重组基因疫苗，它们通过基因工程的原理和方法获得具有免疫活性的病原特异性结构蛋白，刺激人体产生抗体，属于第二代疫苗。重组病毒载体疫苗和核酸疫苗属于第三代疫苗。核酸疫苗包括 DNA 疫苗和 mRNA 疫苗。mRNA 疫苗通过特定的递送系统将表达抗原的 mRNA 直接导入体内，利用宿主细胞合成目的蛋白，激活宿主免疫系统，产生预防或治疗特定疾病的作用。

来自匈牙利的生物化学家卡里科一直从事 mRNA 的研究。在 40 余年研究 mRNA 的大多数时间里，卡里科几乎默默无闻，也几乎没有申请到什么科研经费，科研成果也不被看好。经历了多次降薪和解雇，不仅被多个实验室赶来赶去，实验场所也是局促拘谨。个人生活不仅拮据而且承受着身患癌症的巨大压力。

1997 年，在卡里科曾长期工作的宾夕法尼亚大学，她经常需要使用一台公用的复印机复印文献和资料。在使用复印机时，她总会遇到另一位经常使用这台复印机的韦斯曼。在不同部门工作的两人因为使用同一台复印机，不免总为复印机的使用而争吵。时间长了，在他们等待对方完成复印时，也会聊上几句。一位致力于 mRNA 研究的生物化学家和一位致力于疫苗研究的免疫学家越聊越投机，由此开启了他们 20 多年的科学研究合作。如果当时两人中的一位有各自完备的科研和办公条件，这种合作即使有可能形成，也不知道会在哪年哪月由哪个人牵线了，可谓是不打不相识。

韦斯曼的研究方向是开发艾滋病的治疗方法和预防疫苗，迫切需要采用新的方法来研制艾滋病病毒疫苗。与卡里科的交流使他产生了联手研制针对艾滋病病毒的药物。处于困境中的卡里科则当然希望有人看中她的研究成为合作者。卡里科介绍了有关 mRNA 的研究和未来的方向，认为可以通过 mRNA 传递治疗性蛋白质的方法来治疗疾病。卡里科的介绍使韦斯曼颇感兴趣，很快就邀请卡里科利用她对 mRNA 的研究与自己一起从事艾滋病治疗药物和疫苗的开发工作。

此时，卡里科在宾夕法尼亚大学已工作 9 年，先后辗转了多个实验室。因缺少科研经费，她只能利用实验室的一点资金甚至自己微薄的工资支撑 mRNA 研究。很多人劝她转向更容易得到资助更受学术界关注的研究课题，但卡里科依然坚持自己的研究方向。即使周末，卡里科也在努力工作，她希望更多地了解 mRNA。没有资金资助的研究不仅很难维继，研究者的职位都很难得以保障。当卡里科在宾夕法尼亚大学的 mRNA 研究命悬一线时，复印机前的闲聊使她峰回路转，她被韦斯曼带入了 mRNA 疫苗研究之路。

韦斯曼与卡里科的合作无疑是雪中送炭。韦斯曼利用自己在宾夕法尼亚大学的启动资金支持了卡里科的 mRNA 研究，利用 mRNA 开发艾滋病疫苗。两人的合作研究发现 mRNA 有可能成为一种有效的艾滋病疫苗，但同时也会引起免疫系统对体外转录的 mRNA 发起炎症攻击。如果不能解决炎症攻击问题，这项研究很难得到持续的资助。现在，两个人都面临着卡里科多年来面临的问题。

在基因治疗的研究中，曾经出现过用病毒载体导入治疗基因导致患者死亡的病例。因此，采用体外转录制备（*vitro*-transcribed）的 mRNA（IVT mRNA）递送进入人的细胞并翻译出相应的蛋白质用于治疗或者免疫不被大多数学者看好。执着于这一项研究的学者，要么是太迷，要么是太轴。

体外转录制备的 mRNA 不稳定、易降解，没有递送进细胞的合适载体，进入细胞后还特别容易激发机体的炎症反应。这三大问题是开发 mRNA 药物和疫苗的三大障碍。

卡里科和韦斯曼从哺乳动物细胞和细菌中提取各种 RNA，检测其激发炎症反应的作用。他们发现哺乳动物细胞的 tRNA 几乎不刺激固有免疫细胞产生促炎性细胞因子，这种天然 tRNA 中存在着广泛的假尿嘧啶修饰，也就是核酸序列中的尿嘧啶被假尿嘧啶取代了。卡里科和韦斯曼受此启发，擅长生物化学的卡里科合成了假尿嘧啶-体外转录制备的 mRNA。在细胞培养实验和免疫学实验中，假尿嘧啶-体外转录制备的 mRNA 被证实不会激活相应的受体进而产生一系列引发炎症反应的细胞因子激发炎症反应。2005 年，他们的成果在 *Immunity*（《免疫》）杂志发表，但仍未引起学术界和宾夕法尼亚大学的重视。

两位得不到学界和学校关注、得不到科研资金青睐的学者只能是在精神上相互支持，秉持共同的信念继续努力。在专业上几乎完全互补的两位学者，在精神上的追求却几乎完全一致。工作中他们会在凌晨不约而同地互发邮件，沟通各自的实验设计和想法，而且经常在思路和灵感上碰撞。

2008 年，他们的实验结果证明，假尿嘧啶-体外转录制备的 mRNA 在小鼠体内可高效稳定地翻译蛋白质。

卡里科和韦斯曼合作突破了开发 mRNA 药物和疫苗三大障碍中的 2 个。将 mRNA 递送进细胞的合适载体问题也由其他学者解决。

不过，卡里科和韦斯曼的工作仍然没有被广泛认可和理解。2013 年，宾夕法尼亚大学再次明确指出卡里科有关 mRNA 的研究既无价值也无前景，不仅拒绝恢复她在 1995 年降薪前的职位，而且在有关 mRNA 研究的知识产权问题上与卡里科产生了分歧，卡里科只能选择辞职。好在此时已有一些科技公司看到了开发 mRNA 药物和疫苗的前景，卡里科和韦斯曼开始辗转于多个公司之间，继续有关 mRNA 药物和疫苗的研究。直至新冠疫情的暴发，新冠病毒疫苗的研发已刻不容缓。很快，新冠病毒 mRNA 疫苗被研制出来并被批准投入进行免疫接种。

自新冠暴发以来，新冠病毒 mRNA 疫苗成为最重要的疫苗之一。如果没有 2020 年这场国际公共卫生紧急事件，卡里科与韦斯曼工作的重要意义可能还不会这么快被世人所认可。

两位为使用复印机争吵的人在 20 多年后一同分享了诺贝尔生理学或医学奖。

第九节　人类与传染病的抗争

免疫及与免疫有关的一些重大的发现体现了人类与传染病的抗争。

伤寒杆菌曾经在人类历史上多次肆虐。在美国医学史上有两个玛丽，在"青霉素的故事"里面有一个"发霉玛丽"，是一个好玛丽。科学史上还有一个玛丽，是一个大家认为不好的玛丽，叫"伤寒玛丽"。

1906年，一个叫华伦的美国银行家带一家人去一个岛上度假。他选了一个厨师玛丽。玛丽是爱尔兰人，很会做菜。而且她做菜的时候，经常会有创新，会弄出些花样来，所以大家都很喜欢请她当厨师。玛丽和华伦一家到小岛上度假，结果这一拨人很快就有人患上伤寒。第二天又连续有5个人患上伤寒，包括华伦的夫人、他的两个女儿、园丁和仆人。11个人中有6个人感染了伤寒。

伤寒是一种传染病，主要通过食物和水来传染。华伦就请了专家进行调查，这么多人得了伤寒，到底是谁传染的？传染源在哪里？度假岛的拥有者也希望赶快把这个事件查清楚，因为不查清楚的话，谁还敢到这个地方来度假呢？

经过一番调查以后，发现传染伤寒的人很可能就是厨师玛丽。通过调查玛丽的工作经历，发现她在7年间在7个地方做过厨师，每次都导致工作地有人感染伤寒，有22人患病，其中还有一人因此丧命。但是玛丽身体非常健壮，一点也不像得了伤寒的人，怎么可能是传染源呢？原来玛丽是一个健康带菌者，她自己很健康，但她身上带有伤寒杆菌。但当时美国社会是不承认这个观点的，玛丽自己也不认可，所以给玛丽进行医学检测时遭到了她的极力反抗。检测结果表明，玛丽是带菌者，需要隔离，这又遭到了她的极力反抗。而且公众、媒体和舆论几乎都支持玛丽，强调人权，反对把她隔离在一个小岛上。一番抗争之后，答应不再当厨师的玛丽被放了出来。

没过几年，美国一家妇产医院一下子有25人感染了伤寒，其中2人死亡。经过流行病学调查发现感染源就是这个医院里的厨师，这个厨师不叫玛丽，而是叫布朗。调查人员一看这个布朗就是那个玛丽，她只不过是换了个名字而已。

这件事情使美国人渐渐接受了健康人也可以是一个带菌者的观点，在个人的人权和大众的健康权之间进行权衡。哪个更为重要？大家认为大众的健康权更为重要。玛丽后来在一个小岛上被隔离了20年。这也是历史上的一个悲剧。

伤寒杆菌后来被很好地控制了，传染传播伤寒杆菌的主要是苍蝇这一类虫媒，把苍蝇灭掉，伤寒杆菌传染的概率很快就下来了。人类用什么方法控制苍蝇和蚊子等虫媒呢？这就是在第二次世界大战中广泛应用的滴滴涕（DDT）。

梅毒螺旋体也肆虐了很多年。一旦感染上梅毒，尤其到梅毒晚期，非常可怕，不仅全身多处溃烂，而且可导致心脏病和脑病。日本人野口英世因有关梅毒螺旋菌和黄热病的研究多次被提名诺贝尔生理学或医学奖，被日本誉为"国宝"。由于抗生素的发现和应用，人类最终把梅毒控制住了。

除了梅毒螺旋体、伤寒杆菌之外，还有病毒，如流感病毒、狂犬病毒、乙肝病毒和人类免疫缺陷病毒等，这些病毒都是肆虐人类的。现在有各种各样的疫苗进行人工接种，也就是说，用免疫的方法对付这些病毒，为人类的健康撑起了一把把保护伞。

人类与传染病的抗争取得了很多成就。现在有各种各样的疫苗。但问题不是那么简单，我们人类一直没有办法解决艾滋病，一直没办法得到一个非常好的艾滋病疫苗，也就是说艾滋病病毒太狡猾了。到目前为止，都还没有一个很好的防治艾滋病的方法。现在每年都要进行相关的宣传，每年都有艾滋病日，在这些问题上要非常重视。

在古希腊神话里，普罗米修斯（Prometheus）和弟弟埃庇米修斯（Epimetheus）用黏土制造了男人，给最初的人类文明发展盗来了上天之火。同时为使人类能够维持温饱，他还教会人类用计瞒骗宙斯（Zeus），将包了油脂的骨头祭神，而留下肉自己食用。宙斯察觉后，为报复普罗米修斯并惩罚人类，便命令火神赫菲斯托斯（Hephaestus）用水土混成的原料，按照女神的形象烧制出一个美丽的女人。他还命令爱与美女神阿芙罗狄蒂（Aphrodite）给这个烧制出来的女人洒上足以令男人疯狂的媚素，命令智慧女神雅典娜（Athena）教会这个女人织出各种色彩的衣裳来把自己装扮得美艳动人。宙斯对使者之神赫耳墨斯（Hermes）说："给这女人加入你那狡猾多诈、欺瞒耍赖的性格吧！"赫耳墨斯遵从宙斯的命令，并提议给这女人取名叫潘多拉（Pandora）。把她作为诸神送给人类的礼物。古希腊语中，"潘"（pan）是所有的意思，而"多拉"（dora）则是礼物的意思。宙斯还送给潘多拉一个密封的盒子，里面装满了祸害、灾难和瘟疫等，让她送给娶她的男人。

宙斯采纳了赫耳墨斯的建议，命令他把女人带给伊比米修斯。普罗米修斯曾劝告弟弟，绝不能接受宙斯送的任何东西。但伊比米修斯无法抗拒潘多拉的诱惑，忘掉兄长的叮咛而接受了宙斯的赠礼。美丽的潘多拉出于好奇打开了宙斯所送的魔盒，魔盒里装着的大大小小的灾祸见到亮光便一起往外涌。就在灾祸从魔盒中倾巢而出的时候，慌乱中的潘多拉赶紧盖上魔盒，但无穷无尽的灾祸并没被盖住，全部流入人间，只有动作迟缓的希望没能跑出去而被扣在了魔盒里。

现代的科学能不能够释放出希望，而把瘟疫收回到这个魔盒里来呢？从现在来看，收回魔盒的只有天花，其他的都还没有收回魔盒，人们还在努力。从生态学和生物多样性的角度分析，人和其他物种之间的关系，包括和致病微生物的关系，并不是一个简单的你死我活的关系。人类可能永远不能将疾病全部收回魔盒，但可以将其对人类的危害降低到最小。

人类在对疾病特别是在对传染病的抗争中诞生了免疫学。现代免疫学不仅使我们能够比较有效地应对许多过去束手无策的疾病，还使我们能够进行组织和器官移植，使我们对人体功能的调节和调节网络有了更为深入的了解和认识。天花的灭绝使我们看到了科学的力量，而艾滋病和新冠的肆虐又使我们感到任重道远。

第十节　八方协作抗乙肝（外一篇）

在几十年前，全世界约有 3.75 亿的乙型肝炎病毒感染者，其中中国就有超过 1 亿的感染者。部分感染者会发展为乙肝、肝硬化甚至肝癌，每年由乙肝导致的死亡人数超过了艾滋病的死亡人数。只有通过制作和运用乙肝疫苗才能有效地控制乙肝。

因发现澳抗获得诺贝尔奖的布隆伯格提出了用澳抗而不是整个乙型肝炎病毒做疫苗的设想，从携带澳抗患者的血清中开发了乙肝疫苗，申请了专利，并与美国默克公司合作进行研发和生产。1975 年，美国率先发表了由乙肝病毒感染者血液制作血源乙肝疫苗的方法。经过多年的研究和测试，1981 年，默克公司生产的人类历史上第一支乙肝疫苗获准上市。

1972 年，北京医学院副院长汉斯·米勒（1915～1994）前往日本考察了最新研制成功的乙肝病毒检测和诊断技术。米勒是出生于德国的国际主义白衣战士，曾在中国抗日战争中作为八路军的战地医生救治了近万名伤员，被称为来自德国的白求恩。新中国成立后米勒加入中国国籍。本书在撰写过程中查阅的有关米勒的资料均未见其德文或英文名字，都是中文汉斯·米勒。

米勒的夫人是也曾参加八路军的日本护士中村京子（1930～）。中村京子自15岁离开日本就再也未返回过家乡。1972年中日两国正在为日本田中角荣首相（Kakuei Tanaka，1918～1993）访华进行筹划之际，周恩来总理亲自关心中村京子和家人赴日省亲之事。经多方努力，最终中村京子一家四人得以成行。

由于当时中日尚未建交，各种手续十分烦琐，但中村京子一家得到了日本好朋友池田幸子（1912～1973）的全力协助。池田幸子的丈夫是日本著名的反战斗士，池田幸子本人也是日本共产党党员，长期参与促进中日友好的活动，是宋庆龄先生（1893～1981）和鲁迅先生（1881～1936）的好朋友。

池田幸子很了解米勒所从事的医学工作特别是肝炎等肝脏疾病的临床治疗和预防研究。在日本省亲期间，池田幸子精心安排了米勒与日本著名肝病专家西冈久寿弥（K. Nishioka）的会见。西冈久寿弥曾在美国留学，他的导师告诉他，日本侵华战争给中国人民造成了巨大的伤害，一旦将来有机会，一定要满怀歉意为中国人民做贡献。西冈久寿弥与米勒一见如故，毫无保留地把自己多年的研究成果——诊断乙肝的先进方法介绍给米勒，并赠送了检测试剂。后应米勒邀请，西冈久寿弥出任北京医学院（后北京医科大学）名誉教授，长期支持乙肝的相关研究。

米勒返回中国后，提出自主研发乙肝病毒检测试剂盒。在米勒的组织下，北京医学院人民医院检验科主任陶其敏（1931～2017）接受了这个任务。1973年8月，在经过四个月的刻苦钻研和努力工作后，陶其敏和冯百芳（1932～）等研制出我国第一套乙肝表面抗原检测试剂盒。

1975年，米勒在一篇报道中得知美国采用乙肝病毒感染者的血液制作血源乙肝疫苗的消息后，告诉了陶其敏的乙肝研究小组，积极支持他们开展乙肝疫苗的研究。陶其敏和她的合作者克服了基础知识和实验技术上的各种困难，努力学习分子生物学、免疫学和基因工程学等新兴学科的知识和技术，反复实验、不断探索。1975年7月1日，陶其敏等成功研制出我国第一代血源性乙型肝炎疫苗，被命名为“7571疫苗”（图11-25）。

1975年8月29日，陶其敏要求护士在自己身上注射了她自己研制的我国第一支乙肝疫苗。当米勒得知陶其敏在自己身上注射了乙肝疫苗后，他狠狠批评了陶其敏：“你是这门学科的带头人，你有个三长两短，对工作的损失是无法弥补的。”

陶其敏的做法不仅体现了一位医学工作者的无私和奉献，也彰显了科学工作者的勇气和自信。

乙肝表面抗原检测试剂盒和乙型肝炎疫苗的研制成功，为中国乙肝防治揭开了新的一幕。1975～2000年，中国自主研发并生产了4000万支乙肝疫苗，陶其敏也被誉为中国乙肝疫苗之母。

1983年中国血源乙肝疫苗通过小试研究，并于1985年开始进行大规模生产。卫生部组织全国具有疫苗生产资格的6所生物制品研究所进行了会战，但由于血源乙肝疫苗原料特

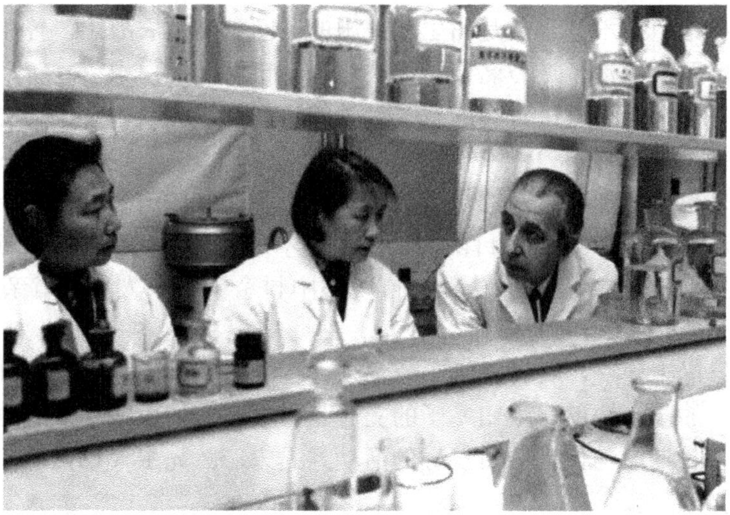

图 11-25　米勒（右）、陶其敏（中）和冯百芳（左）在工作中（引自李蔚峰，2015）

殊，难以实现大规模生产。面对巨大的需求，可谓是杯水车薪。

此时，美国学者发明了用酵母菌生产人类蛋白质的模型系统。在此基础上，美国默克公司成功地用酵母菌 DNA 重组技术实现了乙肝疫苗的大批量生产，并于 1986 年获准上市。

默克公司最初创建于德国，后在美国建立子公司。经过多次复杂的兼并重组，德国默克和美国默克成为两家独立的公司，其名称的使用在不同地区有严格的规范。美国默克也称为默沙东，但习惯上仍称默克（Merck）。本书中的默克如未有特殊说明均指美国默克公司。

当时的中国，乙肝是所有疾病中位列第二的致死疾病，每年出生的 2000 万婴儿都面临着这个病魔的威胁。在世界范围内，没有哪个国家比中国更需要乙肝疫苗了。我们能不能引进默克的技术解决燃眉之急呢？

默克的乙肝疫苗，需要在半年内分三次注射，总费用为 100 美元，相当于当时中国普通家庭半年的收入。如果我们希望控制乙肝的传播，那么每年出生的婴儿都要注射疫苗，时间将持续数十年。按当时每年 2000 万新生婴儿计算，需要付出数百亿美元。中国方面希望默克降价。

默克了解到中国的实情，也尝试降低价格，但无论如何降价，我们庞大的人口基数仍然承受不起。

时任默克总裁兼首席执行官的生物化学家瓦杰洛斯（Pindaros Roy Vagelos，1929～）也深感焦虑和紧迫。1989 年，瓦杰洛斯拍板将乙肝疫苗技术以 700 万美元的价格转让给中国。默克向中方提供乙肝疫苗的全套生产工艺、技术和装备设计，并培训中方人员，帮助中国在北京和深圳建立两个乙肝疫苗生产基地，以便中国自行生产。

瓦杰洛斯的决定遭到默克部分董事会成员的强烈质疑，认为这不仅无利可图，而且显然是个赔本的生意。

瓦杰洛斯竭力说服大家。他认为中国远比西方更需要乙肝疫苗。西方的乙肝携带者大多是成人因为输血或性行为才传染上乙肝病毒的，人口比例很小。中国则每十来个人中就有一个乙肝病毒携带者，他们大多是在新生儿哺乳时从母亲那里感染的。用默克的基因重组乙肝疫苗在新生儿出生三天之内进行免疫注射，就可以有效地控制乙肝。瓦杰洛斯还认为自己的决策符合默克的传统和价值理念。默克的创始人乔治·默克（George W. Merck，1894～1957）在得知第二次世界大战的战败国日本因肺结核泛滥无力治疗时，将默克的链霉素专利免费转让给了日本。默克认为："我们应当永远铭记，药物是为人类而生产，不是为追求利润而制造的。只要我们坚守这一信念，利润必将随之而来。"默克创始人的这句话后来成为默克的座右铭。瓦杰洛斯认为通过乙肝疫苗可以打开巨大的中国市场，默克最终会从中获利。

目前北京和深圳的两家由默克帮助建立的工厂，每年可生产乙肝疫苗超过 6000 万支，中国的新生儿几乎都接受了乙肝疫苗的免疫接种。

1992～2010 年，由于乙肝疫苗免疫接种，中国乙肝病毒感染者减少了约 8000 万，儿童乙肝表面抗原携带者减少了近 1900 万。有学者预测，再过 40～50 年，中国乙肝病毒携带者人口有可能完全消失，使得这一长期困扰很多人的恶病在中国逐渐绝迹。

因为瓦杰洛斯的善举，默克公司得以进入中国，与中国政府友好往来。时至今日，中国仍然是默克公司最大的市场，他们每年在中国的收入，大约占公司总收入的 1/3。2022 年，默克的营收同比增幅位居所有在华跨国药企的第一位。

我们无意为一个商业公司做宣传。决定一个研究团队或者一个企业导向的是它的领导者，是领导者的学识、修养、眼界、情怀和由此所构建的文化。科学、技术和资本可以被用于盘剥也可被用于拯救，超越自身的利益放眼更广阔的世界，让科学、技术和资本造福人类。

从布隆伯格发现澳抗到默克酵母菌 DNA 重组技术实现乙肝疫苗大批量生产，从米勒和西冈久寿弥的携手到陶其敏成功研制出我国第一代血源性乙型肝炎疫苗——"7571 疫苗"，从瓦杰洛斯的善举到默克的成功，值得回味的人和事太多太多。

基础研究的探索和技术创新的突破。

坚持独立自主和积极引进消化。

秉持救死扶伤的人道主义精神和维护市场经济下的商业利益。

一个时代背后的历史现象。

第十二章

基因的故事

基因（gene）是现代生物学的核心概念，有关基因的表达和调控的研究是遗传学和分子生物学研究的核心问题。基因（孟德尔称作遗传因子）是产生一条多肽链或功能 RNA 所需的全部核苷酸序列。gene（基因）一词是由丹麦植物学家和遗传学家约翰森（Wilhelm Johannsen，1857～1927）（图 12-1A）于 1903 年提出的，中国遗传学家谈家桢（1909～2008）（图 12-1B）在 1936 年发表的"遗传'基因'学说之发展"一文中首次将 gene 一词译为基因。约翰森还创造了 genotype（基因型）和 phenotype（表型）等词，沿用至今。

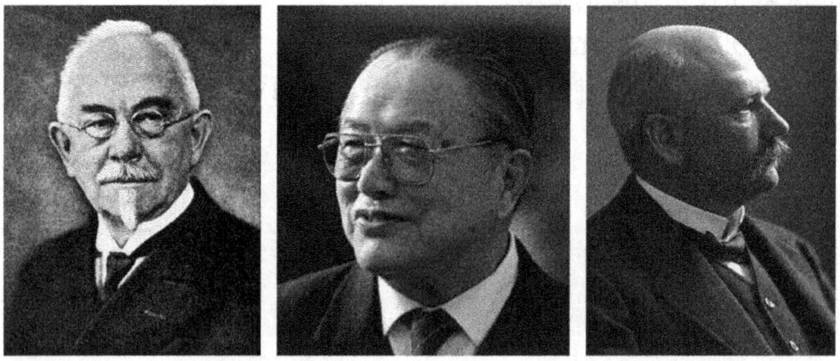
A　　　　B　　　　C

图 12-1　约翰森（A）、谈家桢（B）、科塞尔（C）

（引自 https://www.nobelprize.org/nobel_prizes/medicine/laureates/1910/kossel-facts.html）

中国人常说的"龙生龙，凤生凤，老鼠生的儿子会打洞"就有遗传的意思。老鼠生的老鼠跟亲本是非常相像的，小斑马也有花纹，和成年的斑马也非常相像，这就是遗传的原因。

20 世纪 50 年代以后，随着生物学研究进入分子生物学时代，有关基因和基因功能的研究成为生物学研究的核心问题。在基因的相关研究中，有很多工作获得了诺贝尔生理学或医学奖。有人戏称基因研究是最容易获得诺贝尔奖的一个领域。

截至 2012 年，因基因或相关研究而获得诺贝尔奖的大概有 77 人。在这 77 人里，诺贝尔生理学或医学奖有 59 人，占诺贝尔生理学或医学奖获奖总人数 201 人的 29.35%；诺贝尔化学奖有 18 人，占诺贝尔化学奖获奖总人数 163 人的 11.04%。有关基因的研究在获奖人数的数量及比例上，都是生物学各个领域里最高的。现代生物学研究，生物学功能的研究、各种因素之间的关系、各种各样的调节机制，几乎都要做到基因水平。

与基因相关最早的诺贝尔奖获奖者是德国人科塞尔（Albrecht Kossel，1853～1927）（图 12-1C）。科塞尔因核酸的研究获得了 1910 年诺贝尔生理学或医学奖。科塞尔在 1885 年发现了腺嘌呤，1889 年分离出胸腺嘧啶、发现了胞嘧啶，1899 年确定了胞嘧啶的化学组成。

第一节　孟德尔——不幸还是有幸

一、孟德尔的不幸

孟德尔（图 12-2A）出生于奥匈帝国，孟德尔出生的地方现在属于捷克。孟德尔出生于 1822 年，家里非常贫寒。孟德尔的父亲和母亲都是农民，他们种花种得很好，是当地很有名的园丁。孟德尔小时候成绩也非常不错，考大学的时候也考上了，但由于家境比较贫寒，未能如愿进入大学学习。孟德尔后来进入了布隆的奥古斯丁派圣托马斯修道院（Augustinian St Thomas’s Abbey，也称为布隆修道院），做了一名修道士。在修道院里，别人对他有一些不好的评价，说这个人做什么都做不好。在生活中有时也会遇到这样的人，别人觉得这个人做什么都做不好。

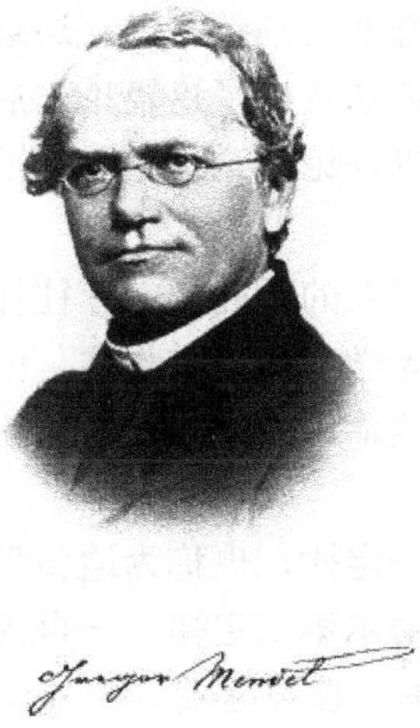

A

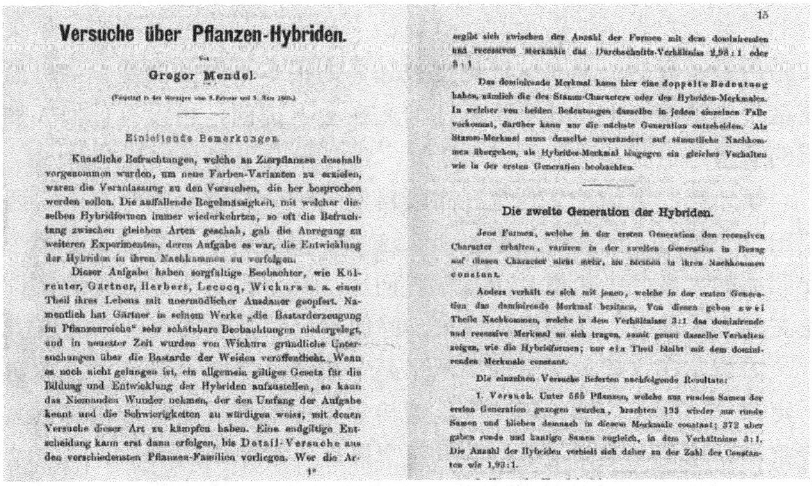

Versuche über Pflanzen-Hybriden.

Von

Gregor Mendel.

Einleitende Bemerkungen.

Künstliche Befruchtungen, welche an Zierpflanzen desshalb vorgenommen wurden, um neue Farben-Varianten zu erzielen, waren die Veranlassung zu den Versuchen, die her besprochen werden sollen. Die auffallende Regelmässigkeit, mit welcher dieselben Hybridformen immer wiederkehrten, so oft die Befruchtung zwischen gleichen Arten geschah, gab die Anregung zu weiteren Experimenten, deren Aufgabe es war, die Entwicklung der Hybriden in ihren Nachkommen zu verfolgen.

Dieser Aufgabe haben sorgfältige Beobachter, wie Kölreuter, Gärtner, Herbert, Lecocq, Wichura u. a. einen Theil ihres Lebens mit unermüdlicher Ausdauer geopfert. Namentlich hat Gärtner in seinem Werke „die Bastarderzeugung im Pflanzenreiche“ sehr schätzbare Beobachtungen niedergelegt, und in neuester Zeit wurden von Wichura gründliche Untersuchungen über die Bastarde der Weiden veröffentlicht. Wenn es noch nicht gelungen ist, ein allgemein giltiges Gesetz für die Bildung und Entwicklung der Hybriden aufzustellen, so kann das Niemanden Wunder nehmen, der den Umfang der Aufgabe kennt und die Schwierigkeiten zu würdigen weiss, mit denen Versuche dieser Art zu kämpfen haben. Eine endgiltige Entscheidung kann erst dann erfolgen, bis Detail-Versuche aus den verschiedensten Pflanzen-Familien vorliegen. Wer die Ar-

1*

15

ergibt sich zwischen der Anzahl der Formen mit dem dominirenden und recessiven Merkmale das Durchschnitts-Verhältniss 2,98 : 1 oder 3 : 1.

Das dominirende Merkmal kann hier eine doppelte Bedeutung haben, nämlich die des Stamm-Characters oder des Hybriden-Merkmales. In welcher von beiden Bedeutungen dasselbe in jedem einzelnen Falle vorkommt, darüber kann nur die nächste Generation entscheiden. Als Stamm-Merkmal muss dasselbe unverändert auf sämmtliche Nachkommen übergehen, als Hybriden-Merkmal hingegen ein gleiches Verhalten wie in der ersten Generation beobachten.

Die zweite Generation der Hybriden.

Jene Formen, welche in der ersten Generation den recessiven Character erhalten, variiren in der zweiten Generation in Bezug auf diesen Character nicht mehr, sie bleiben in ihren Nachkommen constant.

Anders verhält es sich mit jenen, welche in der ersten Generation das dominirende Merkmal besitzen. Von diesen geben zwei Theile Nachkommen, welche in dem Verhältnisse 3:1 das dominirende und recessive Merkmal an sich tragen, somit genau dasselbe Verhalten zeigen, wie die Hybridformen; nur ein Theil bleibt mit dem dominirenden Merkmale constant.

Die einzelnen Versuche lieferten nachfolgende Resultate:

1. Versuch. Unter 565 Pflanzen, welche aus runden Samen der ersten Generation gezogen wurden, brachten 193 wieder nur runde Samen und blieben demnach in diesem Merkmale constant; 372 aber gaben runde und kantige Samen zugleich, in dem Verhältnisse 3:1. Die Anzahl der Hybriden verhielt sich daher zu der Zahl der Constanten wie 1,93:1.

B

图 12-2　孟德尔（A）和“植物的杂交实验”德文原文部分截图（B）
（引自 https://m.radio.cz/en/static/inventors/mendel?set_default_version=1；https://www.biodiversitylibrary.org/page/48299076#page/133/mode/1up）

作为修道士，有一个很重要的工作，就是要安慰那些痛苦的人，他们生理上有痛苦或者心理上有痛苦。孟德尔每次去安慰别人的时候，他比别人还要痛苦。这就很麻烦，本来是要安慰别人的，结果弄得自己精神很紧张，也很痛苦，所以他似乎不太适合做这个事情。

修道院还有一个很重要的工作，就是参与一些学校的教学工作，修道士当老师去教书。孟德尔当教师还是很受学生欢迎的，但是当时当教师需要有教师资格证。结果孟德尔考了两次，都没有考取教师资格证，后来他索性不考了。也就是说，孟德尔一直到去世，都不是正式的教师，而是所谓的代课教师。

孟德尔后来成为布隆修道院的院长，他当院长似乎也不太成功。他当院长的时候，因为税收等问题和当时政府的矛盾非常大，一直到他去世，这个矛盾都没有解决。

因此孟德尔在生前，有些人评价他是一个做什么都做不好的人，但是孟德尔做了一件非常有意义的事情——发现了孟德尔定律。

二、超越时代的伟大发现

孟德尔的发现是科学史上的一个伟大发现，孟德尔的遗传学被认为是现代生物学的三大基石之一（另外两大基石是达尔文的进化论与施莱登和施万的细胞学说）。但不幸的是孟德尔的伟大发现在孟德尔生前是没有得到认可的。有很多伟大的发现在发现者生前是得到认可的，发现者获得了非常高的荣誉，甚至获得了很高的社会地位和经济效益，但是孟德尔的发现在生前没有得到认可。也有很多人认为这是孟德尔的不幸之一。

孟德尔做了些什么呢？孟德尔做的就是所谓的植物杂交实验，用豌豆做的一个杂交实验。在1856～1863年，孟德尔在圣托马斯修道院一块超过200m^{2}的园子里进行了8年的豌豆实验。在实验的基础上撰写了一篇名为“植物的杂交实验”（*Versuche über pflanzenhybriden*）的论文（图12-2B）。1865年2月8日至3月8日，孟德尔在布隆自然科学研究学会的年会上发表了这篇论文。这篇论文从设计到方法再到实验结果都非常细致严谨。这篇论文是用德文写的，现在这篇论文被翻译为很多不同的文字。当时孟德尔宣读了这篇论文后，在这个学术年会上，几乎没有任何人在会上提问，也没有任何人加以评论。这也是一个很尴尬的事情，也就是说他的这个研究，当时没有引起任何反响。

第二年，这篇论文刊登在布隆自然科学研究学会的学报上。西方人的研究论文，往往是要出一个纸版，印在一个学报上。这个学报被送往了欧洲100多个大学和图书馆收藏。但是在此后的大概几十年里，少有学者问津，几乎没有人去仔细地阅读这篇论文，当然引用这篇论文的人也很少。我们现在看来，好像这仍然是一件很不幸的事情。

孟德尔在这篇论文里面揭示了两个规律：第一个称为孟德尔第一定律，也称为遗传学第一定律——分离规律。第二个是遗传学里面的第二定律，也称为孟德尔第二定律——自由组合定律。这两个定律是遗传学里三个最重要定律中的两个，这一成果一直被埋没了35年。

1900年，荷兰的德弗里斯、德国的科伦斯（Carl Erich Correns，1864～1933）和奥地利的切尔马克（Erich Tschermak，1871～1962）在发表自己的研究成果前都看到了孟德尔的论文，并一致认为这一伟大的发现属于孟德尔（图12-3）。

德弗里斯是荷兰著名植物学家，长期研究月见草。1900年3月，德弗里斯发表了论文“关于杂种的分离的规律”。德国学者科伦斯也是用豌豆来进行研究，同年4月发表了论文“关于杂交后代行为的孟德尔定律”。奥地利的切尔马克同样是用豌豆来进行研究，在1900年6月发表了论文“论豌豆的人工杂交”。1900年，分别有三个不同地方的学者，都发现了遗

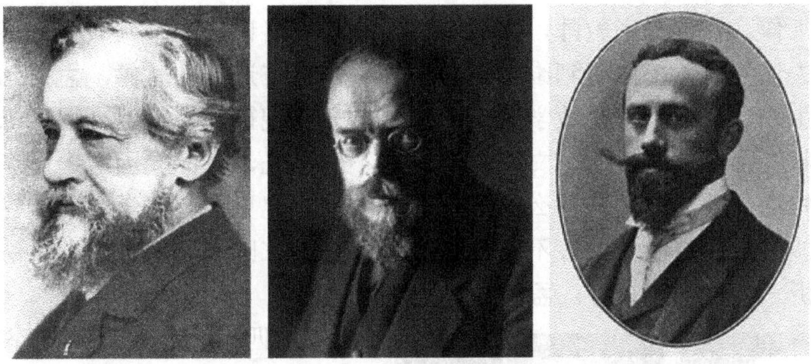

A B C

图 12-3 德弗里斯（A）、科伦斯（B）和切尔马克（C）

传学上的著名规律，而且他们都在自己的论文里注明这个规律是一个叫孟德尔的修道士在35 年前就发现了的。

三、幸运的孟德尔

下面就来看看孟德尔的幸运之处。孟德尔为什么会发现遗传学里面两个重要的规律？其中有很多幸运之处。

第一个幸运之处，就是他幸运地遇到了一个好领导，即修道院院长纳普（Frantisek Cyril Napp，1792～1867）。有人会质疑：纳普当修道院院长的时候为什么能够容忍像孟德尔这样的人，所谓的长期做事情都不太成功的人。而且孟德尔花很多时间做一些当时看来没有任何意义的事情，纳普却能够容忍他，还能给他提供一定的研究环境和研究条件。纳普非常支持修道士参与有关科学和教育方面的活动，只要你从事的是有关科学或者有关教育的活动，他都积极支持你，这对孟德尔是非常有利的，因为孟德尔非常喜欢做动植物育种的试验。另外，纳普能够容忍那些看起来不太成功的工作。做事情的时候，包括我们做科学研究工作的时候，在相当长的一个阶段里，可能看不到明显的成果，这时候怎么办呢？有的人在进行评价的时候，认为没有成果，你这个事情就不要做了，很多人得不到支持就停下来了，但是纳普能容忍那些看起来不太成功的工作。尽管你现在不成功，他还可以继续支持你。在纳普的支持下，孟德尔可以在修道院里开展他的有关研究。他得到了花园里面的一小块地，可以在这块地里种豌豆，可以进行他那些在当时看起来没有任何意义和价值的科学实验。所以孟德尔遇到纳普院长是非常幸运的。纳普去世后，孟德尔接替了院长的职务。

第二个幸运之处，就是不幸与幸运之间的转换。生活中的不幸往往是可以转换的，转换为对你的生活和工作有利的一面。孟德尔出身非常贫寒，他的父母都是花匠，使孟德尔从小就成为一个园丁高手。如果他从小没有经历这种熏陶，孟德尔不可能在园艺上做得这么好。另外，家庭环境也培养了孟德尔对植物栽培和园艺的兴趣爱好。既有专业技能又有兴趣爱好使孟德尔不仅知道要观察一些什么样的性状，进行一些什么样的研究，还能够克服各种困难长期坚持研究，这对于孟德尔来说是非常幸运的。

第三个幸运之处，就是孟德尔有机会学习当时比较先进的科学知识。尽管一直是修道院的修道士，但孟德尔换过不少工作。要他去安慰别人，他自己比别人还要痛苦，所以他不太适合做安慰的工作。让他去当教师，他又拿不到教师资格证，拿不到教师资格证怎么办呢？修道院就派他去进修。孟德尔曾到维也纳大学去进修。在进修的时候，孟德尔有机会学习了数学。当时的生物学家很少有懂数学的，孟德尔的分离规律和自由组合规律都用到了数学。当年他在科学年会上宣读自己的论文时很多人提不出意见，可能原因之一是当时在座的植物学家根本都不知道孟德尔讲的是什么，为什么在园艺研究里还有数学？数学对孟德尔的研究是非常有用的。当时的数学家一般不懂生物，而生物学家则不会用数学的方法和工具对生物学现象进行分析。从这一点来看，孟德尔非常幸运。

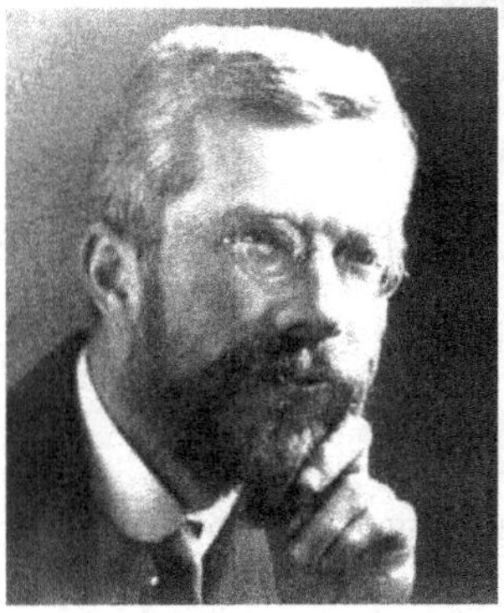

A

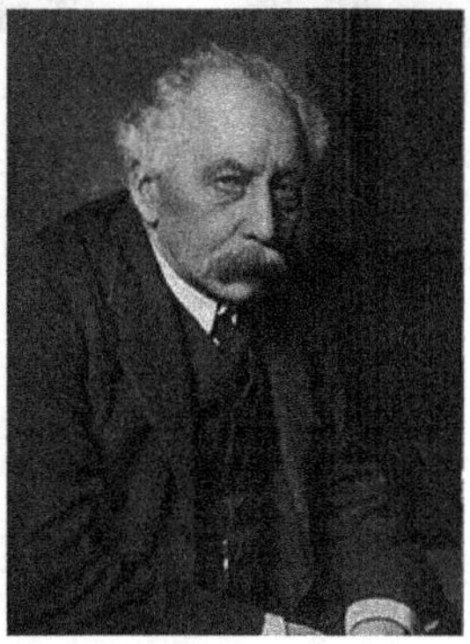

B

图 12-4　费希尔（A）；贝特森（B）

第四个幸运之处，就是幸运的选择。如果孟德尔不选择豌豆来做实验，而选择其他植物来做实验，成功的概率非常低。他当时选择了豌豆，选择了豌豆的 7 种性状来做实验，现在很多人认为他是非常幸运的。1936 年，群体遗传学的创建者之一，英国著名遗传学家和统计学家费希尔（Ronald Fisher，1890～1962）（图 12-4A）发表了一篇著名的论文“孟德尔的工作是否已被重新发现”，论文根据孟德尔论文记载的实验数据，用统计学方法进行验证。费希尔发现孟德尔的数据好得令人起疑，甚至对孟德尔的实验提出了质疑，认为孟德尔的实验结果如果不是数据造假的话，简直就是个奇迹。

第五个幸运之处就是幸运的第二次发现。孟德尔的那篇论文被埋没了 35 年，它是一个超前的发现，但是很幸运地被第二次发现了。1881 年，德国学者编写了一本有关植物杂交的论文目录，孟德尔登在《布隆自然科学研究学会学报》上的论文也被列入其中。当时没有互联网，在这个领域上的研究有哪些论文呢？就要进行编目研究，一些德国学者在做植物杂交论文目录的时候，竭尽全力地把当时能够搜集到的有关植物杂交的论文全部搜集起来。很幸运，孟德尔的这篇论文也被列入其中。

1900 年，荷兰的德弗里斯、德国的科伦斯和奥地利的切尔马克在完成他们自己的研究，准备发表论文的时候，他们都要查新，他们三个人都看到了孟德尔的这篇论文。在他们三个人的论文里面，都提到了孟德尔在 35 年前的发现，然后他们一致认为这一伟大的发现应该属于孟德尔。孟德尔在这件事情上是非常幸运的。

有些问题也值得反思，就是孟德尔的遗传定律为什么被埋没了 35 年？不是被埋没了 3 个月，也不是被埋没了 3 年，而是被埋没了 35 年。这里做一些简单的分析，第一，是科学家的综合素养。前面也提到了，当时不少的植物学家只懂植物学，不懂数学；数学家只懂数学，不懂生物学。像孟德尔很有幸地既懂得豌豆的栽培，又有数学基础的研究者很少，所以他具有优势。第二，就是小人物的研究往往被忽视。对于孟德尔来说，当时他确实是一个小人物，因为他不是专门从事科学研究的，甚至他工作的地方是一个修道院，所以他的研究被忽视了。第三，就是孟德尔的研究当时太超前，孟德尔在他的论文里提出了遗传因子的概念，所谓基因的一个早期提法，但当时大家怎么可能接受所谓遗传因子的概念呢？太超前了！第四，就是受当时历史的局限。在每一个历史阶段，都有科学研究的热点。当时科学研究的热点是达尔文的《物种起源》，是进化论。如果达尔文看到了孟德尔的研究论文，两个伟人的思想可能会产生碰撞。非常遗憾，达尔文好像没有看到孟德尔这一伟大的发现，因为当时的热点并不在孟德尔的遗传学研究上。第五，就是受到了个人经历和宗教的影响。

孟德尔是不幸还是有幸呢？现在很多人认为他虽然生前有很多不幸，但他还是非常幸运的，他永远被历史记载，永远被生命科学史所认可。由孟德尔“植物的杂交实验”论文提出了生物的每一个性状都是通过遗传因子来传递的，遗传因子是一些独立的遗传单位。遗传因子作为基因的雏形名词诞生了，遗传学也因此诞生了。

说到遗传学的诞生不得不说一下创建遗传学的功臣之一——英国学者贝特森（William Bateson，1861～1926）（图 12-4B）。1900 年，贝特森在看到德弗里斯的论文后，将孟德尔的理论和研究方法引入教材并极力推广。贝特森和他的合作者一起，对不同动物和植物进行了大量的实验，为证明孟德尔学说提供了广泛的证据，被誉为遗传学的真正奠基者。

四、孟德尔是怎样被推上科学神坛的?

在生命科学领域，似乎没有哪位历史人物比孟德尔更具传奇色彩了。从研究对象豌豆的选择到遗传因子的提出，从 AA、Aa 和 aa 的表述形式到分离规律和自由组合规律中的比例关系，孟德尔几乎是神一般的存在和操作。有学者认为孟德尔是历史上最聪明的生物学家。此处，对孟德尔是如何被推上科学神坛的进行一点分析和探讨。

首先，看看孟德尔提出的遗传因子是什么？孟德尔论文中被后人称为遗传因子的一个词是德文“Anlage”，Anlage 在德语中是“原基”的意思，是胚胎学中的一个德语术语，贝特森在 1901 年首次翻译时英文中并没有相对应的词。Anlage 的真正含义是什么，孟德尔并不清楚，Anlage 是细胞内可以决定不同性状的神秘物质。与当时大多数生物学家一样，当他们无法解释决定现象的内在本质问题时，通常会借用或者发明一个术语甚至一个学说去自圆其说，达尔文也提出细胞内有泛子。孟德尔用 A 代表决定黄色的原基，a 代表决定绿色的原基，AA、Aa 和 aa 正好与现代遗传学等位基因的概念完美对位。而且，孟德尔的 Anlage 从根本上否定了融合遗传（blending inheritance），确定了颗粒遗传（particulate inheritance）。孟德尔的假设是成功的，不仅可以解释他观察到的现象，而且被此后的实验所证实。但真正将 Anlage 的内涵上升到遗传因子乃至基因概念的是后来者。首先定义性状概念，并提出每个性状都有一对遗传因子控制的是科伦斯，在孟德尔论文里的记录方式中没有迹象表明孟德尔曾经设想过一个性状由两个遗传因子控制。

其次，孟德尔学说是孟德尔提出来的吗？尽管是一位修道士，但孟德尔并不是一个独立于学术之外的研究者，孟德尔发表的论文在被 3 位学者再次发现之前也被引用了 12 次。孟德尔的论文里有很多假设，但孟德尔从来就没有提出过什么学说。提出孟德尔学说的也是后人。德弗里斯的泛生论虽然是臆想和思辨，突变论也有很多问题，但它们比此前所有的遗传学更接近现代遗传学，从历史发展来看，德弗里斯再次发现孟德尔的发现似乎是历史的必然。

再次，选择豌豆做实验是为了研究遗传学问题吗？显然不是，是为了杂交育种。孟德尔选择的研究对象几乎都是经济作物和经济动物，其目的是提高产量和质量。但杂交育种的背后本质是遗传问题，所以研究杂交育种实际上就是研究遗传问题，只不过更侧重应用而不是基础。孟德尔、德弗里斯、科伦斯和切尔马克的研究对象都是植物，而最终揭示基因问题的许多研究既不是植物也不是动物而是微生物。

最后，孟德尔是怎样被推上科学神坛的？在 19 世纪末和 20 世纪初，有关进化论的争议十分激烈。孟德尔学说的建立在当时对达尔文的进化论产生了巨大的冲击。与其将自己放在争议的风口浪尖，不如树立一个伟大的先知者；与其在现实中选一位斗士，不如在现实之外塑造一个神。有学者认为当时颇有声望的德弗里斯也颇有思量。贝特森虽然也被称为斗士，但挑战达尔文的进化论，可能英国人都会觉得不在一个级别。科学界并不是常人想象的那么高洁，无论是人际关系还是利益分配，都与普通社会一样，既有纯洁无瑕的一面也有世故圆润的一面，既有善良无私的一面也有虚假不堪的一面，因为科学家也是生活于社会中的人。孟德尔是一位孤独的研究者，在科学研究方面几乎与世无争。其研究成果是生命科学史上屈指可数的伟大发现之一，但其本人生前几乎未因这项发现获得任何利益和荣誉。孟德尔与学术界中不少标榜自己、唯利是图的人形成了鲜明的对比。更何况他的发现即使不被神话，也是人类思维所取得的最伟大的成就之一。

第二节　摩尔根——家族的变异

一、摩尔根简介

孟德尔提出生物的遗传物质是遗传因子，遗传因子在哪里呢？它是如何决定生物不同性状的呢？

随着细胞学研究的发展，染色技术不断改进，德国学者发现了细胞核内的染色体及细胞分裂时染色体的变化，由此推测染色体可能是遗传因子的载体。1903 年，美国人萨顿（Walter Sutton，1877～1916）发现染色体的行为与遗传因子的行为是并行的，推测每条染色体上可能带有多个遗传因子。1906 年，贝特森在实验中发现豌豆的一些遗传特征和另一些遗传特征是一起遗传的，这表明它们可能是在同一个载体——染色体上。1909 年，丹麦人约翰森用基因（gene）这个词替代了遗传因子。不久，美国人摩尔根就证明了基因在染色体上。

摩尔根是美国著名遗传学家。摩尔根的祖辈里有很多政治家、将军和富翁。但是到了摩尔根这一代，家里并不富裕。因为摩尔根的祖辈里有很多人参加了美国南北战争，而且他们是南方这一派。战败以后，家产被没收了。摩尔根也没有像他大多数祖辈一样从事政治家或商人的职业，而是成了一位科学研究者，因此摩尔根称他自己是“家族的变异”。

摩尔根的学习成绩一直非常优异，大学毕业的时候曾作为学生代表在会场上讲话。摩尔根有一个信条“一切来自实验”。他希望通过实验，发现生物学特别是遗传学的规律。

摩尔根出生于 1866 年，而孟德尔那篇著名的论文“植物的杂交实验”发表于 1865 年。摩尔根曾说自己就是孟德尔的传人，他认为一个人在这个世上，不应该是从出生的时候开始，而是从母亲受孕的时候开始。如果从母亲受孕的时候开始，摩尔根的生命就应该开始于

1865 年，而 1865 年正好是孟德尔发表那篇论文的那一年。其实，摩尔根最初对孟德尔的遗传因子学说持怀疑态度，他非常希望用实验来证明。

二、果蝇与诺贝尔奖

摩尔根研究的动物是果蝇。果蝇是双翅目昆虫，与苍蝇是一类动物。果蝇个体很小，只有半厘米长，而且果蝇非常容易饲养，弄一点果浆，或者一点水果就可以养活。在我国南方，有时候水果烂掉以后，上边叮着一些很小的像苍蝇一样的昆虫就是果蝇。果蝇的繁殖力非常强，从卵到成虫大概就 10 天，一年可以繁殖 30 代。果蝇细胞里边的染色体非常简单，只有 4 对 8 条，在显微镜下可以看得清清楚楚。果蝇是非常适合用于遗传学研究的模式动物。以果蝇作为模式生物进行研究，先后获得 1933 年、1946 年、1995 年、2011 年和 2017 年 5 次诺贝尔生理学或医学奖。

野生的果蝇是黑腹果蝇。摩尔根从 1908 年开始在哥伦比亚大学研究果蝇，给野生果蝇各种各样的刺激，想看到果蝇的变异，他的研究室也被称为“果蝇室”。摩尔根养了很多果蝇，它们被养在瓶子里。果蝇繁殖很快，经常会出现没有瓶子可用的情况。据说当时摩尔根的学生就到附近居民家的门口，把空奶瓶拿到实验室装果蝇。学校附近的居民，常碰到一个怪现象，他们放在家门口的空奶瓶经常会找不到了。他们哪里知道，这些瓶子跑到摩尔根的实验室养果蝇去了。当然这是个笑谈。

摩尔根养了很多果蝇，用了非常多的方法，想使果蝇突变。最初想根据拉马克“用进废退”的学说，在长期黑暗的环境下养果蝇，试图得到眼睛退化的果蝇，可是养了 69 代都没有退化。然后又用了很多方法刺激野生果蝇，用 X 射线照射，用不同的温度饲养，在食物里面加糖、加盐、加酸、加碱，希望果蝇产生变异。甚至有学生专门做实验不让果蝇睡觉，一看果蝇停下来就摇瓶子，希望诱发果蝇产生突变。果蝇不睡觉，但人要睡觉，实验非常辛苦。有一位学者到摩尔根实验室来访问的时候，摩尔根说，我们做了两年，两年的辛苦白费了。没有看到一个变异的果蝇，一无所获。

真的是一无所获吗？机会有的时候突然就来了。在 1910 年 5 月，摩尔根有一个学生发现红眼果蝇群里边出现了一只异常的果蝇，这只果蝇是一只白眼的雄果蝇。大家乐坏了！做了两年，终于得到一个异常的白眼雄果蝇。摩尔根赶快把这个果蝇挑出来，还不敢把它放在实验室里。下班以后，把这只珍贵的白眼果蝇带回家。晚上睡觉的时候，放在自己的枕头边上。

正是这个白眼雄果蝇，后来有了很多重要的发现。用这个白眼雄果蝇与红眼雌果蝇进行交配，子一代全部是红眼。而且那只羸弱的白眼雄果蝇和红眼雌果蝇交配后就死掉了。摩尔根的学生都很失望，辛辛苦苦弄到一只白眼的果蝇，怎么到了子一代全部都是红眼的呢？摩尔根说你们不用着急，按照孟德尔学说，子一代是杂交的，应该是红眼的，但是子二代可能就会有变化了。子一代自交以后，发现子二代里边有 3470 只红眼的、782 只白眼的。考虑到白眼果蝇在幼虫期和蛹期死亡率较高，红眼果蝇和白眼果蝇的比例接近 3∶1，基本符合孟德尔的分离规律。一下子得到了 782 只白眼果蝇，大家高兴极了。

摩尔根还发现子二代的白眼果蝇全部是雄果蝇，这表明果蝇的白眼有可能与性别相关。当时的细胞学研究已发现果蝇的性别与性染色体（X 染色体和 Y 染色体）有关，这表明白眼性状的基因在性染色体上。因为雄果蝇只有一条 X 染色体，所以如果白眼性状基因为隐性基因，则白眼性状几乎只在雄果蝇中出现。摩尔根发现了伴性遗传规律，有些基因在性染色体上。例如，人的红绿色盲就是伴性遗传，男性更容易患红绿色盲，而女性就不太容易患红绿色盲，因为男性两条性染色体一条是 X 染色体，一条是 Y 染色体，而女性是两条 X 染色体，决定红绿色盲的基因就在 X 染色体上，男性更容易患红绿色盲。在红眼果蝇和白眼果蝇研究的基础之上，摩尔根还发现了遗传学里的第三个重要定律——连锁与互换定律。

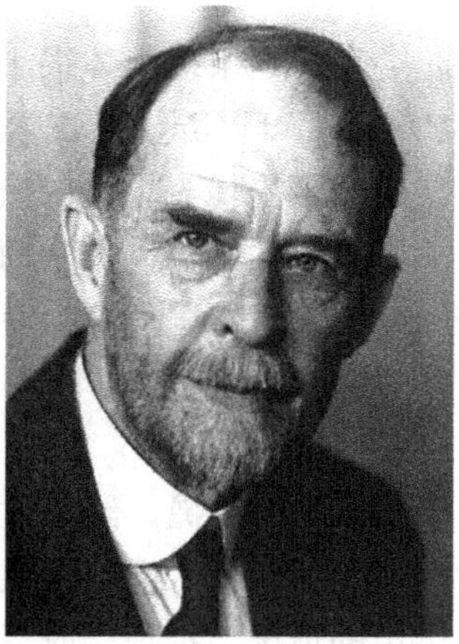

图 12-5　摩尔根

（引自 https://www.nobelprize.org/nobel_prizes/medicine/laureates/1933/）

这些实验研究结果，使摩尔根不再怀疑孟德尔定律和染色体学说。1926 年，摩尔根的《基因论》出版，建立了基因学说。1933 年，摩尔根因发现染色体的遗传机制获得了诺贝尔生理学或医学奖，他也是获得诺贝尔生理学或医学奖的第一个美国人（图 12-5）。此后，特别是 20 世纪 50 年代以后，美国科学家成为诺贝尔生理学或医学奖的主要获奖人群。

三、摩尔根和他的学生

摩尔根的很多学生后来都成为著名的学者。摩尔根和他的学生都很随和，可以很自由地讨论问题，有的学生居然将腿跷在桌子上与他谈话。摩尔根最初在哥伦比亚大学研究果蝇时有三个学生，他们各有特长。斯特蒂文特（Alfred Sturtevant，1891～1970）不爱说话而且是个色盲，但他的逻辑推理和数学统计能力特别强，第一张果蝇染色体图就是他绘制的。布里奇斯（Calvin Bridges，1889～1938）观察能力和动手能力很强，先后发现了果蝇的几十种突变。穆勒很有创新意识，特别擅长设计实验、解释实验结果。穆勒在摩尔根的学生里有点另类，他觉得摩尔根讲课不怎么样，没有条理，东一榔头西一棒子。

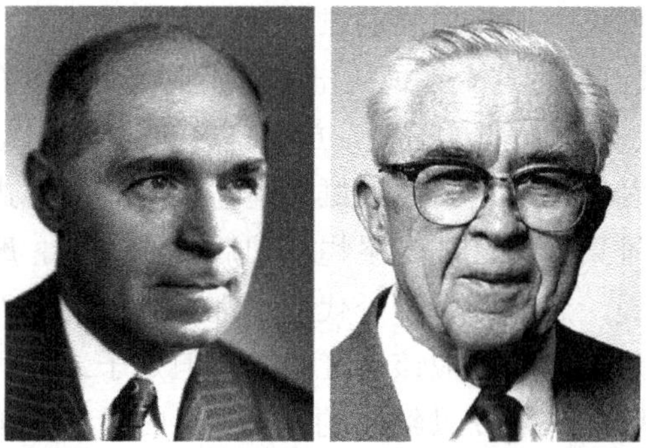

A　　　　B

图 12-6　穆勒（A）；路易斯（B）

（引自 https://www.nobelprize.org/nobel_prizes/medicine/laureates/1946/；https://www.nobelprize.org/nobel_prizes/medicine/laureates/1995/lewis-facts.html）

摩尔根拿到诺贝尔奖以后，将 4 万美元奖金分为 3 份，自己一份，以送给孩子的名义，给斯特蒂文特和布里奇斯各一份，但是没有分给穆勒。后来穆勒因发现了 X 射线可以使基因突变，建立了一门新的学科——辐射遗传学，自己获得了一次诺贝尔奖，他获得了 1946 年诺贝尔生理学或医学奖（图 12-6A）。

另外，摩尔根还有一个学生路易斯（Edward B. Lewis，1918～2004），他因为发现了控制早期胚胎发育的重要遗传机制，获得了 1995 年诺贝尔生理学或医学奖（图 12-6B）。

当然除了他们两位之外，在摩尔根实验室里工作过的一些博士后，也获得过诺贝尔生理学或医学奖，这里就不再做更多的介绍。

四、一段荒诞的历史

20世纪30～50年代有两个学派，一个是“摩尔根学派”，另一个是“米丘林学派”，他们争论得非常厉害。争论中不仅仅有人身攻击，还有人身伤害甚至迫害，这是科学史上非常著名的事件。

当时苏联有一个叫李森科（Trofim Denisovich Lysenko，1898～1976）的人否定基因学说。李森科打着米丘林（Ivan Vladimirovich Michurin，1855～1935）的招牌，提出“米丘林学说”，反对摩尔根的“基因学说”。实际上米丘林在20世纪30年代中期已经去世了，但是米丘林在当时的苏联影响非常大，所以李森科打着米丘林的招牌，做着伪科学反科学的事情。李森科事件造成了很恶劣的影响，尤其是给当时的苏联和一些东欧国家，包括中国都造成了一些恶劣的影响。

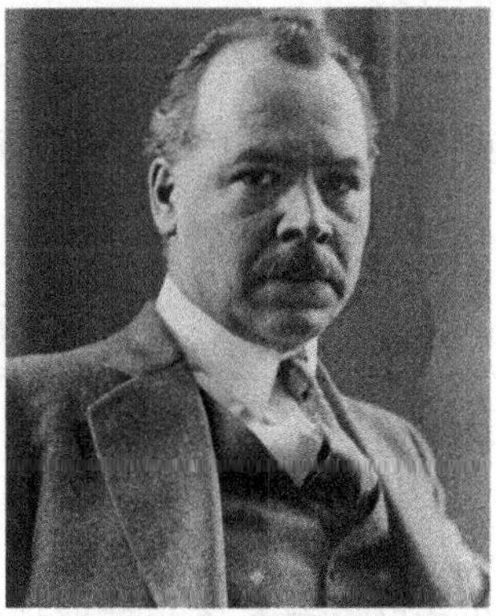

图12-7　瓦维诺夫

摩尔根的学生穆勒非常同情苏联，和苏联科学家的关系非常友好和密切，一起进行合作研究。当时和穆勒合作的有一个很有名的苏联科学家瓦维诺夫（Nikolai Vavilov，1887～1943）（图12-7），他们都支持基因学说，认为基因是生物遗传的重要因素。李森科否认基因学说，认为在一个细胞里的任何东西都是可以遗传的，不相信基因在染色体上，不相信遗传是通过基因来实现的。在权力等非科学因素的极力支持下，李森科学派在当时的苏联占了上风，对穆勒和瓦维诺夫进行了非常严厉的打击，甚至人身迫害。迫使穆勒没法在苏联继续进行合作研究，只能想办法离开了苏联。但是作为苏联学者的瓦维诺夫是没有办法离开苏联的。1940年，瓦维诺夫因坚持基因学说被捕并被判处极刑。因为学术观点的分歧被判死刑，在近100年里是很不正常的。瓦维诺夫在被判处极刑后说，如果不让我坚持真理的话，我宁可站在柴火堆上被烧死。历史上曾有一个被烧死的学者布鲁诺，瓦维诺夫至死也要坚持真理。后来因第二次世界大战爆发，瓦维诺夫被改判。但对他的迫害使瓦维诺夫身心受到极大的伤害，他在1943年死于狱中。

李森科事件是科学史上极不正常的事件，非常荒唐。

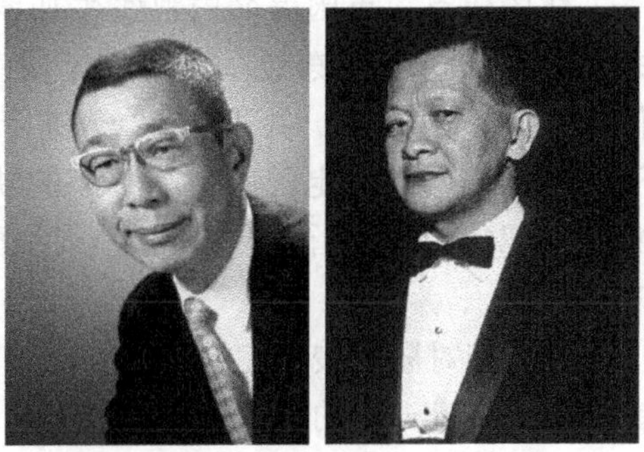

A　　B

图12-8　徐道觉（A）和蒋有兴（B）
（引自Pathak，2004）

五、人类染色体数目的确定

人类染色体的数目长期被误认为是48条，最终确定人类染色体数目为46条与徐道觉（Tao Chiuh Hsu，1917～2003）和蒋有兴（Joe Hin Tjio，1919～2001）两位华裔学者有关（图12-8）。

自19世纪后叶，人们就想弄清人类染色体的数目。由于人体细胞中的染色体都集中在细胞核中，挤成一团，始终无法确定具体的数目。一直到20世纪中叶，对于人类染色体的数目仍有争议，大多数人认为是48条。1951年，美国华裔学者徐道觉发现了低渗溶液可使细胞中的染色体充分散开。一次实验中，徐道觉在观察细胞时发现一个很特殊的现象，细胞中的染色体散得很开，看上去清晰漂亮，与平时挤在一起的情景完全不同。这是什么原因呢？徐道觉用了几个月的时间，改变实验中的每一个环节，试图找到导致这种特殊现象的原因。

功夫不负有心人。徐道觉终于发现，使染色体散开的原因是溶液的渗透压。当溶液的渗透压比细胞的渗透压低时，细胞就会膨胀，染色体自然就散开了。低渗方法由此诞生。那么，几个月前最初观察到染色体散开用到的溶液一定是低渗。大家认为可能是一位实验员在配置溶液时看错了刻度，无意中配制了一瓶低渗溶液。

实验室里没有人记得是谁配了这瓶溶液，也没有谁承认这一次失误。徐道觉后来回忆道："我甚至到今天还想亲吻那位为细胞遗传学做出如此重要贡献的年轻妇女的脸颊，然而没人承认犯过这个错误。这位女英雄只能被埋没了。"徐道觉被誉为哺乳动物细胞遗传学之父。

低渗技术使另一位华裔生物学家蒋有兴在1955年确定了人类染色体的数目为46条，结束了学术界30多年的错误和争议。

第三节　从尿黑酸尿症到一个基因一个酶

孟德尔提出遗传因子（基因）的概念，实验表明生命有机体是通过颗粒遗传而不是融合遗传；摩尔根进一步发展了孟德尔学说，确定了遗传物质在染色体上；艾弗里的细菌遗传转化实验和赫尔希与蔡斯的噬菌体实验证明了遗传物质是DNA；沃森和克里克构建了DNA双螺旋模型；人类探索生命有机体遗传机制的大戏即将进入高潮——中心法则的提出和完善。其实在基因这部大戏中，还有一段漫长的前奏。

一、加罗德发现导致尿黑酸尿症的原因是酶

在孟德尔学说被逐渐接受之后，遗传因子（基因）是如何决定性状的问题成为生物学家关注的焦点。英国著名内科医生加罗德（Archibald Garrod，1857～1936）通过对尿黑酸尿症、白化病、胱氨酸尿症和戊糖尿症四种疾病的观察，于1902年首次提出了"先天性代谢缺陷"的概念，并于1908年进行了报告。加罗德认为先天性代谢缺陷是因为遗传因子（基因）导致特定代谢步骤中酶的缺乏，使代谢途径在由该酶所决定的特定代谢点被阻断。加罗德的观点首次提出了遗传因子（基因）与酶（蛋白质）的关系，这一论断超越了时代。

加罗德对尿黑酸尿症的研究发现患者的尿中含有大量的尿黑酸，而正常人的尿中却不存在。此后，进一步的研究发现，在正常人的血液中可以分离出一种能氧化尿黑酸的酶，而在患者血液中却分离不出来。

加罗德的观点和实验都未得到足够的认识，直到30多年后，比德尔等才提出一个基因一个酶的观点。在介绍比德尔和一个基因一个酶之前，先要了解酶的本质是什么？

二、酶的本质是蛋白质

美国生物化学家萨姆纳（James B. Sumner，1887～1955）在 1926 年首次提纯了尿素酶，发现尿素酶是可以结晶的蛋白质。同年，美国生物化学家诺思罗普（John Howard Northrop，1891～1987）从刀豆中分离出脲酶的结晶蛋白。此后，诺思罗普又先后提纯和结晶出胃蛋白酶、胰蛋白酶和核糖核酸酶。萨姆纳因发现酶可以结晶（可以结晶的蛋白质）、诺思罗普和斯坦利因制备了高纯度的酶和病毒蛋白质分享了 1946 年诺贝尔化学奖（图 12-9）。斯坦利得到的结晶蛋白是著名的烟草花叶病毒（tobacco mosaic virus，TMV）的蛋白晶体，烟草花叶病毒是第一个被发现的病毒，属于 RNA 病毒。

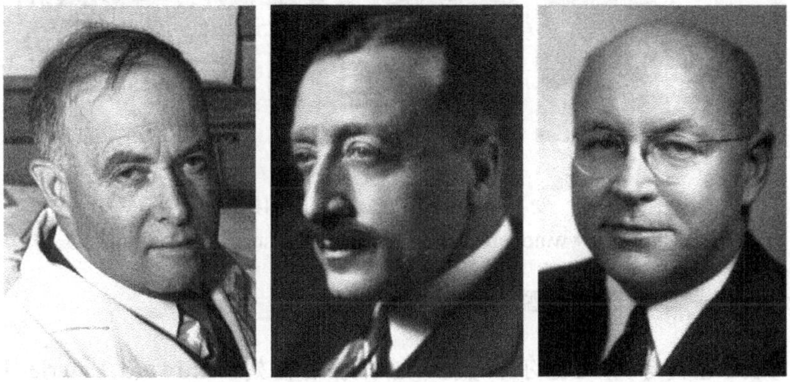

A　　B　　C

图 12-9　萨姆纳（A）、诺思罗普（B）和斯坦利（C）

（引自 https://www.nobelprize.org/prizes/chemistry/1946/summary/）

萨姆纳是一位只有独臂的科学家。他年轻时因在狩猎中误伤失去了左臂，但他以常人难以想象的毅力努力学习、参加体育运动，在 19 岁时考入了哈佛大学。此后，萨姆纳用一只胳膊完成了多项重要实验，取得了令人瞩目的成就。很多不了解实情的人得知萨姆纳是一位独臂研究者都感到十分惊讶。

20 世纪 50 年代，美国生物化学家安芬森（Christian B. Anfinsen，1916～1995）对核糖核酸酶等酶的分子构象进行了长期深入的研究，认为氨基酸序列决定了蛋白质空间构象的形成，蛋白质在一定环境中能够采用特定的构象使整个体系的能量达到最低，提出了安芬森假设（也被称为蛋白质链折叠的热力学假设）。此后，这一假设得到实验的验证。安芬森因对核糖核酸酶的研究特别是对氨基酸序列与生物活性构象之间的联系的研究获 1972 年诺贝尔化学奖（图 12-10A）。

安芬森的父母都是挪威人，安芬森身材高大、健壮英俊、多才多艺，棒球和橄榄球都打得很好，而且跳舞也是一流水准，是校园中众人关注的明星。但安芬森却未沉迷于各种娱乐和体育活动中，他认为娱乐只是一种调剂手段，运动既可强壮体魄和磨炼意志也能享受生活，而他最大的快乐是科学研究。安芬森获得诺贝尔奖后仍将自己的精力放在科学研究上，不愿意在行政工作和娱乐中消耗自己的精力。

与安芬森同年获得诺贝尔化学奖的是另外两位美国生物化学家摩尔（Stanford Moore，1913～1982）和斯坦恩（William H. Stein，1911～1980），他们两人长期合作，发明和改进了很多化学分析方法，测定了牛胰脏中核糖核酸酶A的化学结构，确认了核糖核酸酶的活性中心。摩尔和斯坦恩因对核糖核酸酶分子的活性中心的催化活性与其化学结构之间的关系的研究与安芬森一起分享了1972年诺贝尔化学奖（图12-10B和C）。

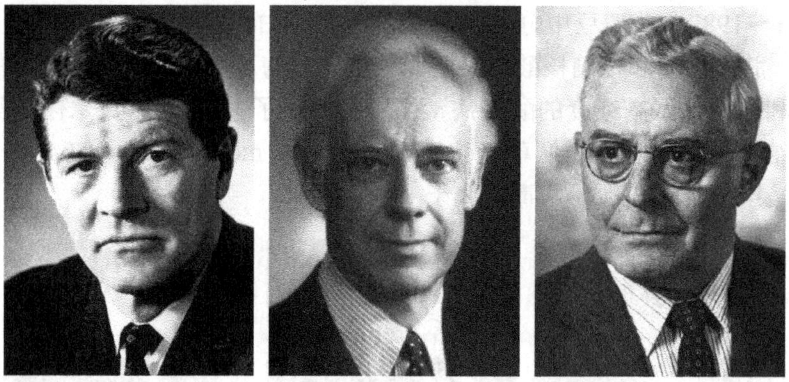

A　　B　　C

图12-10　安芬森（A）、摩尔（B）和斯坦恩（C）
（引自 https://www.nobelprize.org/prizes/chemistry/1972/summary/）

三、比德尔提出一个基因一个酶

1936年，美国遗传学家比德尔和美国化学家塔特姆（Edward Lawrie Tatum，1909～1975）提出了“一个基因一个酶”的观点。这个观点现在看来需要做一些修正，但其意义是极其重要的，它指出了遗传信息从储存到产生生物化学作用或者生理功能的方向。比德尔和塔特姆因为基因和酶的研究与发现细菌遗传物质基因重组的莱德伯格（Joshua Lederberg，1925～2008）分享了1958年诺贝尔生理学或医学奖（图12-11）。

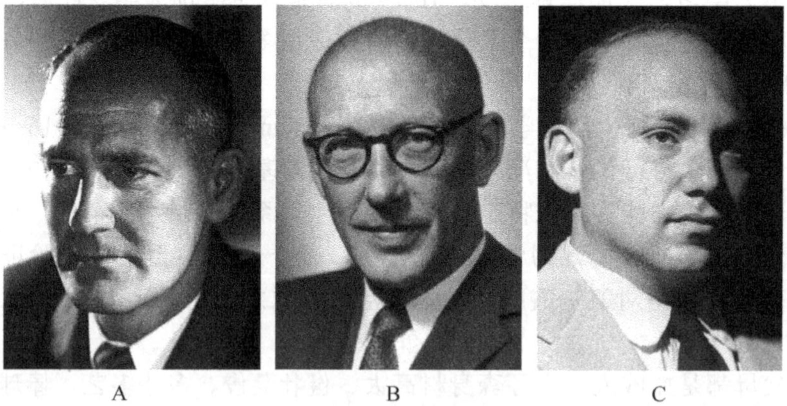

A　　B　　C

图12-11　比德尔（A）、塔特姆（B）和莱德伯格（C）
（引自 https://www.nobelprize.org/prizes/medicine/1958/summary/）

比德尔是“做什么都做得好”，很有意思，说孟德尔是“做什么都做不好”，两个德尔，完全不一样的评价，其实都是打引号的，是根据一些不同角度的观察相对而言。比德尔在康奈尔大学获得博士学位，康奈尔大学被认为是世界上农学领域最好的一所学校。康奈尔大学当时有一个玉米小组，带头人是爱默生（Rollins A. Emerson，1873～1947）（图12-12）。爱默生没有获得过诺贝尔奖，但是有多位在爱默生玉米小组里工作过的学者获得过诺贝尔奖，如比德尔和玉米夫人麦克林托克。

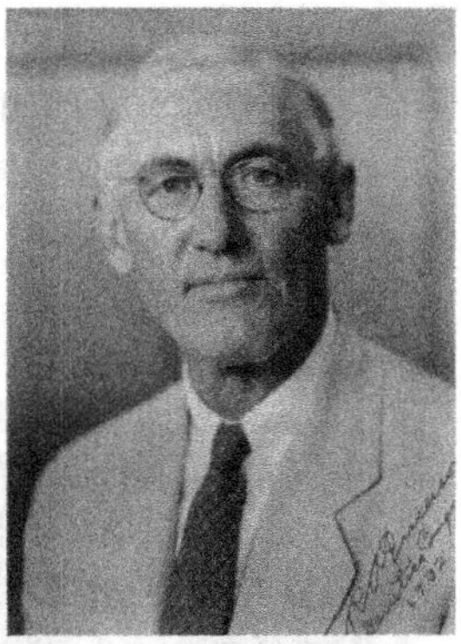

图 12-12 爱默生
（引自 Nelson，1993）

比德尔在爱默生的玉米小组里研究的是玉米，后来到了加州理工学院摩尔根的果蝇室。当时美国研究遗传学有两个很重要的研究小组，一个是爱默生的玉米小组，另一个就是摩尔根的果蝇室。比德尔在摩尔根果蝇室工作期间碰到一个来自欧洲的学生，这个学生非常会做培养。比德尔就想学习培养技术，想到欧洲去学习。他后来意外地得到了一笔奖学金到欧洲去学习。这个奖学金，并不是学校给他的，而是摩尔根自己掏的钱。摩尔根觉得比德尔的想法非常好，就自己花钱支持他到欧洲去学习。

比德尔从欧洲学习回来后，在摩尔根的实验室继续做果蝇方面的研究，后来比德尔还接替了摩尔根加州理工学院生物系系主任的工作。他当系主任也当得非常好，在摩尔根和比德尔当系主任那个时代，加州理工学院的生物系可谓牛气冲天，有多位诺贝尔奖得主在那个生物系工作过。

比德尔研究过玉米和果蝇，后来又研究过红色面包霉（*Neurospora crassa*）。在研究这个霉菌时，发现基因通过表达酶（表达蛋白质）的方式来实现生物学功能，提出了一个基因一个酶的假说。

酶的本质就是蛋白质，一个基因一个酶的假说为中心法则的提出，奠定了研究基础。

第四节　双螺旋之后——中心法则的提出和完善

一个基因一个酶，酶的本质是蛋白质，基因决定了蛋白质。DNA 的双螺旋结构可以在分子水平解释遗传物质的结构、化学特性和遗传特征，DNA 的双螺旋结构模型的建立推动了对生命有机体内遗传信息储存、传递及其相关规律的研究。其中，在 DNA 的核苷酸链上决定基因遗传信息的碱基序列与产生各种生物学功能的蛋白质之间存在着什么样的机制是一个关键问题。DNA 与蛋白质之间的遗传密码是什么？生命有机体是如何将 DNA 上的遗传信息转化为结构和功能多种多样的蛋白质的？在 DNA 双螺旋模型提出后仅两个月，有关遗传的基本法则也是生命的中心法则问题成为生物学研究的焦点。

一、大顽童的乐趣——物理学家首次提出遗传密码

首次提出遗传密码是三联体密码的是美籍俄国物理学家伽莫夫（George Gamow，1904～1968）。伽莫夫是一位极具想象力的科学天才，在诸多看似毫不相关的科学领域都有很大贡献，他的科普著作至今仍被很多著名学者推荐。沃森在其《基因・女郎・伽莫夫》一书中戏称伽莫夫是一位“大顽童”。

沃森和克里克在 1953 年提出 DNA 双螺旋模型后，伽莫夫很快就看到了他们的论文，遗传的分子机制吸引了这位兴趣广泛的大顽童。1954 年，伽莫夫提出通过 4 种核苷酸的不同组合编码氨基酸。他从 4 种核苷酸排列组合的逻辑分析，认为 3 个核苷酸组成三联体足以编

码 20 种氨基酸，而且一个氨基酸可能存在几种不同的密码。但伽莫夫错误地认为碱基和氨基酸之间存在结构上的关系。

伽莫夫有关遗传密码的工作最初在 *Nature*（《自然》）发了一篇短讯，后又在其他文章中进行了更细致的介绍。提出中心法则的克里克曾回忆说他很有幸看到了伽莫夫的论文。物理学家、大顽童伽莫夫是最早提出三联体密码的人。

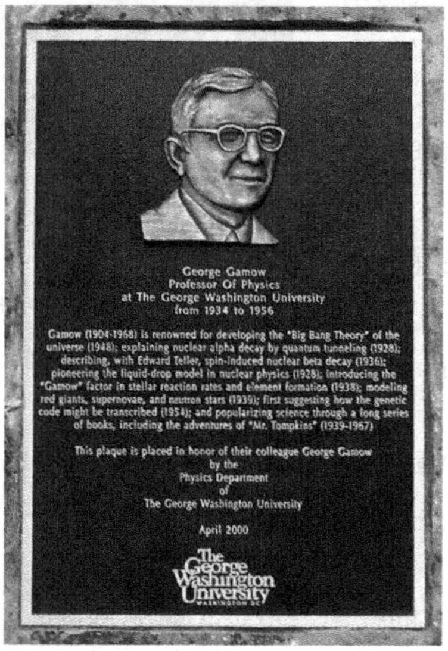
George Gamow
Professor Of Physics
at The George Washington University
from 1934 to 1956
Gamow (1904-1968) is renowned for developing the "Big Bang Theory" of the universe (1948); explaining nuclear alpha decay by quantum tunneling (1928); describing, with Edward Teller, spin-induced nuclear beta decay (1936); pioneering the liquid-drop model in nuclear physics (1928); introducing the "Gamow" factor in stellar reaction rates and element formation (1938); modeling red giants, supernovae, and neutron stars (1939); first suggesting how the genetic code might be transcribed (1954); and popularizing science through a long series of books, including the adventures of "Mr. Tompkins" (1939-1967)
This plaque is placed in honor of their colleague George Gamow
by the
Physics Department
of
The George Washington University
April 2000
The George Washington University
WASHINGTON DC

图 12-13　乔治 • 华盛顿大学物理系为伽莫夫设立的铭牌
（引自卞毓麟，2016a）

伽莫夫在美国乔治 • 华盛顿大学工作了 20 余年。在他去世 32 年后，乔治 • 华盛顿大学物理系为伽莫夫设立了一块铭牌（图 12-13），上面写着：“乔治 • 伽莫夫；物理学教授；乔治 • 华盛顿大学；1934 年至 1956 年”。“伽莫夫（1904～1968 年）因如下事迹而著称：发展宇宙的‘大爆炸理论’（1948 年）；用量子隧道解释原子核的 α 衰变（1928 年）；与爱德华 • 泰勒（Edward Teller）共同描述自旋诱发的原子核 β 衰变（1936 年）；在原子核物理中始创液滴模型（1928 年）；在恒星反应速率和元素形成方面引入‘伽莫夫’因子（1938 年）；建立红巨星、超新星和中子星模型（1939 年）；首先提出遗传密码有可能如何转录（1954 年）；以及通过一系列著作——包括‘汤普金斯先生’的奇遇——普及科学（1939～1967 年）”“乔治 • 华盛顿大学物理学系为纪念他们的同事乔治 • 伽莫夫敬立此牌；2000 年 4 月”（卞毓麟，2016a）。

二、中心法则的提出

早在 DNA 双螺旋模型推出前的 1952 年，英国生物化学家道恩斯（Alexander Dounce，1909～1997）就提出细胞内 RNA 可能是蛋白质合成的模板，RNA 中特定的核苷酸序列决定蛋白质中氨基酸的特定序列；RNA 中每 3 个核苷酸为一组决定蛋白质中的一个氨基酸。1953 年，道恩斯进一步指出，如果基因由 DNA 组成，DNA 就可以做模板合成 RNA，而 RNA 则作为模板合成蛋白质。但是他错误地认为，氨基酸直接在 RNA 模板上合成蛋白质。

道恩斯的观点基本上指明了 DNA、RNA 和构成蛋白质的氨基酸之间的关系，双螺旋结构也不难解释核酸的复制问题，但与蛋白质密切相关的 RNA 的作用扑朔迷离、令人不解。出于对 RNA 结构和功能的共同兴趣，沃森和伽莫夫一同组建了一个小团体“RNA Tie Club”（RNA 领带俱乐部），克里克和道恩斯都是俱乐部成员。

在 RNA 领带俱乐部中，大家经常交流一些未曾发表的观点和论文，受益颇多。其中最著名的一篇是克里克在解释形成蛋白质的机制时，氨基酸与碱基不一定要有结构上的相互作用。克里克和布伦纳（Sydney Brenner，1927～2019）认为可能存在一种特殊的分子“adaptor”（衔接子），它可以把氨基酸带到特定碱基顺序中的特定位置上，氨基酸之间再形成肽。这个假设的分子能确认 RNA 上的信息，可能有 20 种以便携带 20 种不同的氨基酸。

1956 年，出生于西班牙的美国生物化学家奥乔亚（Severo Ochoa，1905～1993）发现了核糖核酸酶。同年美国生物化学家科恩伯格（Arthur Kornberg，1918～2007）提纯了 DNA 合成酶。1959 年，奥乔亚和科恩伯格因发现了 RNA 和 DNA 合成机制获得诺贝尔生理学或医学奖（图 12-14）。时隔 47 年，科恩伯格的儿子罗杰·科恩伯格（Roger D. Kornberg，1947～）因对真核转录的分子基础的研究获得了 2006 年诺贝尔化学奖。

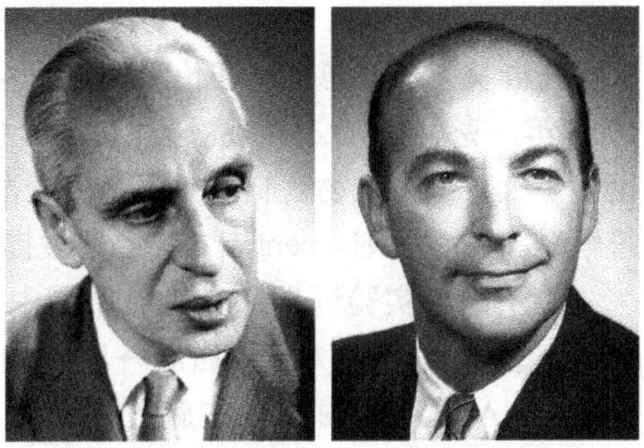

A　　B

图 12-14　奥乔亚（A）和科恩伯格（B）
（引自 https://www.nobelprize.org/nobel_prizes/medicine/laureates/1959/）

1956 年，出生于罗马尼亚的美国生物化学家帕拉德（George E. Palade，1912～2008）发现微粒体由蛋白质和 RNA 两部分构成，可能参与蛋白质合成。此前被命名为 microsome（微粒体）的亚细胞结构实际上是在破碎细胞时产生的附有核糖体颗粒的内质网碎片，这种专职参与蛋白质合成的核糖核蛋白体颗粒结构被重新命名为 ribosome（核糖体），相应的 RNA 被称为 rRNA（ribosomal RNA，核糖体 RNA）。1974 年，帕拉德、比利时的克劳德（Albert Claude，1898～1983）和德·迪夫（Christian de Duve，1917～2013）因细胞结构和功能的研究获得了诺贝尔生理学或医学奖（图 12-15）。

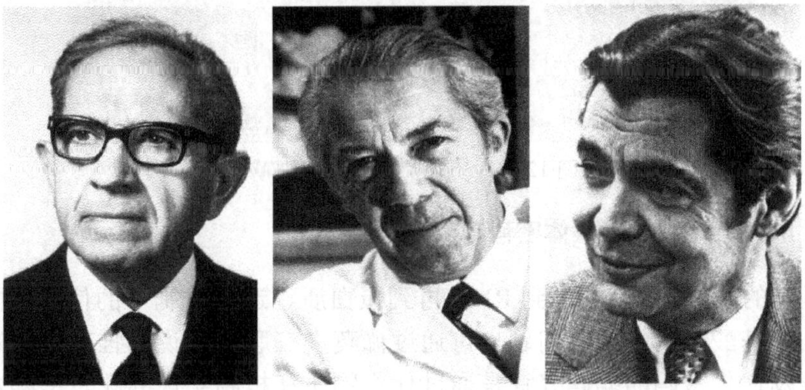

A　　B　　C

图 12-15　克劳德（A）、德·迪夫（B）和帕拉德（C）
（引自 https://www.nobelprize.org/prizes/medicine/1974/summary/）

1956 年，扎梅奇尼克（Paul Charles Zamecnik，1912～2009）和霍格兰（Mahlon Hoagland，1921～2009）发现 tRNA，克里克和布伦纳"衔接子"的猜想被证实。扎梅奇尼克是出生于美国的捷克人后裔，曾是李普曼的助手，李普曼因发现辅酶 A 及其对中间代谢的重要性获得了 1953 年诺贝尔生理学或医学奖。正是在李普曼获奖的这一年，也是 DNA 双螺旋结构模型被建立的这一年，扎梅奇尼克和霍格兰制备出可方便进行蛋白质体外实验操作的无细胞体系，并将放射性同位素标记技术和高速离心技术应用于实验。他们确定了蛋白质的合成场所为核糖体，发现放射性同位素标记的氨基酸加入无细胞体系，离心处理后除含有活化氨基酸外还包含 RNA。后续研究确定这种 RNA 参与了活化氨基酸的转运工作，即 tRNA（转运

RNA，transfer RNA）。

在伽莫夫、道恩斯、布伦纳和克里克等多人前期工作及有关核酸实验研究成果的基础上，1957 年，克里克提交了“关于蛋白质合成”的论文，并在次年英国的实验生物学会第 12 届讨论会“大分子的生物复制”会议录发表，这是最早对生命遗传信息的流动方向或传递规律的系统解释。中心法则（central dogma）被提出。

由于缺乏实验证据，克里克草图中 RNA→DNA 的虚线表示尚无法证明，而蛋白质→蛋白质、蛋白质→RNA、蛋白质→DNA 被认为是三个不可能的信息流动。克里克认为一旦信息从 DNA 进入蛋白质，它就无法从蛋白质中脱离出来并回到遗传密码中（图 12-16）。此时，有关 RNA 的研究还处于初级阶段，克里克误认为蛋白质的合成模板就是刚刚发现不久的 rRNA。

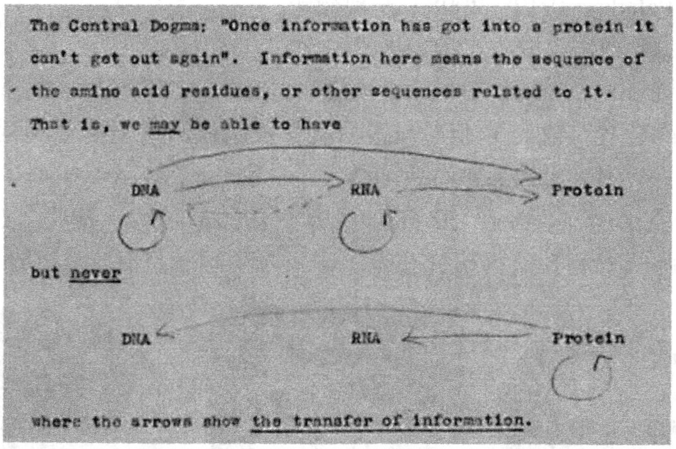

图 12-16　克里克的中心法则草图

三、发现 mRNA，破译三联体密码

根据克里克的图示，从 DNA 到 RNA 再到蛋白质，遗传机制中的信息流问题已基本解决，从核酸到氨基酸编码的理论问题也可通过伽莫夫三联体假说的推理进行解释。但蛋白质的合成模板及遗传密码的编码究竟是通过什么物质和机制实现的呢？密码本的具体内容是什么？

法国巴斯德研究所以研究微生物驰名全球。巴斯德研究所的利沃夫（André Lwoff，1902～1994）长期从事容原性细菌研究，积累了丰富的经验。在利沃夫研究室中，雅各布（François Jacob，1920～2013）主要研究溶原性细菌的遗传学问题和噬菌体与细菌遗传物质之间关系的问题。所谓原噬菌体是指某些温和噬菌体侵染细菌后整合到宿主细菌细胞染色体中的核酸，而被整合的宿主细菌就是溶原性细菌。一些温和的噬菌体，以原噬菌体的方式存在于宿主细菌的核酸中，随宿主繁殖后代，这些温和噬菌体通常不会导致细菌细胞的裂解。在雅各布与莫诺（Jacques Monod，1910～1976）等合作研究的基础上，他们提出噬菌体的遗传过程中有信使的存在。

雅克布和莫诺在 1961 年发表的“蛋白质合成的遗传调节机制”论文里提出了信使 RNA 和操纵子的概念。他们认为蛋白质合成的第一步是将 DNA 上的碱基序列转录成一种与其碱基互补的 RNA，即所谓类似于 DNA 的 RNA。他们还认为由结构基因和控制结构基因转录的操纵基因组成一个染色体单位，即操纵子。

雅克布和莫诺都是法国人，而且在第二次世界大战时都是反法西斯战士。雅克布曾梦想成为一个杰出的外科医生。在第二次世界大战时，作为一个反法西斯战士，一个医生，雅克布经常到前线去抢救伤员。有一次在抢救伤员的时候，雅克布右手的神经受到了损伤，因此再也无法操作手术刀，无法实现自己的愿望，转而去做生物学研究。雅各布与莫诺等利用噬菌体做出了许多精彩的实验，本节为聚焦中心法则问题不做进一步的介绍。

1965 年，雅克布、莫诺和利沃夫因发现酶和病毒的遗传调控机制的研究分享了诺贝尔生理学或医学奖（图 12-17）。

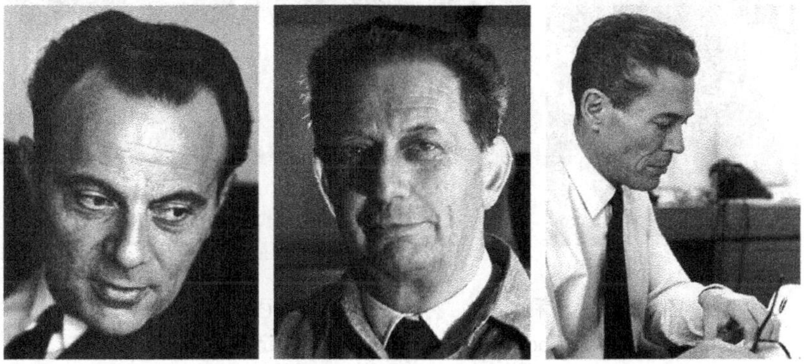

A　　B　　C

图 12-17　雅各布（A）、利沃夫（B）和莫诺（C）

（引自 https://www.nobelprize.org/nobel_prizes/medicine/laureates/1965/）

克里克、沃森和布伦纳受雅各布和莫诺实验的启发得到灵感，他们意识到可能存在新的 RNA。1961 年，布伦纳和沃森两个小组分别在 *Nature*（《自然》）上发表背靠背文章确定新型 RNA 的发现。放射性同位素标记的分子杂交实验显示，噬菌体的 DNA 通过 RNA 指导噬菌体外壳蛋白合成。雅各布和莫诺将这种新的 RNA 命名为 mRNA（信使 RNA，messenger RNA）。参与蛋白质合成的 3 种 RNA（rRNA、tRNA 和 mRNA）均被发现，RNA 在蛋白质生物合成过程中的作用问题得以解释。

同年，克里克和布伦纳做了一项重要实验，证明了三联体密码传递信息的问题。他们以噬菌体为研究对象，通过化学诱变实现移码突变的方法，在一条多核苷酸链上 2 个相邻的核苷酸中间插入一个核苷酸引起突变。突变导致翻译过程中读码起点移位，产生的肽链中会插入一段错误的氨基酸。如果在突变噬菌体 DNA 中减去一个碱基，或者再加上 2 个碱基则没有突变发生。实验结果表明核酸的密码是由 3 个核苷酸组成的。

很快，同年夏天，美国生物化学家尼伦伯格（Marshall W. Nirenberg，1927～2010）和德国人马太（Heinrich Matthaei，1929～）通过把编码氨基酸的 mRNA 引入一个无细胞系统中，指导多肽合成。当引入碱基都是尿嘧啶（U）的多聚尿苷后，产生的氨基酸都是苯丙氨酸，说明苯丙氨酸的密码就是“UUU”。此后，曾因发现 RNA 合成机制获得 1959 年诺贝尔生理学或医学奖的奥乔亚等在一年时间内解析了多个氨基酸的密码子。美国化学家霍利（Robert W. Holley，1922～1993）在 1965 年解析了酵母丙氨酸转移核糖核酸的化学结构，

tRNA 的化学结构和其与遗传密码的关系及在蛋白质合成中的作用被逐一解释。

出生于印度的美国生物化学家科拉纳（Har Gobind Khorana，1922～2011）利用酶合成一系列二核苷酸重复和三核苷酸重复的多核苷酸测定碱基排列序列。通过一系列实验确定了 20 种氨基酸的全部三联体密码。1966 年，科拉纳宣布遗传密码全部破解。

霍利、科拉纳和尼伦伯格因破解遗传密码并阐释其在蛋白质合成中的作用分享了 1968 年诺贝尔生理学或医学奖（图 12-18）。

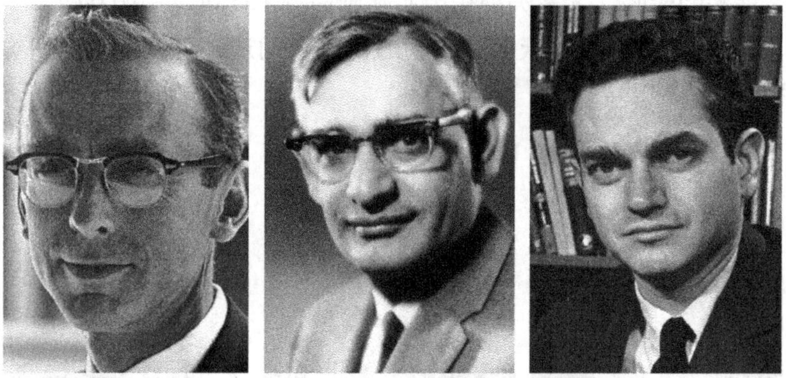

A　　B　　C

图 12-18　霍利（A）、科拉纳（B）和尼伦伯格（C）

（引自 https://www.nobelprize.org/prizes/medicine/1968/summary/）

1966 年，克里克根据多位学者取得的研究成果，排列出遗传密码表。

mRNA 的发现和遗传密码表的确认，使中心法则中由 RNA 翻译为蛋白质中氨基酸序列的信息转换机制被厘清。而核糖体 RNA（rRNA）在蛋白质合成过程中的作用机制在 2000 年前后才被弄清，出生于印度的英国化学家拉马克里希南（Venkatraman Ramakrishnan，1952～）、美国化学家施泰茨（Thomas Steitz，1940～2018）和以色列女化学家约纳什（Ada E. Yonath，1939～）因解析了核糖体 RNA 在蛋白质合成过程中的重要作用分享了 2009 年诺贝尔化学奖。至此，人类基本上弄清了 3 种 RNA 在由 DNA 到蛋白质过程中的生物学功能及其作用机制。

四、劳斯肉瘤病毒和逆转录酶的发现

克里克的中心法则草图中 RNA→DNA 的虚线表示尚无法证明，但克里克没有想到，早在他还未出生的 1909 年，这条虚线就画下了它的起点。

1909 年的一个周日，一位农民抱着一只病鸡来到纽约洛克菲勒医学研究所，因害怕病鸡传染引发鸡瘟，想让科学家看看他的鸡到底出了什么问题、应该如何解决。周日的研究所几乎空无一人，只有一个房间开着门。这位农民走进屋里，问房内唯一的一个人能不能看看自己的病鸡。这个休息日还在实验室工作的人就是劳斯，劳斯肉瘤病毒的发现者。这只病鸡的右胸有一个肉瘤（肿块），劳斯也不知道是什么病，就提出把鸡杀掉才能进一步研究。这位农民留下鸡就走了，也许他认为一只被杀掉用于研究的病鸡已经没有什么价值了，他再也没有来过研究所。如果他留下姓名和联系方式或者在某一天回头问问，他的名字一定会在科

学发现的故事中被提起。

劳斯从病鸡中取出肿块，切片发现是恶性的。养鸡人都害怕鸡瘟（一般指鸡的各种传染病），一旦鸡瘟暴发往往血本无归。劳斯很自然地想看看这个肿块是否会传染，他切下一块肿块移植到一只一样的鸡上，几天后这只母鸡也长出了肉瘤。既然能传染就一定有传染源。经过两年的研究，劳斯发现导致病鸡产生肉瘤的是病毒。这是人类第一次发现恶性肿瘤与病毒有关。但遗憾的是诺贝尔奖对有关癌症的研究成果一直比较谨慎，劳斯的发现迟迟没有获奖。直到几十年后，电子显微镜确认了劳斯肉瘤病毒的存在。发现劳斯肉瘤病毒 50 年后，劳斯肉瘤病毒又被确认为是 RNA 病毒。劳斯才在 1966 年获得诺贝尔生理学或医学奖。

在诺贝尔奖历史上，对于癌症工作的颁奖一直比较谨慎，因为曾经误发过一次。劳斯的重要发现一直等待了 55 年才获得诺贝尔奖。劳斯也成为诺贝尔三大自然科学奖获奖者中等待时间（从科学发现到获奖）最长的一位。有趣的是劳斯的女婿霍奇金在 1963 年就获得了诺贝尔生理学或医学奖。

病毒可以导致恶性肿瘤引起了学术界的关注。通常把源自上皮的恶性肿瘤称为癌，而把源自间叶组织的恶性肿瘤称为肉瘤。

肿瘤病毒学的奠基人是出生于意大利的美国病毒学家杜尔贝科（Renato Dulbecco，1914～2012）。杜尔贝科是沃森的博士导师卢里亚的师弟，发现神经生长因子的蒙塔尔奇尼是他的师妹，这 3 位出生于意大利的生物学家都获得了诺贝尔生理学或医学奖。杜尔贝科最初追随卢里亚从事噬菌体的研究，后来转向动物病毒的研究。杜尔贝科一生都致力于病毒致病机制的研究，探索出很多有效的实验方法、提出了一些新观点和理论、培养了一批研究人才。

特明（Howard M. Temin，1934～1994）和巴尔的摩（David Baltimore，1938～）都是杜尔贝科的学生。特明正是在杜尔贝科的研究基础上提出了“逆转录假说”“原生病毒（前病毒）”的概念。认为病毒 DNA 可以整合到宿主细胞内或已整合在宿主细胞基因组中，可随细胞的传代而传播。实验发现“前病毒”是 DNA 或者位于细胞 DNA 内，那么劳斯肉瘤病毒就有一个将 RNA 变成 DNA、然后再合成 RNA 的过程，也就是逆转录。特明的想法在当时确实标新立异，不为人所理解。

巴尔的摩进入杜尔贝科实验室的时间比特明晚些。1970 年，特明和巴尔的摩发现了逆转录酶（依赖 RNA 的 DNA 聚合酶），证实酶将 RNA 逆转录为 DNA。而有关酶的思路最初是巴尔的摩的夫人、华裔生物学家黄诗厚（Alice Huang，1939～）提出的。

1975 年，巴尔的摩、杜尔贝科和特明分享了诺贝尔生理学或医学奖（图 12-19）。

1979 年，美国病毒学家毕肖普（J. Michael Bishop，1936～）和瓦尔默斯（Harold E. Varmus，1939～）在研究劳斯肉瘤病毒时，利用病毒中的 RNA，先合成出用放射性同位素标记的互补 DNA（cDNA），然后再与没有癌化能力的病毒 RNA 进行杂化反应，形成双链的 RNA-DNA。这样就可以得到没有进行杂化反应的有癌化能力的单链 DNA，即所谓的原癌基因。瓦尔默斯和毕肖普因发现第一个逆转录病毒致癌基因分享了 1989 年诺贝尔生理学或医学奖（图 12-20）。

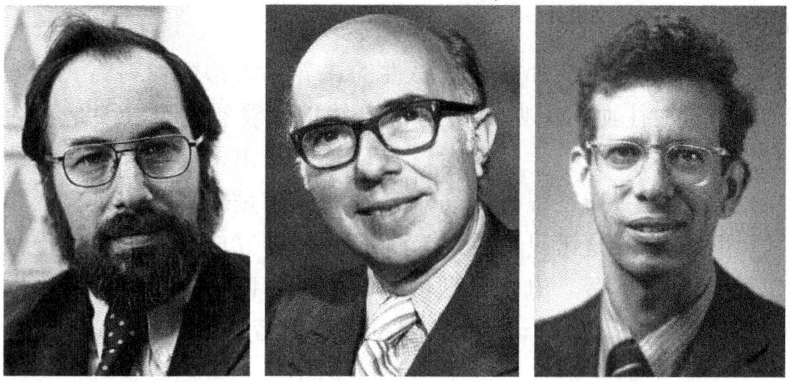

A　B　C

图 12-19　巴尔的摩（A）、杜尔贝科（B）和特明（C）
（引自 https://www.nobelprize.org/prizes/medicine/1975/summary/）

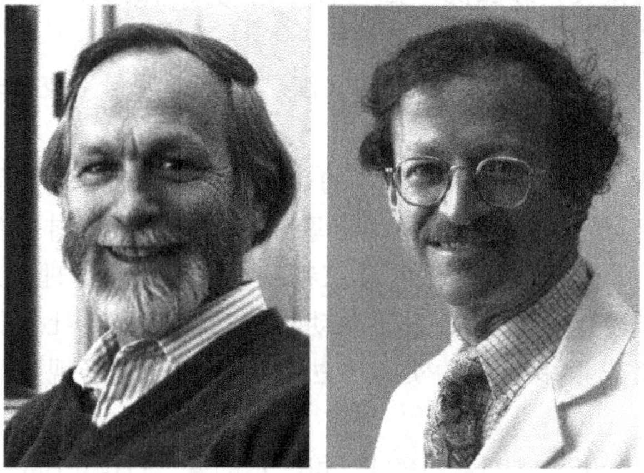

A　B

图 12-20　毕肖普（A）和瓦尔默斯（B）
（引自 https://www.nobelprize.org/prizes/medicine/1989/summary/）

劳斯肉瘤病毒的发现和相关研究不仅开辟了癌症研究的新路径，而且证明了中心法则中遗传信息由 RNA 到 DNA 传递的推测，为进一步了解不同病毒类型的特性、遗传机制和防治方法奠定了基础，也揭开了深入了解生命有机体遗传信息传递多样性和复杂性的序幕。

克里克认为逆转录酶的发现与他当初中心法则的设想是一致的。不过，病毒是一类极其特殊的生物。病毒中 RNA 的自我复制和逆转录过程，在病毒单独存在时是无法进行的，只有当病毒寄生到宿主细胞中时才能发生。逆转录酶的特性使它可以通过已知的 mRNA 为模板去合成目的基因，成为基因工程中非常重要的酶。

病毒一般由蛋白质外壳和核酸组成，核酸既可以是 DNA 也可以是 RNA。巴尔的摩认为所有病毒都必须由其基因组合成 mRNA，以便产生蛋白质并进行自我复制。根据病毒产生 mRNA 方式的不同，巴尔的摩提出了巴尔的摩病毒分类系统。

以 DNA 作为遗传物质的病毒称为 DNA 病毒，包括双链 DNA 病毒、单链 DNA 病毒和双链 DNA 逆转录病毒。以 RNA 作为遗传物质的病毒称为 RNA 病毒，包括双链 RNA 病毒、正链 RNA 病毒、负链 RNA 病毒和单链 RNA 逆转录病毒。

正链 RNA 病毒是最大的一类 RNA 病毒，正链 RNA 病毒的 RNA 可以直接作为翻译的模板（类似 mRNA），脊髓灰质炎病毒、丙型肝炎病毒和新冠病毒都是正链 RNA 病毒。负链 RNA 病毒需首先通过复制产生正链 RNA，种类较少，流感病毒就是负链 RNA 病毒。双链 RNA 病毒是宿主最广泛的一类 RNA 病毒，如轮状病毒。逆转录病毒的 RNA 通常需要先逆转录为 DNA 后才具有遗传功能，导致艾滋病的人类免疫缺陷病毒就是逆转录病毒。相对于 DNA 病毒，RNA 病毒变异性更强，因此疫苗和药物的研发更困难。

五、发现 RNA 有酶的特性，提出 RNA 世界

有时会看到 RNA 酶和核糖核酸酶两个名称，RNA 是核糖核酸的缩写，难道它们不是同一种酶吗？核糖核酸酶（ribonuclease，RNase）是能水解 RNA 磷酸二酯键的酶；而 RNA 酶则是指具有催化功能的 RNA 分子，正式的名称应该是核酶（ribozyme）。

20 世纪 70 年代末，美国生物化学家奥尔特曼（Sidney Altman，1939～2022）在研究 RNA 的功能时发现：原生动物四膜虫（*Tetrahymena*）中有一种较大的 tRNA，在剪切为较小的功能性 RNA 时没有蛋白质参与。因为酶是蛋白质，生物大分子的修理依赖酶的作用，没有蛋白质参与的生物大分子的修理，意味着可能存在不是蛋白质的酶。奥尔特曼提出 RNA 可独立具有催化性，认为 RNA 分子的催化反应部位和被催化反应部位可以同处一个 RNA 分子中。

1982 年，美国生物化学家切赫（Thomas R. Cech，1947～）在研究四膜虫 rRNA 时，意外发现 RNA 可在不存在任何蛋白质前提下完成自我切除。反复寻找相关蛋白质却都未发现有蛋白质的存在，最终确定 RNA 具有催化和重新形成的作用。实验结果首次确认 RNA 具有和蛋白质类似的催化功能，特殊的 RNA（核酶）可以同时具有分裂和重新组合其结构的功能。

奥尔特曼和切赫也因发现 RNA 的催化性质分享了 1989 年诺贝尔化学奖（图 12-21A 和 B）。

核酶的发现进一步发展了中心法则，表明 RNA 的作用不仅仅是 DNA 和蛋白质之间的桥梁，它表现出的既有 DNA 某些功能特性也有蛋白质的某些功能特性，很可能在生命起源中具有更重要的意义。

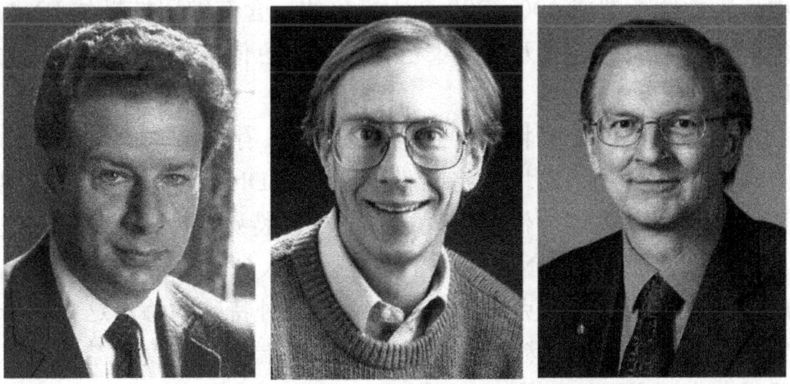

A　　B　　C

图 12-21　奥尔特曼（A）、切赫（B）；绍斯塔克（C）

（引自 https://www.nobelprize.org/prizes/chemistry/1989/summary/；https://www.nobelprize.org/prizes/medicine/2009/summary/）

所谓先有核酸后有蛋白质，还是现有蛋白质后有核酸的问题，也就是常说的鸡生蛋还是蛋生鸡的问题，似乎有了合理解释的希望。核酶的发现也表明酶是蛋白质和一个基因一个酶的观点并不全面。

吉尔伯特（Walter Gilbert，1932～）率先提出了“RNA 世界”的假说，认为在生命起源的初期，RNA 已经表现出了 DNA 和蛋白质的某些功能特性。随着生命有机体的演化，RNA 的催化功能转给了蛋白质，而遗传功能则赋予了 DNA，形成如今生命有机体中 DNA 和蛋白质的关系，但在 RNA 中依旧残存了早期 DNA 和蛋白质功能的痕迹。

吉尔伯特也是诺贝尔奖得主，吉尔伯特和桑格因对核酸中 DNA 碱基序列的确定方法与因对核酸的生物化学研究特别是对重组 DNA 研究的伯格（Paul Berg，1926～2023）一起分享了 1980 年诺贝尔化学奖（图 12-24）。吉尔伯特是哈佛大学的理论物理学家，受沃森的影响转入分子生物学的研究。吉尔伯特还发明了 exon（外显子）与 intron（内含子）两个名词，用它们代表基因的编码序列和非编码序列，分别转录为 RNA 的不同部分。

六、端粒酶与细胞衰老

四膜虫是著名的模式动物，在发现 RNA 的催化性质获得诺贝尔化学奖 20 年后，出生于澳大利亚的布莱克本、美国人格雷德和英国人绍斯塔克（Jack W. Szostak，1952～）利用四膜虫发现端粒和端粒酶是如何保护染色体的研究获得了 2009 年诺贝尔生理学或医学奖（图 2-10A 和 B，图 12-21C）。

端粒是染色体末端的一个特殊结构，好像染色体两头各戴了一个帽子。早在 1938 年和 1939 年，穆勒（因发现用 X 射线辐射的方法能够产生突变获 1946 年诺贝尔生理学或医学奖）和麦克林托克（因发现玉米的转座子现象获 1983 年诺贝尔生理学或医学奖）就分别注意到果蝇和玉米染色体的末端具有特殊的结构和功能。1941 年，麦克林托克证实了端粒的存在，她认为端粒是维护染色体稳定性的重要结构。

四膜虫有两个细胞核，既可无性生殖也可有性生殖。有性生殖时，两个细胞互相靠拢形成接合部位，通过细胞壁融合形成接合子，接合子发育成新个体，故称为接合生殖。在接合子的发育过程中，染色体断裂成 200～300 个小染色体，含有编码核糖体 RNA 的基因从染色体上断裂后经复制则可形成高达上万个小染色体。小染色体多端粒就多，因此四膜虫是特别适合进行端粒研究的模式动物。

布莱克本利用四膜虫染色体的特点，发现端粒 DNA 存在特殊的重复序列。布莱克本的发现引起了绍斯塔克的关注，绍斯塔克将四膜虫的端粒 DNA 导入酵母菌细胞构成了人工染色体。此后布莱克本和绍斯塔克合作，发现端粒的一段特殊 DNA 序列可以使染色体不被降解。奇怪的是：带着四膜虫端粒 DNA 的人工染色体导入到酵母菌细胞后，加上的不是四膜虫的端粒而是酵母菌的端粒。布莱克本推测可能存在一种特殊的酶，这种特殊的酶被布莱克本的博士生格雷德发现，这就是端粒酶。端粒酶可以使端粒的长度和结构得以稳定，从而保护染色体。后又进一步证实端粒酶是 RNA 酶（核酶）。

当端粒酶活性降低时，端粒变短，细胞衰老；端粒酶保持活性维持端粒长度，细胞则延迟衰老。癌细胞中的端粒酶活性很高，端粒酶是正常细胞转变为肿瘤细胞的关键性物质。

端粒和端粒酶的研究为人类认识衰老、肿瘤及相关疾病开辟了一条新的途径。

七、库鲁病和朊病毒的发现与中心法则的发展

逆转录酶的发现源自劳斯肉瘤病毒的研究，挑战中心法则的另一项发现也是源自对病毒的研究，不过这个病毒最初发现时感染的不是鸡而是人，它导致一种可怕的疾病——库鲁病（Kuru disease）。

在南太平洋巴布亚新几内亚西部高原地区土著的库鲁人中流行着一种奇怪的疾病——库鲁病。患者初期出现躯干震颤、四肢抽搐和精神错乱等多种异常，而且常发出痛苦和可怕的笑声。很多学者对这种疾病进行过研究，但都没有找到病因。自 1957 年起，美国医生盖杜谢克（D. Carleton Gajdusek，1923～2008）在巴布亚新几内亚库鲁人生活区进行了历时 12 年的长期观察和研究，最终揭开了导致库鲁病的原因。

盖杜谢克发现库鲁病的病原体完全不同于人类以往所知的所有病原体，既不是细菌也不是病毒。通过细致的调查，他确认库鲁病与库鲁人在哀悼仪式中吃去世男亲属的大脑有关。研究发现在库鲁病患者的脑组织中有失去生理功能的淀粉样物质（amyloid），而且库鲁病能够跨越种属界限进行传播，其病原体不具有 DNA 或 RNA 的特性，可能是蛋白质。

几乎与此同时，另一个发现也表明致病因子是蛋白质。英国生物学家阿尔卑斯（T. Alpers）用放射性物质破坏患有羊瘙痒病羊的感染组织 DNA 和 RNA 后，发现其仍然保留感染性，表明羊瘙痒病（scrapie）的致病因子可能是一种蛋白质而不是核酸。英国兽医哈德洛（William Hadlow）认为库鲁病和羊瘙痒病可能是由同一种病原体引起的，并将相关资料寄给了盖杜谢克。

盖杜谢克通过多种资料的比较分析，提出库鲁病、羊瘙痒病、克-雅病（Creutzfeldt-Jakob disease，CJD）和水貂传染性脑病（transmissible mink encephalopathy，TME）的致病因子可能都是同一种“病毒”。这种病毒没有 DNA 也没有 RNA，感染后潜伏期长达数年到 20 年，对任何药物都无反应，机体也不能随病程自然缓解而最终死亡。因这种病毒感染后潜伏期长、起病慢故被称为慢病毒（slow virus）。盖杜谢克因发现库鲁病的起源和传播机制获 1976 年诺贝尔生理学或医学奖（图 12-22A）。

盖杜谢克发现库鲁病是由不含核酸的“慢病毒”传播的，但“慢病毒”究竟是何方妖孽呢？1972 年，美国病毒学家普鲁西纳（Stanley B. Prusiner，1942～）接过了盖杜谢克的接力棒，开始研究这种病毒的致病机制。

“慢病毒”潜伏期长、起病慢，无论是观察人的克-雅病还是设计动物实验，研究周期都很长，而且实验动物模型的费用很高，研究进展极其缓慢。通过比较，普鲁西纳选择感染时间短的仓鼠研究羊瘙痒病。1982 年，普鲁西纳的实验结果证明羊瘙痒病的病原体不是核酸类病毒，而是一种新型的蛋白质病毒。这种新病毒的分子质量大约问 50 000 道尔顿，比当时已知的最小的感染体类病毒还要小。普鲁西纳进一步指出人的克-雅病、羊瘙痒病及库鲁病，还有当时席卷欧洲的牛海绵状脑病，同属于海绵状脑病，它们都由同一种蛋白质类的病原体所致。普鲁西纳将这种蛋白质致病因子命名为朊病毒（prion）。

普鲁西纳提出了朊病毒致病的蛋白质构象致病假说，认为朊病毒蛋白有正常型和致病型 2 种构象；致病型可胁迫正常型转化为致病型，实现自我复制，产生病理效应。突变可导致正常型中的 α 螺旋结构不稳定，达到一定量时自发性转化使 β 片层增加，最终变为致病型。

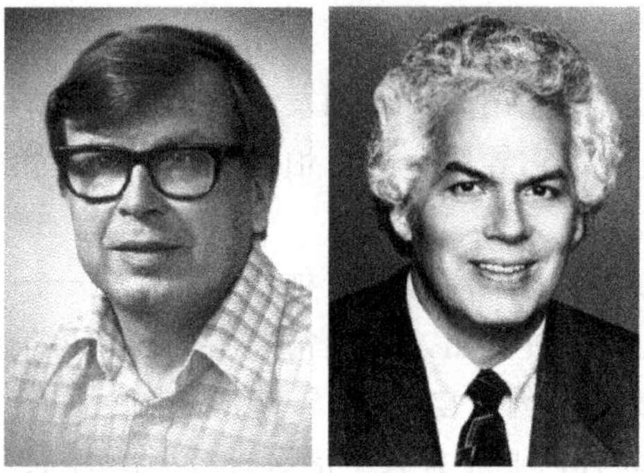

A　　　　B

图 12-22　盖杜谢克（A）；普鲁西纳（B）
（引自 https://www.nobelprize.org/prizes/medicine/1976/gajdusek/facts/；https://www.nobelprize.org/prizes/medicine/1997/prusiner/facts/）

普鲁西纳的假说是与克里克提出的中心法则完全不同的全新假说，挑战了原中心法则中遗传信息从 DNA 转录到 RNA，再翻译成蛋白质的过程，也就是说这个过程不一定是所有生物通用的规则。

普鲁西纳因发现朊病毒——有关传染病的一种新的生物学原理获 1997 年诺贝尔生理学或医学奖（图 12-22B）。

病毒的多样性和复杂性出乎人们的意料。在巴尔的摩病毒分类系统之外还有一些非传统病毒：朊病毒只有蛋白质没有核酸，类病毒则只有一种核酸而没有蛋白质。对这些非传统病毒的研究，推动了中心法则的发展。

中心法则是生物学特有的规律，它不依赖于化学或物理学规律。中心法则是生物学的第一法则，是生物学中最基本最重要的规律。没有中心法则，现代生物学将无从谈起。

第五节　遗传和遗传调控机制的相关研究

有关遗传和遗传调控机制的相关研究多次获得诺贝尔生理学或医学奖。现代生物学的重大成果几乎都在分子和细胞水平上进行研究，近 20 余年的诺贝尔奖获奖工作大多与基因有关。除“双螺旋的故事”和本章前几节介绍的获奖工作之外，此处介绍其他几项相关的获奖工作，另外还有一些与基因相关的工作放在其他章节介绍。

一、转座子——跳跃的基因

麦克林托克曾在康奈尔大学爱默生玉米小组学习和工作，一辈子研究玉米，终身未嫁，被称为玉米夫人（图 2-8C）。有一种印度彩色玉米，它的玉米粒是彩色的，有黄色的、蓝色的和紫色的，非常漂亮，甚至在一个玉米粒上也会有不同颜色的斑点。爱默生很早就注意到玉米的这种奇特现象，而且无法用孟德尔和摩尔根发现的遗传学规律进行解释。

麦克林托克在 20 世纪 30 年代就研究了玉米的“断离-融合-桥”现象。她认为，如果一条染色体有两处发生断裂，两个断裂端融合就会形成一个具两个着丝粒的环状染色体。环状染色体中的两条染色单体大部分时间独立复制，但也会偶然在染色单体之间，发生交换，结果就产生了具有两个着丝粒的双环。由于两个着丝粒向着相反的方向运动，被牵引的染色单体就会形成一座桥。而随着牵引力量的增大，桥又会在某一位点处发生断裂，断裂端之间又形成新的融合，形成新的环。环的大小取决于桥的断裂位置，而断裂位置则是随机的。因此，当其形成一个很小的环时，常常会丢失环中的显性等位基因而使隐性等位基因得以表达，表现出隐性基因的表型，而不是孟德尔学说中显性基因的表型。

1944 年，麦克林托克发现在玉米细胞 9 号染色体上有一特定位点经常发生断裂，并由此产生不同的表型。进一步的研究发现，这一现象的形成正是所谓的“断离-融合-桥”现象。当抑制色素形成的显性基因丢失时，玉米粒上呈现出不同颜色的斑点。而且导致玉米粒颜色变化这一特殊的断裂位点不是随机的，而是受到一个基因的控制。当麦克林托克试图通过实验精确地确定这个控制基因在染色体上的位置时，她惊奇地发现这个基因的位置是不稳定的，它可以从染色体的一个位点跳到另一个位点，遗传学中的“转座子”（也被称为跳跃基因）现象被发现了。有意思的是，这个最早发现的“转座子”在染色体位置上的变化又受到另一个基因的影响，而影响“转座子”转座的基因也是一个“转座子”。

当时学术界很难接受麦克林托克的“断裂-融合-桥”现象。多年后，分子遗传学方法证实了这一现象，就是所谓的转座子，或者称为“可移动的基因”或“跳跃的基因”。1983年，已年过80的麦克林托克获得了诺贝尔生理学或医学奖，从她发现转座子现象到她获得诺贝尔奖间隔了近40年，仅次于发现劳斯肉瘤病毒的劳斯。

二、从分子剪刀到DNA重组

阿尔伯（Werner Arber，1929～）、内森斯（Daniel Nathans，1928～1999）和史密斯（Hamilton O. Smith，1931～）因发现限制性内切酶及其在分子遗传学方面的应用获1978年诺贝尔生理学或医学奖（图12-23）。

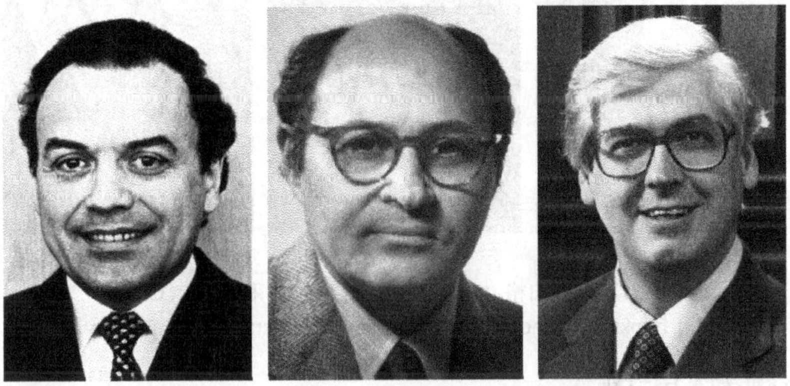

A B C

图12-23 阿尔伯（A）、内森斯（B）和史密斯（C）
（引自 https://www.nobelprize.org/prizes/medicine/1978/summary/）

瑞士分子遗传学家阿尔伯在研究耐紫外线的大肠杆菌受噬菌体感染后的变异体时，发现变异的大肠杆菌感染噬菌体后，一些噬菌体开始繁殖，而另一些噬菌体则不能繁殖。这种噬菌体感染受到保护或受到限制的现象此前也有报道。进一步的研究发现，噬菌体进入细菌体内后，细菌体内的一种酶可以破坏噬菌体的DNA，而另一种酶可对相同细胞株噬菌体的DNA产生保护作用。此后，阿尔伯成功地分离出DNA限制性酶*Hin*dⅠ和甲基化修饰酶。限制-修饰系统的发现为理解细菌免疫机制提供了重要线索。

美国人史密斯在研究流感嗜血杆菌的实验中发现了与阿尔伯类似的现象。史密斯意识到流感嗜血杆菌中可能存在类似的限制-修饰系统。1970年，史密斯成功地从流感嗜血杆菌中分离纯化出限制酶*Hin*dⅡ，扩展了对限制性内切酶的认识。

美国人内森斯与史密斯合作，利用最简单的动物致瘤病毒 SV40，通过限制酶 *Hin*dⅡ对其 DNA 进行了切割，得到 11 个特定的片段，证明限制性内切酶是理想的“分子剪刀”。此后，他们又用另外两种新发现的限制性内切酶对 SV40 基因组 DNA 进行切割，然后对这些 DNA 片段进行排列组合，成功构建了 SV40 的基因组物理图谱。这是人类首次通过化学方法获得的基因组图谱，为分子遗传学研究和基因工程奠定了基础。

美国生物化学家伯格通过 10 年的研究几乎同时得到了与阿尔伯等一样的结果，而阿尔伯等 3 人很快获得了诺贝尔奖。伯格并没有因此遗憾和不快，而是认为发现限制性内切酶和完成 DNA 切割只是第一步。伯格曾发现被切割的 DNA 在切断处会产生附着性尾端，那么不同 DNA 的尾端连在一起就可实现基因重组。伯格用分子剪刀——限制性内切酶将一种病毒的 DNA“剪开”，并将其连接到另一个已“剪开”的 DNA 分子上，完成了世界上第一例基因重组，这标志着基因工程技术的诞生。

伯格因 DNA 重组技术与建立了核酸中 DNA 碱基序列测定方法的吉尔伯特和桑格获 1980 年诺贝尔化学奖（图 12-24）。

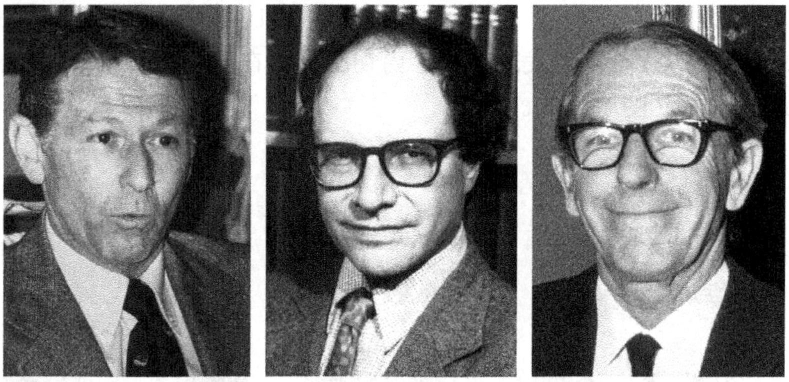

A B C

图 12-24　伯格（A）、吉尔伯特（B）和桑格（C）

（引自 https://www.nobelprize.org/prizes/chemistry/1980/summary/）

三、定点突变和基因打靶

基因突变可以自发产生也可以诱发形成。生命有机体在自然环境中产生的突变和用物理或化学方法诱导的突变，我们可以观察到其性状或者功能上的变化或不同，但无法直接确定导致其性状或功能不同的基因的位置。只有通过遗传学方法或者分子生物学方法找到基因突变的位点，才能将突变的性状或功能与决定这些突变的基因联系起来。

能不能反其道而行之：在任何一个基因的 DNA 序列片段上进行设计好的突变或者随意突变，然后再观察性状或者功能上的变化。加拿大生物化学家史密斯（Michael Smith，1932～2000）在工作之余闲聊时提出了这个设想并最终付诸实现。

史密斯因定点突变获 1993 年诺贝尔化学奖（图 12-25A）。1993 年诺贝尔化学奖的另一半颁给了发明 PCR 技术的穆利斯（Kary B. Mullis，1944～2019）（图 16-8）。定点突变法和 PCR 技术已成为几乎每个生物学实验室的常规方法和实验技术。

基因打靶也称为基因靶向（gene targeting），就是利用分子生物学技术改造生命有机体的基因，包括破坏某个基因或特定的基因组序列、基因敲除（gene knockout）和用一段设计好的序列整合进或替换动物基因组特定位点的基因敲入（gene knockin）。通常说的转基因就是基于类似的分子生物学方法将原不属于这种生命有机体的外源基因导入生命有机体体内。

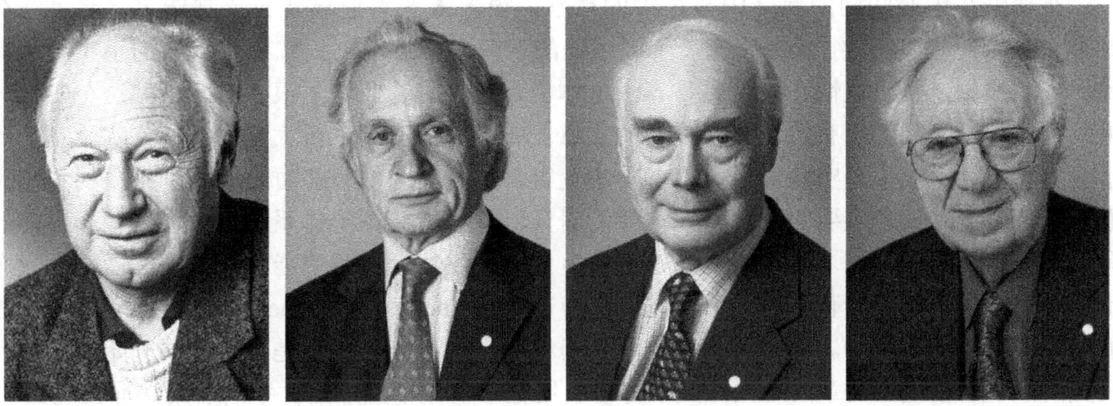

A B C D

图 12-25　史密斯（A）；卡佩奇（B）、史密希斯（C）和埃文斯（D）
（引自 https://www.nobelprize.org/prizes/chemistry/1993/smith/facts/; https://www.nobelprize.org/prizes/medicine/2007/summary/）

出生于意大利的美国人卡佩奇（Mario R. Capecchi，1937～）是因发现 DNA 双螺旋结构而获诺贝尔奖的沃森的学生。卡佩奇在 1973 年就设想对动物细胞的基因进行改造，但一直不被理解和支持。通过自行研究，卡佩奇证实了异体脱氧核糖核酸与哺乳动物细胞内的染色体之间可以产生同源重组，通过这种方法可以修复动物体内有缺陷的基因。此后，出生于英国的美国人史密希斯（Oliver Smithies，1925～2017）发现，细胞内源基因都可以运用基因打靶技术被改造。1981 年，英国剑桥大学的埃文斯（Sir Martin J. Evans，1941～）利用小鼠早期胚胎中的胚胎干细胞作为载体，通过胚胎干细胞植入到小鼠的受精卵内，将特定遗传性状不同的个体改造形成嵌合体小鼠。

卡佩奇和史密希斯将干细胞技术与基因打靶技术相结合，用同源重组对胚胎干细胞中的基因进行改造，然后将改造后的干细胞植入动物体内得到被改造过基因的生殖细胞，由生殖细胞孕育出经基因修饰的纯合体小鼠。1989 年，第一只运用这种方法的基因敲除小鼠诞生。

基因打靶使很多普通的实验室可以利用基因剔除小鼠在生命有机体的整体水平开展基因功能的研究，为多个领域的基础研究和应用研究开辟了广阔的空间。卡佩奇、埃文斯和史密希斯因基因靶向技术获 2007 年诺贝尔生理学或医学奖（图 12-25B～D）。

四、细胞凋亡、microRNA 和 RNA 干扰

线虫（*Caenorhabditis elegans*）是遗传学和发育生物学研究的模式生物。通过线虫的研究，已经发现了很多很重要的生物学现象和机制，如细胞凋亡、microRNA 和 RNA 干扰。

谁最开始做这个小线虫呢？是前文“双螺旋之后——中心法则的提出和完善”一节中提

到过的英国学者布伦纳。布伦纳是南非人，是犹太人的后裔，家里很贫穷。他父亲是南非约翰内斯堡街头的一个修鞋匠。布伦纳小的时候，常在他父亲的鞋摊旁边玩。有一次，一个修鞋的妇人对他父亲说，你这个孩子很聪明，你一定要想办法让他去读书。布伦纳的父亲把这个话听进去了，布伦纳自此一直读书，后来还到英国继续学业，拿到了诺贝尔奖。

布伦纳在中心法则的建立中有很大的贡献，很多人认为他早就应该拿诺贝尔奖了。在20世纪60年代，布伦纳开始研究一个很奇怪的东西，在英国到处找土壤里边的小虫子。他找很小的线虫，繁殖很快，又很容易养，身体又是透明的。他花了很多时间去做这个工作，因此很长一段时间都没有发表什么重要的文章。布伦纳在英国剑桥大学卡文迪许实验室的分子生物学实验室工作，实验室对研究者非常宽容，支持他们做一些暂时看不到结果的科学探索。几年都没有发表重要的文章，在一般的研究机构，可能评价体系就会对你有一个不好的评价，你就干不下去了。但是卡文迪许实验室的分子生物学实验室能容忍他继续做下去。布伦纳后来发表了一篇很著名的文章，文章名为“The genetics of Caenorhabditis elegans”（“秀丽隐杆线虫的遗传学”）。现在所有研究秀丽隐杆线虫的工作几乎都是从布伦纳开始的。研究线虫的学者，在发表文章的时候，几乎都会引用他那篇文章，那篇文章的引用率非常高。

布伦纳的两个学生，美国人霍维茨（H. Robert Horvitz，1947～）和英国人苏尔斯顿（John E. Sulston，1942～）用线虫来进行研究，发现一个非常有意思的现象。他们从一个受精卵开始研究线虫的发育，一个受精卵分裂成两个细胞，两个细胞分裂成4个细胞，4个细胞再分裂成8个细胞，一步步地分裂下去，最多可以分裂为1090个细胞。但是线虫变成成虫的时候，不是1000多个细胞，而是959个细胞，有131个细胞消失了。这些细胞为什么会消失呢？他们发现了一个非常重要的规律——细胞凋亡，也就是说细胞会出现正常的程序化死亡。这种死亡是一种正常的现象，如小蝌蚪是有尾巴的，小蝌蚪长大成青蛙时，它的尾巴就不见了，因为构成小蝌蚪尾巴的细胞程序化死亡了，这就是细胞凋亡。

布伦纳、霍维茨和苏尔斯顿因为发现器官发育遗传调控和细胞程序性死亡的机制而获得2002年诺贝尔生理学或医学奖（图12-26）。1993年，在霍维茨实验室工作的安布罗斯（Victor Ambros，1953～）和茹夫昆（Gary Ruvkun，1952～）在线虫中鉴定出*lin-4*基因，发现它只编码小的RNA而不编码蛋白质，这类物质后来被称为microRNA（miRNA）。microRNA的作用一直扑朔迷离。即使发现了microRNA，安布罗斯也未得到母校的终生教职。直到2024年，安布罗斯和茹夫昆才因发现microRNA及其在转录后基因调控中的作用分享诺贝尔生理学或医学奖（图12-27A和B）。

1995年，中国留学生郭苏（Guo Su）和她的导师发现注射正义RNA（sense RNA）和反义RNA（antisense RNA）均能有效并特异性地抑制线虫*par-1*基因的表达。正义RNA携带遗传信息，是可翻译成蛋白质的RNA。mRNA就是一种正义RNA。反义RNA是与mRNA互补的RNA分子。由于核糖体不能翻译双链的RNA，反义RNA与mRNA特异性互补结合，可抑制mRNA的翻译。但正义RNA抑制基因表达无法用当时的RNA理论解释。

1998年，法尔（Andrew Z. Fire，1959～）和梅洛（Craig C. Mello，1960～）等证实郭苏发现的现象是由于体外转录制备的RNA中污染了微量双链RNA（dsRNA）而引发的，并将这一现象命名为RNA干扰（RNA interference，RNAi）。RNAi技术可以特异性下调特定基因的表达，成为基因功能探索的重要方法，并可广泛应用于传染病及恶性肿瘤等疾病的基因治疗，这也证明了 microRNA 的意义。美国人法尔和梅洛因发现的 RNA 干扰——双链 RNA 引发的基因沉默现象，分享了 2006 年诺贝尔生理学或医学奖（图 12-27C、D）。

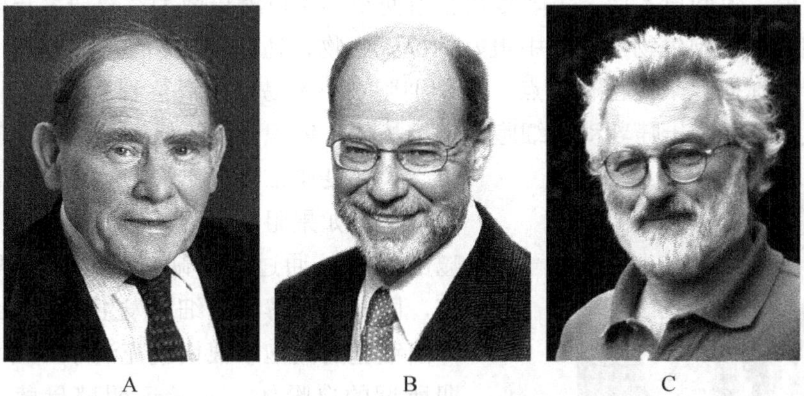

图 12-26　布伦纳（A）、霍维茨（B）和苏尔斯顿（C）
（引自 https://www.nobelprize.org/nobel_prizes/medicine/laureates/2002/）

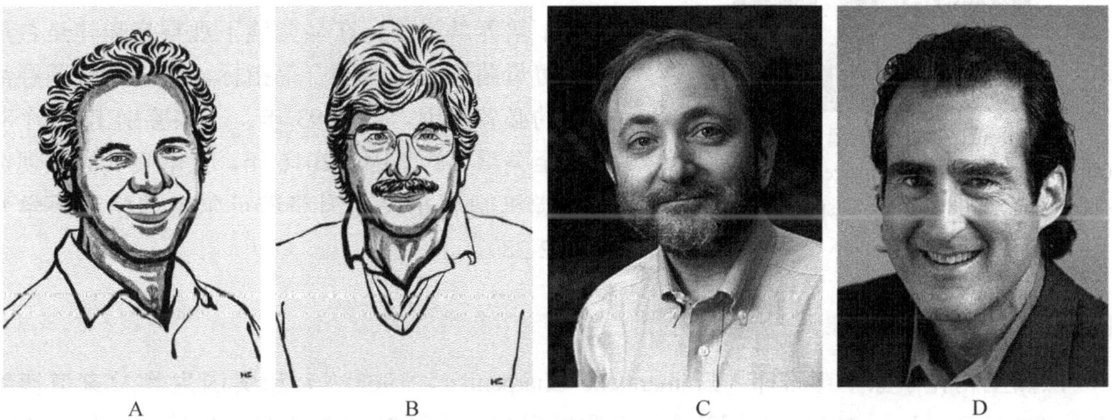

图 12-27　安布罗斯（A）和茹夫昆（B）；法尔（C）和梅洛（D）
（引自 https://www.nobelprize.org/prizes/medicine/2024/summary/；
https://www.nobelprize.org/nobel_prizes/medicine/laureates/2006/）

五、细胞自噬机制和相关基因

1955 年，比利时细胞生物学家德·迪夫在老鼠肝细胞中发现了溶酶体。溶酶体含有消化蛋白的酶，可以消化细胞局部的细胞质和细胞器。1963 年，德·迪夫在研究溶酶体时发现了细胞的自噬（autophagy）现象，并提出了由希腊文 auto（自我）和 phagein（吞噬）组成的 autophagy 一词。所谓自噬就是自我吞噬，自己吃自己。德·迪夫因为发现溶酶体获得 1974 年诺贝尔生理学或医学奖（图 12-15B）。

通过生化分析和电镜观察，德·迪夫发现细胞内有大量物体通过称为自噬小泡的囊泡运输到溶酶体实现降解。不过这种细胞内的现象长期局限于形态观察层面，没有太好的方法研究其分子机制。

日本人大隅良典（Yoshinori Ohsumi，1945～）在日本完成学业后前往美国，师从诺贝尔奖得主埃德尔曼，埃德尔曼因抗体结构的研究获得1972年诺贝尔生理学或医学奖（图11-13C）。获奖后，埃德尔曼从免疫学转向发育生物学。大隅良典在埃德尔曼的实验室学习了用酵母菌进行研究。返回日本后，大隅良典带着两个学生以酵母菌为对象研究自噬基因。

酵母菌细胞是细胞生物学研究中很好的模式生物，适合发现和鉴定一些细胞活动途径的基因。但对于自噬研究来说也有缺点，就是细胞太小不易直接观察到自噬现象。不过，酵母菌细胞里有液泡，相当于哺乳动物细胞中的溶酶体，体积比溶酶体大，相对比较容易研究。

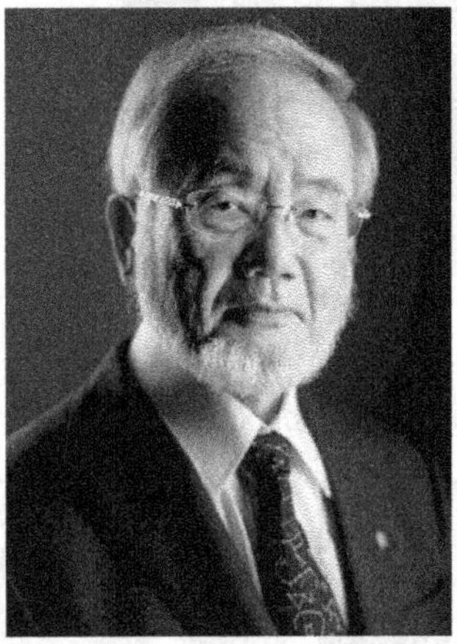

图 12-28　大隅良典
（引自 https://www.nobelprize.org/nobel_prizes/medicine/laureates/2016/ohsumi-facts.html）

大隅良典推测既然液泡有溶酶体的特性，可进行降解。如果阻断降解，液泡里就会充满可产生自噬的结构。通过培养缺乏液泡降解酶的突变酵母菌，同时刺激酵母菌细胞发生自噬，结果发现，酵母菌细胞的液泡中很快就充满了未降解的小囊泡，即所谓的自噬体。实验证明酵母菌中存在自噬，1992年相关研究成果发表。

细胞营养不足时易发生自噬。大隅良典在饥饿条件下培养酵母菌，在显微镜下观察自噬体是否形成、酵母菌液泡是否融合等指标，筛选酵母菌存活所需的必备基因。至1993年，一共鉴别出15个对自噬至关重要的基因。2016年，大隅良典因发现细胞自噬机制和相关基因获诺贝尔生理学或医学奖（图12-28）。

六、基因编辑

法国生物化学家卡彭蒂耶（Emmanuelle Charpentier，1968～）和美国生物学家道德纳（Jennifer A. Doudna，1964～）因建立了基因编辑方法获得2020年诺贝尔化学奖（图12-29A和B），这是诺贝尔化学奖首次同时授予两名女性科学家。

在基因编辑获得诺贝尔奖30年前的1990年，西班牙阿里坎特大学的一个研究生莫伊卡（Francisco Mojica，1963～）（图12-29C）在研究嗜盐古菌时，发现在其基因组里，有14段完全相同的DNA序列，通常由20～40个碱基对组成。它们每隔一定的距离就会重复，而且顺读和反读的序列是一样的，就像是回文。

大文豪苏轼曾写有回文诗“菩萨蛮·回文夏闺怨”：“柳庭风静人眠昼，昼眠人静风庭柳。香汗薄衫凉，凉衫薄汗香。手红冰碗藕，藕碗冰红手。郎笑藕丝长，长丝藕笑郎。”据说拿破仑在被流放到厄尔巴岛（Elba）时曾说过一句：“Able was I ere I saw Elba.”（ere是古英语中before的意思）。

当时正在准备博士论文的莫伊卡估计没有此般雅兴，而是怀疑自己的测序出了问题。一直到1992年，莫伊卡的实验表明数据是可信的。那么这种奇怪的数据是否也在其他研究者的论文里出现了呢？通过查询和阅读大量的文献，莫伊卡发现日本人石野良纯（Yoshizumi Ishino）于1987年在大肠杆菌里也发现了有间隔的重复序列片段。

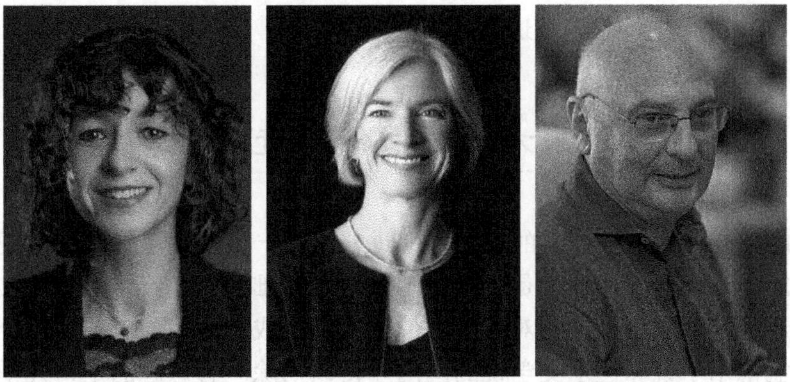

A　　B　　C

图 12-29　卡彭蒂耶（A）、道德纳（B）、莫伊卡（C）

（引自 https://www.nobelprize.org/prizes/chemistry/2020/summary/）

给这种规律间隔的短重复序列起个名字也不是件容易的事儿，石野良纯和莫伊卡对它都有不同的命名。一天夜里，莫伊卡想到“Crispr”的名字，说给他妻子听。他妻子觉得这个名字很好听，像一个小狗的名字。CRISPR 成为“clustered regulatory interspaced short palindromic repeat”（成簇规律间隔短回文重复）的简称。对于中国人来说，CRISPR 仍是一个拗口的名字，本书不妨称它为“克瑞斯普尔”，一条来自西班牙的调皮小狗。莫伊卡的一位荷兰合作者将与 CRISPR（克瑞斯普尔）相关的酶命名为 Cas 酶。CRISPR/Cas 系统的名称诞生。

莫伊卡一直致力于嗜盐古菌回文结构的研究，并认为它参与了嗜盐古菌的免疫功能，但莫伊卡的研究并未被认可。2003 年，首篇 CRISPR（克瑞斯普尔）的论文先后被 *Nature*、*PNAS*、*Molecular Microbiology* 和 *Nucleic Acids Research* 等多家学术期刊拒稿，直到 2005 年被 *Journal of Molecular Evolution*（《分子进化杂志》）发表。

此后，在 2007 年有研究者发现感染噬菌体的嗜热链球菌时，耐药菌获得了新的间隔序列，这些序列与用于感染的噬菌体内选择耐药性的序列相匹配，间隔区域的缺失将导致抗药性的丧失。而 Cas 的一个基因失活也可导致噬菌体抗性的丧失，说明 Cas 基因产物在 CRISPR/Cas 系统介导的免疫中发挥作用，其特异性依赖于间隔序列。莫伊卡的假设被证实。

CRISPR/Cas 系统作用机制和 CRISPR/Cas 系统的应用逐渐成为研究热点。

2012 年，卡彭蒂耶和道德纳首次利用 CRISPR/Cas 系统实现了在体外对原核细胞 DNA 进行切割，并且阐明了 CRISPR/Cas9 系统基因编辑的机制。通过 CRISPR 精确定位要改变的 DNA 序列，然后用酶 Cas9 剪断 DNA，进而改变或引入新的 DNA 片段。通过改变基因使其表达不同或者用一个基因代替另一个基因实现基因的编辑。2013 年，出生于中国河北石家庄的麻省理工学院华裔学者张锋（Feng Zhang，1982～）和哈佛大学医学院的丘奇（George Church，1954～）分别报道了 CRISPR/Cas9 被成功用于哺乳动物细胞的基因编辑。CRISPR（克瑞斯普尔）在基因编辑技术方面研究的迅速发展，在生物学各个领域乃至医学和农学展现了巨大的应用前景，这可能是莫伊卡当初无法想象的。莫伊卡、张锋和丘奇都未能成为诺贝尔生理学或医学奖的分享者。

目前，CRIPSR/Cas9 系统成为遗传学和分子生物学研究的常用工具：第一是基因表达调控工具；第二是表观修饰编辑工具；第三是单碱基编辑工具；第四是染色质成像工具；另外，还可利用 CRISPR/Cas9 作为递送工具。

第六节　遗传与进化

讨论进化的问题可能需要较大的篇幅，但进化又是一个不得不讨论的问题，其意义不仅仅在生命科学的层面。现代遗传学是以孟德尔定律为基础的，孟德尔的杂交实验被德弗里斯等发现及此后形成的孟德尔学说，对达尔文的进化论形成了巨大的威胁。直至现代综合进化理论的形成，孟德尔学说和达尔文学说的鸿沟才得以消除。有意思的是，几乎从未直接在生物进化或生物演化领域颁奖的诺贝尔奖，在 2022 年将诺贝尔生理学或医学奖颁给了在古人类基因组学和人类起源方面的进化遗传学研究，为本书讨论遗传与进化的问题提供了一个有趣的节点。

一、从拉马克到达尔文

法国博物学家拉马克在 1879 年发表了《动物哲学》(*Philosophie Zoologique*)，提出生物进化、用进废退和获得性遗传的理论，反对特创论、物种不变论和灾变论，认为生物物种是逐渐进化的、环境的改变可以引起生物变异。现代生物学认为拉马克是进化论的先驱，他的进化理论具有重要意义，但用进废退和获得性遗传却是错误的。有关获得性遗传与表观遗传后续有专题讨论。拉马克还使用了“biology”（生物学）一词，被认为是生物学的奠基者。

英国博物学家达尔文在 1859 年出版了《物种起源》(*On the Origin of Species*)，提出了物种是通过自然选择过程逐渐演化而来的观点。其中，自然选择原理成为进化论的基石。英国哲学家斯宾塞（Herbert Spencer，1820～1903）运用达尔文的学说研究社会问题，提出了“适者生存”(survival of the fittest) 的社会达尔文主义观点。达尔文的进化学说不仅对生物学产生了巨大的影响，而且对自然科学和社会科学都产生了巨大的影响。《物种起源》被认为是人类历史上最伟大的著作之一。

达尔文的祖父伊拉斯谟·达尔文（Erasmus Darwin，1731～1802）不仅是英国历史上著名的医生和诗人、月光社（Lunar Society）的重要成员，而且是最早的进化论者。不过达尔文最初并未继承祖父的事业，而是在父亲的安排下进入爱丁堡大学医学院学医，而后转入剑桥大学学习神学。达尔文在剑桥大学仔细研读了自然神学的著作。自然神学基于其宗教立场，认为生命有机体的各种精妙结构是根据天才的设计而制造出来的，生命有机体复杂而多样的结构是为了实现各种特定的功能。此处，要特别说明一下，这种观点并不等同于或类似于现代生物学中“结构决定功能，功能是结构的完美表演者”的观点。自然神学的观点明显是目的论，而现代生物学的观点则是因果关系。

1831 年 12 月 27 日至 1836 年 10 月 2 日，达尔文随英国“小猎犬号”（也称贝格尔号，the Beagle）进行了近 5 年时间的环球科学考察。贝格尔号从英国西南部出发，穿过大西洋，抵达南美洲东海岸的巴西、阿根廷等地，再绕行至南美洲西海岸及相邻的岛屿考察，而后跨太平洋至大洋洲，穿越印度洋到达南非、绕过好望角，再经大西洋到巴西，最后返回英国。

达尔文的环球考察为达尔文进化论提供了大量物证，这些物证主要来自地质学和生物学，因此说博物学物证更为贴切：一是复杂多样的地质状况似乎不是造物主的杰作；二是动物胚胎学提示物种具有共同的起源；三是比较解剖学研究发现同源器官不同功但同祖提示物种具有共同的起源，而同功器官则可能是殊途同归；四是生物退化的结构难以用造物主多余的零件来解释；五是种类繁多但已灭绝的生物化石；六是地理隔离形成不同区域生物的独特性。

达尔文的物证质疑了一个根本问题：生命的产生是造物主的杰作，物种是永恒不变的。他认为生命的产生与发展是自然的，物种是不断进化中自然选择的结果。

在撰写《物种起源》时，达尔文最烦恼的事情是不了解可遗传的变异是如何产生的又是如何遗传给后代的。达尔文在晚年提出泛生论，基于对生物结构和功能的观察和比较，臆想性细胞可以不断接受体内的各种信息。他认为生命有机体的细胞都带有特定的自身繁殖的粒子，所谓的泛子，这些泛子集中于生殖细胞，传递给后代。

反对达尔文进化论的新拉马克主义者认为：生命有机体的获得性状包括个体的经历都可以成为其遗传的部分传递给下一代，主张环境的直接影响是进化的主要原因而不是自然选择。

此时，德国动物学家魏斯曼（August Weismann，1834～1914）做了一个剪老鼠尾巴的实验。他连续剪掉了22代老鼠的尾巴，结果被剪掉尾巴的老鼠后代的尾巴并没有产生缩短的趋势。魏斯曼提出了种质论：认为生命有机体由种质和体质组成，外界环境的影响或各种器官使用上的多寡不同只表现于体质上，而与种质无关，所以后天获得性状不能遗传。种质仅存在于细胞核内的染色质中，染色质中还可分为多级更小的遗传单位。魏斯曼否定了拉马克主义和新拉马克主义，提出了他自认为的新达尔文主义，认为自然选择是万能的，而达尔文的其他观点是难以接受的。魏斯曼的观点启发了对遗传物质及染色体、基因和DNA的深入研究。

有学者调侃魏斯曼著名的老鼠尾巴实验，称魏斯曼完全没必要这么麻烦，他只要去看看有割礼习俗民族的后代就可以证明用进废退和获得性遗传是不靠谱的。

二、孟德尔学说与达尔文学说的碰撞

进化问题的出发点是遗传与变异，而遗传与变异的核心是基因。达尔文进化论提出了生物进化是生命有机体在遗传和变异中自然选择的结果，但决定遗传与变异的基因是达尔文乃至达尔文那个时代不为所知的。尽管与达尔文同时代的孟德尔已在《物种起源》出版后的第6年发表了他著名的《植物杂交实验》的论文，提出了“遗传因子”的准基因概念，但尚未被学术界认可，在当时的传播和影响几乎可以忽略不计。

在达尔文去世18年后、孟德尔去世16年之后的1900年，孟德尔的研究结果被再次发现。此后，基因的概念被提出。支持孟德尔学说的一派认为基于连续变异的自然选择而产生的进化是不可能的，进化过程是不连续的跳跃式的而不是缓慢持续的。新的物种是大规模突变迅速形成的，根本不需要什么自然选择。而支持达尔文学说的学者则坚持认为进化是通过对持续微小变异的自然选择缓慢发生的。德弗里斯的突变论已被否定，但他发明的“mutation”（突变）一词却恰到好处地解释了孟德尔学说中生命有机体的遗传物质的改变所导致的性状差异。越来越多实验证据支持孟德尔学说，强调渐变和自然选择的达尔文进化论进入一个黑暗时刻。

三、现代综合进化论

英国数学家哈迪（Godfrey Harold Hardy，1877～1947）和德国医学家温伯格（Wilhelm Weinberg，1862～1937）于 1908 年各自独立提出了“哈迪-温伯格定律”（遗传平衡定律），标志着群体遗传学的诞生。他们认为在没有突变、迁移、遗传漂变和自然选择等因素作用的状态下，各等位基因的频率和等位基因的基因型频率在遗传中稳定不变保持平衡。以英国数学家费希尔、英国遗传学家霍尔丹（John Burdon Sanderson Haldane，1892～1964）和美国遗传学家赖特（Sewall Wright，1889～1988）为核心的理论研究构建了群体遗传学理论体系，他们运用数学方法论证生物进化，认为生物进化就是群体遗传结构持续变化和演变的过程，一个可提供有利特性的基因可以通过自然选择在群体中迅速扩散。大的种群中因带有异常基因个体的频率很低，这种基因在种群中会很快消失，而在一些特殊的小种群（如地理隔离）中带有异常基因个体的频率会特别高，异常基因则可能在特殊小种群中遗传，即遗传漂变。群体遗传学不仅将数学系统地引入生物学研究，而且将孟德尔学说与达尔文学说相结合，开启了现代的进化生物学。

杜布赞斯基在《遗传学与物种起源》一书中指出，每个种群中都存在着无穷无尽的变异，变异并不是特例而是规律，自然选择是一个持续不断的过程。美国动物学家迈尔对物种问题进行了深入探讨，认为不同物种之间的主要区别在于两个物种之间具有生殖隔离。迈尔有关物种的观点被绝大多数生物学工作者所接受。物种的定义似乎与进化没什么关系，实则关系巨大。达尔文在《物种起源》一书里，对什么是物种没有一个明确的回答。按照当今的审稿标准，达尔文的著作没有给书中的关键概念定义。当然孟德尔的论文可能也不合格，《植物杂交实验》，题目太大！美国古生物学家辛普森（George Simpson，1902～1984）对马科动物的进化进行了深入研究，认为生殖隔离是物种分化的关键，定向进化理论所认为的进化方向是由生物体内因素所决定的说法是错误的，进化是环境定向选择的结果。

1942 年，赫胥黎的孙子朱利安·赫胥黎（Sir Julian Huxley，1887～1975）对上述观点进行了总结，称其为现代综合进化论或新达尔文主义。赫胥黎的另一个孙子安德鲁·赫胥黎因神经兴奋与传导的研究获得了 1963 年诺贝尔生理学或医学奖。

四、中性进化和进化论的发展

现代综合进化论吸收了遗传学的研究成果，将孟德尔学说和达尔文学说综合在一起。但随着分子生物学研究的发展与深入，发现进化过程中频繁发生同义置换现象，也就是不使氨基酸发生变化的 DNA 碱基置换产生的同义性突变。这似乎与自然选择没什么关系，现代综合进化论难以解释这种分子水平上的现象。1968 年，日本遗传学家木村资生（Kimura Motoo，1924～1994）提出了“中性进化”的理论，认为大多数分子水平上的突变既不是有利的也不是不利的而是中性的，既然突变是中性的则不会发生自然选择与适者生存的情况，进化是通过中性突变在自然群体中随机产生的结果。

越来越多的学者赞同中性进化理论认为的种群随机出现不定向的大量可遗传变异的观点。这些突变普遍存在，可形成多种多样的基因型，但自然选择决定着进化的方向。作为生物进化基本单位的种群，其组成大量个体的基因可随机产生众多不确定性的突变方向，通过自然选择不断地淘汰那些不适应环境的个体类型，进而定向地改变了种群中的基因频率，使种群向着适应环境的方向进化。简单地说物种的形成就是通过自然选择淘汰了大量随机突变类型个体后进化而来的没有生殖隔离的幸存者群体，不同的物种就是有生殖隔离的种群。

木村资生本人是否定自然选择的，但其“中性进化”理论发展了达尔文的进化论。遗传学的研究成果解决了达尔文进化论的一个基本问题，就是多种多样无穷无尽的变异为自然选择提供了对象，但突变现象也否定了达尔文的渐变论。

在科学探索中，无数次黑暗中的摸索都失败而归。当前方露出一丝亮光时，我们欣喜若狂，朝着光明不断奋进。在一切都清晰地展现在我们面前时，我们会发现还有一个奇怪的小门。我们小心翼翼地走进小门，身后的光亮突然消失，我们又进入了什么都看不见的黑暗。

生物的演化似乎也是如此，爆炸式的各种突变体一次次进入黑暗中，只有每一次都通过自然选择的小门才有机会进入下一次突变和选择。一次次的突变、一次次的选择使得各种不同的生命有机体组成了现在的生物世界。

五、达尔文与孟德尔

如果要对历史上伟大的生物学家排个队的话，大多数人都会把达尔文和孟德尔排进前三，甚至前二。另一位可与他们两人比比高下的可能是巴斯德。

达尔文出身医学世家、生活富庶；孟德尔是园丁后代、家境贫寒。达尔文曾就读爱丁堡大学医学专业和剑桥大学神学专业，孟德尔没有上过大学但在维也纳大学进修过。达尔文在很多方面都有孟德尔难以企及的优势，这也从另一个角度衬映出孟德尔的超凡之处。

达尔文和孟德尔都热爱大自然：达尔文喜欢狩猎；孟德尔喜欢种植养殖。

达尔文是英国皇家学会的成员，与多位当时世界顶尖的学者关系密切，学术环境极佳；孟德尔是当地学术团体的重要成员，与当地学界关系密切，有良好的学术环境。

达尔文由地质学和生物学的物证到进化论的提出和孟德尔由豌豆的性状到遗传因子的提出，都是从现象到本质的假设和推断。

达尔文长期收集各类标本，其巨大的工作量，可能现代人在更好的条件下都做不到；孟德尔有关豌豆的实验持续了 8 年，此后，他转向山柳菊和蜜蜂等动植物的研究。

达尔文对进化问题进行了 20 年的研究，后因华莱士（Alfred Russel Wallace，1823～1913）的投稿，才最终将两人的论文同时发表。孟德尔的研究在 35 年后，由德弗里斯等再度发现。两位生物学历史上的巨人都有超前的思想，提示人类文明的进步有个人的伟大作用，但也表明不会因缺少某个人的作用而改变历史发展的方向和进程。

达尔文曾深入学习自然神学，他对自然神学的质疑不是浅薄和戏谑的，而是对核心问题的批判，并提出了物竞天择的思想；孟德尔致力作物育种和改良的研究，他对豌豆性状和决定性状本质的推测，开启了现代遗传学的序幕。

达尔文提出了达尔文学说；孟德尔提出了遗传因子的概念，孟德尔学说则是后人提出的。达尔文学说和孟德尔学说在生物学研究的系统性、持续性、深度和影响力等很多方面都具有重大意义。遗憾的是两位同时代的巨人没有直接交流过，两大学说在两大巨人生前也没有交流和碰撞。现代生物学研究表明：基因问题可以用于解释进化论，进化论可以解释遗传和变异问题。

达尔文著述颇丰，除《物种起源》外，还有《贝格尔号航行期内的动物志》《贝格尔号航行期内的地质学》《动物和植物在家养下的变异》《人类的由来及性选择》《人和动物情感的表达》等。目前可以查阅到的孟德尔发表的学术论文有十余篇，涉及植物、动物和气象。

孟德尔的不幸可能主要是其学术成果生前几乎不为学术界所知更谈不上认可，而达尔文的危机不仅是生前经历了学术界的激烈争议和世俗的各种嘲讽与批驳，还承担着有可能被固有价值体系维护者置于死地的风险。

达尔文的伟大不仅是在博物学或生物学中提出了一个重要的学说或理论，而是质疑和挑战了自己族人、国家甚至整个西方价值体系乃至人类传统价值体系中的核心问题，将人类对生物暨自身起源的认知从神话或宗教的主观推测和臆断转变到以实证为基本依据的科学分析和判断。自然选择，而不是造物主创造。达尔文提出的进化论思想不仅是生物学发展史上的里程碑，更是开创了人类文明史的新纪元。达尔文和孟德尔都是科学史上最伟大的科学家，他们的成就都是人类历史上最伟大的智慧成果。

六、远古的基因——尼安德特人

基于分子生物学技术的分子遗传学的发展，不仅没有推翻达尔文的进化论，反而补充了它的不足。达尔文的《物种起源》最初出版时，嘲讽达尔文及其学说最为形象和直观的言论就是：达尔文认为人是猴子变来的。那么人这个特殊的物种是如何演化而来的呢？现代人类学家不仅希望根据化石找到人类起源和演化的证据，还想方设法从那些古老的遗存中发现远古的基因，探寻现代人类与远古人类的演化关系。

提取古生物中的遗传物质重现那些已灭绝古生物的风采一直是人类的梦想。曾有一部“侏罗纪公园”的电影，呈现人类运用生物学技术使恐龙再现自然的情景，让很多观众热血沸腾。不过学术界也曾出现多次乌龙，误将现代生物的遗传物质认定为古生物的遗传物质。因此，古生物遗传物质研究的关键就是解决古生物 DNA 提取和制备过程中的污染问题。

摸索出一整套古人类基因的研究方法和流程，开创了古人类基因组学这门新学科的是瑞典人帕博（图 12-30A）。在不断完善实验室和实验过程中防止现代生命有机体遗传物质污染的各种措施的同时，帕博和其同事还在技术上探索和创新：构建了硅基质纯化法减少样本处理过程中的 DNA 污染、消除古提取物成分对 DNA 扩增的影响；利用氨基酸外消旋化的程度作为评估古代生物组织样品是否含有内源性 DNA 的条件。通过对古人类线粒体 DNA 的研究和比对，1997 年在 *Cell* 发表了首个一种已灭绝的尼安德特人线粒体 DNA 片段。2010 年，有关尼安德特人基因组的研究发表。此后，有关丹尼索瓦人的研究发表，并提出丹尼索瓦人和尼安德特人有基因上的交流。现代人类的身体中仍保留着少数已灭绝古人类的基因。2020 年，时值新冠肆虐全球，帕博的研究指出：基于相关基因的研究，新型冠状病毒重症的风险因素可能来自尼安德特人。相关研究认为，尼安德特人是从非洲走出的，他与此后从非洲走出的现代人类的祖先有基因交流，但尼安德特人最终还是灭绝了。帕博的研究完善了人类起源的“非洲起源说”（图 12-30B）。

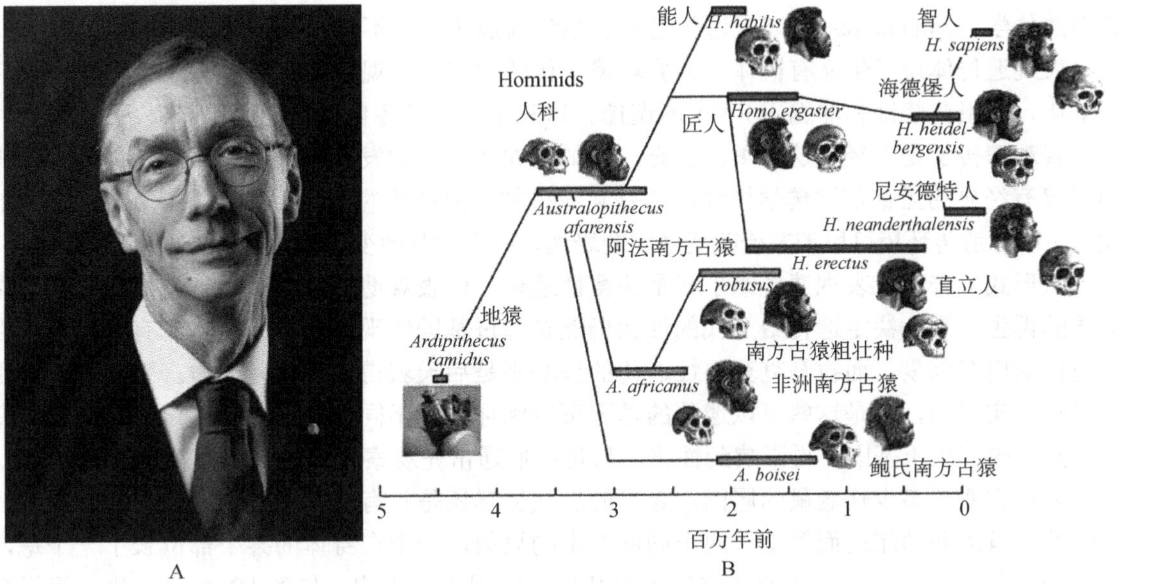

图 12-30　帕博（A）；人科的演化（B）
（引自 https://www.nobelprize.org/prizes/medicine/2022/summary/）

帕博是瑞典生物化学家伯格斯特龙（Sune K. Bergström，1916～2004）与同样也是化学家的母亲的非婚生子女。帕博的父亲伯格斯特龙因发现前列腺素及其相关生物活性物质与另外两位学者分享了 1982 年诺贝尔生理学或医学奖。

帕博因对已灭绝人种的基因组和人类进化的研究获 2022 年诺贝尔生理学或医学奖。伯格斯特龙和帕博也成为诺贝尔奖历史上第 7 对获奖的父子，也是诺贝尔生理学或医学奖历史上第一对获奖的父子。

帕博从小就对木乃伊特别感兴趣，他把从父母那里继承的专业特长与自己的兴趣结合在一起，开创了古生物学研究的一个新领域。帕博在其《尼安德特人》一书中坦陈自己是私生子，他还回忆自己一直认为自己是同性恋者，直到一次与现为他妻子的女性接触后，才发现自己也是异性恋者。帕博体现了他的坦诚，但现代社会在一些问题上已持有更开放的态度。

七、表观遗传——获得性遗传的再生？

从孟德尔提出遗传因子到摩尔根的基因论，从一个基因一个酶到中心法则，人类认识到基因是生命有机体中控制生物性状的基本遗传单位，它决定着生命有机体的结构和功能。基因存在于染色体上，是具有遗传效应的 DNA 片段。以基因为核心的遗传学称为孟德尔遗传学或经典遗传学。由孟德尔遗传学我们可以解释为什么“龙生龙，凤生凤”。但生活中我们也常说“同一棵树上也没有两片完全一样的树叶”，即使是两个同卵双生的双胞胎孩子，父母也会发现他们身体和行为上的不同。孟德尔遗传学认为基因决定了性状，基因型决定了表型。性状的不同（如豌豆有绿色和黄色、果蝇有红眼和白眼）是 DNA 序列突变导致等位基因的差异造成的。

同卵双生的双胞胎从父母那里遗传的基因应该是一样的，为什么他们的某些性状（表型）会出现不同或者差异呢？这是孟德尔遗传学理论无法解释的问题。由此，有学者提出了表观遗传学（epigenetics），表观遗传是非孟德尔式遗传，是不依赖于DNA序列的遗传。

表观遗传体现了生命有机体对外界环境变化的响应。表观遗传主要包括三个方面：DNA甲基化、组蛋白修饰和非编码RNA的调控。这三个方面既各自独立，又相互联系。

表观遗传学是对经典遗传学的补充，正如线粒体遗传的发现一样。生命有机体的遗传机制不仅有经典的孟德尔遗传学机制，还有其他机制，但遗传的核心仍然是基因。表观遗传的发现表明，遗传环境可以调节或改变基因的表达，甚至这种改变还可以伴随新的基因遗传。

从形式上来看，表观遗传似乎就是获得性遗传，但表观遗传的本质并不是拉马克获得性遗传的再生。因为决定遗传给子代的性状仍然是通过基因实现的，基因是生命有机体各种性状遗传的内在因素，而拉马克获得性遗传的核心则是后天获得性状可以遗传。表观遗传仍是通过基因实现的，只是这些可以遗传的基因可以因环境的不同产生一定的变化而已。这种变化仍然是先产生于基因，再影响到性状，只是我们通常先观察到性状的变化。

无论你剪掉多少代老鼠的尾巴，老鼠的后代依然还是长有那个尾巴。决定是否长尾巴的基因并没有因剪掉尾巴而改变。两个同卵双生的兄弟，一个在身体的某个部位长了一个痣，而另一个却没有。也许长痣的那位兄弟因某种环境因素的影响，导致DNA甲基化、组蛋白修饰和非编码RNA的一些调控的变化或者其他还未发现的什么机制出现了表观遗传的现象。长没长痣是受到环境的影响，但首先是影响了基因。表观遗传现象进一步表明了生命现象及其与环境关系的复杂性和多样性。

有关遗传暨基因的研究精彩纷呈，通过“双螺旋的故事”“基因的故事”介绍了一部分，但依然很难在两个章节里进行全面的展现。有关基因的研究是现代生物学研究的主题，无论是科学史还是方法论、无论是科学精神还是科学伦理都给予我们很多启示和思考。

如同孟德尔一样，很多科学工作者，有些人是被人曲解的，有些人的工作生前没有得到认可，有些伟大的发现没有获得诺贝尔奖。人生常有如此多的不如意乃至不幸，但是对于一个科学工作者，没有什么比为人类科学事业乃至人类文明做出自己的贡献，并得到世人的认可更为有幸！

第十三章

从神经元到大脑

脑是人类最好奇的器官，人脑也是人类产生好奇之处。学习与记忆、思维与智慧，都产生于人的脑。人脑的重量为1200～1500g，大多数人的脑不到3斤（1斤=500g）。有一种很小的猴子叫倭狐猴，倭狐猴的脑只有几克。脑和脊髓构成中枢神经系统，脑和脊髓之外的12对脑神经和31对脊神经等构成周围神经系统，中枢神经系统和周围神经系统组成神经系统。神经系统基本的结构单位和功能单位是神经元。人脑大约有1000亿个神经元，大脑里大约有140亿个神经元。

有个问题可能很多人都想过。大象和倭狐猴的脑在体积上相差这么大，但为什么在脑的功能上却差别不大呢？两种动物的脑和个体的体积差别这么大，那么是不是体积越大的动物对刺激的反应越慢呢（传导兴奋的距离更长了）？目前的一种解释是动物体积越大越需要更长的神经纤维，一般来说神经纤维越长，其直径越大、神经元的胞体也越大，神经纤维的直径越大传导兴奋的速度就越快，当然较大的神经元和较粗的神经纤维也会占用更多的空间。粗纤维、大体积、速度快，很好地解决了动物体积差异与兴奋传导距离的问题。生命有机体的和谐真是妙不可言！

脑中除了神经元以外，还有一些其他细胞，称为胶质细胞，如星形胶质细胞、小胶质细胞、少突胶质细胞和室管膜细胞。人脑里的恶性肿瘤，主要是因为胶质细胞恶性增殖，神经元不会恶性增殖，所以脑里边的恶性肿瘤都是胶质细胞瘤。

第一节　卡哈尔与神经元学说

西班牙人卡哈尔和意大利人高尔基（Camillo Golgi，1843～1926），因为对神经系统精细结构的研究，分享了1906年诺贝尔生理学或医学奖（图13-1A和B）。他们对神经元的结构和功能进行研究，提出了两个学说。高尔基提出了神经网状学说，而卡哈尔提出了神经元学说。这两个学说在一些观点上是相互对立的，如神经元之间的联系。神经网状学说认为神经元之间是相互连通的、有细胞质的联系；而神经元学说认为神经元是相互独立的结构和功能单位，没有细胞质相互沟通，神经元之间通过特殊的结构联系。这个特殊的结构后来被证实是突触。

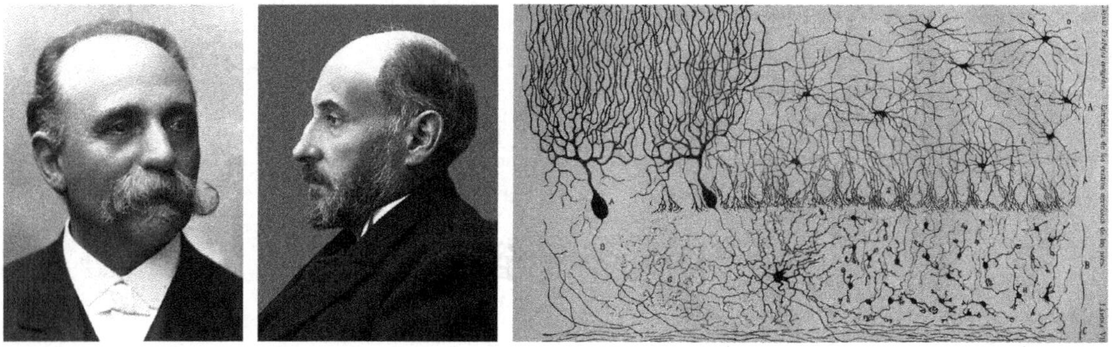

A B C

图 13-1 高尔基（A）和卡哈尔（B）；卡哈尔绘制的插图（C）
（引自 https://www.nobelprize.org/nobel_prizes/medicine/laureates/1906/；DeFelipe，2002）

由两个相互对立学说的代表者分享同一年的诺贝尔生理学或医学奖，在诺贝尔生理学或医学奖历史上是比较罕见的。在这一年颁奖大会上，高尔基做了一个演讲，演讲的题目是“神经元学说”。高尔基的演讲并不是同意神经元学说里的某些观点，而是对神经元学说进行了批评。卡哈尔在他的获奖感言里提到了他用到的研究技术，是高尔基发明的银染技术。

在 1873 年，高尔基发现用硝酸银染色新鲜的脑组织，新鲜的脑组织里会有 3%左右的神经元被染色。硝酸银不是染色所有的脑组织，而只有 3%左右的神经元被染色，这样就可以观察到一个神经元的完整结构，即神经元胞体、树突和轴突。为什么只有 3%被染色，而其他的部分不被染色呢？其中原理至今都不清楚，但此项技术沿用至今。

高尔基当时做实验的条件是比较差的，他的实验室是由一个厨房改造出来的。高尔基的很多实验都是在这个厨房里面完成的。

卡哈尔在回忆自己的一生时说，自己的一生是战斗的一生。少年时代和父亲分歧很大；做研究工作时坚持己见，要想尽办法得到同行的认可；建立了“神经元学说”，却要不断证明这是属于自己的主要成就而不是别人的。

一、少年时代的“离经叛道”

卡哈尔在少年时代特别顽皮，不是一个传统意义上的乖孩子。卡哈尔曾在回忆录里写道，他小的时候，不是像小鹿一样不停地奔跑，就是像猴子一样在树上和房子上爬来爬去。卡哈尔在少年时代还做过一个非常荒唐的事情，据说他跟邻居吵架，吵不过别人，就自己做了一门木头土炮，去轰击这个邻居家的大门。

卡哈尔的父亲是一位医生，他非常希望卡哈尔能成为他事业的接班人，但卡哈尔小的时候非常喜欢画画。西班牙人在艺术方面特别有天赋，历史上有很多伟大的画家、伟大的歌唱家都出自西班牙。卡哈尔似乎也继承了这种传统，特别喜欢绘画。现在还可以看到卡哈尔在他的论文和著作里的一些插图，这些插图是卡哈尔亲自绘制的。有人评价卡哈尔在神经解剖和神经组织学里绘制的一些插图是教科书里最好的插图（图 13-1C）。

少年的卡哈尔被认为是一个离经叛道的孩子。卡哈尔不仅学习成绩糟糕，还被学校开除过，甚至被警察局拘留过。卡哈尔的父亲用一些特别的方法引导卡哈尔，送给他一个显微镜，让他观察显微镜下的有趣现象，然后把显微镜下看到的景象绘画出来。这种方法逐渐培养了卡哈尔对显微解剖的爱好，使他后来走上了医学研究的道路。

卡哈尔的顽皮在他高中时代戛然而止，除了父亲和家人的影响外，据说还有一位他心仪的女同学对他的不屑，这位女孩子对卡哈尔说“顽童都是弱者！”不愿做弱者的卡哈尔重新回到了学校，开始努力学习，最后以全年级第一名的成绩从高中毕业。真可谓浪子回头！

二、坚持己见

卡哈尔从医学院毕业仅 4 年就成为母校的教授，他最初研究细菌，而后转向神经解剖学的研究。卡哈尔对高尔基发明不久的银染技术很感兴趣，进行了改进和完善，制作了很多非常漂亮的切片标本。但由于卡哈尔是西班牙人，许多论文都是用西班牙语写的，因此他的工作没有得到欧洲学术界的关注。当时的欧洲，科学研究的中心是法国，科学研究的通用语言是英语、法语或者德语。大家进行学术交流多用法语和德语。卡哈尔甚至自己办了一本杂志，发表自己的论文，但杂志仍然是西班牙语，所以引用率非常低。卡哈尔自己感叹，做了这么好的研究，发表了这么好的论文，怎么没有人引用、没有引起足够的关注呢？

卡哈尔注意到外语的重要性，开始努力学习法语。他也非常关注欧洲的学术会议，到欧洲科学研究发达的国家和地区去，展示自己的研究成果。在一次学术会议上，卡哈尔用法语报告自己的研究成果，但发现自己的口语实在是不行。别人不仅没听懂，反而越听越糊涂了，没法让其他学者清楚地了解自己的研究成果。卡哈尔灵机一动，在会场的一角设置了一个小展台，把自己做的一些神经组织切片，放在显微镜下进行展示。这样，大家都被卡哈尔漂亮的工作吸引了。其中有一位德国解剖学和组织学家冯·科立克（Albert von Kolliker，1817～1905）（图 15-1C）对卡哈尔的工作非常赞赏。冯·科立克是德国组织学的创始人，在学术界的影响力很大，他把卡哈尔的研究工作介绍到学术界。卡哈尔的研究和理论由此逐渐走向了欧洲，最后走向了世界。

三、证明自己

神经元学说是卡哈尔创立的，但是在很长一段时间里，甚至在卡哈尔获得诺贝尔奖之后，大家都认为神经元学说是德国解剖学家瓦尔代尔（Wihelm von Waldeyer，1836～1921）创立的。主要原因是瓦尔代尔在卡哈尔研究工作的基础上写了一些综述，这些综述概括了卡哈尔关于神经元学说的一些主要观点，因此很多人认为神经元学说是德国人瓦尔代尔创立的。甚至在诺贝尔奖的颁奖仪式上，高尔基抨击神经元学说的时候，他并没有提卡哈尔的名字，而是提到了瓦尔代尔的神经元学说。

因此有一段时间，在学术界卡哈尔都不被认为是神经元学说的创立者。为此，卡哈尔一直都在证明自己，即使他获得了诺贝尔奖之后，都在用各种机会证明自己。

在获得诺贝尔奖之后，卡哈尔写了很多本书，其中有一本传记，他写了自己是怎样做实验的，是怎样建立神经元学说的。这些书进一步证明了卡哈尔的贡献，现在大家都认为神经元学说是卡哈尔建立起来的。

瓦尔代尔，在科学史上也有他的贡献。neuron（神经元）这个词就是瓦尔代尔创造的。

在卡哈尔的一生中，他始终在证明自己。从童年阶段，一直到他后来获得诺贝尔奖以后，他一直在证明自己。所以，卡哈尔认为，他一生都在战斗。

第二节　巴甫洛夫和他的狗

巴甫洛夫的实验主要是用狗来做的，巴甫洛夫非常关爱他的狗。在俄罗斯历史上最困难的时候，粮食特别少，人都吃不饱。列宁（Vladimir Lenin，1870～1924）曾委托负责教育和科学的人民委员高尔基（Maxim Gorky，1868～1936；苏联文学家）为巴甫洛夫等科学和教育工作者提供一些粮食，巴甫洛夫和很多工作人员宁可自己挨饿也要分些食物给实验狗。在巴甫洛夫的研究所里还矗立着一个狗的雕像，纪念那些为科学研究而献身的实验狗。巴甫洛夫因为对消化生理的研究获得了1904年诺贝尔生理学或医学奖。他是诺贝尔生理学或医学奖历史上，第一个获奖的严格意义上的生理学家。

巴甫洛夫在1897年编写了一本《消化腺功能讲义》（*Lectures on the Work of the Principal Digestive Glands*），这本书总结了他对消化腺功能的研究成果，有学者认为正是这本著作使他获得1904年诺贝尔生理学或医学奖（图13-2A）。巴甫洛夫对于消化生理做了哪些有影响的工作呢？

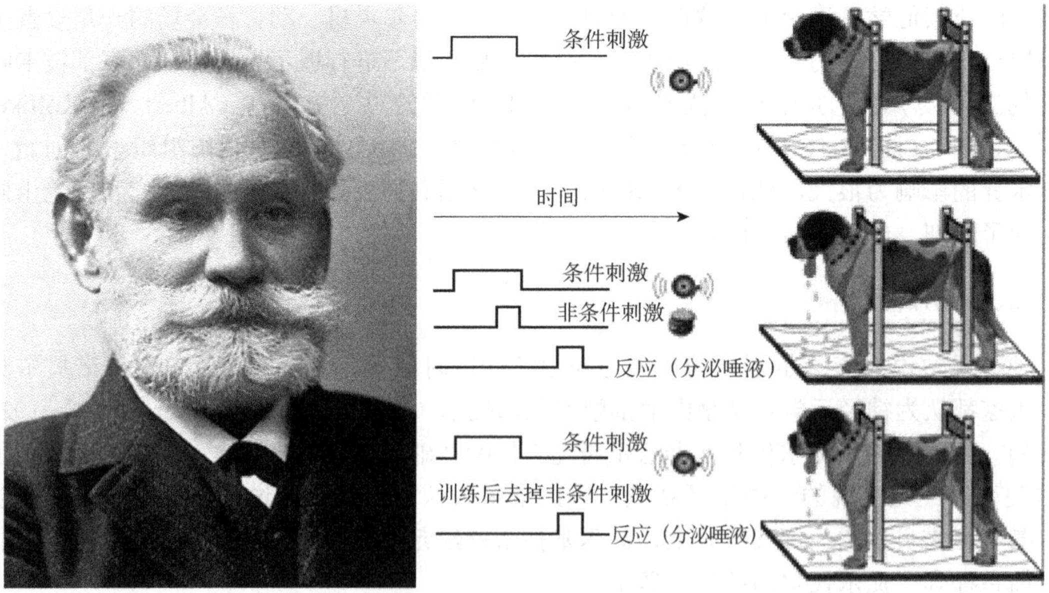

A　　　　B

图13-2　巴甫洛夫（A）、条件反射示意图（B）
（引自 https://www.nobelprize.org/nobel_prizes/medicine/laureates/1904/pavlov-facts.html；Squire，2003）

一、假饲实验和慢性实验法

为了研究动物在咀嚼食物时消化腺是如何分泌消化液的，巴甫洛夫设计了假饲实验。巴甫洛夫在狗的颈部把狗的食管离断，将食管的管口缝在狗颈部的皮肤创口上形成一个瘘管。当给狗喂食的时候，食物进到狗的嘴里，经过咀嚼后不再通过食管流向狗的胃，而是从瘘管漏出来。

假饲实验的意义在于可以观察狗在咀嚼食物时，也就是食物在狗的口腔里，胃液是如何分泌的，在生理学上称为头期分泌。通过这个实验发现，食物在狗的口腔里时，狗的胃液已开始分泌，这为后来发现的一些反射性活动奠定了基础。

通过假饲实验，巴甫洛夫进一步发明了所谓的慢性实验法。慢性实验法就是在实验过程中不把实验动物很快处死，而是让动物存活相当长的一段时间。传统的解剖学实验和生理学实验，往往会在做实验的时候，把实验动物处死，或者做完实验就把实验动物处死，即急性实验法。巴甫洛夫的实验，狗要存活很长时间，这就是慢性实验法。尽可能保持实验动物的外界环境并使之接近于自然，慢性实验法可以较长时间观察和记录自然环境下的动物生理功能变化。

二、巴甫洛夫小胃

巴甫洛夫在消化生理研究中另外一个很重要的贡献，就是发明了制作巴甫洛夫小胃（也叫巴氏小胃）的方法。巴甫洛夫用外科手术的方法，在狗的胃大弯处，把胃体分离出来一小部分，这个分离的部分还保留有神经支配，称为巴甫洛夫小胃。巴甫洛夫小胃的意义在于观察胃液分泌时，既不受到食物的干扰，又可了解神经对胃消化功能的调节。因为食物进到胃以后和胃液混合在一起，很难观察和记录胃液分泌的数量和成分。如果做一个巴氏小胃，胃的主体部分可以让狗进行正常的消化，而小胃的部分，食物是进不去的，就可以去观察胃液分泌的数量和成分，观察神经系统对胃功能调节的效果，所以巴氏小胃在消化生理研究中非常重要。

三、条件反射

很多人知道巴甫洛夫，主要不是因为巴甫洛夫在消化生理研究中的贡献，而是因为巴甫洛夫发现了条件反射。当饲养员每次给狗喂食物的时候，狗听见饲养员的脚步声，唾液和胃液都会分泌，巴甫洛夫将这一现象称为条件反射，后来巴甫洛夫提出并建立了条件反射学说。

什么是条件反射呢？食物可以引起狗唾液的分泌，而一个无关刺激如脚步声或铃声，是不能引起狗唾液分泌的。食物可以引起狗唾液的分泌是非条件反射，非条件反射是先天就有的，如摄食反射、避害反射和性反射。如果把一个无关刺激和食物结合在一起，就形成了一个条件刺激。每次喂食物之前给动物一个铃声，或者每次喂食物之前狗都听到了饲养员熟悉的脚步声，铃声或脚步声与食物结合在一起，就形成了条件刺激，条件刺激也可使唾液分泌。由条件刺激导致的反射活动称为条件反射（图 13-2B）。

很有意思的是，巴甫洛夫最初了解到他的学生和助手发现了这个很有趣现象的时候，他很想亲眼看看狗听见脚步声时分泌唾液的情景。但每一次巴甫洛夫在狗旁边的时候，随着饲养员脚步声的到来，狗却不流口水。为什么呢？这实际上是一个新的刺激对已建立的条件反射的抑制作用，巴甫洛夫又发现了一个新的规律。当一个新的刺激出现时，原已建立的条件反射会被这个新的刺激所破坏。本来狗对一个熟悉的饲养员的脚步声会产生条件反射，因为这个饲养员是给它喂食物的，听到脚步声，它就开始流口水。但是，一旦巴甫洛夫站在狗面前的时候，这个狗的注意力转移到巴甫洛夫身上了，巴甫洛夫成了一个新的刺激。所以巴甫洛夫只要出现，狗就不流口水。

在生活中，也经常遇到这样的情况。在看马戏表演的时候，驯兽师都要求大家保持安静。为什么呢？马戏表演，很多都是动物的条件反射，就是在长期训练中使动物形成条件反射。这个条件反射可能是声音的信号，比如哨子，也可能是一个手势的信号。如果在马戏表演的现场出现一个新的刺激，这个动物原已形成的条件反射就会被破坏。例如，当驯兽师要这个动物计算 2 加 3 等于几时，驯兽员要发出指令，使动物产生条件反射去选择 5 的牌子。如果这个时候，观众敲一下铜锣发出“哐”的声音，动物就不会形成条件反射去选择正确的数字，因为新的刺激将条件反射抑制了。巴甫洛夫对于消化生理的研究，以及对条件反射学说的建立做出了重要贡献。

四、巴甫洛夫的老师

巴甫洛夫在他的学习和科学生涯中，有 4 位老师对他的影响非常大。第一位是谢切诺夫（Ivan Sechenov，1829～1905）（图 13-3A），巴甫洛夫称他为俄罗斯生理学之父。巴甫洛夫为什么热衷于反射研究呢？谢切诺夫写过一本《脑的反射》的书，有学者认为巴甫洛夫对于反射的研究兴趣是受到了谢切诺夫这本书的影响。

第二位是齐昂（Elie De Cyon，1843～1912）（图 13-3B），也是一位俄罗斯的生理学家，有一条调节心脏活动的神经就是齐昂发现的。齐昂是巴甫洛夫的老师，巴甫洛夫大学毕业后，最初跟着齐昂做研究工作。齐昂是一个很傲慢的人，由于对某些政治观点的看法不同，与学生的关系一度非常紧张。齐昂的手术做得非常好。他当时是大学校务委员会的委员，经常要出席校务委员会的一些活动。西方人出席一些比较正式的活动要穿正装，而齐昂在解剖学或生理学的课堂教学时，需在教室里直接解剖尸体，这时通常要穿工作服。解剖尸体要穿工作服，但是上完课以后又马上要去参加活动，需要穿正装，怎么办呢？齐昂有时就穿着正装上解剖课，他解剖尸体时身上可以不沾上一滴污物，手术做得非常精湛。巴氏小胃的手术很难做，巴甫洛夫在做巴氏小胃时曾失败了 19 次，最后还是成功了。巴甫洛夫成为一个手术高手，与齐昂有关。

谢切诺夫和齐昂都是德国学者路德维希的学生，巴甫洛夫本人也在路德维希的实验室学习过。路德维希在生理学史上或者在生命科学史上，是一个非常重要的人物。他不仅自己在生理学领域做出了很大的贡献，还培养了一批优秀的生理学家。曾在路德维希实验室学习和工作过的生理学家就超过 200 位，包括德国、俄罗斯和美国一些很著名的生理学家都在路德维希的实验室学习过。路德维希创立的德国莱比锡大学生理学研究所，是生理学乃至生命科学史上的一个典范（图 2-2B 和 C）。

第四位是德国学者海登海因（Rudolf Heidenhain，1834～1897）（图 13-3C），他将大胃

里面分离出一个小胃，即海登海因小胃。巴甫洛夫曾在海登海因的实验室学习过，巴氏小胃就是在海登海因小胃的基础上改进而来的，它保留了神经支配。

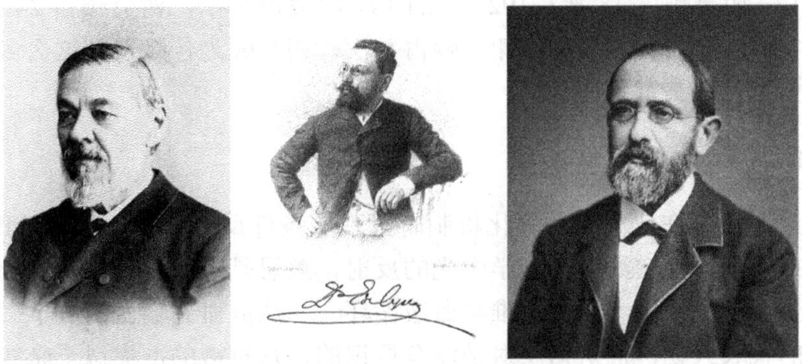

A　　　　B　　　　C

图 13-3　谢切诺夫（A）、齐昂（B）和海登海因（C）

（引自 https://vlp.mpiwg-berlin.mpg.de/vlpimages/images/img28270.jpg）

从巴甫洛夫的四位老师可以看到，一个伟大学者的成长与他的老师是密切相关的。在诺贝尔生理学或医学奖的得主中，很重要的一点就是师承关系，通过学术传承，学生在老师的基础上做出更大的贡献。

五、巴甫洛夫的失误

巴甫洛夫在科学研究中也有失误，甚至是重大失误。巴甫洛夫的学生和助手曾经多次报告，当酸性食糜进入小肠后，可以引起胰液的分泌。这时即使把相关的神经切断，胰液分泌的现象仍然存在。这实际上是发现了由激素所导致的体液调节作用。当这个现象报告给巴甫洛夫后，巴甫洛夫始终坚持认为是局部反射，是神经调节的作用，是学生的手术不佳导致的神经没有被完全切断。这一失误使巴甫洛夫错过了第一个发现激素的机会。一位已经有所成就的学者，当他有了很重要的发现之后，有些人就会固守他自己建立起来的理论或学说，从而忽视一些新的发现，或者难以突破已形成的固有观念，不再挑战自我的权威，甚至也难以接受别人的挑战。巴甫洛夫的这一失误在科学史上被认为是一个比较严重的失误。斯塔林（Ernest Starling，1866～1927）和贝利斯（William Bayliss，1860～1924）在 1902 年证实这是由胰泌素（也称促胰液素）导致的体液调节的结果，胰泌素成为人类发现的第一个激素。当巴甫洛夫得知这一消息，将实验室全体成员召集在一起，重复了这个实验。面对结果，巴甫洛夫说了一句“真理就是真理”，然后默然离去。

第三节　谢灵顿和神经系统的整合作用

谢灵顿可能是诺贝尔生理学或医学奖历史上被提名时间最长、被提名次数最多的获奖者之一（图 8-9A）。诺贝尔生理学或医学奖的提名资料目前仅公布至 1953 年。在已公布的资料里，谢灵顿被提名的年度为 26 次、被提名次数为 127 次。诺贝尔奖开始颁发的第二年

1902 年就被首次提名，从 1906 年至 1932 年获奖，除 1908 年、1924 年，年年被提名。1910 年的 159 次被提名中，谢灵顿占 8 次。1914 年的 170 次被提名中，谢灵顿占 10 次。1921 年的 110 次被提名中，谢灵顿占 18 次。1923 年的 141 次被提名中，谢灵顿占 24 次。直至 1932 年获奖，这一年的 117 次被提名中，谢灵顿占 9 次。谢灵顿为什么得到这么多顶级学者的认可，他的主要贡献是什么？

一、神经生理学大师谢灵顿

前文写到巴甫洛夫在研究狗的消化机制时发现了条件反射。生理学中 reflex（反射）这个词是笛卡儿提出来的，它源自物理学中光的反射，意思是生命有机体受到刺激后通过神经系统的作用产生特定的反应。在“哈维与血液循环——从放血到输血的故事”一章里提到笛卡儿是机械论的代表人物，他认为反射是没有意识的，是机械的，类似于光线在镜子表面上的反射。

反射可分为条件反射和非条件反射。研究反射最著名的两位大师除巴甫洛夫外，还有一位就是谢灵顿。巴甫洛夫研究条件反射，谢灵顿研究非条件反射。

谢灵顿提出了一系列新的概念，如 synapse（突触）、final common path（最后公路）、reciprocal innervation（交互神经支配）、motor area（运动区）、proprioception（本体感觉）、nociception（伤害性感受）和 decerebrate rigidity（去大脑僵直）等，解释了反射弧、牵张反射、反牵张反射、交互抑制和去大脑僵直等结构和神经调节机制，这些概念和机制成为生理学特别是神经生理学知识体系中最为基础最为重要的部分。

作为学者，很多人不是把获得诺贝尔奖看作是对自己学术成就的最高褒奖，而是把自己的研究成果是否被写进大学教材，甚至中学教材或小学教材作为最高荣耀。谢灵顿有关神经生理的研究在相关专业的大学教材里都有相当多的篇幅，甚至十几页，而且在中小学教材里都有提及。

作为老师，谢灵顿培养了大批优秀的学生。研发青霉素并获得 1945 年诺贝尔生理学或医学奖的弗洛里、发现突触后电位获得 1963 年诺贝尔生理学或医学奖的埃克尔斯、发现视网膜内抑制现象获得 1967 年诺贝尔生理学或医学奖的格拉尼特（Ragnar Granit，1900～1991）、发现库欣综合征的美国医生库欣（Harvey Williams Cushing，1869～1939）和绘制出人类大脑皮质感觉区定位图的加拿大医生彭菲尔德（Wilder Penfield，1891～1976）等著名学者都曾接受过谢灵顿的指导。

谢灵顿不仅是生理学大师，还是作家和诗人，发表的研究论文和著作超过 300 篇（本）。其中 *The Integrative Action of the Nervous System*（《神经系统的整合作用》）和 *Man and His Natur*（《论人的本质》）等被认为是神经生理学和哲学的经典著作。

谢灵顿一直勤奋工作到 90 岁，他的学生、学生的学生和学生的学生的学生在科学史上形成了著名的谢灵顿学派。

二、谢灵顿的学术生涯

谢灵顿高中毕业后，先在医学院学医，四年后就读剑桥大学。大学期间进入著名生理学家福斯特的生理学实验室，受到多位名师的指点。福斯特在培养生理学人才上的贡献比其在生理学研究上的贡献更受人瞩目，不仅建设了一个模范的实验室、出版了教科书，而且英国生理学会的建立、生理学杂志的创办都与他有关。谢灵顿在剑桥期间，经福斯特推荐，先后在德国的多个实验室游学和访问，结识了普夫卢格、戈尔茨（Friedrich Goltz，1834～1902）（第一个做狗大脑半球切除手术）、魏尔肖、科赫、雷蒙德和亥姆赫兹等著名生理学家和生物学家。大学毕业后，谢灵顿在医院工作了数年，直至34岁才在伦敦大学获得教职。1895年转至利物浦大学担任教授和生理学系主任。1914年，57岁的谢灵顿被牛津大学选定为讲席教授，直至78岁退休。1932年，诺贝尔生理学或医学奖颁发给谢灵顿的那一年，他已经75岁了。谢灵顿属于大器晚成的学者。

与很多著名的数学家和物理学家年少成名不同，很多生物学家往往大器晚成。这可能与生物学问题的多样性和复杂性有关，生物学研究需要对各种知识长期和系统的积累、对问题多角度多层次的思考，以及运用多种技术和方法进行不断的实验和验证，需要花费大量的时间和精力。

三、谢灵顿的主要学术贡献

谢灵顿在神经生理领域特别是中枢神经系统对躯体运动的调节部分贡献巨大，有人戏称如果将谢灵顿的研究成果去掉，这部分内容也就几乎没有了。以下介绍谢灵顿的主要学术贡献。

谢灵顿对脊髓感觉神经纤维和运动神经纤维进行了系统研究，描绘出脊髓运动神经通路、确定了肌肉中存在感觉神经、弄清了脊髓后根与皮肤神经的关系。

谢灵顿设计并制备了生理学实验中所熟知的脊髓动物和去大脑动物，通过对膝跳反射等反射的研究，揭示了脊髓反射的特性，提出“牵张反射”一词，确定去大脑僵直是由于牵张反射过度增强的结果。此后，又进一步研究了肌紧张和搔扒反射，并对屈反射、对侧伸肌反射和踏步反射等进行了系统的分析和总结。分析了拮抗肌在交互神经支配下“兴奋-抑制”的协调方式，明确了肌紧张与维持姿势的关系。

谢灵顿应用电刺激开展生理学实验，认为电刺激本质是人工刺激而不是感受器适宜刺激，指出电刺激容易操作便于控制，使电刺激方法成为生理学实验的常规方法和标准方法。

谢灵顿通过实验证明，刺激肌肉的传入神经可引起该肌肉的收缩，而不影响与它相拮抗的肌肉。在此基础上，对反射弧的结构和功能进行了系统的总结，诸如后放现象、刺激节律与效应节律不一致现象、反射弧中神经冲动的传递不可逆、反射弧与神经干相比反射弧易疲劳而神经干存在相对不疲劳、反射弧对药物更敏感等特性。

在卡哈尔显微镜观察和神经元学说的基础上，1897年，谢灵顿提出使用synapse（突触），描述一个神经元与另一个神经元之间的接触部位，认为神经元与神经元之间通过突触进行信息沟通。此后，突触成为神经生理学的重要概念，有关突触结构和功能的研究多次获得诺贝尔奖（见神经递质和受体的发现）。

谢灵顿提出最后公路的概念，认为最后公路是一切冲动的唯一通路。

谢灵顿提出中枢兴奋和中枢抑制的概念，后由谢灵顿的学生埃克尔斯发现兴奋性突触后电位和抑制性突触后电位所证明。产生这两种电位的神经递质分别被称为兴奋性神经递质和抑制性神经递质。

谢灵顿对感觉、脑和精神的问题进行了研究和探讨，但这部分争议较多。

在谢灵顿研究的基础上，现代生理学将运动形式分为反射运动、随意运动和节律性运动。反射一般不受意识控制；随意运动受意识控制；而节律性运动介于反射运动和随意运动之间，意识可以控制这类运动的开始和停止，如行走、呼吸和咀嚼等运动。

谢灵顿最终在75岁获诺贝尔奖。在谢灵顿获奖之前，他是诺贝尔奖历史上被提名时间最长、被提名次数最多的获奖者。而研发白喉和破伤风疫苗、发现佐剂作用的法国人拉蒙（Gaston Ramon，1886～1963）在已公布资料的1930～1953年，获得155次提名，至他去世也未能获奖。也许拉蒙的提名远不止155次。

第四节　神经递质的发现

前文讲到谢灵顿在英国著名生理学家福斯特的实验室学习，受到多位名师的指导，其中就包括加斯克尔（Walter H. Gaskell，1847～1914）和兰利（John N. Langley，1852～1925）两位。加斯克尔和兰利也是福斯特的学生。神经递质的发现与福斯特的实验室和他的几位学生有关。福斯特毕业于伦敦大学学院（University College London，UCL）。伦敦大学学院是英格兰第一所不为教会建立的世俗大学，无学生信仰的限制、无性别限制。著名的牛津大学和剑桥大学都是教会举办的。伦敦大学学院成立之初就将解剖学、生理学、病理学、药学与临床医学一同列入教学计划，并成立了相关系部，加强了对基础医学的教学和研究。此做法成绩斐然。伦敦大学学院主持生理学的首位教授是贝尔（Charles Bell，1774～1842），贝尔因确定脊髓前根的功能，发现贝尔-马让迪定律而闻名生理学界。1867年，福斯特担任母校教职，两年后升为教授。1870年，不甘落后于时代的剑桥大学聘任福斯特为剑桥大学的第一位生理学教师。福斯特在剑桥执教33年直至退休，领导剑桥大学生理学系，培养出加斯克尔、兰利、谢灵顿和戴尔等一批杰出人才，这些学者又培养出一大批下一代杰出人才，使英国的生理学研究引领世界数十年。

一、问题之源——研究自主神经时的困惑和探索

自主神经系统就是内脏神经系统中的内脏运动神经组成的结构，也常称为植物性神经系统。神经系统分为中枢神经系统和周围神经系统，中枢神经系统包括脑和脊髓，周围神经系统则由与脑相连的脑神经和与脊髓相连的脊神经组成。周围神经系统中的神经可按其分布分为躯体神经和内脏神经，又可按功能分为感觉神经和运动神经。感觉神经因将神经冲动由感受器传向中枢故称为传入神经，运动神经因将神经冲动由中枢传向效应器故称为传出神经。内脏运动神经组成了自主神经系统。自主神经主要调节内脏、心血管等器官的运动和腺体的分泌，通常不受意识的控制。严格意义上来说，意识和意志是有区别的，生理学中对意识和意志的使用似乎不像心理学中那么严谨，通常也会说不受意志控制，也许后者更准确。因自主神经系统不支配动物所特有的骨骼肌运动，而是调控动植物所共有的物质代谢活动，故又

被称为植物性神经系统。根据形态和功能特点，自主神经系统主要分为交感神经和副交感神经两部分，肠神经系统结构上不同于交感神经和副交感神经，但仍属于自主神经系统的一个组成部分。

对自主神经的研究古希腊时代就有记载，但一直到19世纪末，加斯克尔和兰利才进行了系统的研究和总结。兰利发明了 sympathetic（交感）和 parasympathetic（副交感）两个词，sympathetic 的本意是“同情的”。

交感神经和副交感神经在支配效应器前都需要换一个神经元，因此分为节前纤维和节后纤维，节后纤维支配效应器。从节前纤维到节后纤维，从节后纤维到效应器都要经过不同的神经元或细胞。那么信息是如何在这两个神经元或细胞之间进行传递的呢？

当时电生理实验已基本成型，神经冲动在神经上的传导已可以记录，其研究结果也被大多数生理学家认可。但实验发现两个神经元之间记录不到电流的穿过。研究发现两个神经元之间有间隙，兰利推测神经元上可能有特殊的物质传递信息。

兰利的学生艾略特（Thomas Renton Elliott，1877～1961）做了一系列研究，发现一个很有意思的现象：注射肾上腺素可产生与刺激交感神经非常相似的生理活动。他推测肾上腺素可能参与了交感神经信号的传递，并提出了化学递质即神经递质的概念。在此基础上，兰利借鉴了埃尔利希的侧链理论（见“从天花到艾滋病”），提出了接受物质（receptive substance）即受体的概念。遗憾的是艾略特的观点并未被学术界接受，艾略特不仅放弃了自己的观点，而且放弃了生理学研究改去行医。其实，离成功就差一点点。后来发现交感神经节后纤维释放的神经递质主要是去甲肾上腺素。

兰利的另一位学生狄克逊（Walter Dixon，1871～1931）在刺激迷走神经（副交感神经）使心率减慢的实验中，刺激狗迷走神经30分钟后可从心脏中提取一种物质。这种物质的灌流液也导致青蛙的心率减慢，而且这种作用可被阿托品阻断。看到这里，有点生物学常识的人都知道，这种物质就是迷走神经释放的乙酰胆碱。可惜的是，狄克逊认为刺激迷走神经后，神经刺激了心脏，心脏产生了这种物质。方向错了！

令人扼腕！不过犯错的不只是艾略特和狄克逊，戴尔和坎农也错判了这个问题。

球就在门前，谁来完成这临门一脚？

二、一梦成谶——化学物质“迷走素”传递信息

完成这临门一脚的前锋是奥地利人洛维。在艾略特和狄克逊的发现后，包括洛维在内的很多学者都认为自主神经产生作用是迷走神经释放了一种称为“迷走素”的化学物质，而交感神经则是释放了一种称为“交感素”的化学物质。洛维用生理学里的蛙心灌流实验证明迷走神经是通过释放“迷走素”使心脏的搏动减慢，后来戴尔证明“迷走素”就是神经递质乙酰胆碱。

洛维做的蛙心灌流实验源自他的一个梦。据洛维回忆，那一年复活节的前一天，他做了一个梦，梦到了一些很重要的事情。第二天起来赶紧写了下来，但字迹潦草，事后无法辨认。这天半夜三点，梦境重现，居然是一个实验设计，这个设计可以验证多年前的一个假设。人从梦醒，洛维立马赶到实验室，按梦中的设计完成了蛙心灌流实验。这是生理学史上

著名一梦，诺奖之梦。

离体蛙心灌流是俄国生理学家齐昂和他的导师德国生理学家路德维希发明的实验方法。实验中先将青蛙的心脏分离出来，用不同的溶液进行灌流，以观察各种化学因素对心脏搏动的影响。

1920 年，洛维按其梦中的设计用两个蛙心同时进行实验。首先，在用生理溶液灌流离体蛙心时，用电刺激的方法刺激支配第一个蛙心的迷走神经，发现蛙心的搏动受到抑制，变慢变弱。洛维推测可能是因为刺激了迷走神经，迷走神经释放了某种物质，这些物质使心脏的搏动产生了变化。如何证明呢？洛维做了一个非常有意思也非常简单的实验。他将电刺激第一个蛙心时洗脱下来的灌流液灌流第二个蛙心，这时第二个蛙心的搏动也会变慢。支配第二个蛙心的迷走神经并未受到电刺激，显然其搏动的变化是支配第一个蛙心的迷走神经释放的化学物质通过灌流液引起的。洛维的实验表明迷走神经通过释放某种特殊的化学物质“迷走素”使心率变慢。

能与洛维蛙心灌流之梦媲美的科学发现之梦可能只有德国化学家凯库勒的苯环之梦。那是凯库勒在壁炉前打瞌睡时，原子们在幻觉中跳起舞来，一条碳原子链像蛇一样咬住了自己的尾巴，变为一个环在旋转。凯库勒因此梦悟出了苯分子的环状结构。

三、双剑合璧——揭示“迷走素”是乙酰胆碱

洛维和戴尔是知己。两人相识于发现第一个激素的斯塔林实验室（戴尔曾作为斯塔林和贝利斯的助手，见“棕色小狗事件与实验动物的 3R 原则”），此后，尽管在不同的实验室工作但密切合作了 8 年，共同揭开了神经递质的奥秘。与洛维研究蛙心的活动不同，戴尔主要研究的是麦角。

麦角是麦角菌科真菌麦角菌（*Claviceps purpurea*）和小头麦角菌（*Claviceps microcephala*）的菌核，就是这些麦角菌紧密交织在一起的菌丝体。麦角生长在以麦类植物为代表的禾本科植物上，可导致麦角病，人食用了被麦角菌侵染的农产品则会出现神经痉挛、血管收缩等症状。

戴尔最初从麦角中分离出组胺等活性物质并对其生理特性进行了研究。此后，1914 年，戴尔发现麦角中提取的一种物质有类似副交感神经的作用，可被阿托品所阻断。此现象与艾略特注射肾上腺素可产生拟交感神经效应的实验非常类似。戴尔通过化学结构的分析证实这个物质就是乙酰胆碱。

乙酰胆碱可不是什么新鲜玩意儿。大名鼎鼎的德国化学家拜耳（Adolf von Baeyer，1835～1917）早在 1867 年就合成了乙酰胆碱。拜耳对有机染料及氢化芳香族化合物的研究促进了有机化学与化学工业的发展并获得了 1905 年诺贝尔化学奖。拜耳的合成靛蓝经多次改进，发展成著名的阴丹士林（Indanthrene）染料。阴丹士林曾成为中国一段时期的标志性色彩，受到大众的喜爱。作为已知的人工合成产物，乙酰胆碱是否存在于动物体内谁也不知道。戴尔认为动物体内一定有乙酰胆碱，但由于含量太少，一直无法提取确认。

此时，洛维的蛙心灌流实验结果传到戴尔这里，洛维认为迷走神经释放的神经递质就是乙酰胆碱。直到 1929 年，戴尔才在牛和马的脾中发现乙酰胆碱，证实了乙酰胆碱是动物体

内的天然物质。次年，实验证实副交感神经产生的生理效应是通过释放乙酰胆碱实现的。此后几年，戴尔与合作伙伴一起，进一步发现自主神经中交感神经和副交感神经节前纤维释放的神经递质都是乙酰胆碱，副交感神经的节后纤维和部分交感神经的节后纤维释放的神经递质也是乙酰胆碱。

戴尔和洛维因发现神经冲动的化学传递获得了1936年诺贝尔生理学或医学奖（图8-11）。

1938年，德国吞并奥地利。因洛维是犹太人，不仅失去教职，还被抓进牢里。以戴尔为首的很多著名学者和学术团体积极营救洛维。在多方的积极努力下，纳粹政府逼迫洛维以交出诺贝尔奖奖金为前提，允许他前往英国。洛维受到了戴尔的热情接待，把他安排在自己的家里。后来戴尔又积极促成洛维前往美国就任教授。

戴尔和洛维都非常严谨谦逊，他们的友谊被视为科学史上的一段佳话。洛维说："戴尔是我一生中唯一的知己"。正是具有优秀的品质，戴尔才会说出青霉素属于全人类的话，他也成为很多学者学习的榜样。

四、欧拉之后——揭示"交感素"是去甲肾上腺素

瑞典人奥伊勒（Ulf von Euler，1905～1983）证明了交感神经释放的交感素是去甲肾上腺素。奥伊勒是瑞典生理学家和药理学家，是前列腺素的发现者。

奥伊勒出身于科学世家，他的父亲是1929年诺贝尔化学奖的获得者冯·尤勒-切尔平（Hans von Euler-Chelpin，1873～1964），1903年获诺贝尔化学奖的阿累尼乌斯（Svante Arrhenius，1859～1927）是他的教父，奥伊勒的外祖父发现了化学元素钬（Ho）和铥（Tm）。大名鼎鼎的数学家欧拉（Leonhard Euler，1707～1783）是其先祖。也许是欧拉太伟大了，一般只称欧拉为欧拉，而将他的后裔译为奥伊勒（图13-4）。

受家庭前辈的影响，奥伊勒在化学领域的研究具有独特的优势，尤其擅长化学微量分析。奥伊勒曾致力分析提纯前列腺素，但一个更令他好奇的东西吸引了他。他将有关前列腺素的研究转给了伯格斯特龙，伯格斯特龙因发现前列腺素及其相关生物活性物质，获得了1982年诺贝尔生理学或医学奖。放弃前列腺素的研究让奥伊勒如此好奇的东西就是"交感素"。

当时已经确定"迷走素"就是乙酰胆碱，"交感素"自然成为研究热点。奥伊勒前往戴尔的实验室，对戴尔的工作进行了深入的了解。回国后，奥伊勒决心要弄清楚"交感素"到底是什么。

交感神经支配效应器的节后纤维释放的神经递质很早就被推测是肾上腺素，洛维和坎农都曾认为"交感素"是肾上腺素。而且肾上腺素的提纯和功能研究也非常早，可以说是最早被发现的化学信号分子（见"神奇的化学物质——激素"）。但大家都无法证明交感神经节后纤维所释放的神经递质就是肾上腺素。直到1946年，精于化学微量分析的奥伊勒才发现"交感素"不是肾上腺素而是去甲肾上腺素。肾上腺素和去甲肾上腺素在结构上非常相似，肾上腺素仅在N位上多一个甲基。从它们的命名就可以知道，肾上腺素和去甲肾上腺素都可由肾上腺嗜铬细胞分泌。奥伊勒发现交感神经节后纤维释放的神经递质几乎都是去甲肾上腺素，去甲肾上腺素不是均匀分布在整个神经元的各个部位，而是在神经末梢中的一些小颗粒中合成和贮存，这个颗粒就是突触小泡。

五、寒门贵子——弄清肾上腺素与去甲肾上腺素的关系

弄清肾上腺素和去甲肾上腺素关系的是美国人阿克塞尔罗德（Julius Axelrod，1912～2004）。与奥伊勒不同，阿克塞尔罗德出生于一个贫寒的家庭。由于家境困苦，学习优异的阿克塞尔罗德无力支付一流大学的学费，只能就读于免费大学。大学毕业后，正值美国大萧条时期（The Great Depression，1929～1933），很难找到工作。阿克塞尔罗德干过各种工作，只要能填饱肚子，粗活、苦活、脏活，他都做。几年后，阿克塞尔罗德得到一个药剂师的相对稳定的工作，他利用业余时间继续学习获得了硕士学位。

做药剂师时，阿克塞尔罗德认识了著名药理学家布罗迪（Bernard Beryl Brodie，1907～1989）。布罗迪被誉为药物代谢之父，长期致力于人体摄入化学药物后的吸收和转化过程的研究，培养了一批药理学家，使药物代谢研究成为一门科学。

阿克塞尔罗德作为布罗迪的助手合作了 9 年，完成了很多重要的研究。现在人们常用的退烧药对乙酰氨基酚就是布罗迪和阿克塞尔罗德发现的，它也是感冒药泰诺的主要成分。但布罗迪始终把阿克塞尔罗德看作一位技师而不是研究者，两人最终不欢而散。

阿克塞尔罗德离开布罗迪实验室后，开展独立研究，主要的一项工作就是对拟肾上腺药物的研究。阿克塞尔罗德发现学术界有关拟肾上腺药物体内代谢的研究很少，而内源性肾上腺素和去甲肾上腺素代谢的研究更是空白。之所以相关研究很少，主要是体内肾上腺素和去甲肾上腺素代谢太快，很难研究中间过程。最初，阿克塞尔罗德的研究在很长一段时间都没什么进展。

一天，阿克塞尔罗德翻看一本会议的论文集，其中一篇短短的摘要吸引了他。这篇摘要报告在嗜铬细胞瘤患者的尿液中发现一种物质的含量很高，推测可能是去甲肾上腺素的代谢物，而且这种物质含有一个甲氧基。阿克塞尔罗德立刻联想到，甲氧基去掉氧原子就是甲基，而去甲肾上腺素上换上一个甲基会是什么？阿克塞尔罗德马上进行实验，很快发现了甲基转移酶。

肾上腺髓质嗜铬细胞分泌肾上腺素和去甲肾上腺素，嗜铬细胞瘤患者可产生大量的肾上腺素和去甲肾上腺素。因嗜铬细胞中含有苯乙醇胺-*N*-甲基转移酶，苯乙醇胺-*N*-甲基转移酶可以转移一个甲基到去甲肾上腺素上使之成为肾上腺素，所以肾上腺髓质嗜铬细胞主要分泌肾上腺素，占 80%，而去甲肾上腺素仅有 20%。

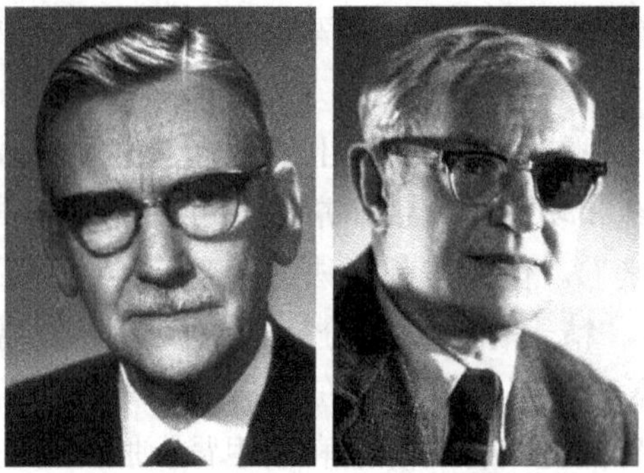
A　　B

图 13-4　奥伊勒（A）和阿克塞尔罗德（B）
（引自 https://www.nobelprize.org/prizes/medicine/1970/summary/）

神经系统中几乎都是去甲肾上腺素，因为神经元中缺乏苯乙醇胺-*N*-甲基转移酶。肾上腺素和去甲肾上腺素既可以作为激素也可以作为神经递质。

记录到终板电位和提出神经递质量子式释放的卡茨（图 8-12B）、欧拉的后裔奥伊勒和出身寒门的阿克塞尔罗德因发现神经末梢中的体液性传递物质及其贮存、释放和抑制机制一起获得 1970 年诺贝尔生理学或医学奖（图 13-4）。

阿克塞尔罗德和他的老师布罗迪、他的学生斯奈德（Solomon Snyder，1938～）及斯奈德的学生珀特（Candace Pert，1946～）四代人都有杰出的科学

贡献，他们的主要工作和他们之间的交往趣事在“天才遇到天才”一节中介绍。

神经递质和激素属于化学信号，化学信号作为配体与相应的受体结合，完成信号的传递。不仅是化学信号可以充当配体，光信号也可充当配体。此后，慢突触暨代谢型受体的发现使人类对受体有了新的认识，相关内容见本章后续小节和“神奇的化学物质——激素”。

六、名师高徒——神经递质传递信息的机制

卡茨在神经肌肉接头的终板膜上记录到终板电位和微终板电位，认为肌肉接头处兴奋的传递是通过乙酰胆碱和N_2型乙酰胆碱受体结合。那么神经元与神经元之间的突触上是否也是通过类似的机制完成信息的传递呢？

在“肌肉为什么会收缩”一章里讲过神经递质传递信息的机制有“火花派”“汤派”之争，简单地说就是信息在突触部位的传递是依靠电信号还是化学信号。“火花派”的代表人物是埃克尔斯，“汤派”的代表人物是戴尔。埃克尔斯是澳大利亚人，从墨尔本大学本科毕业后师从牛津大学的谢灵顿。

尽管戴尔和洛维有关乙酰胆碱的研究获得了诺贝尔奖，但信息在突触传递的机制并未完全弄清，因此“火花派”埃克尔斯等对“汤派”的质疑也不是没有道理。

随着电生理技术的发展，曾作为埃克尔斯助手的卡茨记录到神经肌肉接头终板膜上的终板电位和微终板电位。根据实验结果，卡茨认为神经递质的释放机制是以一个单位或一份（实际上就是一个囊泡）形式的量子式释放。有关神经肌肉接头的工作，与埃克尔斯有关突触的工作非常相像。那么神经元与神经元之间的突触上是否也有类似机制呢？埃克尔斯在1951年用微电极同时记录突触前神经元和突触后神经元，发现了兴奋性突触后电位（EPSP），其特性与卡茨的终板电位非常相像。很快，埃克尔斯又发现了抑制性突触后电位（IPSP）。这两种突触后电位，前者在突触后膜产生去极化，使兴奋性增高，可以像神经肌肉接头那样把兴奋从一个神经元传递到另一个神经元；后者在突触后膜产生超极化，使兴奋性降低，不能将兴奋从一个神经元传递到另一个神经元。此后，发现神经递质乙酰胆碱和谷氨酸可以产生兴奋性突触后电位，其机制是作为化学门控通道的受体结合神经递质后主要是阳离子内流使膜电位升高。而γ-氨基丁酸和甘氨酸则使阴离子（Cl^-）内流产生超极化。

原来与神经肌肉接头类似，突触前神经元上的电信号可以触发神经递质的释放，作为化学信号的神经递质与突触后膜上的受体结合产生突触后的电位变化，又将化学信号转化为电信号，兴奋就从一个细胞（神经元）传递到了另一个细胞（神经元）。

年轻大胆的埃克尔斯与年长持重的戴尔经常在学术会议上进行激烈的辩论，以自己的研究成果为论据反驳对方的观点。经过辩论、思辨和实验的检验，最终厘清了兴奋传递的机制，埃克尔斯后来也接受了通过神经递质传递信息的观点。埃克尔斯与戴尔的争论并未影响他们之间的友谊，直至埃克尔斯返回澳大利亚后，他们两人仍继续互通书信并交换论文。

谢灵顿的高徒埃克尔斯与提出离子学说的霍奇金和赫胥黎因发现在神经细胞膜的外围和中心部位与神经兴奋和抑制有关的离子机制获得1963年诺贝尔生理学或医学奖（图8-12A）。

七、不凡小泡——囊泡释放神经递质的机制

卡茨从终板膜上电生理记录的终板电位特性，提出神经肌肉接头前膜为量子式释放，但

他并未确认囊泡的结构。直到在美国工作的罗马尼亚人帕拉德在电子显微镜下看到了囊泡结构，并提出囊泡运输是细胞内物质交换和细胞分泌的主要途径。根据帕拉德的发现，卡茨很快系统和完整地阐述了神经递质以突触囊泡为结构单位的量子式释放在细胞间传递信息的理论，即神经元兴奋引发钙离子内流，钙离子触发囊泡与细胞膜融合释放神经递质，神经递质与受体结合产生下一级神经元的兴奋或抑制。兴奋在不同细胞间（神经元与神经元之间的突触，神经元与肌细胞间的神经肌肉接头）传递的机制基本上解释清楚了。

帕拉德因细胞的结构和功能组织方面的发现与克劳德和德·迪夫分享了 1974 年诺贝尔生理学或医学奖（图 13-5）。

1999 年，布洛伯尔因发现蛋白质具有内在信号以控制其在细胞内的传递和定位获得了诺贝尔生理学或医学奖（图 4-12A）。

2013 年，因发现了囊泡的运输调控机制，罗斯曼、谢克曼和苏德霍夫分享了 2013 年诺贝尔生理学或医学奖（图 8-13）（见“肌肉为什么会收缩——电生理简史”）。

通过一系列的研究，囊泡形成、组装、运输、释放和回收机制的很多细节越来越清楚了。

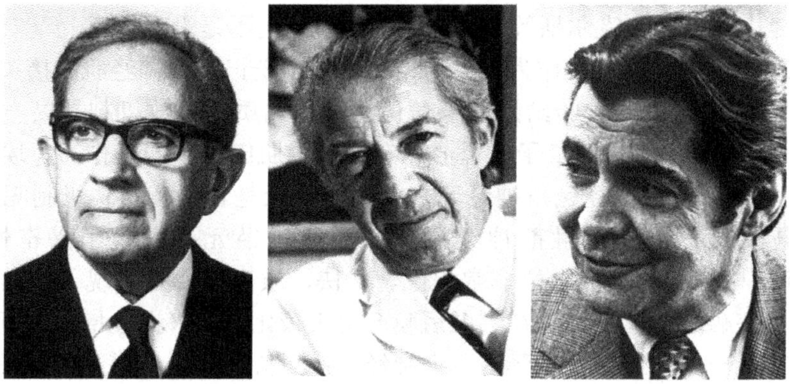

A　　B　　C

图 13-5　克劳德（A）、德·迪夫（B）和帕拉德（C）
（引自 https://www.nobelprize.org/prizes/medicine/1974/summary/）

第五节　对感觉和感觉器官的探索

感觉是脑对作用于感受器或感觉器官的各种刺激个别属性的反映。内外环境中各种刺激各不相同，作用的感受器或感觉器官各不相同，不同的感觉具有不同的特殊传导路径并且投射到脑的不同区域，形成视觉、听觉、前庭觉、嗅觉和味觉等。感觉是一种认知过程，认知通常是指人或动物获得知识、对信息进行加工和应用知识的过程。认知多作为心理学研究的范畴，但其物质基础和生理机制又是生理学和神经科学研究的热点。认知包括感觉、知觉、学习、记忆、思维和语言等。人类对动物和自身的认知极为好奇，在诺贝尔奖的历史上，多项获奖工作与认知有关，本节主要介绍在探索感觉和感觉器官过程中的诺贝尔奖获奖工作。

一、视觉的形成和视觉信号的处理

有关视觉的研究多次获得诺贝尔奖。瑞典人古尔斯特兰德（Allvar Gullstrand，1862～1930）因有关眼睛屈光学方面的研究获得1911年诺贝尔生理学或医学奖（图13-6A）。古尔斯特兰德通过对视觉现象特别是散光现象的研究，基本弄清了人眼的成像系统和机制。这一成就是在19世纪德国生理学家穆勒提出的感觉系统"特殊能量学说"（认为每一种感觉都有特定的感觉神经并产生特定的感觉。后被发展为每一种感觉都有适宜刺激、特定的感觉传导路和特定的感觉中枢）和亥姆霍兹的"三原色学说"等有关感觉研究成就基础上的又一个重大进展。

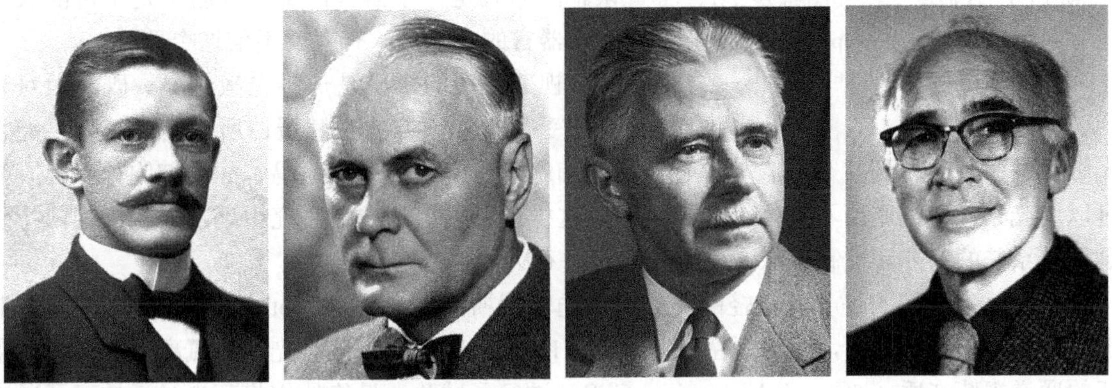

图13-6　古尔斯特兰德（A）；格拉尼特（B）、哈特兰（C）和沃尔德（D）
（引自 https://www.nobelprize.org/nobel_prizes/medicine/laureates/1911/gullstrand-facts.html；https://www.nobelprize.org/nobel_prizes/medicine/laureates/1967/）

眼睛完成其主要功能除了有一套成像系统外，还有一套感光系统。感光系统中有两种感光细胞：视杆细胞和视锥细胞。1876年，德国生理学家波尔（Franz Christian Boll，1849～1879）发现视杆细胞上有一种物质视紫红质（rhodopsin）。德国生理学家库奈（Willy Kuhne，1837～1900）在19世纪七八十年代发现了视紫红质的光化学还原机制，并用胆碱提取了视紫红质，提出光可以解构视紫红质，解构的光化学反应产物可以刺激视神经。也就是说光刺激可通过一个物质的化学反应转化为电信号。美国学者沃尔德（George Wald，1906～1997）从20世纪30年代开始就不断地探索视网膜的感光换能机制，即视网膜上的感光细胞是如何将光信号转化为电信号的机制。经过几十年的努力，终于弄清楚了感光细胞中的视杆细胞含有视紫红质，视紫红质在光照下分解，进而将光信号转化为电信号。视紫红质的产生则需要视蛋白和视黄醛的结合，而视黄醛则需要通过食物中的维生素A补充。有趣的是，这一发现也解释了导致夜盲症的机制。瑞典人格拉尼特和美国人哈特兰（Haldan Keffer Hartline，1903～1983）用电生理学的研究方法，发现了视网膜中神经元的抑制现象和侧抑制现象。所谓侧抑制，就是一个感光细胞兴奋时，其周围的感光细胞抑制，即相近的神经元彼此之间发生的抑制作用。侧抑制可增大反差。格拉尼特、哈特兰和沃尔德分享了1967年诺贝尔生理学或医学奖（图13-6B～D）。

1981年，美国人休伯尔（David H. Hubel，1926～2013）和瑞典人威塞尔（Torsten N.

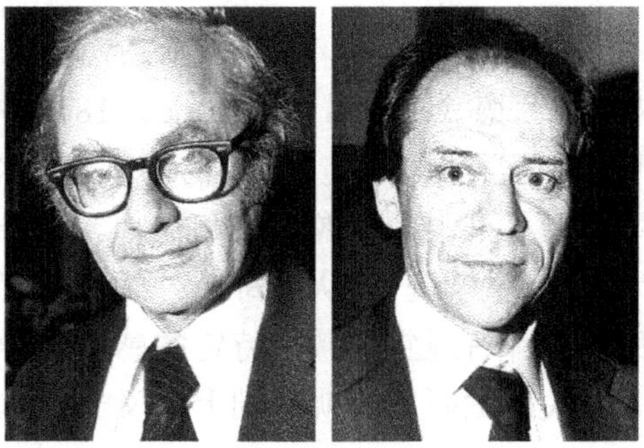
A B

图 13-7 休伯尔（A）和威塞尔（B）
（引自 https://www.nobelprize.org/nobel_prizes/medicine/laureates/1981/）

Wiesel，1924～）因有关脑神经元对视觉系统的信息加工研究获得诺贝尔生理学或医学奖（图 13-7）。

二、让细胞长“眼”——光遗传学

眼是动物和人类的视觉器官，它的主要功能是可以看，也就是说可以感受光（一定波长范围的电磁波）的刺激。能不能让细胞也能“看见”光呢？或者说能不能让细胞长“眼”呢？这似乎是无稽之谈。因为眼是一个器官，单个细胞上是不可能长出一个器官的。但是，有人就不信这个邪。

视紫红质的本质是一种光敏蛋白。既然眼对光的感受是由细胞上的光敏蛋白所决定的，如果能将光敏蛋白的基因转到某个细胞上，那么这个细胞不是就“长”了眼吗？如果细胞长了眼，就可以用光来刺激细胞而不是传统的电刺激，这样就可以更精准地研究生理功能的机制，特别是神经系统的功能和机制，探索学习和记忆、行为的调控等。

开启这扇大门的是一位年轻的美国学者迪赛罗斯（Karl Deisseroth，1971～）。迪赛罗斯选择细菌中的光敏蛋白，对嗜盐菌视紫红质（halorhodopsin）、藻类光驱动氯离子泵和蓝光激活的通道视紫红质（channel rhodopsin，ChR）进行了试验。最终他们将蓝光激活的离子通道 ChR2 导入培养的哺乳动物神经元。在用安全的蓝光脉冲刺激时，可以用精确到毫秒时间级别的光束调控神经元的兴奋，也就是用光来控制某个专一神经环路的活性。

用光刺激神经元研究脑的功能有三个主要优点：一是精确，可以用一束光刺激一个神经元而不影响周围的其他神经元，而传统的电刺激则难以做到；二是专一，运用药物进行传统的化学刺激可以使很多神经元产生效应，而光刺激则只是使具有光敏蛋白的神经元产生效应；三是转换迅速，光刺激能够使神经元的活动迅速从抑制转向兴奋，或从兴奋转向抑制，开关灵巧、操纵方便。迪赛罗斯开创了一门崭新的学科——光遗传学（optogenetics），这位“70 后”被称为是光遗传学之父，也是最有可能获得诺贝尔奖的人。继光遗传学之后，将合成生物学、遗传学和声波技术相结合，使用声波通过非侵入性的方式控制生物系统中特定基因表达的声遗传学（sonogenetics）也逐渐形成了。

迪赛罗斯有一位华裔学生和助手张锋。张锋又因 CRISPR 基因编辑技术的研究被认为是诺贝尔奖的热门候选者。基因编辑技术获得了 2020 年诺贝尔化学奖，遗憾的是，张锋没有成为获奖者。

三、有关前庭觉和听觉的研究

奥地利人巴拉尼（Robert Bárány，1876～1936）因有关前庭器官生理学和病理学的研究获得了 1914 年诺贝尔生理学或医学奖（图 13-8）。巴拉尼发现人的内耳除了有听觉功能外，还有调节身体平衡的功能，是重要的前庭器官。当身体运动时，运动速度和方向的变化刺激前庭器官兴奋，兴奋从前庭器官传至小脑和脑干中枢，经过分析处理，再发出指令到脊髓，支配肢体完成相应的姿势反射以调节或平衡躯体。巴拉尼发明了著名的巴拉尼椅（转椅），他采用的变温试验、旋转试验和指鼻试验至今仍是前庭功能的临床检查方法。

匈牙利人贝凯希（Georg von Békésy，1899～1972）因发现耳蜗感音的物理机制，提出有关听觉机制的行波学说获得了1961年诺贝尔生理学或医学奖（见第十六章中的“贝凯希与行波学说”）（图16-9）。

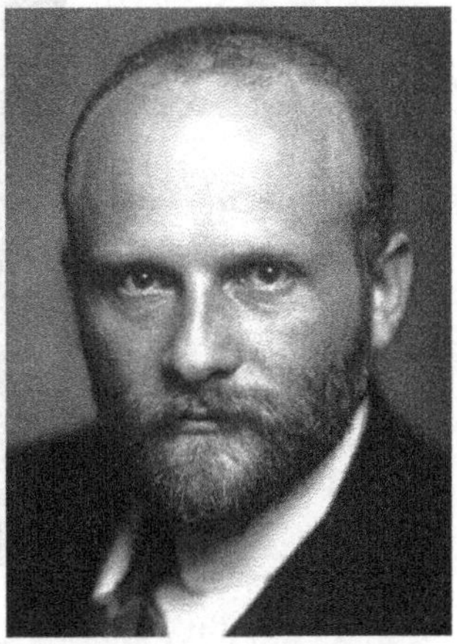

图13-8　巴拉尼
（引自 https://www.nobelprize.org/nobel_prizes/medicine/laureates/1914/barany-facts.html）

四、嗅受体和嗅受体基因的发现

2004年，美国学者阿克塞尔（Richard Axel，1946～）和巴克因为发现嗅觉受体和嗅觉系统的组织形式获得了诺贝尔生理学或医学奖（图13-9，图2-9C）。他们的研究结果表明，动物的嗅觉机制与嗅细胞上的G蛋白偶联受体有关，产生嗅觉的刺激分子的受体都是G蛋白偶联受体。人的嗅觉之所以不如老鼠敏感，原因之一是人类有相当一部分表达气味分子的嗅觉受体基因不再表达，而鼠类的1000个左右的嗅觉受体基因几乎全部表达。

巴克是阿克塞尔实验室的博士后。1991年，他们发现由大约1000个基因组成的一个家族可以调控全部气味分子受体。这一发现及此后的多项研究证据化解了有关嗅觉形成上的理论分歧，确认了嗅觉的形成取决于气味分子与气味受体之间的关系。

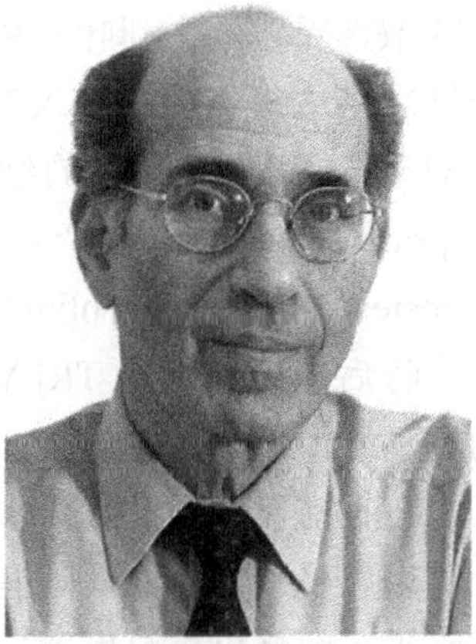

图13-9　阿克塞尔
（引自 https://www.nobelprize.org/prizes/medicine/2004/axel/facts/）

阿克塞尔30岁出头就成为哥伦比亚大学教授，不到40岁就成为美国科学院院士。而巴克可谓大器晚成，年过50才获得教授头衔，获得诺贝尔奖的前一年才当选美国科学院院士。

五、辣椒素受体的发现与温觉和触觉的研究

美国生理学家朱利叶斯（David Julius，1955～）和出生于黎巴嫩的美国生理学家帕塔波蒂安（Ardem Patapoutian，1967～）因发现温觉和触觉的受体分享了2021年诺贝尔生理学或医学奖（图13-10）。

（一）辣椒素受体的发现与温觉

很多地方的人都喜爱吃辣，湘赣喜欢香辣、川渝喜欢麻辣、云贵喜欢酸辣。辣椒之所以辣是因为它含有一种叫辣椒素（capsaicin）的物质。不少植物中都含有辣椒素，可能是一种避免食草动物啃食的演化策略。哺乳动物对辣椒素敏感，大多排斥进食辣椒，鸟类对辣椒素不敏感，可以帮助辣椒传播种子。有很多人喜欢吃辣，原因可能各不相同，但有一点可能是一样的：吃辣可以使人体的某些区域出汗（味觉性出汗），产生灼热感甚至痛。这种由辣刺激产生的痛又会刺激人体内部产生多巴胺和吗啡样物质内啡肽，使人产生欣快的感觉。喜欢

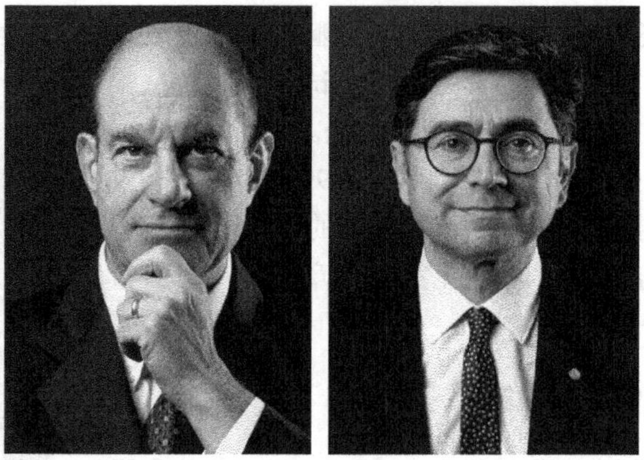

A　　　　　　　　B

图 13-10　朱利叶斯（A）和帕塔波蒂安（B）
（引自 https://www.nobelprize.org/prizes/medicine/2021/summary/）

吃辣的人往往越吃越想吃。不过经常吃太辣的食物会导致胃肠道的不适甚至疾病。

人们在 20 世纪 70 年代就发现了辣椒素。1997 年，美国生理学家朱利叶斯发现了第一个辣椒素受体。朱利叶斯和他的学生用啮齿动物的背根神经节细胞制作了 cDNA 文库，然后分批次将这些 cDNA 转入对辣椒素不敏感的细胞，分离出单个的 cDNA 克隆，找出可以使原本对辣椒素没有反应的细胞产生对辣椒素反应的克隆。这个首个被发现的辣椒素受体（capsaicin receptor）被命名为香草素受体 1（vanilloid receptor subtype l，VRl），也就是 TRPV1（transient receptor potential V1），这个受体的本质就是离子通道。

随后的研究发现 TRPV1 对高于 40℃的高温敏感，热能显著激活 TRPV1 并导致细胞外的钙离子内流。2002 年又发现了冷感觉受体 TRPM8。

在目前已发现的 28 个瞬时受体电位受体（离子通道）中，有 7 个可以感受热觉刺激，2 个可以感受冷觉刺激。这些离子通道都是非选择性阳离子通道。自此，人类可以在细胞和分子水平上解释机体温度感受器的机制了。

其实，辣和热（温觉）是密切相关的，辣可以产生灼热感，英文中的 hot 既表示热的也表示辣的。生活中和影视作品中经常可以看到说英语的外国人吃辣时不停地说“Hot！Hot！”

（二）触觉感受器机制的揭示

触觉和压觉都是触和压等刺激皮肤所引起的感觉，有时也合称为触压觉。皮肤上的触压觉感受器主要有 4 种：环层小体、迈斯纳小体、鲁菲尼小体和梅克尔触盘。有毛的皮肤区则是由毛囊感受器代替迈斯纳小体。

斯克利普斯研究所的帕塔波蒂安发现小鼠脑神经瘤细胞系的细胞具有机械敏感性。压力刺激细胞后可以测得压力敏感电流。帕塔波蒂安从细胞中筛选出 72 个可能作为机械力受体的候选基因，通过 RNA 干扰的方法逐一敲低每一个候选基因的功能，再测定压力敏感电流的变化。最终发现了压力敏感蛋白 Piezo1。“Piezo”来自希腊语“piesi”，意思是“压力”。随后又发现了第二个压力敏感蛋白 Piezo2，在脊椎动物的背根神经节的神经元中主要表达 Piezo2。

为了证实 Piezo2 是触觉受体，帕塔波蒂安选择了梅克尔触盘中的梅克尔细胞进行研究。梅克尔触盘是由梅克尔细胞与有髓神经纤维末梢构成的感受器，梅克尔细胞的细胞体较大，在表皮内数量多、比较密集。帕塔波蒂安发现在梅克尔细胞中给予机械刺激后出现机械力依赖电流，该电流可以使感觉神经纤维出现动作电位，证明 Piezo2 是真正的触觉受体。

结构生物学研究发现 Piezo1 是迄今为止鉴定出的最大的跨膜离子通道亚基。Piezo1 和 Piezo2 通道具有中心离子传导孔和三个外围螺旋桨形叶片的同三聚体结构。当机械力施加于细胞膜时，弯曲的叶片变平使中心孔开口，离子过膜。带有弯曲叶片的螺旋桨状结构可产生较大的平面内膜面积膨胀以感应精细机械力刺激。

人类的感觉极其丰富。除了常说的视觉、听觉、嗅觉、味觉和触觉 5 种感觉，还有温觉（包括热觉和冷觉）、本体感觉、痛觉等。轻触觉和嗅觉最容易适应，所谓“入芝兰之室，久而不闻其香”“入鲍鱼之肆，久而不闻其臭”。而最不容易适应的是痛觉。有关视觉、嗅觉、触觉和温觉受体的研究都获得过诺贝尔奖，对味觉、听觉和本体感觉受体也有深入的认识。

（三）感觉、知觉和认知活动

感觉是指脑对直接作用于感觉器官或感受器的客观事物的个别属性和个别特征的反映。知觉是脑对客观事物各种特征及其关系的整体反映。感觉是知觉的基础，知觉以感觉为前提。通过感觉才可以进行复杂的知觉、记忆和思维等活动，从而更好地反映客观事物。感觉和知觉都是人脑对当前客观事物的反映。感觉反映的是客观事物的个别属性，知觉反映的是客观事物的整体属性。感觉是最简单的认知活动，知觉是高于感觉的认知活动。感觉是单个分析器活动的结果，知觉是多种分析器协同活动的结果。感觉是知觉的基础，知觉是在感觉的基础上进行的，它是感觉的深入和发展。感知觉是人类认识世界的开端，是一切知识的源泉。

感而生情，有感而发。本书就是有感而发的产物；撰写本书时，我也经常百感交集。当然此处的感不仅仅是感觉。

第六节　好奇的脑与脑的好奇

人对于脑是非常好奇的，人类能不能够认知自己的脑呢？问题在于人类最好奇的人脑就是人类产生好奇之处。对人脑的认知世界上的学者大致可分为两派，一派是可知论（knowability），认为用人脑弄清楚人脑是可行的；另一派则是不可知论（agnosticism），认为用人脑去研究脑的本身，是不可能把它弄清楚的。实际上可知论和不可知论不仅在脑的问题上有分歧，在其他很多问题上都有分歧。不可知论最早是由英国学者赫胥黎在 1869 年提出来的，它是与可知论相对立的认识论，认为除了感觉或现象之外，世界本身是无法认识的。可知论则认为世界上只有尚未被认识的事物，而不存在不能认识的事物，世界统一于物质，思维与存在具有同一性。同样，人脑也是可以被认识的。

脑的高级功能主要包括学习与记忆、语言与思维等方面，一些相关研究获得过诺贝尔生理学或医学奖。有关大脑空间定位的研究也获得过诺贝尔生理学或医学奖。睡眠是大脑功能

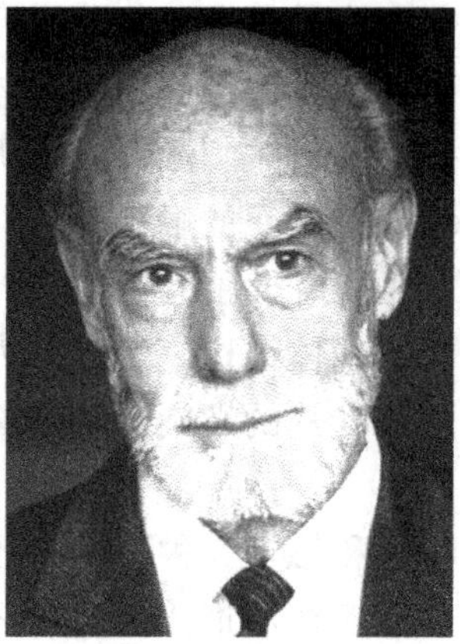

图 13-11　斯佩里
（引自 https://www.nobelprize.org/nobel_prizes/medicine/laureates/1981/sperry-facts.html）

恢复和重建的过程，认知功能与睡眠质量直接相关。人和动物的睡眠有着非常明显的昼夜节律，有关昼夜节律的研究获得过诺贝尔生理学或医学奖。

一、斯佩里和裂脑人

斯佩里（Roger W. Sperry，1913～1994）因对大脑半球功能分工的研究与另外两位学者一起分享了 1981 年诺贝尔生理学或医学奖（图 13-11）。斯佩里的工作主要是通过对裂脑人的研究，发现了左右脑的分工。斯佩里认为人大脑半球的左半球和右半球是有功能分工的，左脑也称为理性的脑，有关逻辑思维、语言、数学、推理分析等功能主要是在大脑的左半球，所以也称之为学术脑或抽象脑。另外一侧则称为艺术脑和创造脑，也就是右半球，主要功能是绘画、音乐、情感、想象和创造等，所以也称大脑右半球为感性的脑。

斯佩里研究左右脑分工的实验主要是裂脑实验。什么叫裂脑实验呢？人脑中两个大脑半球之间由很多神经纤维相互沟通，其主要沟通的部分是胼胝体，此外还有前连合和穹窿连合。裂脑实验就是把人或者灵长动物的两个大脑半球之间的胼胝体从中间一刀切开，使两个大脑半球之间的主要联系被切断，形成所谓的裂脑。

从 20 世纪 40 年代开始，一些医生用切开癫痫患者胼胝体的方法进行治疗，主要是减少癫痫发作的次数和降低发作的强度。当时认为胼胝体的作用就是将癫痫从大脑一侧传递到另一侧，使癫痫的病况更严重。真的如此吗？斯佩里对胼胝体的作用进行了细致研究。

斯佩里通过一系列的实验，发现两个大脑半球在功能上是有差异的，他做了几个很有名的实验。首先切开一个猴子的胼胝体，使它成为裂脑动物。为了观察裂脑猴子的视觉反应，还将其视交叉切断。高等动物和人的视交叉是指两眼传向脑的视神经，鼻侧的部分交叉到对侧，而颞侧的部分不交叉。也就是说一只眼睛看到的情景可通过视交叉传递到脑的两侧。

斯佩里蒙住猴子的一只眼睛，对另一只眼睛进行单眼训练。给它看“+”时有食物，看“0”时没食物，形成条件反射。然后，将受训的眼蒙上，让另一只眼观察。实验结果是，正常的猴子两眼都可分别进行单眼状态下的条件反射，而裂脑猴子只能由受训练的眼产生条件反射，而没有受训练的眼则不能产生条件反射。这表明裂脑猴子的胼胝体被切断后，影响了两侧大脑皮层的有效联系。

斯佩里又对一些因治疗癫痫而离断了胼胝体的裂脑人进行了测试。他在患者的两眼中间快速展示一个由两个词组成的复合词，其中一个词在左边，另外一个词在右边。比如说“hat band”（帽带），裂脑人会说看到了一个什么带，他会猜测说球带或者鞋带，但他不能准确地说出是帽带。对于正常人来说，很容易说出复合词。斯佩里认为，这是因为裂脑人不能将分别由两只眼看到的信息通过左右大脑的联系进行处理。

斯佩里通过一系列实验表明，两个大脑半球在功能上是有分工的。但是大脑左右半球的分工，在学术界仍有分歧和争论。在认知科学领域对大脑半球分工有很大争议，相当多的学者认为各种认知活动大脑皮层几乎全部参与，只是某些分区可能有优势。这不禁使人想起法国学者布罗卡（Paul Broca，1824～1880）（图 13-12）发现的运动性语言中枢和韦尼克（Carl Wernicke，1848～1905）发现的感觉性语言中枢。布罗卡的发现被认为是生理学和神经科学的一大进步，他的发现为大脑皮层功能分区和定位的观点提供了证据，而现代认知科学的研究又进一步发现语言的表达不仅仅是布罗卡区的功能。通过正电子发射计算机体层扫描术（positron emission tomography，PET）发现人的很多认知功能需要脑的多个区域参与，但某些区域的活动会更为活跃。

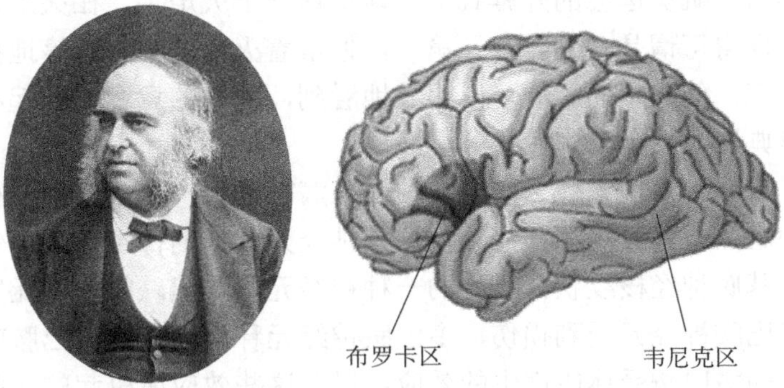

图 13-12　布罗卡、布罗卡区（Broca's area）和韦尼克区（Wernicke's area）

二、多巴胺与帕金森病

卡尔森（Arvid Carlsson，1923～2018）、格林加德（Paul Greengard，1925～2019）和坎德尔（Eric R. Kandel，1929～）因对于人类脑神经细胞间的信号相互传递的研究，分享了 2000 年诺贝尔生理学或医学奖（图 13-13）。卡尔森和格林加德揭示了帕金森病，即震颤麻痹的机制。坎德尔对海兔的研究揭示了非联合型学习中习惯化和敏感化的机制。

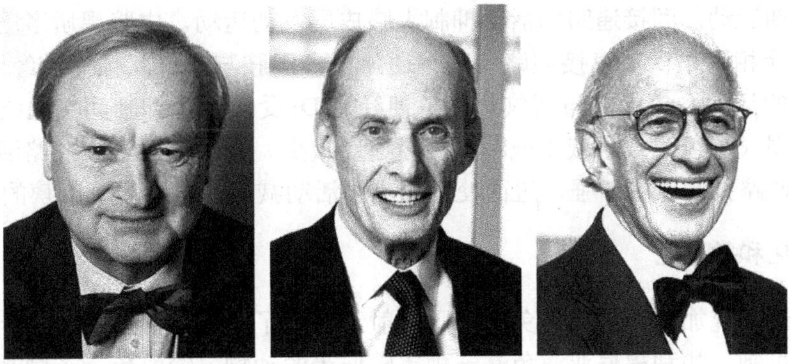

图 13-13　卡尔森（A）、格林加德（B）和坎德尔（C）

（引自 https://www.nobelprize.org/nobel_prizes/medicine/laureates/2000/）

帕金森病（Parkinson's disease，PD）又名震颤麻痹，是一种常见的中老年人神经系统变性疾病。主要病变在中脑黑质和基底神经核的纹状体。震颤、肌强直及运动减少是本病的主要临床特征。

帕金森病是英国医生帕金森（James Parkinson，1755～1824）在 1817 年发现的。据报道全球帕金森病患者近千万，其中中国约占一半，约有 500 万患者。帕金森病患者有几个很重要的特征，第一是上肢末端静止性震颤，手不停地抖。第二是随意运动发起困难，想发起一个随意运动的时候很困难。比如说他站在一个地方准备向前走，这个时候腿始终迈不起来，人的姿势都不平衡了、快摔倒了，但他的腿却很难迈出去；一旦行走起来则是慌张步态。第三是面部表情呆滞。

世界上有很多名人患上了帕金森病，比较典型的是拳王阿里（Muhammad Ali，1942～2016）。在 1984 年洛杉矶奥运会的开幕式上，阿里是一个火炬手。在火炬传递过程中，阿里帕金森病的症状表现得可谓是一览无余。第一，他拿着火炬的手在不停地抖；第二，阿里的表情非常呆滞；第三，他跑步的时候可以明显地看到，他的随意运动发起和控制都很困难。当时他已经表现出典型的帕金森病症状了。

卡尔森揭示了或者说发现了什么问题与帕金森病有关呢？卡尔森和格林加德的工作主要是发现了在人的中脑黑质里有一种神经元，这种神经元释放的神经递质叫作多巴胺。中脑黑质里的神经元又和基底神经核纹状体里面的一种神经元，即胆碱能神经元发生突触联系。一旦中脑黑质里的多巴胺神经元受到损伤，多巴胺神经元释放出来的多巴胺就会减少，多巴胺与胆碱能神经元上的多巴胺受体所产生的效应，以及这些效应所引起的一些细胞活动就会产生变化，这些变化最终使脑对躯体运动的调节失常。

卡尔森等揭示了帕金森病产生的机制是神经递质多巴胺及其与它的受体的关系发生了变化，这个变化导致了黑质纹状体系统的功能产生了变化，功能变化形成了帕金森病所呈现的现象。

从帕金森病产生的机制，很容易看到三个层面的关系：第一个是分子，神经递质和受体都是分子；第二个是细胞层面的关系，细胞受到了损伤；第三个是行为，即分子—细胞—行为这三者之间的联系。

新的研究认为新纹状体中神经元与大脑皮层的关系通常有两条通路。直接通路的活动易化大脑皮层发动运动，间接通路的活动抑制大脑皮层发动运动。中脑黑质多巴胺神经元与新纹状体中神经元相联系调节直接通路和间接通路。多巴胺与新纹状体中神经元 D_1 受体结合增强直接通路的活动；多巴胺与新纹状体中神经元 D_2 受体结合抑制间接通路的活动。当多巴胺神经元受损（神经元数量减少或释放神经递质减少）则导致对直接通路活动的增强作用减弱和对间接通路抑制作用增强，进而使运动皮层活动减少，出现震颤麻痹的症状。

三、习惯化和敏感化

坎德尔通过研究加利福尼亚海兔的缩腮反射，揭示了学习与记忆中非联合型学习中习惯化和敏感化的机制。加利福尼亚海兔是一种比较低等的动物，给海兔一个刺激的时候，它会产生缩腮反射。海兔的体积会缩得很小，实际上是一种防御性反射，起到避害的作用。坎德尔的研究与海兔缩腮反射有关。

在学习的类型中有一种学习类型叫作非联合型学习。非联合型学习是一种层次比较低的，或者比较低等的学习。这种学习中刺激与反应之间并不形成一个明确的联系，所以称这种学习为非联合型学习或非结合型学习。在非联合型学习中最典型的现象就是习惯化和敏感化。

习惯化就是一个非伤害性的刺激重复作用于生命有机体时，这个生命有机体对刺激的反射性行为或者反应会逐渐减弱，这个过程称为习惯化。坎德尔用加利福尼亚海兔做了习惯化的实验。用一个光滑的玻璃棒或毛刷子去轻轻地刺激海兔，一开始轻轻刺激海兔的时候，海兔就会产生缩腮反射。当连续用非常弱的强度，光滑的玻璃棒或者毛刷子轻轻地刺激海兔，海兔缩腮反射时缩小的程度会越来越小，最后基本上不缩小，缩腮反射不是很明显了，这个过程就叫作习惯化。

其实人在生活中也有习惯化的问题。当非伤害性刺激重复作用于人的时候，人对它就不敏感了，就习惯了。通常讲的视而不见和充耳不闻，实际上也是习惯化，当然这种习惯化和海兔缩腮反射的习惯化是不同层次和水平上的。

敏感化是与习惯化相对应的。当一个强的刺激存在时，生命有机体对一个弱的刺激的反应会加强。坎德尔对加利福尼亚海兔的实验表明，如果一开始用一根针扎海兔一下，海兔的缩腮反射会特别明显，缩小的程度很大；然后再用一个光滑的玻璃棒或者毛刷子轻轻地刺激它，这时海兔仍然会缩得很小。针扎是伤害性刺激，而光滑的玻璃棒或者毛刷子是非伤害性刺激，在伤害性刺激后用非伤害性刺激去刺激海兔，它仍然会缩得很小，这就是敏感化。

其实人在生活中也有敏感化的问题，如走夜路的时候，在荒郊野外很安静，只要有一点点响声，就会觉得很恐怖、很害怕，特别敏感，这就是敏感化。当然这种敏感化和海兔缩腮反射的敏感化也是不同层次和水平上的。坎德尔揭示了习惯化和敏感化的机制而获得了2000年诺贝尔生理学或医学奖。

习惯化的机制主要是神经元里面钙离子内流减少，导致运动神经元的兴奋性降低，最后使海兔的缩腮反射形成了习惯化。此处，不对习惯化和敏感化的分子与细胞机制进行详细的解析，单从习惯化形成的基本机制，也可以看到分子、细胞和行为三个层面的关系。

四、网格细胞与大脑定位系统

2014年，英国学者奥基夫（John O'Keefe，1939～）和挪威学者迈-布里特·莫泽、爱德华·莫泽（Edvard I. Moser，1962～）夫妇因发现构建大脑定位系统的细胞获得了诺贝尔生理学或医学奖（图13-14）。奥基夫在1971年发现大鼠的海马背侧有一种“位置细胞”，它负责大鼠在有限区域内的运动。20世纪90年代末，莫泽夫妇发现了内嗅皮质中的“网格细胞”。进一步的研究发现了脑中“位置细胞”和“网格细胞”的关系，它们一同构建了大脑中的定位系统。

五、对昼夜节律的研究

昼夜节律只是生物许多节律中的一种，睡眠正是昼夜节律的表现。人们早就发现大多数生物都有昼夜节律：法国学者于1729年就观察到含羞草在恒定的黑暗环境中仍有昼夜变化。人们试图通过外界环境的变化、电生理技术（如脑电图）、激素水平的变化等去揭示生物昼夜节律的本质，但都不太成功。

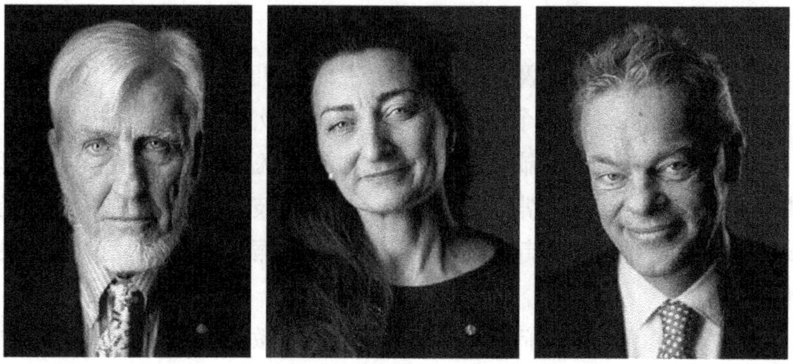

A B C

图 13-14 奥基夫（A）和莫泽夫妇（B 和 C）
（引自 https://www.nobelprize.org/nobel_prizes/medicine/laureates/2014/）

透过现象看本质，人们试图通过有特殊行为的果蝇突变体寻找与昼夜节律相关的基因。经过多年努力，1971 年，本泽（Seymour Benzer，1921～2007）（图 13-15A）和他的学生科诺普卡（Ronald J. Konopka，1947～2015）发现三种影响果蝇生物钟的突变体，这三种突变体可能是同一个基因的影响。科诺普卡把这个基因命名为 *period*。

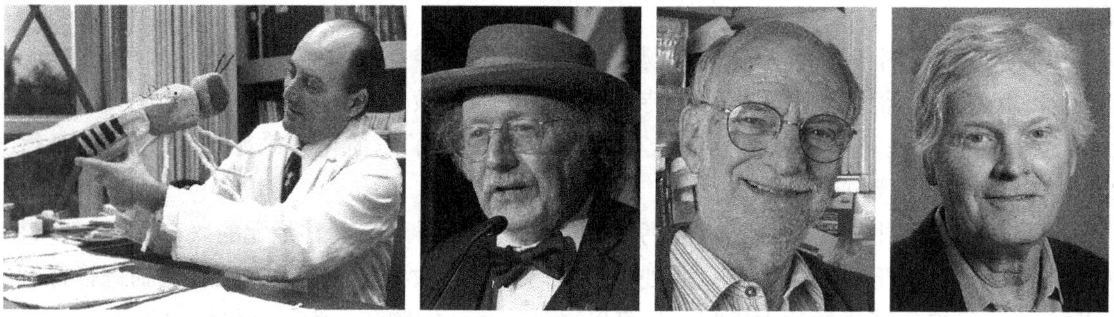

A B C D

图 13-15 本泽（A）；霍尔（B）、罗斯巴什（C）和杨（D）
（引自 https://www.nobelprize.org/nobel_prizes/medicine/laureates/2017/）

1984 年，霍尔（Jeffrey C. Hall，1945～）、罗斯巴什（Michael Rosbash，1944～）和杨（Michael W. Young，1949～）分离出 *period* 基因，他们把这个基因编码的蛋白质命名为“PER”。PER 晚上会在果蝇体内积累，白天又会被分解，浓度循环振荡的周期为 24h。PER 可以让 *period* 基因失去活性，它与 *period* 基因之间形成了一个抑制反馈环路。

1994 年，杨发现了第二个节律基因 *timeless*。*timeless* 编码的 TIM 蛋白可以结合到 PER 上。两个蛋白质一起进入细胞核，进而抑制 *period* 基因的活性。杨还发现了 *doubletime* 基因。这个基因编码 DBT，DBT 可以延迟 PER 的积累，使振荡的周期稳定在 24h 左右。简单地说，三位学者发现三个基因表达的三个蛋白质影响了昼夜节律，2017 年霍尔、罗斯巴什和杨获得了诺贝尔生理学或医学奖（图 13-15B～D）。

进入 21 世纪后，很多获奖工作都涉及生命有机体的认知和行为及它们的分子机制，由此可见神经科学、认知科学、遗传学和分子生物学等学科的交叉和融合，也不难看到还原和整合思想在生物学研究中的作用。

第七节 还原与整合

现代生物学研究基本的方法论，生物学研究的认识论，或者说大部分生物学家进行研究的主要哲学思想就是还原论和整合论的思想。在观察生命有机体行为的时候，要解释生命有机体行为的生物学机制时，一般都会还原到它的细胞水平去解释。也就是在细胞水平上会有一些什么样的变化？要解释细胞水平上变化的时候，一定要还原到分子水平上去解释。这种研究方法在哲学上就是还原论。这种还原论是一种组成上的还原论，它是一种层次上的还原，所以本节还会介绍生物学研究的层次观。

一、生物学的层次观

在 20 世纪 40 年代，著名物理学家薛定谔（图 13-16）在爱尔兰讲了大概一个学期的课，讲了几十讲。后来把他讲课的内容归纳成一个小册子，这本小册子就是 *What is Life*（《生命是什么》）。在这本书里薛定谔提出，对于生物学研究最底层的东西是什么呢？他认为是基本粒子。

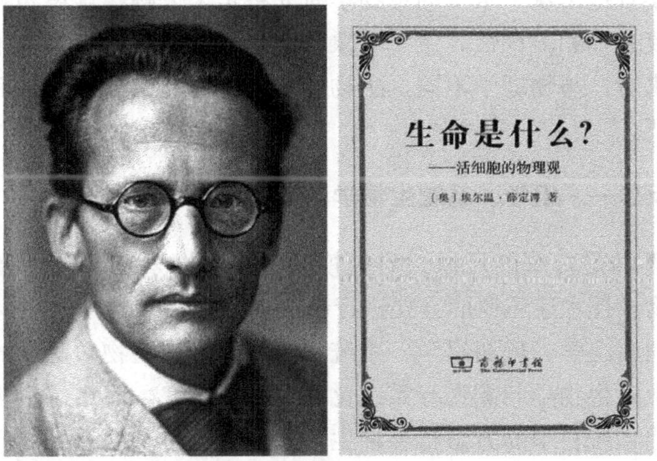

图 13-16 薛定谔和《生命是什么》
（引自 https://www.nobelprize.org/nobel_prizes/physics/laureates/1933/schrodinger-facts.html）

基本粒子和物理学或者物理学家研究的东西是一样的。基本粒子再往上是一个什么样的层次呢？就是分子。分子有小分子和大分子，生物学所关注的是生物大分子。那么生物大分子再往上是什么东西呢？是细胞器。细胞器往上就是细胞，相同的细胞构成组织，不同的组织构成器官，器官又构成系统，系统构成生命有机体的个体，相同的个体在一起就是种群，不同的种群生活在一起就是群落，不同的群落构成了生态系统，不同的生态系统构成了生物圈。从生物大分子到生物圈就构成了生物学的主要层次。

大家可以看看所学过的生物学是不是全在这些层次里。在这些层次里，生物学家基本不用去做基本粒子的研究，因为所有物质的基本粒子都是一样的，基本粒子的研究是物理学家去做的。对于分子来说，小分子研究主要是化学家去做的。所以生物学研究底层的东西是什么？是生物大分子，主要是蛋白质和核酸。

分子生物学为什么重要？因为它是底层的东西，所有的研究最后都要还原到分子水平。另外一个很重要的层次是什么呢？就是细胞。因为细胞是生命有机体最基本的结构单位和功能单位。第三个重要的层次是什么呢？就是生命有机体的个体。

二、由还原到整合再到整体

现代生物学研究，不仅要有还原论的思想，从行为到细胞，从细胞到分子，还要有整合论的思想，就是说怎么样通过分子上的变化，即基因的表达、分子之间的相互作用去解释细胞的功能，怎么样从细胞的功能的变化去解释行为水平上的变化，这就是整合。有意思的是在生物学研究里往往是一加一大于二的，也就是说整合后会出现一些新的功能。由自然界各种物质通过细胞、组织器官构成的生命有机体，可以产生意识、思想和行为，而同样堆砌着各种物质的仓库和商场则不行。

整体又是怎么样工作的？这都是生物学研究所要追求的东西。将来现代生物学研究还是要上升到一个整体的水平，但是到目前来看还是处在一个还原与整合的水平，还没有上升到一个整体的水平。这是长期以来生物学研究的一些基本的哲学思想。

近年来，不少学者提出量子水平的生物学研究将是未来解释意识和思维等生命活动本质的基础，但生物的复杂性和多样性、生命现象的演化和变异等问题大多难以在量子水平上解释。从某种意义上来看，与物理学不同，生物的多样性可能比高度抽象后所形成理论的一致性或唯一性更为重要。

三、对还原的反思——组学、系统生物学和合成生物学

现代生物学已不满足传统的还原式研究模式，不断探索整合乃至整体水平上的综合研究，并结合现代生物学技术逆还原的方式进行新的探索。

基因组学、蛋白质组学、代谢组学、系统生物学、合成生物学等新的学科层出不穷。各种组学从某一方向上对生物学问题进行系统化和定量化研究，而系统生物学则是在各种组学研究的基础之上，用系统科学的方法将各种生物过程作为统一的系统进行定量研究。系统生物学可以更准确更全面地了解生命有机体复杂和真实的生命现象，进而对生命系统的变化做出更有效的预测。合成生物学则与传统的还原式研究相反，人工设计或建构基因、基因调控、信号传导和细胞乃至更广阔的空间，让细胞完成人类设想的各种任务。

这些新的学科的形成和发展，推动生物学研究转换原有的思维逻辑，从整合到整体，从还原细节到设计和构建生命。

四、介观水平

随着纳米科学的发展，20 世纪 80 年代物理学家创造了介观（mesoscopic）一词，提出了介观世界的概念。所谓介观世界，就是介于宏观与微观之间的世界，具体是指 1nm～1μm 的世界。所以微观世界是 1nm 以下，介观世界是 1nm～1μm，宏观世界是 1μm 以上。

有学者将人脑连接图谱的研究分为三个层次：一是毫米级以上宏观尺度，研究不同脑个体灰质区域之间的白质纤维束连接；二是 10μm 至亚微米级介观尺度，研究不同类型神经环

路的投射模式；三是纳米级微观尺度，在单突触水平对神经元的微观连接进行研究。

介观水平的提出提示生物学研究可在基于生命有机体结构和功能构建的现有层次之外，超越原有的结构概念体系对生物学研究的束缚，寻求新的结构层次、功能层次、信息层次或者其他层次及其它们之间的相互关系，探索尚不为人类所知的功能、机制和内在逻辑，进一步揭示生命现象的本质。

类比数学和物理学的发展历史，也许现在的生物学研究尤其是神经科学的研究还停留在以笛卡儿、牛顿和莱布尼茨为代表的变量数学时期，由经典力学、经典电磁场理论和经典统计力学构成的经典物理学时代。生物学一定还有更广阔的空间。

第八节　心智与人工智能

一、由生理到心理

德国生理学家冯特于 1879 年在莱比锡大学创建了世界上第一个心理学实验室，标志着心理学成为一门独立的学科。冯特也被誉为实验心理学和生理心理学之父。由生理学家到心理学家，大家所熟知的还有巴甫洛夫，不过巴甫洛夫从来都不接受别人称他为心理学家。

生理学和心理学的交汇是因为我们的心智都与脑有关。心理学认为心智是一系列认知能力所组成的总体，是人的各种思维能力的总和。由我们的心智感受和观察外部世界和内心，通过理解、判断、选择、记忆、想象、假设和推理，指导我们的行为。无论心理、心理学和心智，它们的字面都是由心而生，这早已被证实是错误的，此心非心，此心是脑。

即使在心理学诞生之前，人类也认识到身心之间的关系。时至今日，我们都很关注由生理原因导致的心理疾病，或由心理原因导致的生理疾病。身心疾病或心身疾病也表明心理或心智与脑及机体其他各部分之间的密切关系。生理心理学（physiological psychology）在现代已更多地被改称为生物心理学（biological psychology），表明心理学不仅仅是与生理学有关，而是与内涵更广泛的生物学有关。已有研究表明肠道微生物菌群的变化可以影响我们的认知与情感，但也不奇怪，因为我们的生命本来就是一个整体，所谓牵一发而动全身。

有意思的是，心理学家也在思考生理学家或生物学家思考的问题，那就是还原论的影响。在“哈维与血液循环——从放血到输血的故事”中曾介绍以笛卡儿为代表的机械唯物论者，他们希望用泵、风箱、漏斗、钳子和杠杆等机械装置组成活的生命有机体。这显然是荒诞的。从心理学角度来看心智问题，如果拘泥于物质科学还原论的研究模式，心理学研究会不会掉入生理学或生物学的陷阱？有关心智的机制，是否也存在着物质科学之外的或者超越物质科学的原理或理论呢？如果有，那么它们与形成这些原理或理论的物质载体又是什么关系呢？这似乎是一个悖论。

二、学习与记忆、语言与思维

（一）学习和记忆的分类

人和动物是如何学习和记忆的？这是人类最好奇的问题之一。前文曾介绍有关海兔学习和记忆的研究，解析了习惯化和敏感化机制，获得了2000年诺贝尔生理学或医学奖。习惯化和敏感化属于非联合型学习，这种学习形式不需要在两种刺激之间或者刺激与反应之间在脑内建立联系。高等动物和人类的学习方式主要是联合型学习，联合型学习时两种刺激之间或者刺激与反应之间可在脑内建立起联系。低等动物主要是非联合型学习，人类主要是联合型学习。巴甫洛夫的经典条件反射和斯金纳（Burrhus Frederic Skinner，1904～1990）的操作性条件反射都是联合型学习。

学习有不同的分类，记忆也有不同的分类，如短时记忆和长时记忆，陈述记忆和非陈述记忆等。记忆可以看作一个信息流，短时记忆包括感觉性记忆和第一级记忆。进入感觉性记忆的信息量非常大，但只能持续不到1秒，只有一部分可以进入第一级记忆，可持续数秒。最常见的例子是验证码，验证码一般都是6位，可以记住几秒使你完成录入。一旦验证通过，刚才记忆的验证码就忘掉了。长时记忆包括第二级记忆和第三级记忆，短时记忆中第一级记忆中的信息反复运用就可以进入第二级记忆，可持续数分钟到数年。所以考试之前临时抱佛脚对于考试来说是非常有用的，但考完后大多都会忘掉。第二级记忆中有一部分信息可以进入第三级记忆，可以持续更长的时间甚至一生。陈述记忆是可以用语言表述的记忆，而非陈述记忆则不能用语言表述，如骑自行车的方法和技能就属于非陈述记忆。

（二）赫布假说和长时程增强的发现

美国生理学家和心理学家拉什利（Karl Spencer Lashley，1890～1958）是美国心理学家、行为主义心理学的创始人华生（John Broadus Watson，1878～1958）的学生，毕生都在探索学习与记忆的脑机制。通过切除动物大脑皮层中的不同区域，康复后再进行迷宫实验。他发现动物只要熟悉了路径，即使切除了脑部的部分灰质，动物仍然能顺利走完迷宫。他认为记忆并不存储在任何一处由神经元组成的储存器里，而是以不为人知的方式分布在大脑内部。这是一种怎样的存储方式呢？

1949年，拉什利的学生加拿大心理学家赫布（Donald Hebb，1904～1985）在《行为的组织》（*The Organization of Behavior*）一书中提出了赫布假说（Hebb's postulate），认为学习的神经基础取决于神经元之间的关系，而不是神经元本身。这一假说可以很好地解释人脑的学习和记忆不同于计算机的存储设备，具有巨大的潜能和壮实性。

在结构上，神经元之间的联系为突触。实验发现在学习和记忆时，神经元间的突触数量增加。在功能上，学习和记忆时神经元之间的联系会有什么样的变化呢？

1973年，英国生理学家布利斯（Timothy Bliss，1940～）和挪威生理学家洛莫（Terje Lømo，1935～）在兔的海马上观察到，当用短串高频电刺激海马区域的神经元后，可使神经元间的突触传递在数秒内增强，这一效果可持续数小时至数周之久，这一现象被称为突触传递的长时程增强（long-term potentiation，LTP）。长时程增强的发现表明学习和记忆时神经元之间的功能联系加强了。后来，日本学者伊藤正男（Masao Ito，1928～2018）又发现了长时程抑制（long-term depression，LTD）。这些工作为赫布假说提供了实验证据。

（三）莫里斯水迷宫

在研究动物的学习和记忆时，通常会用到迷宫实验，就是通过让动物走迷宫观察其学习和记忆的能力，用于小动物的常为 Y 形迷宫和八臂迷宫。1981 年，英国学者莫里斯（Richard Morris，1948～）报道了一种新的技术和方法，通过观察动物空间探索的能力用以研究动物的学习和记忆，这就是莫里斯水迷宫（Morris water maze）。

莫里斯水迷宫通常包括一个盛有水的圆形水池、一个隐藏在水面下的平台和一套摄像及数据分析系统（图 13-17）。莫里斯水迷宫主要用于研究大鼠的学习和记忆。莫里斯水迷宫的经典测试包括定位航行试验和空间探索试验两个部分。定位航行试验是将面向池壁的大鼠从不同的入水点放入水中，记录它寻找到水面下平台的时间。空间探索试验通常是在定位航行试验后撤去水面下平台，随机选择一个入水点记录其游泳至原水面下平台的轨迹和次数。定位航行试验借以考察大鼠的学习能力，而空间探索试验主要考察大鼠的记忆能力。大鼠在莫里斯水迷宫中的活动实际上是一种操作式条件反射，其寻找和记忆水面下平台是为了避免溺水而亡。

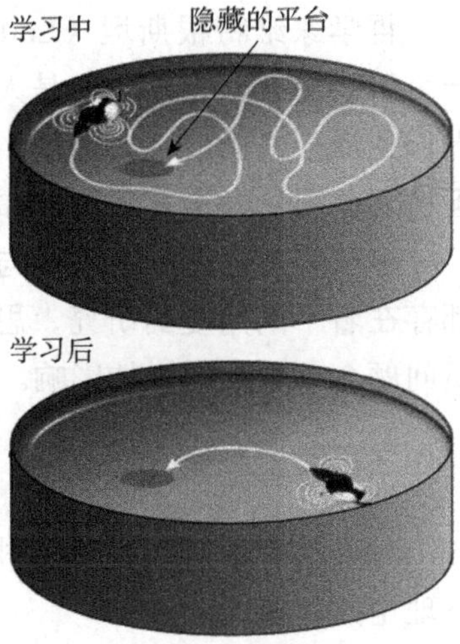

图 13-17　莫里斯水迷宫实验
（引自 Squire，2003）

莫里斯水迷宫实验非常简单，中学生都可以做这个有趣又好玩的实验。同时这个实验又特别能说明问题，特别是各种因素对动物学习和记忆的影响。例如，给大鼠服用一种药后，它在寻找水面下平台的时间比未服药时显著延长了，这说明其学习或记忆的能力受到了影响。因此，莫里斯水迷宫很快风靡全球。

（四）长时程增强和长时程抑制的研究

进一步的研究表明，长时程增强和长时程抑制与突触上的 NMDA 受体和 AMPA 受体有关。很多学者通过转基因或敲除基因等方法改变大鼠脑中某些部位一些特异性突触受体蛋白的表达数量，了解与学习和记忆相关的基因和其表达蛋白的作用。华裔学者钱卓（Joe Z. Tsien，1962～）曾经用这些方法“构建”了一只聪明鼠。这些实验最终检验大鼠学习和记忆能力是否产生变化的方法大多都是用的莫里斯水迷宫实验，钱卓的聪明鼠在莫里斯水迷宫中的表现比普通大鼠优异得多。

2016 年，布利斯、莫里斯和科林格里奇（Graham Leon Collingridge，1955～）因长时程增强的研究获得了“欧洲大脑研究奖”（The Brain Prize）。很多学者认为有关长时程增强和长时程抑制的发现和机制的研究是诺贝尔奖级的工作，它使人类对学习和记忆机制的认识更为深入。

长时程增强和长时程抑制现象及其机制可以认为是在突触的功能上支持了赫布假说，但仍无法解释记忆信息的编码和储存方式，这些谜团极有可能既有分子和细胞层面的微观机制，也有神经环路层面上的介观机制。

从逻辑上分析，如果学习和记忆取决于突触的建立，而突触上的特异性受体又由蛋白质构成，那么基因和基因调控一定影响学习和记忆。内外环境的变化也可通过表观遗传影响学习和记忆。目前已有实验证明非编码 RNA 调控学习和记忆。

（五）语言与思维

前文介绍过布罗卡、韦尼克和斯佩里对语言中枢的研究。一些学者认为先有思维再有语言，语言是工具。语言是思维的外衣。不过我们可以通过语言去觉察别人的思维。

哲学家维特根斯坦（Ludwig Wittgenstein，1889～1951）认为语言是人的全部活动中的一个重要组成部分，语言是人们相互之间传递信息的手段。在特定语言中出现的语言游戏是人们生活形式的表现，期望、意向、理解等也是通过语言活动而成为生活形式的。维特根斯坦认为你用什么语言表达，你就用什么语言在思考。

对于心智问题，生理学与心理学、认知科学与神经科学、科学与哲学等不同学科的学者都存在着不同角度的研究、思考和分析，难以想象人类揭示心智问题特别是意识的起源和本质问题会产生什么样的影响。

三、人工智能

对于从事生理学或神经科学教学和研究的生物学工作者，大多很早就关注过有关视觉计算理论的问题。

（一）马尔的视觉计算理论

视觉计算理论的要点主要是：首先，视觉是判断外部世界中有什么东西、它们在什么地方的一个复杂的信息处理任务。其次，要完整理解视觉，就必须在三个不同的层次上对它进行解释，这三个层次是计算理论（马尔首创）、算法和硬件实现。第三，从计算理论这个层次看，视觉信息处理必须用三级内部表象来加以描述，这三级表象是要素图（图像的表象）、2.5 维图（可见表面的表象）和三维模型表象（用于识别的三维物体形状表象）。第四，视觉信息处理是按照功能模块的形式组织起来的。最后，在研究各个处理过程以便从图像中恢复可见表面的几何结构时，用公式表示计算理论的关键性步骤，就是要根据外部客观世界的一般特性，找出有关问题的约束条件，并把它们变成精密的假设，从而得出确凿的、经得起考验的结论。

简单地说，马尔的视觉计算理论可简化为 3+3：计算理论、算法和实现算法的硬件；要素图，2.5 维图和三维表征。马尔认为此前的视觉研究基本上都属于视觉的算法和实现算法的硬件，也就是视觉器官、视觉传导路和视皮层的结构和功能的研究，而忽略了支撑视觉形成的内在的理论。犹如人类渴望像鸟一样翱翔蓝天，但一直在模仿鸟的翅膀。而最终人类能飞向天空并不是我们模仿成功了与鸟一样的翅膀，是因为发现了空气动力学。视觉的形成一定存在其特有的视觉计算理论。

马尔的视觉计算理论在当时超越了几乎所有生物学工作者对生物学问题的认知传统，给生物学研究和生物学研究者一种全新的提示。

视觉计算理论开创了计算机视觉，对认知科学和计算机图形识别暨人工智能技术产生了深远影响。遗憾的是，天不假人，马尔年仅 35 岁就因癌症撒手人寰。那本著名的 *Vision*（《视觉计算理论》）一书也是他的学生在他离世后整理出版的。

马尔提出视觉计算理论，其思维角度的意义可能超越了其理论本身。伊藤正男曾感叹能提出视觉计算理论的人是具有剑桥大学数学专业背景的马尔，而不是生物学专业背景的众多视觉研究者。

由视觉计算理论奠基的计算机视觉技术成为人工智能（artificial intelligence，AI）的核心技术。本书不展开有关人工智能的问题，仅从与视觉有关的视觉计算理论、GPU 和人脑接口做一些简单的介绍和分析。

（二）GPU 与人工智能

GPU 即图形处理单元（graphics processing unit）的缩写，GPU 的发展历史也为生物学研究提供了很好的借鉴。

2000 年，斯坦福大学计算机图形学的研究生巴克（Ian Buck）为了更具冲击感地玩一款“雷神之锤”（Quake）的 3D 游戏，将 32 块英伟达公司（Nvidia）出品的 GeForce 显卡连接在一起，用 8 台投影仪将影像投射到一整面墙上实现了游戏视觉上的动态高清。

高质量的显卡主要用于实现快速刷新的动态高清游戏画面，因此显卡的厂商在这一方面无不挖空心思。英伟达的 GeForce 显卡附带了一种叫作“着色器”的原始编程工具，可以用于渲染图形的各种细节，产生更佳的视觉效果。而且对于图形渲染来说，可以通过多个简单的并行电路快速实现。例如，在一个 3D 游戏中，游戏者的视角在运动中不断变化，他看到的人物、建筑和场景也在变化，这种动态过程需要复杂的计算和渲染。但如果我们给每一个人物或建筑都设置一个简单的计算模块，这些模块都在游戏者视角的控制下并行处理，那么图形的动态变化会又快又好。

巴克敏锐地发现显卡可以改造成能够并行多线程处理信息的 GPU，相对串行单线程处理的 CPU（central processing unit，中央处理器）具有巨大的优势。因为 CPU 的处理进程是一个挨一个排队的，单个 CPU 不可能实现并行多线程处理，只能用多个 CPU 实现或者采用多核技术，而多个 CPU 成本太高。GPU 可以实现并行多线程处理，这不仅可以用于游戏，而且可以用在其他很多领域，特别是人工智能。人的脑是典型的并行处理模式，我们经常说的一心二用就是并行处理。巴克后来加入了英伟达，将 GeForce 显卡变成了一台低成本的超级计算机。2004 年，巴克等的“Brook for GPUs：stream computing on graphics hardware”论文发表。GPU 开始走向游戏之外更广阔的空间，但英伟达还远未到世人皆知的那一天。

2009 年，加拿大多伦多大学人工智能专家辛顿（Geoffrey Everest Hinton，1947～）领导的一个小组使用英伟达的 CUDA 平台（一种并行计算平台，包含 GPU 内部的并行计算引擎）训练了一个机器学习的神经网络用来识别语音，研究结果让辛顿感到非常惊讶。辛顿报告了他的研究，认为研究机器学习的人都应该使用英伟达的 GPU。他还主动联系了英伟达公司，告知他在业内推荐了英伟达的 GPU，希望英伟达能送他一块。英伟达拒绝了辛顿。

不过，辛顿仍然鼓励自己的学生使用英伟达的 GPU。

2012 年，辛顿的学生科里捷夫斯基（Alex Krizhevsky）和萨斯基弗（Ilya Sutskever）购买了 2 块英伟达的 GeForce 显卡——GTX 580 GPU，在英伟达的并行计算平台上，训练视觉识别神经网络。同年，他们参加了一年一度的 ImageNet 大规模视觉识别挑战赛（ILSVRC），一举夺得冠军。而谷歌的研究人员使用了大约 1.6 万个 CPU 训练了一个可以识别猫的神经网络，其效果远不如用 2 块英伟达 GPU 的深度卷积网络模型。还是这一年，一篇署名师生 3

人的论文“Imagenet classification with deep convolutional neural networks”发表。

一个新时代的导火索被点燃。

辛顿出生于英国，是英国数学家布尔（George Boole，1815～1864）的后裔，布尔代数就是以他的名字命名的。辛顿也被誉为AI教父。

也许以后的诺贝尔奖评选也会增加一个AI的环节，避免人类难以避免的误判或错判。

有意思的是，辛顿与早期发明人工神经网络联想记忆模型的霍普菲尔德（John J. Hopfield，1933～）因利用人工神经网络在机器学习方面取得的开创性发现和系列发明分享了2024年诺贝尔物理学奖。30多年前，笔者在课堂上用矩阵模拟人工神经网络的学习和记忆的情景闪回在眼前。

（三）脑机接口

人工智能已不再满足构建虚拟世界或者在人脑之外承担人脑的部分功能，通过脑机接口，人工智能可以与人类大脑展开互动。通过脑机接口，人可以通过思维而不是由思维指导行为直接控制外部设备，可以帮助残疾人恢复日常生活功能。通过脑机接口，人还可以将自身的心智和生命数字化，在自身之外拥有一个数字大脑甚至数字生命。

如果在生物脑之外可以拥有一个数字孪生大脑，那么人就可以将另一个脑置于体外观察自己的生命；如果在自身之外还可以拥有一个自己的数字生命，那么人就可以在躯体的生命消逝后让精神的生命永存。

人类探索宇宙的目的之一就是走出地球，回眸我们起源和生存之处，放眼更广阔的时空。同样人类也梦想走出自身的躯体，审视自我的生命。

也许有朝一日脑机接口像献血和输血一样，可以从人脑中获取信息，也可以将信息输入人脑。

也许现在的人工智能技术只相当于列文虎克手里最简单的显微镜。未来的AI是否可以像几百年来显微技术的进步扩展和延伸了人类的视觉一样，扩展和延伸人类的大脑，在人类的意识之外形成可窥见人类意识所意识不到的意识，探索超越现有人类意识可以意识的更广阔和深邃的自然，将人类文明推向一个新的高度。但在这个更复杂更多未知的探索中，人类是否会经历和承受比X射线更难以预知的巨大风险呢？

随着AI技术和植入技术的发展，学习、记忆、思维，乃至意识在脑之外的外挂和延伸，可能不仅会挑战自然科学的原有体系，还将引申更深邃的哲学思考：我们，人类，将走向何方？飞向火星可能只是目前可以预测到的一步。

第十四章

神奇的化学物质——激素

说到激素，大家最熟悉的就是胰岛素。胰岛素并不是人类发现的第一种激素。激素的发现和相关机制的研究使人类认识到神经调节之外还有体液调节。有关激素和体液调节的研究多次获得过诺贝尔生理学或医学奖和诺贝尔化学奖。

历史上最早有关激素和内分泌腺的探索，可能就是性激素和性腺了。阉鸡和劁猪都有很长的历史，宦官制度也可谓历史悠久。

从古至今，很多人都曾经尝试各种返老还童的方法，科学家也不例外。源于对生殖的崇拜和人们自身的体验，很多人认为男人的衰老与睾丸的功能降低有关，他们试图用酒等液体浸泡动物的睾丸，以获取睾丸释放的特殊物质，并通过服用含有这些特殊物质的饮品重振雄风。这种做法，与包括中国在内的很多国家与民族的药酒疗法如出一辙。其中最有意思的尝试当属法国生理学家布朗-塞加尔（Charles Edouard Brown-Sequard，1817～1894）。

布朗-塞加尔可不是科学界的一个无名小卒，他是提出内环境理论的法国学者贝尔纳的接班人，是当时法国首屈一指的生理学家。贝尔纳曾预测血液中含有内分泌物质，布朗-塞加尔认为腺体的分泌物质对生命有着重要作用。晚年的布朗-塞加尔特别热衷于用自己的身体做实验，以此验证他的观点。不过，布朗-塞加尔觉得服用方式的效果不够明显，他采用了他认为更有效的方法。布朗-塞加尔把一条年轻健壮公狗的睾丸取下，捣碎后用蒸馏水浸泡，然后将过滤液注射进自己的臂膀。他先后注射了两次狗睾丸的过滤液，而后又注射了四次豚鼠睾丸的过滤液。布朗-塞加尔被认为是内分泌和激素研究的先驱者。

提出内环境理论的法国生理学家贝尔纳最早提出了“internal secretion”（内分泌）一词，英国生理学家沙弗（Edward Albert Sharpey-Schafer，1850～1935）则提出了“endocrine”（内分泌）的概念。所谓内分泌是相对于外分泌而言：外分泌是指唾液腺、胃腺、汗腺和泪腺等腺体的分泌物通过导管排入消化道或排出体外，有外分泌功能的腺体称为外分泌腺，通常有导管。内分泌则是由内分泌腺分泌激素，内分泌腺是无管腺，内分泌腺有垂体、甲状腺、胰岛、肾上腺和松果体等，它们分泌各种激素，通过体液调节，与神经调节和免疫调节一起调节生命有机体的各种功能、维持稳态。

第一节　激素的发现

一、哪个激素最先被发现？最先发现激素的人是谁？

哪个激素最先被发现？最先发现激素的人是谁？这两个问题都有争议或者有不同的答案。人类历史上最先发现的激素是肾上腺素，最先发现肾上腺素的人是日本化学家高峰让吉（Takamine Jokichi，1854～1922）。但大多数生理学教科书都认为1902年英国生理学家斯塔林和贝利斯发现的促胰液素（secretin，也称胰泌素）是人类发现的第一个激素，斯塔林和贝利斯还创造了“hormone”（激素）一词，他们也被认为是最先发现激素的人。

在“巴甫洛夫和他的狗”的故事里，讲到因巴甫洛夫的失误而错失了最先发现激素的契机。巴甫洛夫实验室发现的现象，由英国人斯塔林和贝利斯在1902年证实是由促胰液素导致的体液调节，促胰液素成为人类发现的第一个激素（图14-1A和B）。

有关促胰液素是否是人类发现的第一个激素仍存在争议的主要原因是另一个激素肾上腺素的发现比促胰液素要早一点，肾上腺素的提纯和广泛应用也早于促胰液素。日本人高峰让吉在1901年分离出肾上腺素，并命名为“adrenaline”（图14-1C）。高峰让吉的工作得到了一些著名英国学者的支持。其实在更早的1897年，美国人阿贝尔（John Jacob Abel，1857～1938）就从肾上腺提取出一种化学物质，并命名为“epinephrine”（图14-1D）。谁是肾上腺素的最早发现者呢？肾上腺素的英文名是“adrenaline”还是“epinephrine”呢？历史上一直有争议，甚至还为此事打上了官司。后续研究认为“epinephrine”是无生物学活性的化学衍生物，“adrenaline”是具有活性的肾上腺素。由于涉及不同国家不同学者的不同观点，一直到现在，美国的教科书大多称肾上腺素为“epinephrine”，而英国的教科书则称肾上腺素为“adrenaline”。

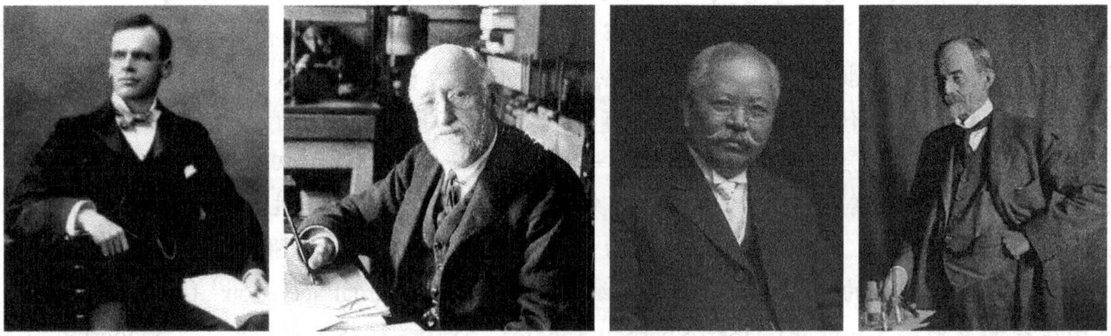

A　　B　　C　　D

图14-1　斯塔林（A）和贝利斯（B）；高峰让吉（C）和阿贝尔（D）（引自Fye，2006）

目前大多数生理学教科书仍将促胰液素称为第一个被发现的激素，并认为斯塔林和贝利斯是最先发现激素的学者。因为无论从促胰液素的发现进而提出激素的概念而言，还是从功能上人类认识体液调节的机制来说，促胰液素的发现对于在神经调节之外认识激素乃至化学物质调节的作用无疑更具有科学意义。

二、发现激素的曲折之路

在 19 世纪末至 20 世纪初，不同国家的不同实验室几乎都相互独立地发现了生理实验中的体液调节现象，但都与激素的发现失之交臂。

巴甫洛夫通过对狗的消化机制的研究，进一步证明和完善了有关神经调节是通过反射实现的，并在此基础上提出了条件反射和第二信号系统等学说和观点，对生理学和心理学发展做出了巨大贡献。但巴甫洛夫却不相信神经调节之外还存在着非神经调节的机制，即使学生和助手的实验结果他也不相信。在 19 世纪末，最早在实验中发现体液调节现象的巴甫洛夫实验室错过了第一个发现激素的时机。

看到巴甫洛夫实验室研究结果的法国生理学家沃泰默（E. Wertheimer，1852～1924）在 20 世纪初设计了一套完整的实验。第一个实验重复了巴甫洛夫实验室的实验，将盐酸溶液注入狗的上段小肠的肠腔，可以观察到狗的胰腺分泌胰液。第二个实验，沃泰默做了一个精彩的对照实验，他把盐酸溶液注入狗的血管中，结果发现没有引起胰液分泌，说明盐酸并不能直接刺激胰腺分泌胰液。第三个实验，沃泰默给狗注射了阿托品（阿托品是乙酰胆碱 M 受体的拮抗剂，可以阻断副交感神经的作用，缓解平滑肌痉挛。通常肚子痛时，医生会建议服用阿托品缓解），发现胰液可正常分泌，结果表明胰液分泌不依赖于副交感神经的作用。第四个实验，沃泰默将狗的一段小肠的神经全部切除，只保留相连的血管，再将盐酸溶液注入小肠，结果发现可以引起胰液分泌。

这一组实验基本上证明了盐酸溶液刺激小肠导致胰液的分泌是神经调节之外的一种调节机制，但遗憾的是沃泰默没有想到是化学因素的作用，他仍然认为是自己的实验没有完全清除神经的影响，保留的血管周围仍存有神经，从而形成了局部反射。局部反射就是以前巴甫洛夫对他学生实验的解释，由此可见，巴甫洛夫的影响力有多大。

实验很精彩，思想被束缚。

斯塔林和贝利斯看到了巴甫洛夫和沃泰默的研究结果，他们重复了相关实验。发现切断小肠的传出神经甚至破坏中枢神经时，不同食糜经过胃进到小肠后仍可刺激胰腺分泌，而且食糜的成分不同导致胰腺分泌成分的不同。斯塔林和贝利斯不太认同巴甫洛夫所谓局部反射的观点，认为可能是在食糜和胃酸的作用下，使小肠产生一种物质，而这种物质可以通过血液循环运输到胰腺，引起胰腺分泌。

为了证实自己的假说，1902 年，斯塔林和贝利斯将一条狗的一段小肠剪下来，彻底消除神经调节的影响。然后将小肠的黏膜层刮下来，加上胃液的主要成分盐酸进行研磨。经过滤得到提取液，再将提取液注射到同一条狗的血管中。结果发现，狗的胰腺大量分泌胰液。很明显，这是食糜或者胃液中的盐酸刺激小肠黏膜分泌了某种化学物质，这种化学物质可以通过血液循环促进胰液的分泌。斯塔林和贝利斯的实验方法成为内分泌研究的经典方法，一直沿用至今。

斯塔林和贝利斯的实验发现了神经调节之外的一种新的调节方式——体液调节。他们认为小肠中的十二指肠酸化后可以产生一种促胰液分泌的物质，称为促胰液素。进一步的研究发现，这类物质的作用是化学信使。1905 年，斯塔林和贝利斯将这类物质称为“hormone”（激素，中文也曾长期音译为荷尔蒙）。“hormone” 取自希腊语，有“刺激、激动、振奋”的意思。斯塔林认为激素会不断地生成并在全身循环，以满足生命有机体生理机能的需求。

斯塔林和贝利斯多次获得诺贝尔奖提名，但遗憾的是始终没有获奖。原因可能有三：一是他们受当时研究技术的局限没有将促胰液素纯化，一直到 1962 年，促胰液素才被提纯并确定了氨基酸序列；二是他们的相关研究最受学术界追捧时恰值第一次世界大战，诺贝尔奖暂停了数年；三是第一次世界大战结束后，有关激素的研究突飞猛进，尽管斯塔林和贝利斯多次获得提名，但胰岛素的魅力似乎更大（见“胰岛素的故事”）。

三、一点反思

有人说科学探索就像走进了一间黑屋，你不知道出口在哪里，只有坚定的幸运者才有可能找到唯一的通路。布朗-塞加尔企图用注射动物睾丸过滤液的方法再现青春，但他不知道睾丸主要产生性激素，而性激素多为类固醇类物质，它们不溶于水而溶于有机溶剂。所以，布朗-塞加尔自认为有效的尝试可能只是他的想象或者臆断，因为他注射的睾丸过滤液基本上不含有睾丸中的有效成分——性激素。多年之后，有一位执着的学者收集了一吨牛的睾丸，并制成注射剂连续注射，结果显示没什么作用。中国人泡制药酒的方法也许还有些效果。

巴甫洛夫坚持认为是神经调节的作用，看上去不可思议，但这种情况时常发生。挑战传统观点或经典观点不易，挑战自己提出的经典观点更难。

沃泰默的实验设计非常精彩，但他面对实验结果，不是质疑假设而是质疑自己的方法、质疑实验的严谨性。可见解放思想有多么重要。

斯塔林和贝利斯的研究，从实验设计到结果，似乎就是巴甫洛夫和沃泰默实验的改进和再分析，但可贵的是他们提出了全新的假设，由此开辟了生理学研究的一片新天地。

第二节 “呆小病”与甲状腺素

一、阿尔卑斯山里的怪病

瑞士是一个风景秀丽的国家，欧洲最高的山脉横亘瑞士东西，其 60%的国土是山区。可能很多人难以想象，200 多年前的瑞士，在逶迤如画的山区里有很多长相奇特、身材矮小的孩子，智力也远不如常人。而且这种现象已经很多年了，大家不知道为什么会这样。山区人为什么会得这种怪病？

这种怪病被称为克汀病，也称呆小病。克汀病又可分为地方性克汀病（现多称为地方性甲状腺肿大）和散发性克汀病，有些地区克汀病的发病率特别高。

收藏在德国慕尼黑老绘画陈列馆（Alte Pinakothek）的达•芬奇（Leonardo da Vinci，1452～1519）画作“圣母的康乃馨”（Madonna of the Carnation）中，人物的颈部可以看到明显的肿大，被认为是甲状腺肿（图 14-2A）。从这幅名画中还可以清楚地看到窗外峰峦叠嶂的环境。达•芬奇被认为是世界上第一个识别和绘制出甲状腺生理结构的人。

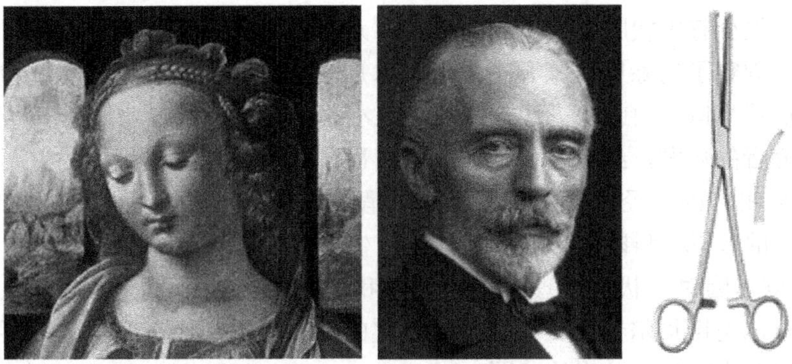

A　　　　　　　　　　　　B　　　　　　　　　　C

图 14-2　“圣母的康乃馨”局部（A）；科歇尔（B）和科歇尔止血钳（Kocher Ochsner）（C）
（引自 https://www.nobelprize.org/prizes/medicine/1909/summary/）

实际上，在达·芬奇之前，世界上很多地方都发现了位于颈部的这个地方会产生肿大，而且尝试过一些有效的治疗方法，如食用烧焦的海绵和海藻可以治疗颈部的肿大。在阿尔卑斯山地区历史上很早就有这种疾病的记录，有医生用手术切除肿大组织的方法进行治疗，也有医生使用烧焦的海藻进行治疗，但总体效果并不是很好。

1656 年，英国解剖学家沃顿（Thomas Wharton，1614～1673）发现了甲状腺的解剖结构，因其形状像古希腊的盾甲，故将其命名为“甲状腺”［*Glandula thyr*(*e*)*oidea*］。沃顿也是唾液腺的发现者。

随着甲状腺结构的发现，更多的医生采用手术的方法治疗克汀病，科歇尔（Emil Theodor Kocher，1841～1917）就是其中之一（图 14-2B）。

二、甲状腺全切术的废止

科歇尔出生于瑞士伯尔尼，早在 1872 年就成功地实施了职业生涯中第一例甲状腺切除手术。在瑞士，用以缓解地区性甲状腺肿大的甲状腺切除手术已开展多年。作为外科手术，最初要解决的是出血和感染问题。在出血和感染问题之外，切除甲状腺的患者会出现一些无法解释的现象：儿童会停止发育，成人则头发稀疏全身浮肿；所有患者食欲下降精神不振，而且手术的死亡率超过 1/5，这让医生们困惑不解。

科歇尔对 100 位切除甲状腺的患者进行了随访。发现 30 人出现不良症状，70 人没有出现不良的后遗症。通过对每一个患者手术过程的认真分析，科歇尔进一步发现 70 位没有出现不良后遗症患者的甲状腺并没有被完全切除或者说全切术时没有切除干净，而 30 位出现不良症状患者的甲状腺被切除得很彻底。

1893 年，科歇尔指出甲状腺全切除的危害，要求废止这种手术。科歇尔将甲状腺全切术改为大部切除，保留部分腺体。科歇尔按新的方案做了 300 例甲状腺切除手术，术后没有出现一例死亡。因科歇尔的研究和手术改进，甲状腺切除术的死亡率从 21.2%下降到 0.11%，一个死亡率很高的外科手术转变为死亡率几乎最低的外科手术。

甲状腺肿大的孩子和成人都会有一个与众不同的大脖子，所以也被称为大脖子病。但当年医学界认为呆小病和甲状腺肿大是两种不同的病。因为切除甲状腺会出现呆小病的特征，而呆小病患者却很少有甲状腺萎缩的症状，很多人反而是甲状腺异常增生。

科歇尔跟踪观察了切除甲状腺儿童患者的术后变化，发现术后生长缓慢和智力减退的症状与呆小病的症状相似，由此认为甲状腺肿和呆小病都是由甲状腺功能低下导致。

受其他研究者的启发，结合自己的研究，科歇尔认为甲状腺对机体的重要作用是通过一种向血液释放分泌物的途径实现的。根据这一假设，科歇尔开始采用甲状腺制剂为患者治疗，得到了很好的效果。科歇尔称这种方法为“生理性疗法”。

1909 年科歇尔因对甲状腺生理学、病理学和甲状腺外科手术的贡献获得诺贝尔生理学或医学奖。科歇尔是诺贝尔奖历史上第一个获奖的外科医生，他在医学领域还有很多贡献，著名的科歇尔止血钳就是他发明的（图 14-2C）。

三、“大脖子病”的真正原因

科歇尔对甲状腺肿大的探索为进一步认识甲状腺功能的机制指出了一个正确的方向。与科歇尔同时代的研究者已经明确切除甲状腺与黏液水肿的因果关系，并采用了与科歇尔类似的治疗方法。

1914 年圣诞节，美国梅奥诊所（Mayo Clinic）的肯德尔（Edward Calvin Kendall，1886～1972）成功地从牛甲状腺中分离得到了结晶物并命名为“thyroxin”。肯德尔认为 thyroxin 是含碘的化合物，每个分子结合 3 个碘原子，但根据这个假说开展的合成实验一直不成功。直到 1926 年，英国化学家哈灵顿（Sir Charles Robert Harington，1897～1972）发现 thyroxin 每分子结合的碘原子是 4 个。次年，合成工作获得了成功。在征得肯德尔同意后，哈灵顿在“thyroxin”后面加上一个“e”，即“thyroxine”（甲状腺素，T_4）。此后发现天然 T_4 是左旋、右旋两种异构体的混合物，前者生物活性更高。1952 年又发现了另一种活性更强的甲状腺激素——三碘甲腺原氨酸（T_3）。

肯德尔因发现甲状腺素被多次提名为诺贝尔生理学或医学奖候选人，但他并未因此获奖。肯德尔后来因对肾上腺皮质激素的研究获得了 1950 年诺贝尔生理学或医学奖。

第三节　临床上最常用的激素——肾上腺皮质激素

肯德尔发现甲状腺激素的有效成分后，用甲状腺激素对呆小病等甲状腺功能低下的治疗产生了很好的效果。虽然没有因此获得诺贝尔奖，但肯德尔仍赢得了广泛的声誉。肯德尔并未陶醉在成功之中，而是开始了对肾上腺皮质激素的研究。

一、艾迪生病与肾上腺

人的肾上腺是位于两个肾脏上的腺体，总重量不到 10g。1849 年，英国医生艾迪生（Thomas Addison，1793～1860），发现肾上腺损伤后会产生色素沉积、贫血等病态，严重的甚至会死亡。这种疾病称为艾迪生病。此后，对肾上腺的研究发现，肾上腺可以分为皮质和髓质两个部分。切除动物肾上腺，一两周后动物就会死亡；如果仅仅切除肾上腺髓质而保留一部分皮质，动物则可以存活很长时间。这种现象提示肾上腺皮质中可能存在着一种激素，类似于甲状腺中的甲状腺素。尽管还没有人发现和提纯这种激素，但给它起了个名字“cortin”（皮质素）。在成功分离了甲状腺素后，肯德尔决心要把肾上腺皮质中的皮质素分离出来。

二、分离和提纯肾上腺皮质激素

有一位医生将牛的肾上腺皮质提取液注射到艾迪生病患者的体内，患者病情大为好转，表明肾上腺皮质的提取液中含有治疗艾迪生病的有效成分。这一现象引起了肯德尔的注意，他决定从动物肾上腺皮质中提取所谓的皮质素。时间不长，肯德尔的研究小组就从动物肾上腺皮质中得到了皮质素的结晶体，但他们发现提取的是混合物而不是一种物质。又经过了几年的艰苦工作，从结晶体的混合物中提纯出了 6 种物质，其中 4 种表现出激素的生理特性，这些激素有的可以调节糖和蛋白质代谢，有的可以调节水盐代谢。进一步的研究发现，这 4 种激素的化学结构都非常相似，都属于类固醇。

在肯德尔研究皮质素的同时，瑞士化学家赖希施泰因（Tadeusz Reichstein，1897～1996）受到肯德尔有关皮质素研究的启发，开始了有关类固醇激素的研究。赖希施泰因是有机化学博士，早年从事化学工程设计的工作，后转向基础研究，成为著名化学家鲁齐卡（Leopold Ruzicka，1887～1976）的助手。鲁齐卡因对性激素的研究获 1939 年诺贝尔化学奖。有机化学专业出身的赖希施泰因在激素的提纯和化学成分分析方面更具优势，他从肾上腺皮质中提取了 26 种不同的激素，并确定了其中 11 种激素的化学结构。时至今日，可以说大部分肾上腺皮质激素的提纯和鉴定都是赖希施泰因完成的。

肯德尔和赖希施泰因被认为是肾上腺皮质激素提纯和结构研究的双雄。

三、发现可的松的临床医学价值

肯德尔分离的 6 种激素中有一种命名为皮质素 E 的激素和赖希施泰因分离的 26 种激素中命名为 Fa 的激素，后来证明是同一种物质，这就是著名的可的松。

有关可的松的临床应用研究是由亨奇（Philip Showalter Hench，1896～1965）开始实施的。亨奇是肯德尔在梅奥诊所工作的同事，长期从事风湿病的研究，两人是好朋友。

风湿病不是一种疾病而是一组疾病，广义上的风湿病超过百种，狭义上也有几十种，很多与自身免疫有关，最常见的是风湿性关节炎。一般发病较隐蔽而缓慢，病程较长，而且疼痛难忍，诊断及治疗均有一定难度。

亨奇发现一些风湿病关节炎患者在患其他疾病时疼痛会减轻，甚至一些人在饥饿或者妇女在妊娠时，疼痛也会减轻。亨奇推测人体内可能有一种物质可以预防或缓解风湿病，希望能够找到这种神奇的物质。亨奇潜心寻找了 11 年都没有结果。

同在梅奥诊所工作的同事和朋友肯德尔有关可的松的研究引起了亨奇的注意，亨奇推测肯德尔发现的可的松可能可以治疗关节炎，肯德尔也对亨奇有关风湿病的药物治疗很有兴趣，两人决定合作。在经过 8 年长期充分细致的准备后，亨奇第一次对一位风湿性关节炎患者注射了可的松。效果比预料的还要好，此后多例患者都取得了理想的疗效。亨奇万般辛苦寻求了 19 年的神奇物质就是老朋友肯德尔发现的可的松。在此基础上，亨奇和肯德尔发现可的松这样的肾上腺皮质激素可以抗过敏、抗炎症、抗休克和抗毒，它们可以抵御各种对人体的有害刺激。

由于发现肾上腺皮质激素及其结构和生理效应，肯德尔、赖希施泰因和亨奇分享了 1950 年诺贝尔生理学或医学奖（图 14-3）。

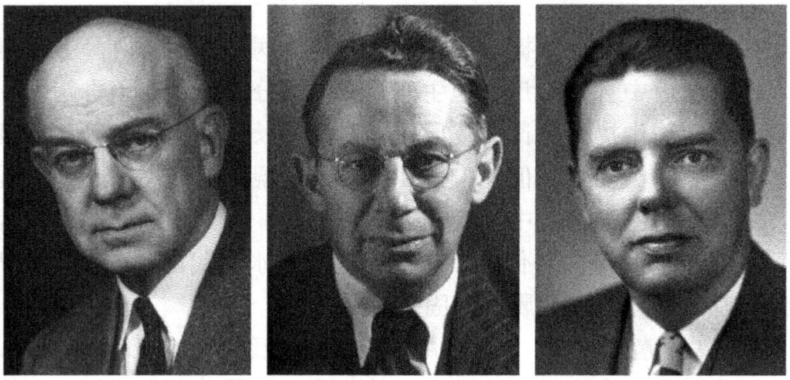

A B C

图 14-3 肯德尔（A）、赖希施泰因（B）和亨奇（C）
（引自 https://www.nobelprize.org/prizes/medicine/1950/summary/）

四、与青霉素媲美的糖皮质激素

肯德尔的儿童时代体弱多病，学习成绩不是很理想，甚至被认为是一个弱智的孩子。肯德尔非常清楚自己的不足，特别努力和勤奋，有着顽强的毅力。在研究激素的过程中，工作极其艰辛。在成功分离了甲状腺素并确立了甲状腺素的组成后，肯德尔已功成名就，多次获得诺贝尔奖提名，但他还是继续艰苦的实验。仅仅是皮质素的研究，就需要从近 3 万 kg 动物肾上腺的原料中一点点地分离提取。肯德尔发现并合成了可的松，可的松成为临床上最重要和最常用的药物之一。肯德尔并没有申请专利以获取利益。他说：“我研究医药的唯一目的就是为人类解除痛苦。”

现代生理学认为肾上腺可分为髓质和皮质两个部分。肾上腺髓质分泌的激素主要为肾上腺素和去甲肾上腺素，还有少量的多巴胺。肾上腺皮质由外向内可以分为球状带、束状带和网状带，球状带分泌以醛固酮为代表的盐皮质激素，主要调节机体的水盐代谢；束状带和网状带分泌以皮质醇（即氢化可的松）为代表的糖皮质激素和极少量的雄激素。切除两侧肾上腺，可导致水盐代谢、糖代谢、脂肪代谢和蛋白质代谢的紊乱，机体对伤害性刺激的耐受力严重降低，引起机体功能衰竭而死亡。

抗生素和激素是临床上最为常用的两种药物，肾上腺皮质激素中的糖皮质激素则是临床上最常用的激素。可的松的发现和临床应用可与青霉素媲美。但是，激素的滥用与抗生素的滥用一样会导致严重的后果，长期使用可的松等糖皮质激素会产生骨质疏松、代谢紊乱和免疫抑制等多种健康问题。因为皮质类激素可以通过皮肤吸收，所以不仅要关注食品和药品中糖皮质激素的问题，还要关注化妆品和护肤品中的糖皮质激素的问题。

五、库欣与库欣综合征

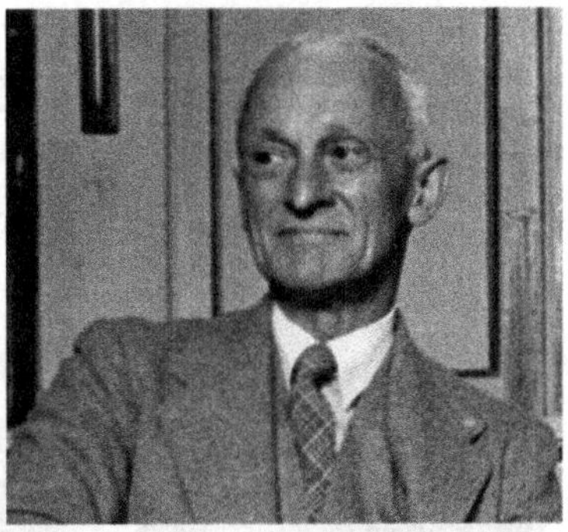
图 14-4　库欣

肾上腺皮质损害后会导致艾迪生病，肾上腺皮质功能亢进则会出现另外一种病——库欣综合征（Cushing syndrome）。库欣是脑外科先驱，同时也是一位作家（图 14-4）。库欣多才多艺，成就颇丰，曾获得被誉为新闻界诺贝尔奖的普利策奖（The Pulitzer Prizes）。库欣曾 38 次被提名为诺贝尔奖候选人，遗憾的是未能获奖。库欣最著名的成就之一是发现了以他名字命名的库欣综合征。当肾上腺皮质功能异常增强时，糖皮质激素分泌增加，可导致机体内脂肪重新分布，主要沉积于面部、颈部、躯干和腹部，在四肢的分布却减少，形成满月脸和水牛背而四肢消瘦的体征，这种体征也称为向心性肥胖。后来发现，大剂量应用糖皮质激素也可出现库欣综合征。

激素是一把双刃剑，更像一组妖。看过《西游记》的人都会知道，孙悟空的故事成也妖怪败也妖怪。没有妖怪，《西游记》可能索然无味，既没有取经的曲折，也没有最后的成功。

第四节　性激素、前列腺素与阿司匹林

人类最早认识到的人体内分泌腺体和激素并应用于实践的可能就是性腺和性激素了。前文讲到布朗-塞加尔对返老还童的自我探索和动物生殖腺泡酒的例子，除此之外，很多民族和国家都有阉割动物的悠久历史，也有过野蛮的阉人制度。

性激素和前列腺素的发现与阿司匹林作用机制的发现有一定的联系。1929 年德国化学家布特南特（Adolf Friedrich Johann Butenandt，1903～1995）发现和提取了第一种性激素——雌酮。两年后，他又提取出雄酮。性激素的发现和提取为临床医学研究展现了一条新的途径。美国外科医生哈金斯（Charles Brenton Huggins，1901～1997）设想并尝试用性激素治疗前列腺疾病，取得了很好的疗效。1957 年，瑞典生物化学家伯格斯特龙分离出 2 种前列腺素。此后，伯格斯特龙的学生塞缪森（Bengt I. Samuelsson，1934～2024）与老师合作，分离出 6 种前列腺素，确定了它们的化学结构。英国药理学家约翰·范恩发现阿司匹林可以抑制前列腺素的生物合成，使人类对前列腺素的认识和对阿司匹林作用机制的了解向前迈进了一大步。布特南特、哈金斯、伯格斯特龙、塞缪森和约翰·范恩都获得了诺贝尔奖。

一、发现性激素

德国化学家布特南特是著名化学家温道斯的学生，温道斯因对甾类的结构及它们和维生素之间关系的研究（阳光可以将机体内的麦角甾醇转化为维生素 D，见“维生素的故事”）获得了 1928 年诺贝尔化学奖。

1928 年，德国一家公司希望温道斯提取卵泡激素，但温道斯忙于维生素 D 的研究，故推荐布特南特去完成此项研究。一年后，布特南特成功地从女性性腺中提取了雌酮，这是人

类发现的第一个性激素成分。

此后，布特南特从柏林警察营房的厕所里收集了 15 000L 男性的尿液，并从中分离出 15mg 雄酮（睾酮的一种代谢产物）。此时，布特南特年仅 28 岁，他到一所高校任教授时，很多人还以为他是个学生。1939 年，布特南特和鲁齐卡因性激素方面研究的贡献获得了诺贝尔化学奖（图 14-5A）。

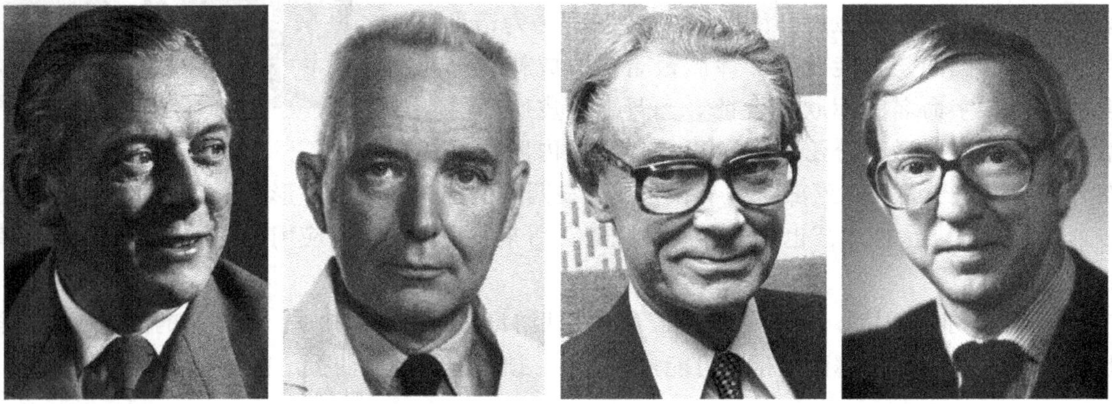

A　　B　　C　　D

图 14-5　布特南特（A）、哈金斯（B）、伯格斯特龙（C）和塞缪森（D）
（引自 https://www.nobelprize.org/prizes/chemistry/1939/butenandt/facts/；
https://www.nobelprize.org/prizes/medicine/1966/huggins/facts/；
https://www.nobelprize.org/prizes/medicine/1982/summary/）

性激素的发现和分离，推动了很多临床研究和应用。比较著名的一个是避孕药的研发，一个是前列腺癌的治疗。避孕药的成功研发被一些学者认为是人类文明史上的一大贡献，但也受到一些组织和宗教团体的抗议，相关研究工作者无人获得诺贝尔奖。而有关性激素治疗前列腺癌的研究及此后前列腺素的发现都获得了诺贝尔奖。

二、前列腺与前列腺素

受布特南特发现和分离性激素的影响，美国外科医生哈金斯开始了有关性激素的临床研究。哈金斯关注的是性激素与前列腺的关系。前列腺是男性特有的性腺器官，位于膀胱的下方，包绕在尿道的起始部位。前列腺癌是男性泌尿生殖系统最常见的恶性肿瘤，80%的患者是 65 岁以上的老年男性。

哈金斯首先用动物进行了实验。他发现切除狗的睾丸后，狗的前列腺会萎缩，其分泌也会逐渐停止。如果给这些狗注射雄性激素睾酮，前列腺的萎缩现象会好转。如果停止注射睾酮，前列腺则会继续萎缩。实验结果表明雄性激素睾酮与前列腺的状态存在着密切的关系。那么，性激素是否可以控制前列腺癌呢？

哈金斯采用切除睾丸的方法对一些晚期前列腺癌患者进行了治疗，取得了一定的效果。因为在一些生理功能方面，雌激素可对抗雄激素的作用，哈金斯还采用注射雌激素的方法治疗前列腺癌。两种方法单独使用或同时使用都得到了很好的效果。用注射雌激素的方法治疗前列腺癌比切除睾丸更容易被患者接受，一直沿用至今。

1966 年，外科医生哈金斯因发现用性激素治疗前列腺癌的方法获得诺贝尔生理学或医学奖（图 14-5B）。

三、前列腺素与阿司匹林

前列腺素的发现与人工授精有关。临床发现，人工授精时，直接注入子宫的精液会被排出来。为什么会出现这种现象呢？进一步的研究发现，将新鲜的精液涂在切除的子宫内壁上，子宫会出现非常明显的收缩。

这一临床现象引起了瑞典生理学家和药理学家奥伊勒的注意。奥伊勒从精液里提取出一种物质，这种物质不仅可以使子宫平滑肌收缩，还有降低血压的作用。奥伊勒推测这种物质来自前列腺，故命名为前列腺素。

因为机体中前列腺素的含量特别少，分离和提纯特别困难。奥伊勒经过一段时间的研究后，将前列腺素的工作交给了助手伯格斯特龙，自己则投入了对神经递质的研究（见“从神经元到大脑”）。

伯格斯特龙花了 10 年的时间，从很多国家收集绵羊的精囊提取前列腺素，终于在 1957 年提取出前列腺素 E 和前列腺素 F。

伯格斯特龙以前的一位学生塞缪森在拿到生物化学和医学双料博士后，回到老师的实验室。师徒两人携手合作，从精囊里分离和纯化了 6 种前列腺素并确定了它们的化学结构。塞缪森还弄清了前列腺素的前体物质是一种不饱和脂肪酸，前列腺素作用的丧失与一种酶有关。

在英国，有一位药理学家约翰·范恩也一直在研究前列腺素。约翰·范恩的动手能力很强，特别热衷于实验装置和实验方法的改进。他发明了一种快速灵敏测试前列腺素的方法“表面灌注法”，可以方便地追踪体内前列腺素的蛛丝马迹。得益于先进便捷的实验方法，约翰·范恩发现阿司匹林可以抑制前列腺素的合成。阿司匹林这一类抗炎症药物的机制原来是抑制了前列腺素，而炎症和疼痛则与前列腺素有关。

中国人经常说的歇后语“药铺里的甘草”，意思是离不得或者少不得。如果甘草是中国人药铺里配伍时通常离不得的东西，那么阿司匹林就是西方人药铺里的甘草了。阿司匹林是西方最古老也最常见的药物，也是历史上最为传奇的药物。阿司匹林的应用可以追溯到古埃及时代莎草书的记载。

约翰·范恩的发现具有里程碑的意义，他的一位学生蒙卡达也是此项工作的主要参与者，蒙卡达后来还证明了内皮细胞源性血管舒张因子就是一氧化氮。

前列腺素因最早在精液中发现而被误认为是前列腺分泌的，其实机体中所有组织都可产生前列腺素，前列腺素属于组织激素。所以，女性没有前列腺也可以分泌前列腺素，男性前列腺分泌前列腺液，而前列腺液中不含前列腺素，精液中发现的前列腺素产生于精囊。目前发现前列腺素是一族含有 20 个碳原子的多不饱和脂肪酸衍生物，有很多成员。它们的前体物质都是花生四烯酸，花生四烯酸在不同酶的作用下形成不同的前列腺素成员。这些成员的结构差异很小，但生理作用有很大的不同。例如，对心血管的影响，有的是缩血管效应，有的是舒血管效应。

因发现前列腺素及其相关生物活性物质，伯格斯特龙、塞缪森和约翰·范恩分享了 1982 年诺贝尔生理学或医学奖（图 14-5C 和 D；图 1-7A）。此时，有关前列腺素的研究，奥伊勒、伯格斯特龙和塞缪森三代学者前后持续了 35 年。40 年后的 2022 年，伯格斯特龙的非婚生儿子帕博因对已灭绝人种的基因组和人类进化的研究获诺贝尔生理学或医学奖（图 12-30A）。

第五节　避孕药与试管婴儿

前文说到性激素的发现和分离推动了避孕药的研发，有学者认为避孕药的出现为 20 世纪的人们所带来的影响是极大的，远远超过了爱因斯坦的相对论和核弹，甚至连电脑和互联网都无法与之相比较。在避孕药的研发过程中，相关生殖生理学研究发现了受精的基本条件和原理，推动了体外授精的发展，使试管婴儿获得成功。避孕药的研究没有获得诺贝尔奖，体外受精的研究获得了诺贝尔生理学或医学奖。

一、避孕药与女性的解放

在 20 世纪中叶以前，很多妇女在育龄期接连不断地怀孕、生孩子和哺育孩子，一辈子十分辛劳，更无法自身发展和独立。不少家庭有五六个孩子，甚至上十个孩子。一些女性不愿意过多地生育，但宗教和避孕方法等因素的影响，使得生育的控制和自我干预非常困难。

早在 20 世纪初，一些受过教育的妇女就开始呼吁生育自由，其中最著名的是美国人玛格丽特·桑格（Margaret Higgins Sanger，1879～1966）。桑格夫人的母亲一生曾怀孕 19 次，生育了 11 个孩子，年仅 40 就因病去世。从女性的育龄期来看，桑格夫人的母亲自婚后几乎就没停止过怀孕和生孩子。桑格夫人早期从事护士工作，受当时欧洲一些进步思潮的影响，提出通过生育控制解放女性。“birth control”（生育控制）和“family planning”（计划生育）这两个现代生活中司空见惯的词汇就是桑格提出的。

1950 年，已年过 70 的桑格夫人找到美国著名生殖生理学家平卡斯（Gregory Pincus，1903～1967）（图 14-6A），希望他能研究出一种简单廉价的避孕药，解放千百万饱受过多生育和私自堕胎妇女的痛苦。桑格夫人主导的美国计划生育委员会为平卡斯提供了一笔研究经费，其中一部分用于补助一位研究人员的部分生活费，这位研究人员就是刚刚来到平卡斯实验室的张民觉（Chang Min-chueh，1908～1991）（图 14-6B）。

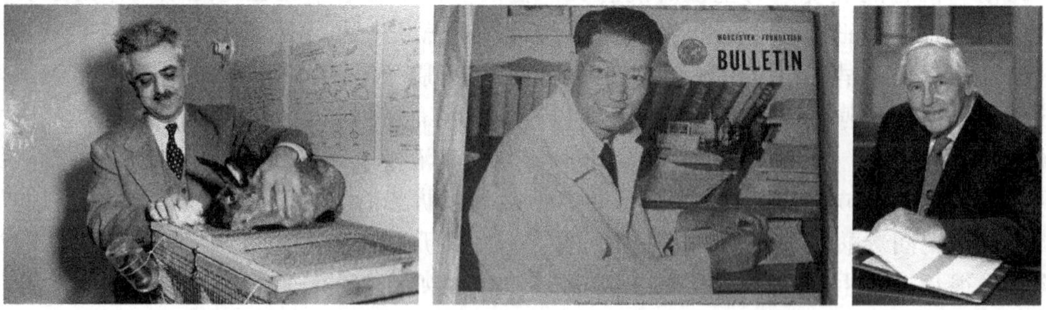

A　　B　　C

图 14-6　平卡斯（A）和张民觉（B）；奥斯汀（C）

（引自 https://m.haiwainet.cn/middle/3544358/2019/0920/content_31632650_1.html；https://www.science.org.au/fellowship/fellows/biographical-memoirs/colin-russell-austin-1914-2004）

二、发现精子获能现象、首个体外受精实验和发明避孕药——张民觉的三大贡献

张民觉，过往文献中曾称张明觉，著名生殖生理学家。张民觉 1933 年毕业于清华大学动物心理学系，毕业后留校任教，1938 年留学英国，师从著名动物生理学家哈蒙德（John Hammond，1889～1964）和沃尔顿（Arthur Walton）主要从事动物的人工授精研究，1941 年获剑桥大学博士学位。1945 年，张民觉来到刚由平卡斯参与创办的美国麻省伍斯特（Worcester）实验室生物学研究所，成为平卡斯的助手和合作者。平卡斯也曾留学英国，师从哈蒙德，哈蒙德被称为动物生理学之父。平卡斯早年因从事兔子的体外受精研究饱受社会非议而被哈佛大学辞退，后创办伍斯特实验室生物学研究所，开展生殖生理研究。

张民觉认为生殖和避孕本质上是一个原理。张民觉在英国主要从事促进家畜动物的繁殖工作，而到了美国主要从事控制人类生育的研究工作。看上去两者相对，实际上基本原理是相同的，就是要了解精子使卵子受精的生理机制。在正确的理论指导下，张民觉很快就在生殖生理领域获得了重大发现。

首先是受精问题。一般人会从行为方式联想受精是卵子等待精子，张民觉查阅几乎所有相关文献，发现大多哺乳动物的受精过程，却是精子在输卵管里等待卵子。张民觉设计了兔子的受精实验，将雄兔射出的精子在不同时间置入雌兔的输卵管，结果发现只有在雌兔排卵前 6 小时置入的精子才可以使卵子受精。此后，进一步的研究发现多种动物均有此现象，雪貂大概需要 24 小时、猪羊牛需要 20～30 小时，而蝙蝠可以长达几个月。1951 年，这一重要发现发表于 *Nature*（《自然》）杂志。张民觉推测精子在雌性生殖道内一定经过某种生理变化才能与卵子受精结合。

同年澳大利亚学者奥斯汀（Colin Russell Austin，1914～2004）也在兔子和大鼠的实验中发现了同样的现象，奥斯汀将此现象命名为精子获能，国际生理学界称为“张-奥斯汀原理”。张民觉和奥斯汀也因此享誉学界并成为好友（图 14-6C）。

精子获能是指当精子射入阴道内，精子离开精液，经子宫颈进入子宫及输卵管，精子顶体表面的糖蛋白被生殖道分泌物中的 α 淀粉酶、β 淀粉酶降解，同时顶体膜结构中胆固醇与卵磷脂比例和膜电位发生变化，导致精子顶体膜稳定性降低，使精子具有真正的受精能力的过程。

其次是体外受精。张民觉在英国长期从事家畜改良，在移植卵子的研究中，张民觉提出了“同步化理论”，即被移植的受精卵的卵龄与子宫内膜的发育时期要同步才能使移植卵子成功。这个理论为人工体外受精奠定了基础。1959 年，张民觉用体外获能的兔精子成功地完成了世界上第一个哺乳动物体外受精实验，培育出世界上第一只体外受精的兔子。10 年后，张民觉等还完成了人卵的体外受精，遗憾的是由于没有医生协助未能进行胚胎移植实验，错过了一个人类历史上的精彩时刻。直到几乎又一个 10 年后的 1978 年，斯特普托（Patrick Steptoe，1913～1988）与爱德华兹（Robert G. Edwards，1925～2013）合作，人类人工体外受精技术取得成功，在英国曼彻斯特出生了世界上第一例试管婴儿。

尽管精子获能的发现和体外受精的成功使张民觉扬名生理学界，但此时他的主要工作还是履行平卡斯和桑格夫人的协议，为育龄女性研发避孕药。当然正如张民觉自己所说，生殖和避孕本质上是一个原理。避孕药的作用就是阻断精子获能、抑制排卵或者阻止受精卵着

床，能达到这些效果的化学物质主要就是性激素或者类似物，而当时大部分性激素都已经发现和提纯出来了。性激素属于类固醇激素，也称甾体激素，在化学结构上有共同的特点。

1953 年，张民觉发现孕激素能够抑制兔子的排卵，这暗示孕激素可用于开发避孕药。人体分泌的孕激素主要是孕酮，孕酮的含量很低，而且口服无效。早期应用孕酮避孕必须每天连续注射才能有效，这对于普通人来说不仅麻烦而且经济上难以负担，因此必须选用人工合成的孕激素或者衍生物。

平卡斯和张民觉等在 300 余种甾体中进行筛选，寻找可以阻止排卵的物质，最终发现异炔诺酮（norethynodrel）和炔诺酮（norethisterone）可以被开发成孕激素避孕药。在使用异炔诺酮进行试验时，实验人员试图尽量提纯异炔诺酮，但有意思的是，纯度越高，抗排卵效果越差，也就是避孕的作用越不理想。后来发现，提纯的过程中减少了雌激素的含量，而在异炔诺酮中加入适量的雌激素可以更好地控制排卵周期，达到避孕的效果。这种复方口服避孕药一直广泛使用至今。此后，因炔诺酮人工合成成功，复方成分主要是炔诺酮和雌激素。与体外受精的研究不同，避孕药的临床研究得到洛克（John Rock，1890～1984）医生的帮助，在平卡斯的协调和领导下，张民觉的动物实验和洛克的临床研究终成正果。

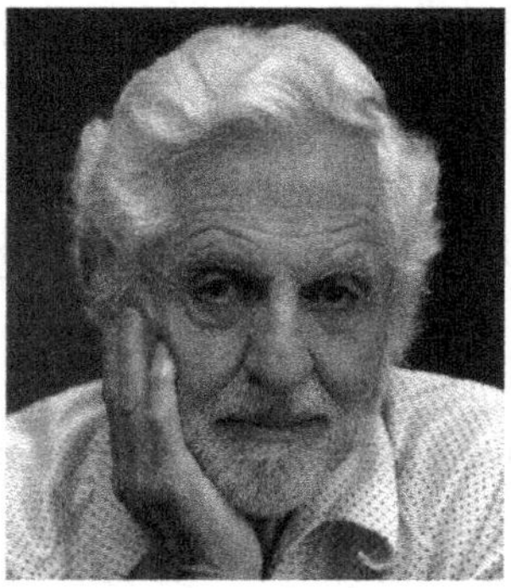

图 14-7　杰拉西

几乎同时，美国化学家杰拉西（Carl Djerassi，1923～2015）在墨西哥领导着一个很小的化学团队，在 1951 年完成了炔诺酮首次人工合成，炔诺酮的生理效应远高于孕酮（图 14-7）。人工合成技术的成功和生理学实验的成功使避孕药得以大规模生产，并在波多黎各和海地等国家和地区的上万名女性中进行试验。经美国食品药物监督管理局审批，1960 年女性口服避孕药正式上市。杰拉西称这种避孕药为“Pill”，即英文“pill”（药片）第一个字母大写后成为避孕药的专有名词，很容易在药店中分辨出来。至此，口服避孕药开始被广泛使用。

因推动避孕药的研发，有人称桑格夫人为“避孕药之母”，而领导避孕药机制研究的平卡斯则被称为“避孕药之父”。也有人将合成出避孕药的杰拉西称为“避孕药之母”。张民觉的工作多次获奖，包括 1954 年的拉斯克奖，并多次被提名为诺贝尔奖候选人，因其在人工辅助生殖和避孕药研究中的贡献被称为“试管婴儿之父”“避孕药之父”。平卡斯在 1967 年就去世了。杰拉西退休后转向文学创作，先后出版多部小说、剧本、回忆录和一部自传，这本自传就是 *The Pill，Pygmy Chimps，and Degas'Horse：The Autobiography of Carl Djerassi*（《避孕药的是是非非：杰拉西自传》）。可能是有关避孕涉及宗教和政治等太多太敏感的问题，平卡斯、杰拉西和张民觉都没有获得诺贝尔奖。张民觉早在 1972 年便回国讲学，是中美关系恢复后最早回国讲学的学者之一。去世前，张民觉对自己的家人说：“几十年来流落海外，未能回国出力，该打屁股！该打屁股！”

三、体外受精与试管婴儿

英国生理学家爱德华兹因创立了体外受精（*in vitro* fertilization，IVF）技术获得了 2010 年诺贝尔生理学或医学奖，一些媒体报道为试管婴儿的研究获得了诺贝尔生理学或医学奖是不太准确的（图 14-8）。试管婴儿（test-tube baby）技术是指体外受精和胚胎移植（embryo transfer，ET）。

爱德华兹致力于体外受精研究比张民觉要晚些，最初的成就也不如张民觉，但他的成功有三点特别重要：一是坚定人工辅助生殖治疗不育症的目标；二是与多学科专业人士特别是临床医生广泛合作；三是从科学、医学、法学和伦理学等多个领域推动人工辅助生殖技术的发展和应用。

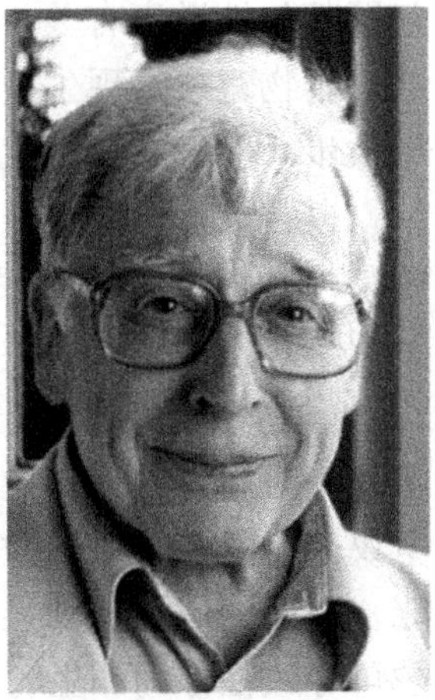
图 14-8　爱德华兹
（引自 https://www.nobelprize.org/prizes/medicine/2010/edwards/facts/）

爱德华兹早期从事小鼠的胚胎发育和生殖生理研究，特别是促进排卵和排卵规律的研究。爱德华兹特别关注女性不育的问题，设想让人类的卵子在体外成熟并受精。张民觉和奥斯汀发现的精子获能、张民觉提出的同步化和平卡斯等发现的卵子体外成熟时间等现象都得到了爱德华兹的关注并推动了相关研究的进展。通过对多种动物在注射人绒毛膜促性腺激素（human chorionic gonadotropin，HCG）后卵母细胞成熟时间长短的分析，发现了平卡斯研究的不足，推测人类注射 HCG 后排卵时间是 37 小时，而不是平卡斯认为的 12 小时。这个预测后来由他的合作者斯特普托通过腹腔镜观察所证实。

在 20 世纪六七十年代，爱德华兹与多位不同学科的学者和医生合作，取得了一系列成果，如人卵巢组织的获取、培养和体外成熟周期的观察，人精子体外培养和获能问题，人卵的获取技术，体外受精，染色体检测和胚胎移植等。其中最重要的合作者是当时已享誉医学界的腹腔镜手术的先驱斯特普托。很多工作，如果没有斯特普托的合作，一位生理学家几乎不可能完成。经过不懈的努力，1978 年 7 月 25 日，一个体重 2.6kg 的女婴在英国曼彻斯特出生，她就是世界上的第一个试管婴儿——路易丝·布朗（Louise Brown，1978～）。

1980 年，爱德华兹和斯特普托共同创建了世界首个体外受精中心（Bourn Hall Clinic），1984 年，爱德华兹创立欧洲人类生殖和胚胎学学会，并创办 *Human Reproduction*（《人类生殖》）杂志。爱德华兹和斯特普托不仅研究人类生殖的科学和临床医学问题，还协同人文研究者探讨相关法律和伦理学问题。

2006 年初，28 岁的布朗以自然受孕方式怀孕，这位世界上的第一个试管婴儿于当年 12 月 20 日自然分娩产下一个健康的男婴。遗憾的是斯特普托没有等到这一天，也没有看到他和爱德华兹的工作获得诺贝尔奖。

爱德华兹和斯特普托的工作一直饱受争议、批评和指责，罗马教皇和解析 DNA 双螺旋结构的沃森都公开批评体外受精技术，但爱德华兹说：“人生最重要的事情是有一个孩子，世上有什么比孩子更特别的呢？斯特普托和我都被那些想要孩子的绝望夫妻们深深打动。”

据国际辅助生殖技术监控委员会（international committee for monitoring assisted reproductive technology，ICMART）2018 年的报告，全世界的试管婴儿已超过 900 万。

四、避孕和人工辅助生殖中的生物伦理学问题

避孕药和人工辅助生殖似乎是生殖生理及其临床应用中两个完全相反的研究，但其核心

问题都与性激素有关。性激素的研究启发和推动了避孕药的研发和人工辅助生殖的研究，使通过药物避孕实现生育控制和试管婴儿得以实现，使人类对自身生理机制的认知和调控迈了一大步。但这一大步大到无法被传统伦理和宗教所接受，产生了一系列生物伦理学问题。

自古以来，人口一直是重要的资源。中国古代曾经有强制成年妇女成婚的法规，其目的就是增加人口。一些民族和国家，基于文化传统和宗教信仰，严格禁止避孕。工业革命以后，特别是第二次世界大战以后，人口数量激增，妇女解放运动兴起，避孕问题引起广泛关注。一些社会人士提出通过生育控制解放女性，而控制生育的最简单最有效的方法就是避孕。当时，有关避孕及人口控制问题与传统文化和宗教信仰产生了剧烈的冲突，引起激烈的争议。时隔多年，有效、安全和方便的避孕方法已被广泛使用，一些宗教的观点也逐渐世俗化，但新的问题又凸显出来，如避孕失败后的流产问题、有效避孕可导致的性开放问题和避孕可导致性行为和生育完全分离等问题。

人工辅助生殖技术（assisted reproductive technology，ART）是指运用现代医学的技术手段代替人类自然生殖过程中某一环节或全部环节，使不育者繁衍后代的技术。其中试管婴儿技术已历经 3 代：体外授精联合胚胎移植技术属于第一代；卵胞质内单精子注射（intracytoplasmic sperm injection，ICSI）技术属于第二代；卵胚植入前遗传学诊断（preimplantation genetic diagnosis，PGD）技术也称为胚胎筛选，属于第三代。

人工辅助生殖涉及很多伦理学问题，如人类精子库管理问题、卵泡的捐赠问题、胚胎移植前的选择和处理问题、代孕问题等。有些问题在一些国家和地区已经立法规范管理，但有些问题还存在争议，需要进一步的探索。

生物技术的快速发展，使得以往许多不可能发生的事情成为现实，其结果导致对传统道德和伦理的挑战。包括目前比较成熟并已应用于科学研究、生产生活和临床医学的酶工程、发酵工程、蛋白质工程、克隆技术、胚胎干细胞技术、转基因技术等，以及基因编辑技术、生物存储与计算技术、人脑机器接口技术、合成生物技术等已开展深入研究并将可能在未来产生巨大影响。这些技术无疑将推动人类文明的发展和进步，但同时也挑战了人类的传统价值观，促使人类构建新的伦理道德体系。

第六节　下丘脑-垂体-靶腺轴

在生理学中，生理调节可分为神经调节、体液调节和自身调节。在生物学中，高等动物和人等生命有机体的调节主要是神经调节、体液调节和免疫调节。神经调节通过反射实现，体液调节则是依赖激素。行使神经调节和体液调节的调节系统是神经系统和内分泌系统，这两大系统相互影响，共同维持机体内环境稳态。

一、下丘脑与垂体的关系

德国人沙勒（Ernst Scharrer，1905～1965）在他 1928 年发表的博士论文中描述了下丘脑神经元与垂体的关系。他发现鱼下丘脑中的细胞类似内分泌细胞，这些细胞与垂体有着密切的关系，提出了神经分泌（neurosecretion）的概念。沙勒的发现并未得到重视，反而被认为与当时热火朝天的神经电生理研究格格不入。

毕业后，沙勒加入了弗里希（Karl von Frisch，1886～1982）的研究团队，同时加入的还有他的同学，后成为他妻子的贝尔塔（Berta Scharrer，1905～1995）。弗里希是著名的动物学家，后因蜜蜂行为的研究获得1973年诺贝尔生理学或医学奖。沙勒夫妇分别以不同的动物为实验对象研究神经分泌的问题。

第二次世界大战前夕，由于无法忍受纳粹政府的统治，沙勒夫妇虽不是犹太人但仍决定离开德国前往美国。在美国，沙勒夫妇多次更换工作场所，而且作为女性的贝尔塔长期不被认可，做着无衔无薪的工作，但两人始终坚持神经分泌的研究。

要证明神经分泌是动物的普遍现象，必须对多种不同的动物进行研究。沙勒主要研究脊椎动物，贝尔塔主要研究无脊椎动物。两人研究了软体动物、线虫、昆虫、鱼类、爬行动物、鸟类和哺乳动物，发现所有研究过的动物，其神经组织中都有内分泌现象。1951年，神经分泌的概念被学界认可。4年后，贝尔塔在博士毕业25年后获得了正式教职。

人类的下丘脑和垂体都位于大脑底部，垂体可分为腺垂体和神经垂体两个部分。腺垂体可分为远侧部、结节部和中间部，神经垂体可分为神经部和漏斗部。腺垂体的远侧部和结节部被称为垂体前叶，可分泌生长激素、催乳素、促甲状腺激素、促肾上腺皮质激素和促性腺激素（卵泡刺激素和黄体生成素）。神经垂体的神经部和腺垂体的中间部合称为垂体后叶，可贮存和释放从下丘脑神经内分泌细胞合成的血管升压素和缩宫素（也称为催产素）。

沙勒夫妇的研究证明由下丘脑到神经垂体的神经分泌是动物的普遍现象。其实，神经垂体是下丘脑的延伸结构，合成激素的细胞体并不在神经垂体而在下丘脑。

早在1928年，美国生物化学家维格诺德（Vincent du Vigneaud，1901～1978）就发现了抗利尿激素和缩宫素。后来，维格诺德又完成了纯化、结构分析和合成的工作。但当时并不能确认这两种激素的来源，直到沙勒夫妇在多种动物上的研究证实来自下丘脑。1955年，维格诺德因对具有生物化学重要性的含硫化合物的研究，特别是首次合成了多肽激素获得诺贝尔化学奖（图14-9）。维格诺德还在1946年合成了青霉素G，被认为是人类发展历史上的里程碑。

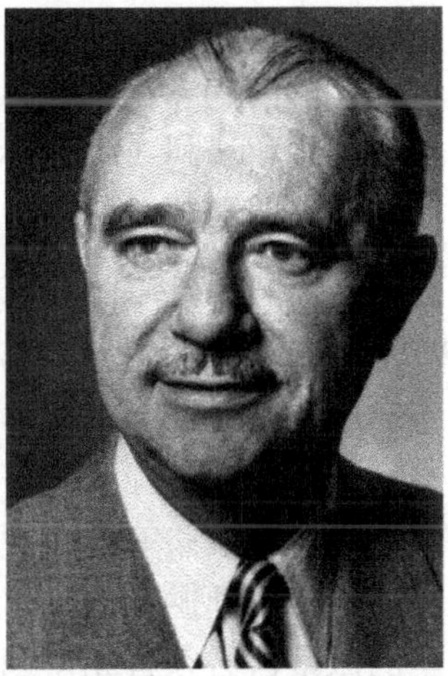

图 14-9　维格诺德

（引自 https://www.nobelprize.org/prizes/chemistry/1955/vigneaud/facts/）

有意思的是血管升压素还有抗利尿的作用，也被称为抗利尿激素。后来发现血管升压素受体有两种类型，一种在血管平滑肌上，一种在肾内集合管上皮细胞上。当激素与血管平滑肌上的受体类型结合时产生升血压效应，而与集合管上皮细胞上的受体类型结合则产生抗利尿作用。更有意思的是抗利尿作用是通过细胞膜上的水通道重吸收水而不是我们想象的渗透。水通道的研究获得了2003年诺贝尔化学奖。

有关下丘脑和垂体关系的研究历史非常悠久，特别是下丘脑与垂体前叶或者腺垂体关系的研究。但最终揭开奥秘的是英国人哈里斯（Geoffrey Harris，1913～1971）。

哈里斯毕业于剑桥大学，读书时就跟随多位著名学者。哈里斯在研究雌兔排卵行为时发现只有性行为刺激时才会排卵，麻醉或者注射去甲肾上腺素的拮抗剂抑制神经系统的活动，都不会排卵。实验表明排卵受到神经系统的控制。

另外，内分泌的实验发现垂体前叶分泌的黄体生成素可刺激排卵。

两组实验结果让研究者都非常困惑。

还是本科生的哈里斯做了两个很重要的实验：一是用电生理的方法刺激下丘脑，发现可以刺激卵巢排卵。二是观察垂体门脉系统中的血流方向。垂体的血管分布有点特殊，具有独特的垂体门脉系统。

前一个实验很成功，说明下丘脑的活动可以刺激垂体前叶激素的分泌。后一个实验主要是判断下丘脑对垂体前叶的影响是通过神经纤维还是通过血液循环运输的激素。遗憾的是出了点差错，哈里斯和他的老师看到的血液流动方向是从垂体流向下丘脑而不是下丘脑流向垂体。几年后，哈里斯才认识到当时显微镜里看到的是倒像，血液是从下丘脑流向垂体。哈里斯提出了“神经-体液调节理论”，认为下丘脑分泌一些物质，由血液经门脉系统运输到垂体。

为验证这一假说，哈里斯设计了一系列实验证实了这一理论。哈里斯被誉为神经内分泌学之父。

二、大海捞针——寻找下丘脑调节肽

经过实验验证，哈里斯的神经-体液调节理论很快被学术界接受，下丘脑中存在的特殊调节物质成为学术界研究的热点。包括哈里斯在内的很多学者都想分离和提纯这些神秘的物质，但最后的成功者不是哈里斯，而是曾经的师徒后来的对手：吉耶曼（Roger Guillemin，1924～2024）和沙利（Andrew V. Schally，1926～）。

沙利和吉耶曼都在加拿大麦吉尔大学获得博士学位后，先后来到美国，沙利加入了吉耶曼在美国的实验团队，两人合作了 5 年，试图分离促肾上腺皮质激素释放激素（corticotropin releasing hormone，CRH）。结果困难重重，两人关系也恶化了。

无奈，沙利离开了吉耶曼的实验室，自己另外成立了一个实验室，但他们俩研究的问题是完全一样的。两个不同的学者领导两个不同的实验室做同一个问题的研究，形成了科学史上一次非常激烈的竞争。

人的下丘脑在脑的中间，仅 3～4g，动物的下丘脑也很小，一般不足 10g。想要研究下丘脑里的激素，必须首先得到动物的下丘脑。两人都放弃了合作时做的促肾上腺皮质激素释放激素，不约而同地选择先做促甲状腺素释放激素。沙利得知吉耶曼用羊的下丘脑做实验后，决定用猪的下丘脑做实验。吉耶曼用了 500 万头羊的下丘脑，而沙利则用了 100 多万头猪的下丘脑。经过 7 年艰苦和曲折的工作，在 1969 年，两人几乎同时发现了具有活性的促甲状腺素释放激素，并弄清了这种激素的结构是一个由三个氨基酸残基组成的肽。两篇论文接收的时间仅相差 37 天，这在没有互联网的时代和持续 7 年的研究背景下几乎就是同时完成了研究。

1971 年，两人率领各自的小组，又几乎同时发现了促黄体素释放激素（促性腺激素释放激素）。这次，沙利用了 16 万头猪的下丘脑，而吉耶曼用了 40 万头羊的下丘脑。1973 年，吉耶曼分离出生长抑素。

吉耶曼和沙利因下丘脑调节肽的发现和研究与发明放射免疫技术的耶洛夫人一起分享了 1977 年诺贝尔生理学或医学奖（图 14-10，图 2-8B）。

直到 4 年后的 1981 年，吉耶曼的学生维尔（Wylie Vale，1941～2012）才从老师放弃的标本中分离出促肾上腺皮质激素释放激素。维尔与沙利和老师吉耶曼都有竞争。有一段时间，维尔与老师吉耶曼都在索尔克生物研究所研究促肾上腺皮质激素释放激素，吉耶曼团队的成员可以从索尔克停车场透过窗户看到维尔实验室的大黑板。维尔经常把错误的激素化学式写在黑板上，而把正确的化学式放进自己的钱包。

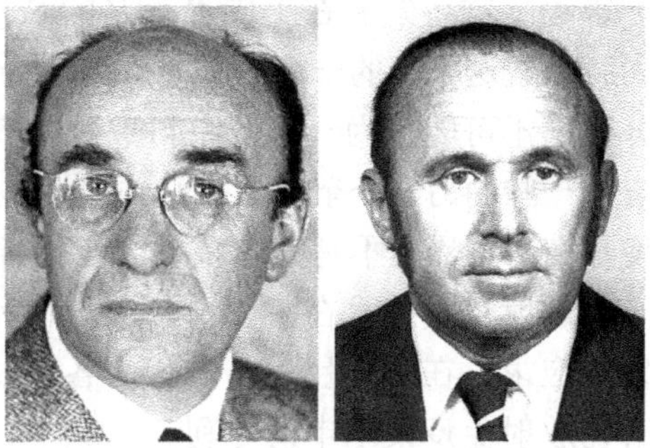
A　　B

图 14-10　吉耶曼（A）和沙利（B）
（引自 https://www.nobelprize.org/nobel_prizes/medicine/laureates/1977/）

吉耶曼曾对自己学生的竞争感到惊骇，但出生于得克萨斯的维尔要随和得多，这场激烈的竞争后，师生两人言归于好。而吉耶曼和沙利即使在诺贝尔奖的颁奖仪式上仍是脸各朝一边。

三、激素的快速测定

耶洛夫人是一位物理学家，因为发明了放射免疫技术，这位物理学家获得了 1977 年的诺贝尔生理学或医学奖。其实她还有一个非常重要的贡献，就是发现了胰岛素抗体。

耶洛夫人毕业于美国沃尔顿高中，从这所学校里走出了两位女性诺贝尔生理学或医学奖得主，即耶洛夫人和埃利恩（获 1988 年诺贝尔生理学或医学奖）。耶洛夫人高中毕业后进入亨特学院。在 20 世纪 30 年代，居里夫人有关放射性现象的研究影响了无数少男少女，也激发了耶洛夫人对核物理学研究的兴趣。耶洛夫人打算本科毕业后继续深造物理学，但由于当时社会对女性的歧视，大家都希望她成为一位小学教师。尽管耶洛夫人希望继续学习物理学或医学，但最终未能如愿，而是进入一个秘书学院做助理。时值第二次世界大战爆发，大量美国青年奔赴前线导致一些大学的研究生院招生不足，一些大学的研究生院破例招收女生，耶洛夫人进入伊利诺伊大学工程学院。开学后，她才知道自己是学院 400 多位教师和研究生中唯一的女生，也是该院建院以来第一位女生。在开学的第一天，她结识了未来的丈夫耶洛（Aaron Yalow），两人于读书期间结婚，故后人一直称她为耶洛夫人。

耶洛夫人拿到核物理学博士学位后，从事有关放射性应用的研究。作为女性，她受到很多质疑。尽管耶洛夫人在同位素应用方面能力出众，但在其所在部门仍只能作为副手，可见当时社会对女性的歧视。为了进一步开展同位素在医学方面的应用研究，需要一位具有医学背景的合作者，耶洛夫人在众多推荐者中选择了本森（Solomon Aaron Berson，1918～1972），他们合作了 22 年。两位不同学科背景的学者相互合作各取所长，发明了放射免疫技术，发现了胰岛素抗体，成为科学史上的佳话。遗憾的是本森没有活到放射免疫技术获得诺贝尔奖的那一天，耶洛夫人为了纪念本森，不仅将自己的实验室更名为本森实验室，而且在本森去世后发表的论文上都署上了本森的名字。

耶洛夫人和本森发现有的人在注射胰岛素后，胰岛素降血糖作用会减弱。进一步研究发现是免疫学问题，一些人可以产生胰岛素抗体。他们觉得这是一个非常重要的发现，就写了一篇论文准备发表在美国最著名的 *Science* 杂志上，但 *Science* 把这篇论文给拒绝了。编审认为胰岛素这么小的一个分子怎么可能会使机体产生抗体呢？按照当时免疫学的观点，这么小的分子是不可能作为一个抗原刺激体内产生抗体的。那篇论文又改投到一个影响力比 *Science* 杂志低一些的另一个杂志上去，结果还是被拒绝了。一个新的科学发现，想要被社会所接受，即使是在科学界也不是太容易。尽管那篇论文后来还是发表了，但过程非常曲折。

放射免疫技术在医学检测、生化和分子生物学实验中大量应用，各种试剂盒不断推出，供不应求。在 20 世纪 70 年代，各种试剂盒的销售额就达数亿美元，但耶洛夫人和本森都没有为放射免疫技术申请专利。

耶洛夫人始终认为科学发现和发明的最大价值是为人类服务而不是为了获取个人的经济利益。从耶洛夫人身上可以看到在充斥着性别歧视和商业气息的社会中，一个人的独立思考和独立人格是多么重要。

第七节　第二信使与 G 蛋白和 G 蛋白偶联受体的发现

激素是一类高效能的生物活性物质，它以体液为媒介，在细胞之间传递信息。1965 年，苏瑟兰（Earl Wilbur Sutherland Jr.，1915～1974）提出了第二信使学说，认为激素是第一信使，激素与受体结合后，需要通过第二信使，最终产生细胞的生理效应。

一、糖代谢与激素

人类在长期的演化中形成了许多耐人寻味的机制，如在“维生素的故事”中讲到只有包括人类的少数几种灵长动物不能自主产生维生素 C。在糖代谢方面，人的机体内有很多激素可以调节血糖，其中可以升血糖的激素有胰高血糖素、肾上腺素、生长激素、糖皮质激素和甲状腺素等多种激素，但降血糖的激素只有胰岛素。这种机制是否与人类演化的漫长历史背景有关呢？即人类在演化历史过程中面对的问题主要是食物匮乏，需要通过各种方式调用机体的储备，满足代谢的需要；而营养过剩则是在人类文明形成后，特别是工业革命后，食物逐渐丰富，导致部分人营养过剩，高血糖成为常见的现象。

苏瑟兰在华盛顿大学获得医学博士，第二次世界大战结束后，受 1947 年诺贝尔生理学或医学奖获得者科里夫妇的影响，开始了激素作用原理的研究。

苏瑟兰的研究从肾上腺素的升血糖机制入手。早在 1915 年，美国生理学家坎农就提出了应急学说，认为机体在遇到紧急情况时（如搏斗、运动、寒冷、恐惧、愤怒等），可通过传入神经将有关信息传到中枢神经系统，进而使交感神经强烈兴奋，激活肾上腺髓质分泌肾上腺素和去甲肾上腺素，使机体代谢增强、反应机敏，即所谓的“战斗或逃跑”（fight or flight）反应。坎农后因提出稳态而享誉天下。血糖就是血液中的葡萄糖，肾上腺素的分泌可升高血糖，那么它是如何升高血糖的呢？

二、激素作用的机制——第二信使的发现

人机体中的血糖浓度是相当稳定的，目前认为空腹 3.9～6.1mmol/L、餐后 2 小时小于

7.8mmol/L 为正常的血糖浓度。在机体代谢中，血糖是一种重要的中间物质。当摄取食物后，血糖会增加；而机体消耗过大时，血糖会降低。如果血糖持续超过正常水平就是高血糖，可导致糖尿病，而低于正常水平就可能导致低血糖症。通常机体中血糖升高时，会将血糖转化为肝糖原储存起来，而机体需要时，肝糖原又可重新转化为葡萄糖进入血液。

苏瑟兰发现血糖浓度的增加与一种酶的活性有关，这种酶活化时可以降解肝糖原，使血糖升高，而这种酶的活化和钝化又与另外两种酶有关。这种酶就是磷酸化酶，一种激酶可将磷酸化酶活化成为活化型，而磷酸酯酶则可将其钝化成为钝化型，就像开关一样。两者的转化只是分子结构上很小的变化，只需在钝化型的磷酸化酶上加上几个磷酸分子就可活化，而提供磷酸分子的就是 ATP。从生命有机体来看，意味着激酶的活化数量决定了肝糖原的降解数量。那么激酶又是如何活化的呢？

苏瑟兰回到问题的初始点：肾上腺素可以升高血糖。而目前的研究结果是血糖的升高需要活化的磷酸化酶降解肝糖原，磷酸化酶的活化又需要激酶，那么肾上腺素与激酶之间一定存在着相互联系和影响。它们又是如何关联的呢？

肾上腺素是通过体液影响细胞，而磷酸化酶则是在细胞质里。苏瑟兰将肾上腺素直接加到细胞质里，磷酸化酶活性并未增加，肝糖原也未降低，血糖没有增加。而将肾上腺素与含有细胞膜的细胞质加在一起时，肝糖原降低，血糖增加。这说明肾上腺素是通过细胞膜上的某种机制产生作用。那么这种机制又是怎样的呢？

苏瑟兰发现如果在适宜的温度下让肾上腺素与细胞膜一起发生作用，再用高温把肾上腺素和细胞膜上的酶都破坏掉，磷酸化酶的活性仍然可以显著增加。这说明肾上腺素与细胞膜一起可产生一种耐高温可使磷酸化酶活化的物质。那么这种物质又是什么呢？

这种物质的含量实在是太少了，苏瑟兰只能确定是一种核苷酸的小分子，无法鉴定出具体的种类。苏瑟兰请教了相关领域更有经验更权威的学者，通过细致的分析，最后认定是环腺苷酸（cAMP）。

原来肾上腺素使血糖升高是通过腺苷酸环化酶（adenylate cyclase，AC）产生 cAMP，影响了磷酸化酶的活性，再由磷酸化酶降解肝糖原而实现的。1965 年，苏瑟兰提出了“第二信使理论”，认为激素作为第一信使把机体的调节信息带给了细胞，细胞通过第二信使将信息用于指导细胞行使特定的功能，cAMP 就是第二信使。

几乎同时，美国学者克雷布斯（Edwin G. Krebs，1918～2009）和费舍尔（Edmond H. Fischer，1920～2021）发现了第一种蛋白激酶——cAMP 依赖性蛋白激酶（PKA）。PKA 可以激活磷酸化酶，相当于磷酸化机制“开关”的钥匙。肾上腺素通过提高 cAMP 水平，激活 PKA，PKA 影响了磷酸化酶的活性，由磷酸化酶促进肝糖原分解。

有关激素作用机制的研究苏瑟兰持续了 25 年。1971 年，苏瑟兰因发现激素作用机制获得诺贝尔生理学或医学奖（图 14-11A）。

费舍尔和克雷布斯因发现可逆的蛋白质磷酸化作用是一种生物调节机制分享了 1992 年诺贝尔生理学或医学奖（图 14-11B，C）。

当时，受体的概念已被广泛接受。作为激素或者神经递质，肾上腺素可与细胞膜上的受体结合，通过第二信使产生一系列生理效应。那么肾上腺素受体是什么？肾上腺素与肾上腺素受体结合后又是如何产生第二信使的呢？受体与酶是两个不同的物质还是同一个物质？受体会不会是酶的一个单纯的变构调节位点呢？

科学源于问题，好的科学研究在于不断的追问。

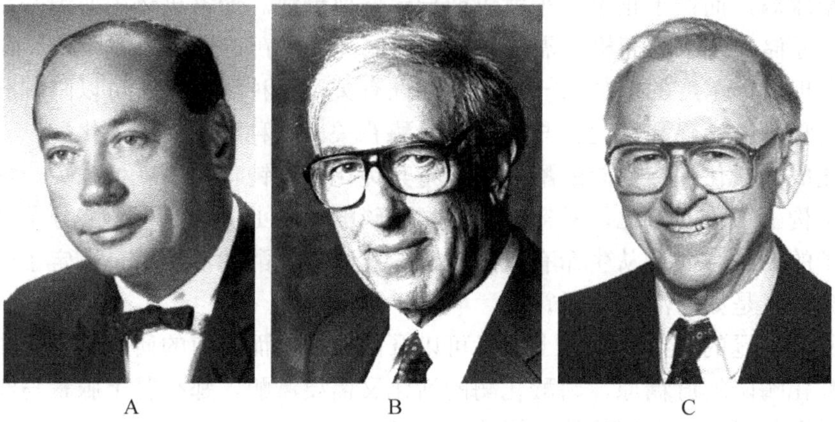

图 14-11　苏瑟兰（A）；费舍尔（B）和克雷布斯（C）
（引自 https://www.nobelprize.org/prizes/medicine/1971/summary/；
https://www.nobelprize.org/prizes/medicine/1992/summary/）

三、发现 G 蛋白

在苏瑟兰等工作的基础上，美国人罗德贝尔（Martin Rodbell，1925～1998）和助手发现肾上腺素、胰高血糖素和促肾上腺皮质激素（ACTH）等 6 种激素的受体可以刺激一个共同的催化性环化酶，即 6 种受体与一个酶构成一个系统，这个酶就是腺苷酸环化酶，这个系统就是腺苷酸环化酶系统。罗德贝尔假设受体是信号识别器、第二信使 cAMP 是放大器，两者之间通过一种传感器相连接。那么这个传感器是什么呢？

罗德贝尔用放射性同位素 ^{125}I 标记胰高血糖素，分析其与肝细胞上受体的结合，实验结果与预期的正好相反。经过仔细的分析和改进实验，他们发现实验结果异常的原因是试剂中混入了鸟苷三磷酸（GTP）。有意思的是进一步的实验证明这种传感器就是 G 蛋白，G 蛋白是 GTP 结合蛋白，全称是鸟苷酸结合蛋白。不过 G 蛋白有不同的类型，Gs 蛋白和 Gi 蛋白，其作用正好相反，一个刺激环化酶作用增强、一个抑制环化酶的作用。

另一个在 G 蛋白研究中发挥关键作用的是吉尔曼（Alfred G. Gilman，1941～2015）。吉尔曼是苏瑟兰的学生，父亲是著名的药理学家、肿瘤化疗的先驱，与苏瑟兰是好友。吉尔曼儿童时代就经常被父亲带到实验室听父亲上课、观摩实验。吉尔曼在研究白血病细胞时，与助手发明了一种简便有效的实验方法，分离出一种与 GTP 相连的特定蛋白，被他命名为 G 蛋白。他认为带有突变基因的白血病细胞就是因为缺乏可维持细胞正常信息活动的 G 蛋白。罗德贝尔提出的传感器假设也被称为 G 蛋白假说。吉尔曼的团队后来又分离和纯化出多种 G 蛋白，吉尔曼和其他众多的实验表明，霍乱、百日咳和恶性肿瘤等多种疾病，视觉形成中光信号的转换，嗅觉形成中化学信号的转换等现象都与 G 蛋白有关。

1994 年，吉尔曼和罗德贝尔因 G 蛋白及其在细胞信号转导中的作用获得诺贝尔生理学或医学奖（图 14-12A 和 B）。

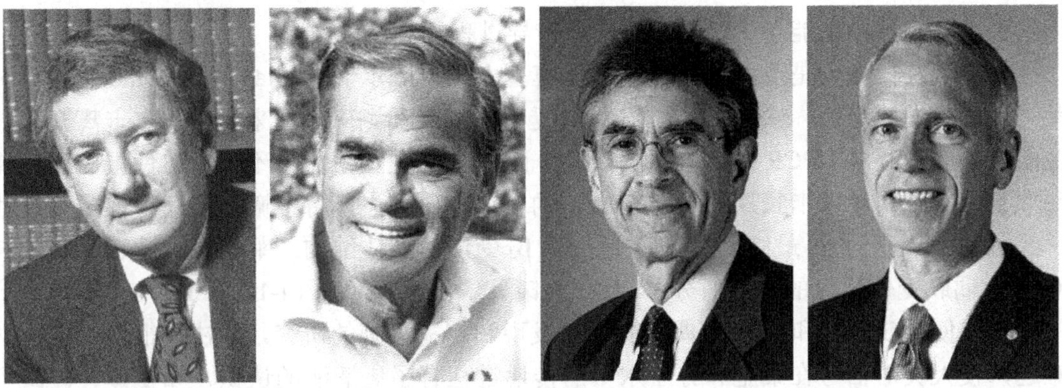

A　B　C　D

图 14-12　吉尔曼（A）和罗德贝尔（B）；莱夫科维茨（C）和科比尔卡（D）
（引自 https://www.nobelprize.org/prizes/medicine/1994/summary/；
https://www.nobelprize.org/prizes/chemistry/2012/summary/）

四、强大的 G 蛋白偶联受体

前文说到因探索肾上腺素的升血糖机制发现了第二信使，由第二信使的作用机制研究发现了 G 蛋白。那么作为第一信使的肾上腺素是如何激发第二信使 cAMP 呢？一些学者认为是细胞膜上的受体，也有一些学者认为就是酶的一个变构调节位点。后续的研究确认是受体，而且这种受体是一大类，目前已发现 800 多个成员，是多种不同细胞外信号的接收器。人类的视觉、嗅觉和味觉都是通过这类受体接受刺激，众多神经递质和激素通过这类受体传递信息，我们生理功能的调节与这类受体密切相关，这类受体功能的异常和紊乱是导致很多疾病的原因。这类受体就是 G 蛋白偶联受体（G-protein coupled receptor，GPCR）。

1876 年，德国生理学家波尔发现视杆细胞上有一种物质视紫红质（rhodopsin）。此后，德国生理学家库奈发现了视紫红质的光化学还原机制，并用胆碱提取了视紫红质，提出光可以解构视紫红质，解构的光化学反应产物可以刺激视神经。也就是说光刺激可通过视紫红质的化学反应转化为电信号。其实，视紫红质就是 GPCR，这是对 GPCR 最早的研究。但解开 GPCR 面纱的还是对激素的研究。

1968 年，美国生物化学家莱夫科维茨（Robert J. Lefkowitz，1943～）采用放射性同位素碘标记配体促肾上腺皮质激素对其受体进行示踪的方法，成功地观察到被标记的激素可结合到肾上腺细胞膜制备物上。随后莱夫科维茨重点研究肾上腺素受体，发现了肾上腺素 β_2 受体，并使用肾上腺素将其受体从细胞膜中抽离出来。进一步的研究证实了肾上腺素受体和腺苷酸环化酶是截然不同的两个大分子。受体和酶是不是同一个物质的问题由此解开。利用放射性同位素标记配体结合受体的实验，莱夫科维茨发现配体与受体的结合及其活性受 GTP 的调节，因此提出了受体-GTP 结合蛋白-腺苷酸环化酶三元复合模型（ternary complex model）。莱夫科维茨和助手对肾上腺素 β_2 受体进行了克隆和测序，把肾上腺素 β_2 受体的编码基因从仓鼠基因组中分离出来。通过序列比对，发现肾上腺素 β_2 受体与视紫红质蛋白的氨基酸序列具有显著的相似性，都具有 7 次跨膜结构。此后，莱夫科维茨和其他研究者发现结构相似的众多 GPCR 成员，它们构成了一个超级受体家族，参与传递的信号多种多样。尽管配体的种类与发挥的功能各不相同，但信号转导过程却高度一致。

莱夫科维茨被认为是现代 GPCR 研究的奠基人。科比尔卡（Brian K. Kobilka，1955～）是莱夫科维茨的博士后，参与了肾上腺素 β_2 受体的克隆和测序。后来，科比尔卡离开莱夫科维茨的实验室，开展 GPCR 结构解析的研究。因 GPCR 是膜蛋白，不像水溶性蛋白，提纯和结晶非常困难。科比尔卡长期致力于 GPCR 的晶体学研究，坚持不懈，创建了很多突破性方法，经过 18 年的努力，最终揭示了肾上腺素 β_2 受体的晶体结构。莱夫科维茨和科比尔卡因对 G 蛋白偶联受体研究的贡献而分享 2012 年诺贝尔化学奖（图 14-12C，D）。

第二信使、G 蛋白和 G 蛋白偶联受体的发现和相关机制的研究，解决了很多困惑科学界的难题，使人类对信号在细胞和分子水平的传递过程有了更清醒的认识，如受体、促离子型受体和促代谢型受体、兴奋性神经递质和抑制性神经递质与递质和激素产生的兴奋性效应和抑制性效应等概念和问题都得到了更准确的解释。对于理解多种生理现象和机制、发现和设计药物奠定了基础，目前已证实的药物制剂作用的靶点中 50%以上都是 GPCR。

激素的发现和体液调节理论的提出在神经调节的基础上丰富了对生理调节的认识和理解；下丘脑-垂体-靶腺轴的提出和下丘脑激素的发现奠定了神经调节和体液调节关系的基础；各种激素的发现和临床应用使众多怪病、不治之症得到有效的治疗和良好的控制；第二信使学说和 G 蛋白假说的证实、GPCR 的发现和结构的解析基本弄清了很多激素作用的细胞和分子机制；放射免疫技术使临床诊断更为精确和迅速。激素可产生级联放大作用，极少量的激素就可以产生明显的生理效应，激素信号具有极强的敏感性和很高的效率。然而，对于激素的研究者来说，每一个激素的分离和提纯都付出了极其艰辛的工作，数百万腺体或者数吨的组织中常常只能提取几克激素。这些有关激素的发现和发明，推动了人类健康事业的发展和进步，让我们对自然界特别是我们自身机体的认识向前跨越了一大步。

第八节　棕色小狗事件与实验动物的 3R 原则（外一篇）

2014 年，英国政府在一份统计报告中指出，上一年有 402 万只动物被英国人用于科学实验，这个数量与 2000 年相比增长了 52%。数据的公布引起了动物保护组织和动物保护人士的强烈反应。如何看待科学研究和教学中实验动物的使用？这个历史上多次提及的问题又一次摆在世人的面前。

早在 20 世纪初，因为一条实验小狗，在英国爆发了一场骚乱，史称“棕色小狗事件”。1902 年，伦敦大学生理学教授贝利斯和他的助手斯塔林用一条棕色小狗做了一个有关胰腺分泌的实验，这个实验及其他的工作使他们发现了人类历史上的第一个激素。1903 年，这只小狗再次被带入伦敦大学的生理学课堂，贝利斯与他的两个助手斯塔林和戴尔用这条狗做了一些演示实验。实验后，戴尔用手术刀处死了这条狗。

看似简单的事情却导致了一系列复杂的结果。当时在场的学生中有两位反对活体解剖的瑞典女学生，其中一位还是个女伯爵。她们将实验中对实验动物的观察记入了日记，并出版发表。她们写道，解剖前，教授并没有给狗打麻药，实验中小狗表现出强烈的痛苦感，而且这条可怜的小狗被反复使用了三次。这篇日记引起了动物保护组织和反对活体解剖动物组织的强烈反响。

在 1876 年，英国就制定了《反虐待动物法》，规定动物不能被使用超过一次，而且用于实验的动物，需要获得许可证并使用麻药，否则就是犯罪。面对舆论和社会的质疑，贝利斯起诉了相关人士的诽谤罪，解释自己在实验中使用了麻药，而把一条狗重复使用了两次，是为了避免使用两条狗。最终贝利斯赢得了官司。这一结果在公众中引起了极大的分歧，争论持续了数年。1906 年，反对活体解剖动物组织在伦敦巴特西（Battersea）公园建立了一个小狗的塑像，塑像上写道："纪念 1903 年死于大学实验室的那只棕色的狗……"

塑像的建立引起了大学生特别是医学院学生的强烈反对，学生们屡次游行并要推倒塑像，而反对活体解剖动物和动物保护人士则要坚决保护。因为一条棕色小狗，在伦敦引起了一场骚乱。1910 年，棕色小狗塑像被悄悄地移除了。

1959 年，动物学家拉塞尔（William Russell，1925～2006）和微生物学家伯奇（Rex Burch）提出和制定了"3R"原则：优化（refinement）实验流程；减少（reduction）实验动物的使用数量；尽量采用低等实验动物或非高等实验动物，以替代（replacement）高等实验动物进行实验，或者采用细胞代替动物来进行实验。"3R"原则被许多组织、国家和地区的政策、法规和协议采纳，成为有关实验动物的核心原则。此后，又逐渐形成了动物的五大福利：①免受饥饿、营养不良的生理福利；②不因环境而承受痛苦的环境福利；③免受痛苦及伤病的卫生福利；④表达天性的自由的行为福利；⑤免受恐惧和压力的心理福利。

1985 年，棕色小狗的雕像又重新竖立在伦敦巴特西公园，新的碑文写道"以此纪念全球数百万实验动物遭受的苦难，同时让这只棕色小狗受到的苦难永远不会被人们遗忘。"

与棕色小狗事件相关的三位师生都成为生理学史上的著名人物，贝利斯和斯塔林因在 1902 年发现了第一个激素促胰液素而名垂青史，斯塔林还发现了著名的斯塔林机制（也称为心的定律），戴尔因发现神经冲动的化学传递获得了 1936 年诺贝尔生理学或医学奖。

1903 年，英国有近 2 万只动物用于科学实验；2000 年，英国有超过 200 万只动物用于科学实验；2013 年，英国有 402 万只动物用于科学实验。美国科学促进会（American Association for the Advancement of Science，AAAS）2014 年的调查表明，47%的公众支持在科学研究方面开展动物实验，50%的人反对。88%的科学家支持动物实验。在支持开展动物实验方面，公众和科学家之间的差异近 42%。不难看到，公众和科学家在动物实验观念方面依然存在较大分歧（张铭，2015c）。

第十五章

一条穿越百年的射线

诺贝尔奖从1901年第一次颁发至今已有100余年，众多科学发现、理论探索和技术创新获得了诺贝尔三大自然科学奖。在璀璨夺目、繁星闪烁的获奖工作中，如果选一个能贯穿百年历史涵盖物理学、化学和生理学或医学的系列成就，非X射线的研究莫属。

第一节　伦琴发现X射线

一、偶然的发现

1895年11月，即将卸任德国维尔茨堡大学校长的物理学家伦琴利用莱纳德改造的阴极射线管重复赫兹（Heinrich Rudolf Hertz，1857～1894）和莱纳德阴极射线穿透铝箔的铝箔窗实验。

11月8日夜，实验中一个偶然现象吸引了伦琴的注意：在漆黑的房间里，通电后，距离阴极射线管1m外的小桌上，一块涂有铂氰化钡的荧光屏发出了闪光。他感觉很奇怪，闪光现象明显与莱纳德的结论不一样。莱纳德从铝箔窗实验中得到的结论是阴极射线在空气中传播的距离只能达到分米水平，而在真空中则可传播数米而不衰减。伦琴用黑纸把阴极射线管包裹起来，把荧光屏一点点移远，重复实验，即使在2m左右，随着放电节奏荧光屏仍出现闪光，切断电源闪光消失。即使移到隔壁房间，关上门和窗帘，荧光屏在阴极射线管工作时仍然闪光。伦琴意识到产生荧光的显然不是阴极射线，这种看不见的射线在空气中的射程有两米多，而且它在磁铁作用下并不偏转。

接下来几周，伦琴发现这种射线的穿透能力很强，不仅可以使包在黑纸里的底片曝光，而且可以穿透千页厚的书、几厘米厚的木板和十几毫米厚的铝片，但无法穿透几毫米厚的铅板。在更换遮蔽材料时，伦琴还惊奇地看到了自己的手指骨。12月22日，伦琴用这种新发现的射线给他夫人拍了一张左手的照片（图15-1A）。看到这张照片，伦琴夫人随口说了一句：“我看到了我死后的样子。”从此后 X 射线研究和应用的历史来看，这句话耐人寻味。

经过一个多月的实验，12 月 28 日，伦琴在《维尔茨堡物理医学学会会刊》发表了论文“论一种新的射线——初步报告”，他把这种性质尚且未知的新射线称为 X 射线。

在一次报告会上，伦琴请维尔茨堡大学著名解剖学和组织学家冯 • 科立克教授当场演示，就是那位后来帮助过卡哈尔（神经元学说的创立者，1906 年获诺贝尔生理学或医学奖）的冯 • 科立克。当冯 • 科立克的手骨在 X 射线照片中完美呈现时（图 15-1B），现场爆发出雷鸣般的掌声，冯 • 科立克建议将这种射线命名为“伦琴射线”。伦琴发现 X 射线轰动了世界。

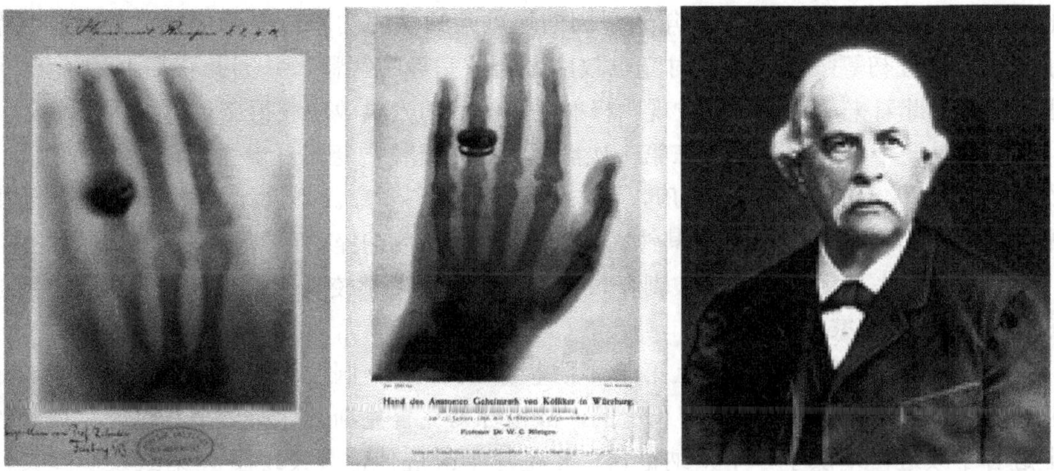

A　　B　　C

图 15-1　伦琴夫人手部的 X 光片（A）和冯 • 科立克手部的 X 光片（B）；冯 • 科立克（C）

二、首位诺贝尔奖获奖者

X 射线的发现，很快成为学术界关注的热点，同时也引发了公众的狂热。很多人都声称在伦琴之前就观察到 X 射线的现象，但只有认真严谨的伦琴才真正确认了这条新射线。X 射线和伦琴，轰动事件和轰动人物，与即将拉开帷幕的诺贝尔奖不期而遇。

1901 年首届诺贝尔物理学奖的 30 个提名中，被提名次数最多的有两位，一位是伦琴，得 16 票，另一位就是莱纳德，得 6 票；不过莱纳德的 6 票中有 5 票是伦琴和莱纳德两人被共同提名。伦琴获得首个诺贝尔物理学奖可谓是众望所归。

诺贝尔奖的颁发顺序是诺贝尔物理学奖获得者第一个出场，因此伦琴也成为诺贝尔奖历史上的首位获奖者。第一届诺贝尔奖颁奖仪式，时任瑞典国王并未出席，将第一个诺贝尔奖颁给伦琴的是瑞典王子。

关于诺贝尔奖的获奖者与诺贝尔奖的关系，有人评价可以将获奖者分为三类。第一类获奖者的获奖工作是科学史上甚至是人类文明史上的杰出贡献，这些获奖者为诺贝尔奖赢得了声誉；第二类是实至名归；第三类是因为获奖者获得了诺贝尔奖而使他们名扬天下。

伦琴和 X 射线无疑是诺贝尔奖享誉世界的最佳开端。

三、阴极射线管与 X 射线

曾在 1901 年与伦琴 5 次共提名的莱纳德，因发现了阴极射线的特点和光电效应获 1905 年诺贝尔物理学奖。莱纳德认为伦琴的发现只不过是阴极射线管的一种效应，如果不是因为某些原因使他中断了实验，发现 X 射线的应该是他。而且伦琴本人曾私下请教过他有关制备优质真空管的问题，莱纳德还向伦琴提供过一只可靠的阴极射线管用于研究。质量可靠的阴极射线管是发现 X 射线的关键，而伦琴却对自己是否使用过莱纳德提供的阴极射线管只字不提，论文中也未提到莱纳德。莱纳德对伦琴耿耿于怀，终生不用“伦琴射线”一词，即使它是德国学术界的标准术语。

阴极射线是当时物理学的研究热点，不仅 X 射线的发现，电子的发现也是在研究阴极射线的基础上完成的。此外，1905 年，爱因斯坦以莱纳德的实验结果为依据，引入普朗克的量子假设，通过初等数学的推导对光电效应做出了完美的解释，并因此获得 1921 年诺贝尔物理学奖。由此看来，莱纳德因发现阴极射线的特点和光电效应获得诺贝尔奖并无疑议。

莱纳德是一个种族主义者。在第一次世界大战时就赞赏泛日耳曼主义，蔑视犹太人。第一次世界大战后，积极支持纳粹政府，参与迫害犹太裔科学家。不仅犹太裔的伦琴一直不受他待见，而且不断地攻击爱因斯坦等其他犹太裔科学家，成为纳粹政府在科学界最重要的人物。

第二次世界大战后，莱纳德被剥夺教职，经海德堡大学校长的劝说，当局才未审判这位已 83 岁的老物理学家。

需要补充一点的是，世界上第一个阴极射线管是英国物理学家克鲁克斯（William Crookes，1832～1919）在 1889 年制造的，故也称为克鲁克斯管。莱纳德在克鲁克斯管的基础上进行了改进，增加了一个莱纳德窗，正是这个改进使伦琴发现了 X 射线及后续其他发现。在改进无线电报特别是发射系统的过程中，德国人布劳恩（Karl Ferdinand Braun，1850～1918）在 1897 年发明了一种新的阴极射线管，也称为布劳恩管，后成为早期显示器和电视机的核心部件。布劳恩因发展无线电报所做出的贡献与发明电报的马可尼（Guglielmo Marconi，1874～1937）分享了 1909 年诺贝尔物理学奖。

第二节　物理学家揭示放射性和 X 射线的本质

X 射线的发现、放射性的发现和电子的发现，被认为是 19 世纪与 20 世纪之交的三大发现，标志着现代物理学的开端。放射性的发现和电子的发现都是建立在 X 射线发现的基础之上。

一、发现放射性

伦琴发现 X 射线的消息传到法国，引起法国物理学家贝克勒尔的关注。贝克勒尔出生于学术世家，祖父和父亲都是物理学家。继承父辈的衣钵，贝克勒尔长期从事铀矿石的研究。贝克勒尔的父亲发现铀盐可以产生磷光，这种磷光与 X 射线是否存在什么联系呢？1896 年，贝克勒尔发现铀盐的磷光可以用来曝光，而且将铀盐放在被不透光的黑纸包着的照相底片附近时，照相底片仍可被曝光。贝克勒尔认为是磷光产生了铀射线，即贝克勒尔射线，并提出所谓的磷光学说。有人认为铀射线就是X射线的一种，其实贝克勒尔观察到的是放射性。

发现放射性的是居里夫人，“radioactivity”（放射性）一词也是居里夫人首创的。居里夫人的全名是 Maria Skłodowska Curie，中间名“斯克沃多夫斯卡”是她的波兰姓氏。出生于华沙的斯克沃多夫斯卡通过做家庭教师和保姆挣得的学费来到法国求学。斯克沃多夫斯卡非常勤奋刻苦，成绩优异，物理成绩全班第一，数学成绩全班第二。斯克沃多夫斯卡后与物理学家居里（Pierre Curie，1859～1906）结婚，此后便被人称为居里夫人。成婚生女后的居里夫人不愿离开科学研究，决定继续修读博士学位，她研究的主题就是贝克勒尔发现的铀射线。

居里夫人检测了多种元素，发现只有铀和钍可以发出看不见的电离射线。1898 年，居里夫妇将元素发出射线的现象称为放射性。元素从不稳定的原子核衰变形成稳定的元素时，自发地放出射线，包括 α 射线、β 射线和 γ 射线等。这些射线就是当时通常所说的铀射线或者贝克勒尔射线，但产生铀射线的磷光学说明显是错误的。

经过极其艰苦的努力，居里夫妇发现了钋和镭两种新元素，放射性研究也成为一个新的热门研究领域（图 15-2）。

1903 年，贝克勒尔、居里和居里夫人分享了诺贝尔物理学奖，居里夫人也成为历史上第一个获得诺贝尔奖的女性。三位获奖者的排序与他们当时的社会地位和学术影响力相符，但从历史上的科学贡献来看，显然这个顺序应该倒过来。尽管如此，诺贝尔奖选择居里夫人作为第一位获奖女性与选择伦琴作为第一位获奖者一样，不仅在当时，也在现在，或许还在未来，提升了自身。

1904 年，居里夫人完成了博士学位论文。

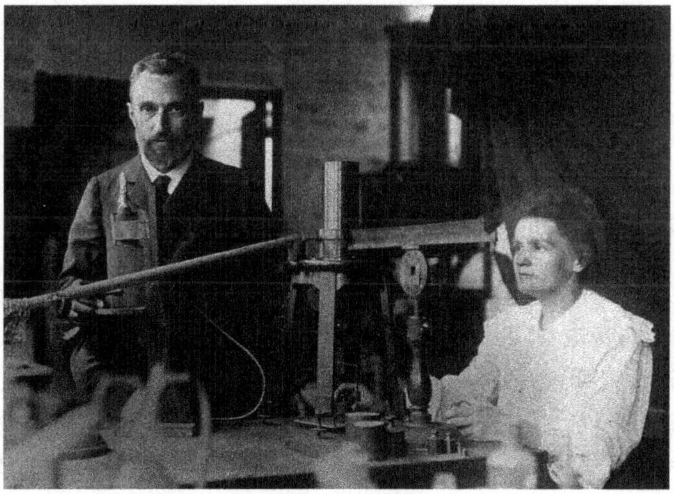

图 15-2　居里夫妇

二、发现电子

发现电子的是汤姆逊（Joseph John Thomson，1856～1940）。1897 年，英国剑桥大学卡文迪许实验室的汤姆逊通过对阴极射线的研究，测出了阴极射线中带电粒子的电荷量和其质量的比值（即比荷，specific charge）。此后，又发现阴极射线的比荷与光电效应中光电荷的比荷一致，而且与其他学者测出的原子内运动电荷的比荷也一样。实验结果表明，原子内辐射光的电荷跟光电效应发射的电荷，以及阴极射线的电荷是一回事。汤姆逊指出阴极射线是带负电荷的粒子，粒子的质量是氢原子的千分之一，并认为它们是形成原子的物质。汤姆逊明确地得出了这样的结论：阴极射线中的粒子（即电子）是所有物质的基本组成部分。

汤姆逊发现电子使人类确认还存在有比原子更小的物质。不过，“electron”（电子）这个词是另一位英国物理学家菲茨杰拉德（George Francis Fitz-Gerald，1851～1901）在1891年提出的，而发现电子的汤姆逊本人一直没怎么使用这个词。

1906年汤姆逊因对气体导电的理论和实验研究获得诺贝尔物理学奖。原子核及若干围绕在原子核周围带负电的电子的模型和图像成为科学的标志。

三、证实X射线是电磁波

伦琴发现X射线后，有关X射线的本质，不同的学者提出了不同的观点。德国物理学家劳厄发现了X射线照射晶体时的干涉现象，即著名的劳厄斑。他利用晶体材料证明X射线属于电磁波，并从光的三维衍射理论出发，根据几何学理论完成了X射线在晶体中的衍射理论。劳厄因发现晶体中的X射线衍射现象获得了1914年诺贝尔物理学奖。劳厄设计的实验被爱因斯坦称为“物理学最美的实验”，劳厄在学界享有很高的声誉。

劳厄是一位非常正直的科学家。作为德国物理学会会长的劳厄，不仅公开反对莱纳德等对爱因斯坦等犹太科学家的攻击，而且在1933年的德国物理学年会上，引用伽利略坚持哥白尼日心说而遭受教会迫害的历史典故，驳斥纳粹政府对犹太科学家的迫害。

1940年，一位德国物理学家拜访已移居美国的爱因斯坦。离别时爱因斯坦说：“请代我问候劳厄。”那位物理学家反问：“是否也问候普朗克？”爱因斯坦回答：“请代我问候劳厄。”这段传闻，似乎表明在爱因斯坦心目中劳厄更值得他的问候。

第二次世界大战之后，1946年在英国举行的国际晶体学大会上，劳厄是唯一被邀请出席的德国学者。

四、X射线晶体衍射技术的发展与应用

英国的布拉格父子在劳厄发现的基础上对X射线的晶体衍射现象进行了深入研究。老布拉格认为X射线是一些带电粒子，是微粒论的代表者，他试图用微粒论去解释劳厄发现的劳厄斑。小布拉格经过反复研究后，认为是一种波的衍射效应。小布拉格认为晶体对X射线的衍射可看作晶体中原子面对X射线的反射，并利用老布拉格发明的电离室证实了这一观点，推导出了著名的布拉格公式。随后布拉格父子测定出氯化钠、氯化钾和金刚石等晶体的结构，并总结了晶体结构分析的标准步骤，逐渐发展为X射线晶体学（X-ray crystallography），开创了一个全新的领域。布拉格父子俩因用X射线对晶体结构的研究分享了1915年诺贝尔物理学奖。

荷兰物理学家德拜[Petrus（Peter）Josephus Wilhelmus Debye，1884～1966]发展了劳厄用X射线研究晶体结构的方法，采用粉末状晶体代替较难制备的大块晶体。经X射线照射后，粉末状晶体样品在照相底片上可得到同心圆环衍射图样，该技术可用来鉴定样品的成分，并可决定晶胞大小。德拜因在X射线衍射和分子偶极矩理论方面的贡献获得了1936年

诺贝尔化学奖。

美国化学家豪普特曼（Herbert A. Hauptman，1917～2011）和美国物理学家卡尔（Jerome Karle，1918～2013）因X射线衍射确定晶体结构的直接法分享了1985年诺贝尔化学奖。

X射线衍射技术的应用范围非常广，现已渗透到物理学、化学、地质学、生命科学、材料科学及各种工程技术科学中，成为一种重要的结构分析方法。

五、元素的X射线分析、X射线光谱学和康普顿效应

X射线具有穿透物质的能力，因此人们通过测量X射线的穿透能力来区分不同种类的X射线，即X射线的硬度研究。英国物理学家巴克拉（Charles Glover Barkla，1877～1944）对X射线路径上的不同物质所发射的次级X射线（X射线产生的次级辐射）进行了研究，发现受X射线照射的金属，其次级辐射中含有硬度非常确定的射线，无论该金属元素已化合成什么化合物，这些化合物发射同一种硬度的X射线。巴克拉认为X射线照射某种元素时，会发出一条与之相对应的特征谱线。这条谱线标志着该元素的特征，故称为标识谱线。

因为光谱的能量不同，标识谱线并不均匀。巴克拉把能量高的称为A线，能量低的称为B线，后来他又把A线、B线改为K线、L线。通过标识谱线及K线、L线可以分析元素的原子结构，弄清不同元素化学性质不同的物理原因，为原子物理研究打开了一扇大门。

巴克拉因发现元素的特征伦琴辐射获1917年诺贝尔物理学奖。

瑞典物理学家西格巴恩（Manne Siegbahn，1886～1978）长期致力于X射线光谱学研究，从研究K线开始，不仅证明了巴克拉的K线和L线是存在的，而且发现了另一新的线系M线。在其指导下，还发现了N线。西格巴恩因在X射线光谱学领域的发现和研究获1924年诺贝尔物理学奖。

美国物理学家康普顿（Arthur Holly Compton，1892～1962）认为X射线从晶体反射后的强度可用来研究电子和原子的排列状态。1922年，在研究石墨中的电子对X射线的散射时，康普顿发现有些散射波的波长比入射波的波长略长，他认为这是光子和电子碰撞时，光子的一些能量转移给了电子。康普顿假设光子与电子、质子这样的实物粒子一样，不仅具有能量，也具有动量，碰撞过程中能量守恒，动量也守恒。1923年，康普顿用X射线的量子特性对实验和假设做了圆满的解释：光子不仅具有能量，而且具有动量。光子和电子碰撞时，光子把一部分能量传递给电子，减少了它的能量，因此使它的频率降低。根据碰撞粒子的能量和动量守恒，可推导出频率改变和散射角的依赖关系。康普顿发现的这种现象被称为康普顿效应（Compton effect）。

康普顿效应第一次从实验上证实了爱因斯坦提出的关于光子具有动量的假设，证实能量、动量守恒定律对微观粒子同样是适用的。康普顿因发现康普顿效应获1927年诺贝尔物理学奖。

第三节　对分子空间结构的研究

生命有机体的功能是其结构的完美表演者。从人体结构与生理功能的关系，到生物大分

子结构与分子功能机制和细胞功能的关系，结构与功能的研究一直是生物学研究的主题。结构不仅是功能的基础，结构还是信息的载体。没有缜密的信息导引，生命有机体的表演不可能完美。当人类已经确定 DNA 是遗传物质时，DNA 的结构和由其结构产生遗传效应的机制成为生物学研究的首要问题。

一、结构学派的兴起

第二次世界大战后，小布拉格就任卡文迪许实验室主任。他将生物大分子结构的研究和天文学研究作为实验室的两大主题，这两大主题都取得了很大的成就，特别是有关生物大分子结构的研究。英国成为生物大分子研究的重镇，剑桥大学卡文迪许实验室主要研究蛋白质的结构，伦敦国王学院主要研究核酸的结构。结构学派逐渐形成，他们认为揭示生命的奥妙必须要弄清生物大分子的结构，而晶体分子的 X 射线分析是研究生物大分子结构的主要手段。

一批优秀学者被吸引到卡文迪许分子生物学实验室等英国实验室开展生物大分子的结构研究。曾获得 1954 年诺贝尔化学奖和 1962 年诺贝尔和平奖的鲍林就是小布拉格的学生。鲍林解析了蛋白质 α 螺旋结构获得诺贝尔化学奖。此后，鲍林试图解析 DNA 的结构，曾提出著名的“三螺旋结构模型”。

小布拉格领导的卡文迪许实验室中的佩鲁茨和肯德鲁一直致力于解析血红蛋白和肌红蛋白结构的研究。沃森和克里克先后进入卡文迪许实验室这一生物大分子结构研究的重镇，分别成为肯德鲁的博士后和佩鲁茨的博士生。沃森和克里克正是在卡文迪许分子生物学实验室学习时构建了 DNA 双螺旋结构模型。

二、解析结构——从青霉素、维生素、胰岛素、血红蛋白、ATP 酶到核糖体

开创用 X 射线衍射方法做晶体结构分析的是布拉格父子。老布拉格有一个很著名的学生贝尔纳（John Desmond Bernal，1901～1971），贝尔纳进一步发展了布拉格父子的方法。贝尔纳也培养了一个优秀的女学生多罗西 • 霍奇金。霍奇金是因研究神经的兴奋与传导而获得 1963 年诺贝尔生理学或医学奖的艾伦 • 霍奇金的堂嫂，霍奇金家族是英国的名门望族。

霍奇金一生致力于分子结构的研究。1937 年，测定了胆固醇的三维结构；1949 年测定了青霉素的分子结构；1956 年测定出维生素 B_{12} 的空间结构。霍奇金的工作为维生素 B_{12} 提取方法的建立和青霉素的合成奠定了基础。1964 年，霍奇金因应用 X 射线衍射技术测定出维生素 B_{12} 晶体的空间结构获得诺贝尔化学奖。此后，霍奇金又在 1969 年破解了胰岛素的空间结构。

霍奇金是英国历史上第一位获得诺贝尔奖的女性，也是继居里夫人之后第二位单独获得诺贝尔奖的女科学家。霍奇金是中国人民的老朋友，长期积极帮助、支持和宣传中国的科学研究（图 15-3）。自 1959 年受周恩来总理邀请首次访华参加国庆十周年庆典，霍奇金先后 8 次到访中国。1993 年，为支持国际晶体学大会首次在北京召开，身体已十分虚弱的霍奇金不顾医生劝阻坐着轮椅出席会议。次年，霍奇金病逝。王志珍院士和梁栋材院士的“Hodgkin 教授与中国的胰岛素晶体学研究”一文对霍奇金与中国科学家的交往进行了生动的介绍。

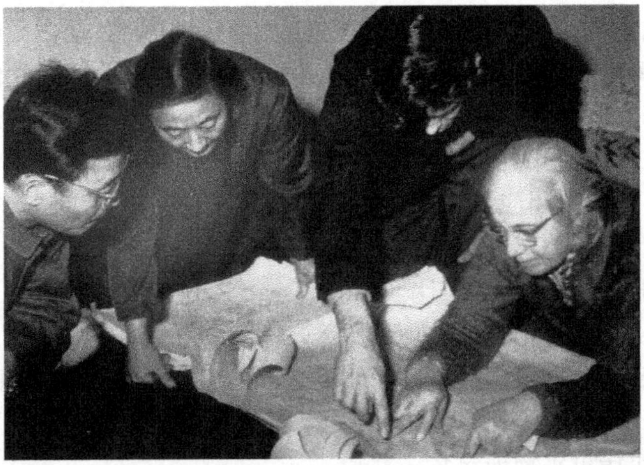

图 15-3　霍奇金（右一）1977 年在北京与中国科学家一起观看牛胰岛素晶体结构图

佩鲁茨和肯德鲁曾是霍奇金的助手和学生。佩鲁茨和肯德鲁因解析了血红蛋白和肌红蛋白的结构分享了 1962 年诺贝尔化学奖。作为助手和学生的佩鲁茨和肯德鲁比老师霍奇金早获奖两年，有传闻佩鲁茨和肯德鲁获奖后连续两年提名老师霍奇金为候选人，最终霍奇金两年后获奖。据近年诺贝尔奖网站已公开的数据，这个传言确实不虚。1963 年，肯德鲁、佩鲁茨、小布拉格和鲍林均提名霍奇金；1964 年，佩鲁茨、肯德鲁和小布拉格再度提名霍奇金。

佩鲁茨和肯德鲁经过 20 年的不懈努力，开发了重原子同晶置换技术，在 1959 年测定出肌红蛋白的立体结构；1960 年，他们又测定出血红蛋白的立体结构并构建了三维模型。佩鲁茨和肯德鲁因测定出蛋白质的精细结构分享了 1962 年诺贝尔化学奖。

自布拉格父子开创了 X 射线晶体结构分析技术，佩鲁茨、肯德鲁和霍奇金都因分子结构特别是生物大分子结构的研究获得诺贝尔奖。学术界一致认为测定出更为复杂的膜蛋白结构几乎肯定会获得诺贝尔奖，德国化学家米歇尔于 1979 年开始挑战膜蛋白的结晶。当时膜蛋白的结晶几乎没有成功的先例，米歇尔选择紫色光合细菌进行研究。两年后，获得了紫色光合细菌光合作用反应中心的晶体，这是世界上第一个膜蛋白晶体。接下来几年，米歇尔与另外两位德国化学家戴森霍费尔和胡贝尔合作，克服了蛋白质复合体晶体结构分析的多个难题，高精确度地确定了光合作用反应中心的三维结构。戴森霍费尔、胡贝尔和米歇尔因确定了光合作用反应中心的三维结构获 1988 年诺贝尔化学奖。

英国化学家沃克（John E. Walker，1941～）因确定了构成三磷酸腺苷合成酶（Na^+-K^+-ATPase）的氨基酸序列并绘制出酶的三维结构与波耶尔（Paul D. Boyer，1918～2018）和斯科（Jens C. Skou，1918～2018）分享了 1997 年诺贝尔化学奖。

出生于印度的英国化学家拉马克里希南（Venkatraman Ramakrishnan，1952～）、美国化学家施泰茨和以色列女化学家约纳什（Ada E. Yonath，1939～）用 X 射线晶体结构分析技术解析了核糖体的原子结构，他们因解析了核糖体 RNA 在蛋白质合成过程中的重要作用分享了 2009 年诺贝尔化学奖。

三、从 X 射线晶体衍射到人工智能

蛋白质是重要的生物大分子、是生命活动的主要执行者和承载体，蛋白质多样性是生物

多样性的基础。蛋白质的生物功能主要由其空间结构所决定。对蛋白质结构的研究可从分子乃至原子水平上了解生命活动的规律和疾病形成的机制，并以此研发靶向性药物。因此解析蛋白质等生物大分子空间结构一直是生命科学领域研究的热点，从X射线衍射技术的应用开始，到后来发展起来的核磁共振技术和冷冻电镜技术，持续了100多年。

前文已介绍有多项成果因应用X射线晶体衍射技术获得诺贝尔奖，核磁共振技术及其在结构生物学上的应用也多次获得诺贝尔奖。

出生于奥地利的美国物理学家拉比（Isidor Isaac Rabi，1898～1988）因用共振方法记录原子核的磁属性获得了1944年诺贝尔物理学奖。

出生于瑞士的美国物理学家布洛赫（Felix Bloch，1905～1983）和美国物理学家珀塞尔（Edward Mills Purcell，1912～1997）发展出用于核磁精密测量的新方法和由此方法所得的研究成果分享了1952年诺贝尔物理学奖。

瑞士化学家恩斯特（Richard R. Ernst，1933～2021）因对开发高分辨率核磁共振（NMR）谱学方法的贡献获得了1991年诺贝尔化学奖。

瑞士生物学家维特里希（Kurt Wüthrich，1938～）因建立了利用核磁共振谱学来解析溶液中生物大分子三维结构的方法与发展了生物大分子鉴定和结构分析方法的美国化学家芬恩（John B. Fenn，1917～2010）和日本工程师田中耕一分享了2002年诺贝尔化学奖。

美国化学家劳特布尔（Paul C. Lauterbur，1929～2007）和英国物理学家曼斯菲尔德（Sir Peter Mansfield，1933～2017）因在核磁共振成像方面的发现分享了2003年诺贝尔生理学或医学奖。

电子显微镜和冷冻电镜技术及其在结构生物学上的应用也多次获得诺贝尔奖。

英国化学家克鲁格（Aaron Klug，1926～2018）因发展了晶体电子显微镜技术及对具有重要生物学意义的核酸-蛋白质复合物结构的研究获得了1982年诺贝尔化学奖。

德国物理学家鲁斯卡（Ernst Ruska，1906～1988）因电子光学的基础工作和设计了第一台电子显微镜与研制出扫描隧道显微镜的德国物理学家宾宁（Gerd Binnig，1947～）和瑞士物理学家罗雷尔（Heinrich Rohrer，1933～2013）一起分享了1986年诺贝尔物理学奖。

瑞士生物物理学家杜波谢（Jacques Dubochet，1942～）、出生于德国的美国生物物理学家弗兰克（Joachim Frank，1940～）和英国物理学家亨德森（Richard Henderson，1945～）因发展了用于溶液中生物分子的高分辨率结构测定的冷冻电镜技术分享了2017年诺贝尔化学奖。

此外，还有很多学者在其获得诺贝尔奖的成果中使用了X射线晶体衍射、核磁共振、电镜及冷冻电镜这4项技术。

近年来人工智能技术发展迅速，蛋白质结构预测成为人工智能在科学研究中的重要应用领域。由DeepMind开发的一种基于深度学习的蛋白质结构预测系统AlphaFold2，可以从氨基酸序列中高效地生成原子级精度的蛋白质空间结构，为蛋白质结构领域研究带来了新的机遇和挑战。那么，人工智能软件的成果是否有可能获得诺贝尔三大自然科学奖呢？

在本书出版前夕，这个问题就有了答案。美国人贝克尔（David Baker，1962～）因计算蛋白质设计与因蛋白质结构预测的哈萨比斯（Demis Hassabis，1976～）和江珀（John Jumper，1985～）一起分享了2024年诺贝尔化学奖。哈萨比斯和江珀正是DeepMind和AlphaFold2的创始人和主要开发者。

第四节　X 射线的技术应用与创新

从化学分子到生物大分子、从人体到天体，X 射线在科学研究中发挥着巨大的作用。X 射线与物质相互作用的形式多种多样，包括散射、衍射、折射、反射、吸收、荧光和俄歇效应等，这些相互作用的形式所形成的研究手段和方法使人类打开了一扇又一扇探索自然的大门。

前文介绍了 X 射线晶体衍射技术在研究分子结构上的应用，其实，X 射线发现后最早应用于临床医学和科学研究的是 X 射线检测技术。此后，由 X 射线及其应用发展起来的放射性研究与应用和同位素研究与应用，如放射性突变、放射性示踪技术、放射性碳元素年代测定技术、放射免疫技术和成像技术都获得过诺贝尔奖。

一、放射性研究和同位素研究及其技术的应用

对 X 射线的研究发现了放射性，对放射性的研究发现了同位素，对同位素的研究发现了核裂变。

物理学家发现了放射性，但放射性物质的分离和化学性质的判定显然是化学家擅长的工作。发现钋和镭并提出放射性的诺贝尔物理学奖获得者居里夫人，将兴趣转向了放射性物质的化学分离和化学反应研究。1910 年居里夫人与他人合作提纯出镭，并出版了《论放射性》一书，放射化学由此诞生。1911 年，居里夫人因发现了镭和钋元素、提纯了镭，并研究了这种令人关注的元素及其化合物的性质获得诺贝尔化学奖。

在放射性物质的研究中出现了两个难题。一是发现铀矿中提取的铅具有放射性，但铅中的放射性物质既不是铀也不是镭，似乎是一种镭的衰变产物。二是发现钍中有放射性物质，但又无法分离出来。这些无法分离的物质通常与其他某个元素非常类似，因此无法在元素周期表中找到它们的位置。

1902 年，出生于新西兰的英国物理学家卢瑟福（Ernest Rutherford，1871～1937）和英国化学家索迪（Frederick Soddy，1877～1956）提出元素蜕变假说，认为放射性是由原子本身分裂或蜕变为另一种元素的原子而引起。与化学反应中原子或分子间的反应不同，它们是原子本身的自发变化。十余年后，通过测定不同来源放射性矿物中铅的原子量，证实了元素蜕变假说。元素蜕变假说打破了原子不变论，化学性质相同的物质需要共享元素周期表中的同一个位置。索迪用希腊语“iso topos”（平等的位置）命名这类物质为“isotope”（同位素）。卢瑟福因对元素的蜕变及放射化学的研究获得了 1908 年诺贝尔化学奖。索迪因在放射性研究方面的成就和提出同位素概念获得了 1921 年诺贝尔化学奖。

英国物理学家阿斯顿（Francis William Aston，1877～1945）长期从事同位素的研究。阿斯顿在汤姆逊研究的基础上，改进了测定阴极射线中带电粒子的电荷量和比荷的气体放电装置，设计出可以分析同位素并测定其质量和丰度（一种化学元素的某种同位素在这种元素的所有天然同位素中所占的百分数）的质谱仪。阿斯顿对许多元素的同位素及其丰度进行了测量，在 71 种元素中发现了 202 种同位素，肯定了同位素的存在。阿斯顿因发现非放射性元素中的同位素并发明质谱仪获得了 1922 年诺贝尔化学奖。

居里夫人的大女儿伊雷娜•约里奥-居里（Irène Joliot-Curie，1897～1956）和女婿弗雷

德里克·约里奥-居里（Frédéric Joliot，1900～1958）在1934年用α粒子轰击铝箔，产生出第一个人工放射性同位素——放射性磷，开启了一系列人工放射性同位素研究的先河。相对于天然放射性物质，人工放射性同位素放射强度容易控制、半衰期更短、放射性废料容易处理，而且可以制作成各种所需的形状。因此，人工放射性同位素在医学和工业上得到了广泛的应用。约里奥-居里夫妇因发明人工放射性元素获得了1935年诺贝尔化学奖。

人工同位素和放射化学的研究推动了德国化学家和物理学家哈恩（Otto Hahn，1879～1968）和奥地利女物理学家迈特纳（Lise Meitner，1878～1968）对放射性同位素核裂变的研究。1938年，哈恩与德国物理学家施特拉斯曼（Friedrich Wilhelm Straßmann，1902～1980）完成了用中子轰击铀的实验。1939年，迈特纳为哈恩和施特拉斯曼的核裂变实验进行了理论解释。由此，人类发现了核裂变，核化学走上了历史舞台。哈恩因发现重核裂变获得1944年诺贝尔化学奖，而做出巨大贡献的迈特纳未能获奖。1945年美国试爆成功第一颗原子弹，随后在日本广岛和长崎投下了两颗原子弹，人类从此进入了核时代。

约里奥-居里在第二次世界大战期间加入了法国共产党。第二次世界大战后，约里奥-居里夫妇积极反对使用核武器。约里奥-居里对即将从法国回国的中国学生杨承宗（1911～2011）[也有报道是钱三强（1913～1992）]说："请转告你们的毛泽东主席，你们要反对核武器，自己就应该先拥有核武器。"中国人克服了重重困难，1964年成功爆炸第一颗原子弹。1967年，中国第一颗氢弹空爆试验成功。

在瑞典工作的匈牙利化学家赫维西（George de Hevesy，1885～1966）长期从事同位素的相关研究，因利用放射性同位素示踪技术研究化学和物理变化过程获得了1943年诺贝尔化学奖。同位素示踪技术不仅可以应用于化学和物理学研究，而且被广泛应用于生物学和医学研究和临床应用，因此赫维西也被称为核医学之父。

美国化学家利比（Willard Frank Libby，1908～1980）参加过曼哈顿计划，不过他的工作不是制造原子弹，而是研究原子弹爆炸时释放的能量和放射性问题。比利测定了自然界中放射性碳元素的半衰期，发现可以通过测量植物遗骸中放射性碳元素的比例来确定某个物体的年代。

在大气中经过放射性衰变，^{14}C会在固定的概率下转变为^{14}N，而^{14}N在与中子碰撞后，会有一部分又转变为^{14}C。这两种现象使得大气中^{14}C的量始终保持平衡，维持在一个固定的数值。植物通过光合作用，吸收了包含^{14}C的二氧化碳。当植物死去，植物不再吸收大气供给的二氧化碳，^{14}C也不再增加。随着时间的延续，植物中的^{14}C由于放射性衰变逐渐转变为^{14}N。因此，通过测定植物遗骸中碳的同位素比例（^{14}C与^{12}C的比值），并将其与原来的碳同位素比值进行比较，就可以推算出从植物死去到现在所经历的时间（图15-4A）。

利比因发展了使用^{14}C同位素进行年代测定的方法，被广泛使用于考古学、地质学、地球物理学及其他学科而获得了1960年诺贝尔化学奖（图15-4B）。

二、放射性突变

穆勒因发现X射线照射能诱发基因突变获得了1946年诺贝尔生理学或医学奖。穆勒是摩尔根的学生。离开摩尔根之后，穆勒依旧以果蝇为实验对象，研究人工诱发基因突变的问

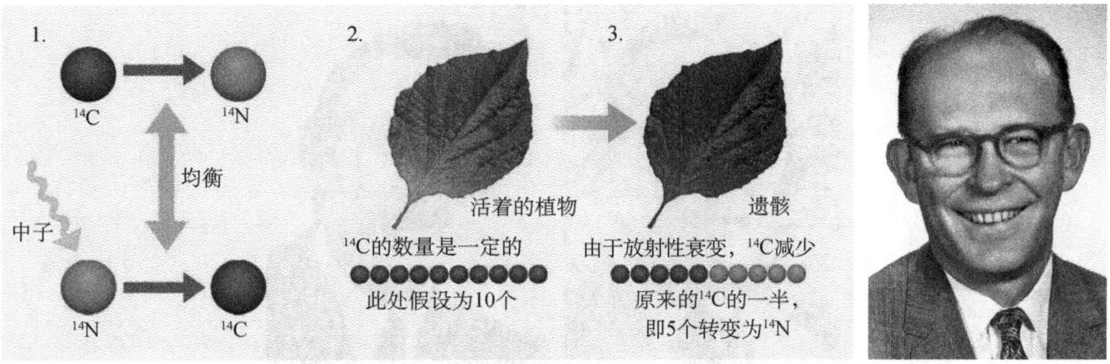

A　B

图 15-4　^{14}C 测定年代法原理示意图（A）和利比（B）（引自王明辉等，2021）

题。摩尔根通过分离果蝇突变体，取得了一系列研究成果。但基因的自发突变频率很低，使得有关突变理论和应用的研究相当困难。穆勒用 X 射线等方法处理果蝇，探索果蝇基因的人工诱变及突变检测的方法。经过十余年的努力，穆勒的方法已可以在定量基础上开展突变研究，形成了遗传学研究的新热点，辐射遗传学应运而生。穆勒成为在摩尔根获奖之后第二位获得诺贝尔生理学或医学奖的遗传学家。

穆勒与莱索夫斯基和瓦维诺夫的关系可参见“双螺旋的故事”“基因的故事”。

三、CT 技术

伦琴发现 X 射线后，X 射线很快应用于医学领域，通过 X 射线机进行 X 射线检查（X 线片）成为临床医学检查和诊断的常用方法。但这种方法不能区别各种软组织密度的差别，只能从 X 线片中辨认出骨头、某些密度较大的结核和充满空气的空间，而且只能看到某一个方向上的结构在一个平面上的重叠，无法看到三维空间结构。

出生于南非的美国物理学家科马克（Allan M. Cormack，1924～1998）从 1950 年开始研究 X 射线从不同方向投影用以再现物体位置和形状，以及不同人体组织对 X 射线吸收的特性。1963 年，科马克首次提出用 X 射线扫描进行图像重建的方法，并列出了人体不同组织对 X 射线的吸收公式，成功地将图像重建的数学方法应用于模型装置。

英国电气工程师亨斯菲尔德（Godfrey N. Hounsfield，1919～2004）在 1958 年开始研制英国第一代全晶体管计算机“EMIDEC 1100”。1967 年，亨斯菲尔德首次研究了计算机对 X 射线显像模式的识别，提出了电子计算机辅助 X 射线断层扫描的思路，并根据科马克的构想和理论，研制出一台可加强 X 射线放射源的扫描装置。经过与临床医学的合作和不断改进，于 1972 年宣告计算机体层扫描仪（computed tomography，CT）研制成功。CT 的发明将医学 X 射线诊断引入三维空间，开创了诊断学的新时代。

科马克和亨斯菲尔德因发明电子计算机辅助 X 射线断层扫描仪分享了 1979 年诺贝尔生理学或医学奖（图 15-5）。

因 X 射线及其相关研究和应用获得的诺贝尔奖远不止前文所述，从某种意义上来看，X 射线影响了自然科学研究 100 余年，因此也穿越了诺贝尔奖的百余年历史。

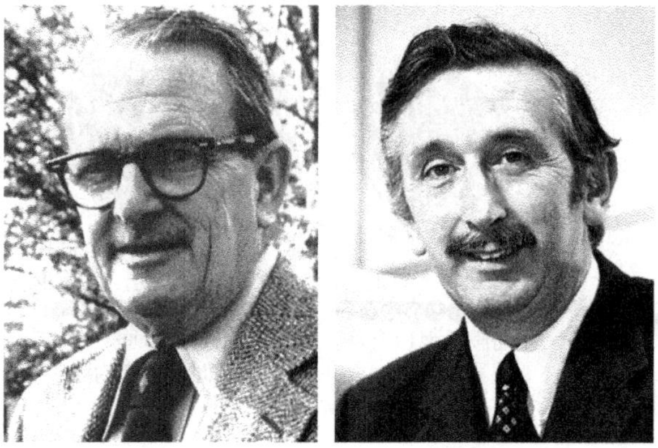

A　　　　　　B

图 15-5　科马克（A）和亨斯菲尔德（B）
（引自 https://www.nobelprize.org/nobel_prizes/medicine/laureates/1979/）

第五节　科学探索中的未知与风险

X 射线及其相关科学与技术的发展和应用多次获得诺贝尔三大自然科学奖，这表明人类对自然现象认识、理解和应用的深入，但同时，人类也发现了很多过去不为所知的问题。

一、从科学先锋到隐身幽灵

伦琴发现 X 射线可以穿透人体，呈现出人的骨骼，因此最初的 X 射线是用于诊断骨折和体内异物，其后逐渐应用于人体各部的诊断和检查，放射诊断学逐渐形成，并奠定了医学影像学的基础。随后，X 射线又进一步被广泛应用于科学和工业等多个领域的检测。

居里夫妇发现了镭和放射性，镭和放射性成为科学研究的热点。一位牙医把镭放在手臂上，皮肤变得红肿，时间更长皮肤就会脱落。居里听到这个事情，就将一份镭样品放在自己的手臂上。10 多个小时后，居里的手臂出现一个伤口，伤口内的组织出现坏死。不少学者都有意无意地做过与居里类似的尝试。

不过，大家当时考虑的并不是防范辐射的问题，而是思考利用放射性进行临床治疗的问题。因为如果镭可以灼伤和损坏皮肤组织，那么它也可以杀死肿瘤细胞。其实，早就有人探索用 X 射线来治疗癌症了。不过，X 射线对于临床治疗来说并不是那么方便，需要一台体积不小的机器，而且很难针对机体的具体部位进行治疗。而作为放射源的镭则完全不同，它可以做成胶囊植入人体需要治疗的部位。放射治疗学由此形成，也曾被称为“居里疗法”。

此后，又有学者提出用镭射气，即由镭衰变而成的放射性气体元素氡，来治疗当时无法医治的白色病魔肺结核。一个个想法下出现了众多的尝试和臆断。不久，镭就从治疗癌症的良方变成可以包治百病、无所不能的灵丹妙药。

遗憾的是，问题很快就出现了。最早受到放射性伤害的是大量使用 X 射线和进行放射性研究的医务工作者和科学工作者。早期使用 X 射线的医生、护士和技师，几乎都因承受过度的辐射而患上癌症，不得不截指、截掌和截肢，饱受病痛折磨，最后无法像正常人一样生活和生存。德国伦琴射线学会的医师们在会议聚餐时，不少人都因肢体残缺而无法自行进食。

著名发明家爱迪生（Thomas Alva Edison，1847～1931）制作的X射线机曾风靡业界，后来爱迪生感觉到暴露在X光中的不适，他不再做有关X射线的研究。而爱迪生的助手达利（Clarence Madison Dally，1865～1904）因长期暴露在X光照射中，导致右手4个指头和整个左手截肢，此后又截掉两只胳臂，最终在1904年去世，年仅39岁。达利成为美国第一位X射线的捐躯者。

1936年，德国伦琴射线学会在德国汉堡圣乔治医院花园里建立了一座因X射线研究和应用捐躯者的纪念碑，缅怀和哀悼世界上最早的一批因X射线研究和应用的献身者们。石碑上镌刻着来自15个国家的160位科学工作者和医务工作者的名字，此后又陆续增补到350人。德国伦琴射线学会的创始人和首任会长的名字也赫然在列。

镭伴随着居里夫人的青春和爱情。她在怀念丈夫的文章中写道："我们的乐趣之一是夜间来到实验室。看到四处都是柔和的辉光，勾勒出盛着我们产品的瓶子的轮廓。这的确是美妙的景观，常常出现新的变幻。发光的试管像是隐现的圣诞树彩灯。"长期在放射性环境下工作的居里夫妇，身体受到严重损伤，但最初居里夫人不愿意承认是放射性引发的健康问题，而认为是过度劳累。

1903年，居里夫人流产。1906年，居里因车祸去世，有学者认为与居里长期在放射性环境下健康受到严重损害影响神智判断有关。1934年，66岁的居里夫人因白血病去世。1956年，继承居里夫人事业的大女儿伊雷娜·约里奥-居里同样因白血病去世，时年58岁。1958年，弗雷德里克·约里奥-居里因肝硬化去世，时年58岁。而没有从事放射性研究的作家小女儿艾芙·居里（Ève Denise Curie Labouisse，1904～2007）享年102岁。

一直到100多年后的今天，居里夫妇用过的笔记本等工作用品都还有很强的放射性，参观者必须隔着厚厚的铅玻璃才能瞻仰。如果你需要浏览居里夫妇的研究记录，你必须签署可能受到放射性污染的免责申明并佩戴防护用品。镭有多种同位素，其中^{226}Ra的半衰期最长，为1622年。

二、从时尚宠儿到可怕病魔

X射线和镭不仅是那个岁月的科学先锋，还是那个时代的时尚宠儿。从试鞋到选美，从保健到美容，新的科学发现不仅会成为当时科学研究的热点，也很容易形成全社会追崇的时尚。

美国曾流行一种X光试鞋器，用X射线观察鞋子是否合脚。不少人用X射线长时间照射身体，用以脱毛。各路权贵名流摆出各式姿势，频繁拍摄引以为傲的X射线照片。选美大赛也得拍张X射线照片看看人体内部的骨骼。爱迪生在纽约博览会上展出的4台便携式X射线设备，成为最热门的展台，人们排起长队，只为一睹自己的骨头。

镭更是无所不在，生产夜光仪表的工厂，需要女工们给仪表盘上涂镭。这些女工涂镭时，会舔一下刷子前端让刷子涂抹得更均匀，就像我们练习毛笔字时会舔一下笔尖。频繁地舔刷子会使这些女工的嘴唇和牙齿上刷上镭，黑夜中发光的嘴唇很快就成为时尚。那些涂镭的女工从事着令人羡慕的工作，她们被称为镭女孩。

镭被加入化妆品、牙膏、饮料和各种保健品，镭成为全社会的时尚，当然也不乏一大批打着镭旗号的造假者。

镭，无所不能；镭，无处不在。

在化学性质上，镭和钙极为相似，可以像钙一样沉积在骨骼里。长期接触镭的镭女孩们的结局是牙齿松脱、下颌几乎脱落，最终有 1/3 的人死于癌症，甚至她们去世后骨骼还闪闪发光。闪闪发光的镭背后是美国劳工史上一段黑暗的篇章。

倒是那些各种镭制品的造假者和使用假镭制品的用户躲过一劫，前者发了财却未付出赔付放射性伤害的代价，后者满足了心理需求却未受到放射性损伤。

三、从大众膜拜到避之不及

爱迪生说："别和我说 X 射线，我怕它。"

X 射线波长很短，为 0.01～100 埃。波长小于 0.1 埃的称为超硬 X 射线，0.1～1 埃的称为硬 X 射线，1～100 埃的称为软 X 射线。波长越短，能量越大，对人体的伤害也越大。

1925 年，在伦敦召开的第一届国际放射学大会，首次提出 X 射线的防护问题，1928 年斯德哥尔摩召开的第二届大会上成立了防护委员会，并制定出最早的 X 射线操作规范。美国国家标准局 1946 年制定试鞋器 X 射线剂量规定。

1957 年宾夕法尼亚州率先立法禁用试鞋器，直到 1970 年试鞋器才最后消亡。

1945 年 8 月 6 日美国在日本广岛投掷了第一颗原子弹。原子弹强化了人们对放射性危害的认识。

居里夫妇研究镭的场所不再有研究人员入内，参观者要隔着厚厚的铅玻璃。没有人再把镭放进漱口水和牙膏，人们反而更注重工作和生活中放射性物质的检测和防护。

四、科学研究中的未知与风险

不仅仅是 X 射线和镭，科学研究中的未知和风险值得人类深刻反思。

DDT 由德国化学家蔡德勒（Othmar Zeidler）于 1874 年首次合成。20 世纪三四十年代，蚊子、苍蝇、虱子、跳蚤和蟑螂等传染病媒介虫害猖獗发生，导致斑疹伤寒、霍乱、疟疾、鼠疫、黑死病、登革热等传染病蔓延和扩散，极大地威胁着人类的健康和生命。1935 年，瑞士化学家穆勒（Paul Hermann Müller，1899～1965）开始寻找一种能防除有害昆虫而对其他动物又不伤害的特效药。经过 4 年多的探索，发现二氯二苯基三氯乙烷（DDT）对昆虫具有致死作用，而对大多数生物无害。DDT 被制成农药首先用于防治害虫，防止恶性传染疾病，取得了很好的效果。

第二次世界大战期间，热带和温带地区战场上苍蝇和蚊子十分猖獗，霍乱、斑疹伤寒在一些地区大流行。1943 年，盟军在意大利战场上不仅将 DDT 稀释成溶液大面积喷洒，而且将 DDT 喷洒在士兵和百姓身上，使蚊子、苍蝇和虱子等迅速死亡，数量明显减少，斑疹伤寒几乎绝迹了。到第二次世界大战末期有 200 多万人消除了身上的虱子，从而防止了整个欧洲斑疹伤寒的流行。

第二次世界大战后，1948～1970 年使用 DDT 也控制了疟疾和脑炎病的传播，挽救了 5000 多万人的生命。在印度，1952 年疟疾发病高达 7500 万例，启用 DDT 之后，到 1964 年减少到 10 万例。由于 DDT 的消灭害虫、控制疾病的效果特别明显，药效期长、杀虫效力强、范围广泛，赢得了“万能杀虫剂”的称号。DDT 风靡全球，产量和销售都急剧增长。

1962 年，美国记者卡逊（Rachel Carson，1907～1964）的《寂静的春天》一书出版，列举美国滥用 DDT 对环境造成的影响，威胁野生生物特别是鸟类的生存，怀疑 DDT 的毒素可长期积聚在人体和动物脂肪内，并可能致癌。

自 20 世纪 70 年代，DDT 逐渐被世界各国明令禁止农用。但随着全球放松对疟疾的警惕，这种疾病在部分发展中国家卷土重来。由于目前尚未找到既有效又对环境危害小的替代杀虫剂，世界卫生组织 2006 年宣布，重新启用 DDT 用于控制蚊子繁殖，预防疟疾、登革热、黄热病等虫媒疾病。

美国化学家米基利（Thomas Midgley Jr.，1889～1944）被称为天才发明家，曾担任美国化学学会主席。他的两项发明曾享誉世界，但最终也被全球禁止：一个是含铅汽油，一个是氟利昂（图 15-6A）。

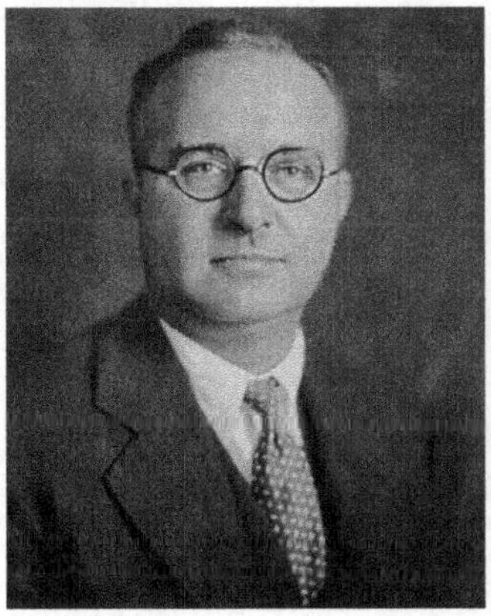

A

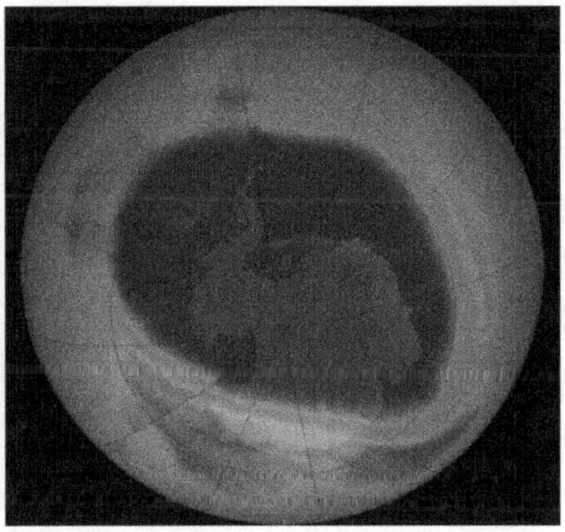

B

图 15-6　米基利（A）和臭氧层空洞（B）

（引自 https://www.thechemicalengineer.com/features/cewctw-thomas-midgley-a-troubled-legacy/）

20 世纪初，随着流水线生产技术的应用和改进，汽车产量迅速提高，汽车开始被广泛使用。当时汽车发动机有一个普遍问题，就是发动机会产生震动，即所谓爆震。爆震的一个重要原因是汽油的品质，爆震可导致发动机过热、燃油消耗增加，甚至可能损坏发动机。米基利试图找到一种能够抗爆震的汽油添加剂。经过多年的努力和不断尝试，终于发现加入四乙铅的汽油具有优异的抗爆震性能。20 世纪 20 年代开始，加有四乙铅的汽油被广泛应用，吵闹和不稳定的发动机终于可以安静稳定地工作了。含铅汽油很快被推广到世界上使用汽车的每一个角落。

不久，生产含铅汽油的工厂就出现了工人中毒甚至死亡的事件。一些生理学家的研究表明，含铅汽油中的铅会损害人体健康。汽车行驶时，尾气排出的铅可能导致对大气环境的污染，损害公众健康。但另外一些受到汽车行业特别是汽油厂商资助的研究者，则用数据表明，含铅汽油对人体无害。双方争议了几十年。直到 20 世纪 60 年代，研究者发现一些大城市空气中的含铅量是几十年前的几百倍，铅中毒造成的伤害不断增加。

铅是一种有毒有害的重金属，特别是四乙铅这样的有机铅，可造成人体多个系统特别是神经系统的损伤，对儿童的伤害特别大。铅进入儿童血液后，会直接影响智力、说话能力和记忆力，还能导致儿童精神不集中。

1970 年，美国通过《清洁空气法修正案》，并于 1975 年开始实行，从国家层面通过法律要求逐步降低汽油中铅含量。时至今日，含铅汽油已被绝大多数国家和地区禁止使用。

发明含铅汽油的米基利为了表明铅是无害的，经常表演吸入含铅汽油的挥发物，最终因铅中毒瘫痪在床，55 岁时就英年早逝。米基利的另一项发明——氟利昂，为冰箱和空调的广泛使用奠定了基础，但后因发现氟利昂可破坏地球臭氧层而被全面禁止（图 15-6B）。

科学推动了人类文明的进步，但如何把握或平衡科技成果对人类带来的利与弊？X 射线、DDT、含铅汽油、氟利昂，无一不是人类历史上的伟大发现和发明，但它们也都造成过巨大的负面影响。

回眸历史，培育科学素养和人文精神，让科学造福人类。

第十六章

诺贝尔生理学或医学奖百年探析

从青霉素到DNA双螺旋、从蛋白质测序到基因编辑、从伦琴到居里夫人，本书不仅介绍了诺贝尔生理学或医学奖的获奖工作和获奖者的很多小故事，也讲到了许多与生命科学相关的诺贝尔化学奖和诺贝尔物理学奖的获奖工作和获奖者。截至2024年，诺贝尔生理学或医学奖颁发了115届，共有229位获奖者；诺贝尔化学奖颁发了116届，共有197位获奖者；诺贝尔物理学奖颁发了118届，共有227位获奖者。回顾诺贝尔三大自然科学奖特别是诺贝尔生理学或医学奖的获得者及他们的获奖工作，在哪些方面需要特别关注呢？

第一节　从名师出高徒看科学传承

一、沃森和卢里亚——学生比老师先获诺贝尔奖

DNA双螺旋结构的解析是现代生物学最伟大的发现之一。解析了DNA双螺旋结构的是两个年轻人，克里克和沃森。克里克、沃森和威尔金斯分享了1962年诺贝尔生理学或医学奖。沃森当时只有二十几岁，非常年轻，正在做博士后研究。克里克的年纪也不大，还在读博士学位。解析DNA双螺旋结构并不是沃森和克里克当时的主要研究工作，而是他们的“业余爱好”。克里克和沃森当时都在英国卡文迪许实验室的分子生物学实验室学习和工作，主要任务是协助老师佩鲁茨和肯德鲁解析蛋白质的结构。做DNA的结构是另外一个学校的主要任务。但是他们两个年轻人对DNA结构的问题非常感兴趣，一直在做这方面的研究。

沃森小时候就表现得很聪明，学习成绩也很好，十五六岁就进入大学学习。刚刚进入大学的时候，沃森对鸟类的分类很感兴趣。同现在很多学生物的大学生一样，进入大学之后一开始一般都对分类学很感兴趣。例如，认识那个鸟是什么鸟？它的名字叫什么？认识那个植物是什么植物？它的名字叫什么？它是属于哪一个科？

沃森后来转向对遗传学问题，或者对遗传学的一些根本的问题比较感兴趣。他读博士时

选择的导师是卢里亚。卢里亚因为发现了病毒复制的机制和遗传结构获得了1969年诺贝尔生理学或医学奖。有意思的是学生比老师要先获得诺贝尔奖，作为学生的沃森1962年就获得了诺贝尔生理学或医学奖。卢里亚主要研究噬菌体——细菌的病毒。当时在全世界，有一批科学家在研究噬菌体，这批人研究噬菌体有很多很重要的发现，在科学史上被称为噬菌体小组。噬菌体小组有几位著名的人物，一位就是沃森的老师卢里亚，另一位是德尔布吕克，还有一位是赫尔希，他们三位分享了1969年诺贝尔生理学或医学奖。德尔布吕克是名门之后，他的曾外祖父是大名鼎鼎的德国化学家李比希，李比希是19世纪最伟大的化学家之一，李比希的学生及学生的学生中有几十位获得了诺贝尔化学奖。

沃森在卢里亚那里读博士学位时，卢里亚对这个学生关爱有加。沃森曾经写了一本著名的科学史著作《双螺旋》，介绍了他解析双螺旋结构的经历，书中也讲了他当时读书时的一些情况。沃森在生物学研究思路上，在思想方面，是非常有远见的，但是在实验方面，相对思想方面来说就不是那么优秀了。据沃森自己回忆，在卢里亚那里读博士学位的时候，曾经做了一件非常荒唐的事情，用酒精灯去加热苯。苯是有机溶剂，用酒精灯去加热有机溶剂，会引起失火和爆炸，整个实验室都可能会被毁掉。

沃森后来对导师卢里亚说："在你这里做噬菌体虽然很有意义，但是我更想到欧洲去学习。"卢里亚就积极推荐他到欧洲去学习。到欧洲后首先在丹麦的一个实验室里，他觉得那个实验室的导师非常好，但是对他研究的内容不感兴趣，又很想到英国去。卢里亚想办法为他申请奖学金，支持沃森从丹麦换到了英国，换到了著名的卡文迪许实验室里由小布拉格建立的分子生物学实验室。在该实验室，沃森遇到了他终生的好友克里克，他们两人很喜欢聊天，经常会讨论一些生物学上的问题，进而碰撞出一些火花。可以看到卢里亚对沃森的影响非常大，非常支持这个学生。

沃森在卡文迪许分子生物学实验室的博士后导师是肯德鲁，肯德鲁和佩鲁茨因为血红蛋白和肌红蛋白结构的解析，一起分享了1962年诺贝尔化学奖。

沃森的博士和博士后两个阶段的导师都大名鼎鼎，沃森后来也培养出很多优秀的学生，其中一位是2002年诺贝尔生理学或医学奖获得者霍维茨，霍维茨发现了细胞凋亡的机制。还有一位是卡佩奇，卡佩奇获得了2007年诺贝尔生理学或医学奖。卡佩奇曾经说自己的导师特别有思想，常有一些很有见地的观点或想法，这些想法对学生的启发非常大。

从沃森的老师、沃森和沃森的学生可以看到师承关系在学术上的重要性。

二、一门三杰——列维和三个弟子

卢里亚的老师列维（Giuseppe Levi，1872～1965）是意大利都灵大学一位研究组织细胞的教授（图16-1）。列维有三位学生获得了诺贝尔生理学或医学奖，可谓一门三杰。列维培养的三位诺贝尔奖得主是卢里亚、杜尔贝科和蒙塔尔奇尼。卢里亚获得了1969年诺贝尔生理学或医学奖，杜尔贝科获得了1975年诺贝尔生理学或医学奖，蒙塔尔奇尼获得了1986年诺贝尔生理学或医学奖。卢里亚又培养了沃森，杜尔贝科著名的学生有获1975年诺贝尔生理学或医学奖的特明和巴尔的摩、获1987年诺贝尔生理学或医学奖的利根川进。真可谓人们常说的"名师出高徒"。

一个老师培养的三个学生分别在20世纪60年代、70年代和80年代获得了诺贝尔生理学或医学奖，真是不简单！

列维当时的实验工作是非常艰苦的，环境也非常恶劣。蒙塔尔奇尼曾回忆在第二次世界大战时他们做实验的情况。因为意大利人起义推翻墨索里尼，意大利曾经一度被德国人占领。德国人进入意大利，对于他们这些有犹太血统的人是非常危险的。但他们为了做实验，不惜从中立国家的难民营跑回到家里继续开展他们的实验，非常了不起。

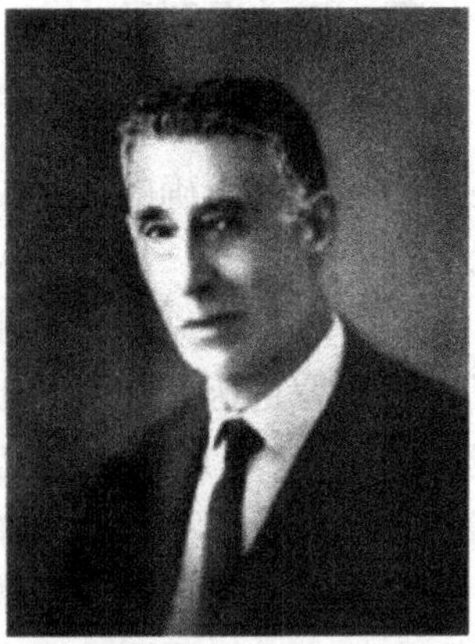

图 16-1　列维

（引自 Bentivoglio et al.，2006）

中文的“三”有多的意思，从科学史来看，培养了多个优秀的弟子，乃至多位学生获得诺贝尔奖的学者大有人在。小布拉格、杜尔贝科、卢里亚等诺贝尔奖获得者都培养出了不少优秀弟子，他们的很多学生也获得了诺贝尔奖。

在诺贝尔奖历史上老师与学生同时获奖的情况很多，比较著名的就有老师杜尔贝科与学生特明和巴尔的摩。

三、内惠其中，花开花丛

因发现温觉受体获得2021年诺贝尔生理学或医学奖的朱利叶斯是来自东欧移民的后裔。与很多从小便立志要当科学家的孩子不同，童年的朱利叶斯从未想过要成为一位科学家。而且，在读高中时，因厌倦无休止的考试和成绩竞争，朱利叶斯从一所以科学及数学享誉全美的名校转到了离家更近的学校。正是在这所学校，老师将科学知识与日常生活相结合的讲授，激发了朱利叶斯的兴趣，使他选择了医学方向。在麻省理工学院读大三时，朱利叶斯开始在生物大分子领域的传奇人物里奇（Alexander Rich，1924～2015）手下做实验。里奇是多核糖体和Z-DNA的发现者，著名的RNA领带俱乐部的核心成员（图16-11）。

本科毕业后，朱利叶斯进入加州大学伯克利分校攻读博士，导师之一是后因细胞囊泡运输与调节机制获得2013年诺贝尔生理学或医学奖的谢克曼。在学生生涯中，朱利叶斯发现了5-羟色胺（血清素）受体的编码基因。拿到博士学位后，朱利叶斯在哥伦比亚大学神经生物学家阿克塞尔实验室进行博士后研究。阿克塞尔后来因发现嗅觉受体和嗅觉系统的组织方式获得了2004年诺贝尔生理学或医学奖。独立工作后，朱利叶斯发现了TRP离子通道受体蛋白的基本功能。

谢克曼认为朱利叶斯具有创新的能力和特质，是一个真正的创新者，朱利叶斯的这种创新能力和特质是老师无法教授的。

朱利叶斯获得学位后与谢克曼没有太多学术上的合作，但谢克曼仍非常关注朱利叶斯的研究进展，并提名他获得许多奖项。谢克曼透露自己推荐了朱利叶斯作为诺贝尔生理学或医学奖的候选人。

从一个未曾立志成为一个科学家的孩子到成长为一位真正的科学探索者和创新者，不难看到具有良好科学素养和创新能力的朱利叶斯在众多名师的影响和帮助下得到的迅速成长。

四、天才遇到天才

有些人常被称为天才，其实大多数人的智力水平差别并没有那么大，所谓天才还不如说是正确的人在正确的时间做了正确的事。每个人都有可能在某个领域或某件事情上表现出其无人能及的天分，那这个人就是做这件事的天才。

布罗迪、阿克塞尔罗德、斯奈德和珀特是 4 代师生。布罗迪是药物代谢研究的开拓者，阿克塞尔罗德因发现肾上腺素和去甲肾上腺素的代谢机制获得 1970 年诺贝尔生理学或医学奖（图 13-4）、斯奈德研究成果颇丰、珀特发现了阿片受体，布罗迪和斯奈德都曾获得拉斯克奖。4 代人都可谓学界的天才。

与朴实的阿克塞尔罗德不同，他的老师布罗迪经常被人津津乐道。布罗迪因发明了甲基橙测定技术，运用这一强有力的生化工具探索人体对药物的反应，引发了药理学的革命。布罗迪统领团队，风光无限，阿克塞尔罗德则安心做小人物，不愿升迁。

发现布罗迪的是香农（James Shannon，1904～1994）。香农是一位研究肾脏生理的著名学者，曾任美国国立卫生研究院（NIH）的第 8 任院长（1955～1967）。香农也是科学史上的一位传奇人物，特别是在用人识才和科研管理方面。如果把香农算上，就是 5 代师生。

在阿克塞尔罗德获得诺贝尔奖的三年前，布罗迪获得了拉斯克奖。得知阿克塞尔罗德获得诺贝尔奖，布罗迪不满自己为什么没得奖，阿克塞尔罗德也认为这个奖应该给布罗迪。阿克塞尔罗德的夫人是一位小学教师，她觉得阿克塞尔罗德获得诺贝尔奖打乱了她的平静生活，她甚至希望获奖的是布罗迪。夫妻两人的观点一致，可谓是：不是一家人不进一家门。

1963 年，斯奈德加入阿克塞尔罗德的实验室。斯奈德在组胺、一氧化氮和多巴胺等多个方向都有杰出贡献，获得了众多的学术奖项，如沃尔夫医学奖和拉斯克奖。2006 年，斯奈德的 H 指数高达 191，位居全世界生物学家第一位。H-index 又称为 H 指数，是一种评价学术成就的新方法。H 代表“高引用次数”（high citations），一名科研人员的 H 指数是指他至多有 h 篇论文分别被引用了至少 h 次。

在阿克塞尔罗德获得诺贝尔生理学或医学奖的 1970 年，帕特加入了斯奈德的实验室。在她年仅 26 岁时，帕特就发现了阿片受体并证实纳洛酮是阿片受体的拮抗剂。这是有关毒品影响大脑机制的重大发现，在努力控制毒品泛滥的美国可谓是一鸣惊人。

斯奈德与另外两位发现脑啡肽的学者因发现阿片受体和脑啡肽获得了 1978 年拉斯克奖，但帕特却不是分享者。帕特公开提出了抗议。有趣的是这一年诺贝尔奖获得者的宣布日期被推迟了。有人揣测由拉斯克奖所引起的争议使诺贝尔奖评委会在最后一刻改变了主意，斯奈德未能获奖，帕特也未能获奖。

5 代师生，性格迥异，各领风骚。

五、群星荟萃——结构生物学领域的师生

前面讲到沃森，下面看看结构生物学领域里的师生关系。在“从神经元到大脑”一章里介绍了还原与整合。生物学问题的还原，大多都要还原到生物大分子水平。还原到生物大分子水平有一项很重要的工作，就是要弄清楚各种生物大分子的结构。把生物大分子的结构弄清楚了，再去分析它的功能，就比较容易弄清楚结构和功能之间的关系。所以结构生物学一

直是生物学里的热点。

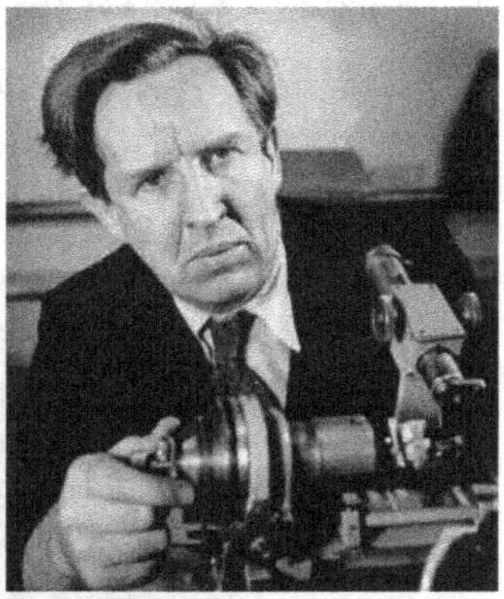

图 16-2 贝尔纳

最开始做结构化学和结构生物学研究的是父子两人，老布拉格和小布拉格，他们创造了用 X 射线衍射的方法来做晶体结构的分析，两人分享了 1915 年诺贝尔物理学奖。老布拉格有一个很著名的学生叫贝尔纳（图 16-2），贝尔纳进一步发展了布拉格父子的方法。1934 年，贝尔纳首次获得蛋白质晶体结构的 X 射线照片，解析出烟草花叶病毒的结构。贝尔纳是一个非常有思想的人，与贝尔纳聊天，他所提出来的新思想，照着他那个新思想去做，你没准就很有可能拿诺贝尔奖。但此节介绍的结构生物学领域的师生中，唯独没有得诺贝尔奖的就是贝尔纳。贝尔纳的工作做得非常好，不仅科学研究工作做得好，而且在科学学和科学哲学方面的工作也做得非常好，贝尔纳是科学学的创始人。贝尔纳在当时接受了马克思主义的科学研究观，影响了一大批人。从科学史和科学哲学来看，贝尔纳的成就都是非常辉煌的。贝尔纳曾在 20 世纪 50 年代两次到访中国。

小布拉格还有一位著名的学生是鲍林，在“维生素的故事”里介绍过。

贝尔纳也培养了一个很优秀的学生霍奇金，霍奇金因为解析了维生素 B_{12} 和青霉素等分子的结构获得了 1964 年诺贝尔化学奖。霍奇金也带了一些助手和学生，其中比较有名的是佩鲁茨和肯德鲁，佩鲁茨和肯德鲁因为解析了血红蛋白和肌红蛋白的结构分享了 1962 年诺贝尔化学奖（图 16-3）。佩鲁茨和肯德鲁的学生沃森和克里克因为解析了 DNA 双螺旋结构获得了 1962 年诺贝尔生理学或医学奖。在物质结构方面的研究，从老布拉格一直到沃森和克里克，师承的关系非常清楚。首先是获得诺贝尔物理学奖，然后是获得诺贝尔化学奖，现在做得最多的是生物人分子结构，不少工作获得了诺贝尔生理学或医学奖。

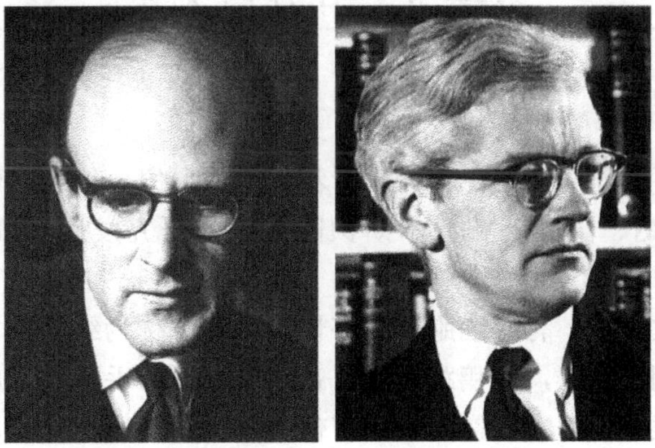

A　　　　B

图 16-3 佩鲁茨（A）和肯德鲁（B）

（引自 https://www.nobelprize.org/nobel_prizes/chemistry/laureates/1962/）

英国最早开始分子生物学领域的系统研究，以卡文迪许实验室的结构化学和结构生物学研究为代表，形成了结构学派。1965 年，中国选派梁栋材（1932～）前往英国牛津大学霍奇金实验室学习刚刚兴起的蛋白质晶体学，梁栋材成为进入蛋白质晶体学领域的第一个中国人。1967 年，梁栋材回国不久便全力参与筹建胰岛素晶体结构研究组的工作。1969 年，北京胰岛素晶体结构组正式成立。1975 年，梁栋材在中国科学院生物物理研究所组建了中国第一个生物大分子晶体学研究室，培养了一批优秀学者（图 16-4）。此后，中国的结构生物学研究一直走在国内生物学研究的前列，并逐渐进入国际前沿。

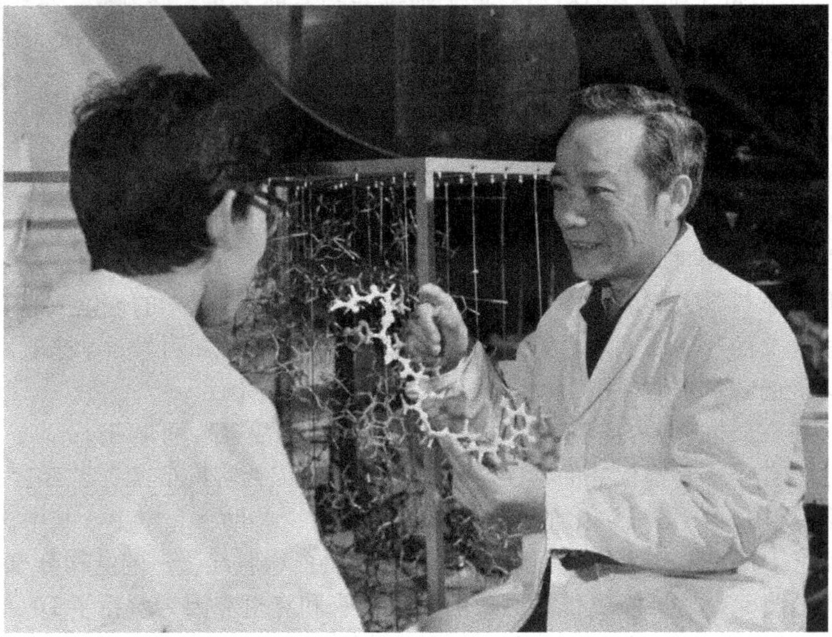

图 16-4　梁栋材院士在指导学生

第二节　合作与竞争

一、小线虫大发现

科学研究中少不了合作与竞争，首先来看看线虫的研究。线虫的研究在“基因的故事”一章里介绍过，布伦纳、霍维茨和苏尔斯顿因线虫的研究发现了细胞凋亡机制而分享了 2002 年诺贝尔生理学或医学奖。

生命个体在成熟过程中，有些细胞会程序性地死亡，称为细胞凋亡。例如，妈妈肚子里的胎儿，最初手指中间都有蹼，像鸭蹼一样。在出生之前，手指间形成蹼的细胞会一个个死掉，当婴儿出生的时候就是 5 个正常的手指。假如这个机制出了问题，生出来婴儿的手就是鸭蹼手（图 16-5）。

研究细胞凋亡主要用的模式生物是线虫，小小的线虫只有 1mm 那么大。布伦纳在 20 世纪 60 年代末研究线虫的时候，有很长一段时间没有发表论文。但是卡文迪许实验室的分子生物学实验室能够容忍他、支持他的研究。后来，布伦纳发表了“线虫的遗传学”，做线虫研究的人几乎都会引用他的这篇论文。现在世界上研究线虫的人特别多，因为线虫比较容易饲养，饲养方法很简单，占用场地很小，是一个非常好的模式生物。

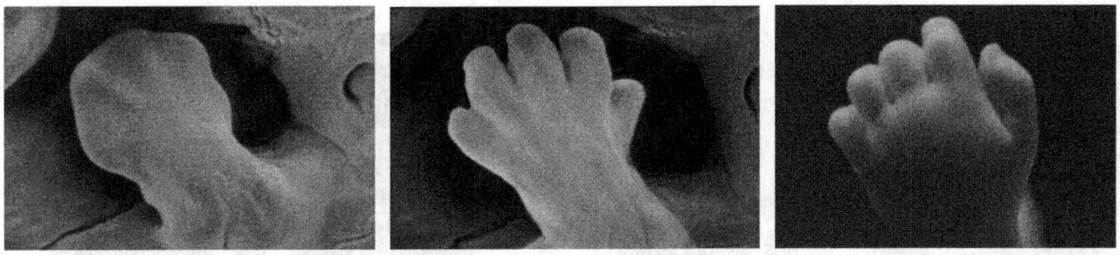

图 16-5 胎儿手的发育

做线虫研究的人，在全世界合作得非常好。线虫可以做各种各样的突变体，在开展有关发育生物学或遗传学研究的时候，需要用到别人已经做好的突变体时，很简单！找到那个实验室，写封信或者发个邮件说很需要某个突变体，能不能发给实验者。几乎所有的实验室都会很快发给实验者，他们所提出来的要求只有一个，就是在发表文章的时候注明所用的这个突变体是从哪个实验室那里得到的并表示感谢。

线虫研究的合作机制使得对线虫的研究迅速发展，研究线虫的人越来越多，研究成果也越来越多。人们通过有关线虫的研究发现了细胞凋亡机制、RNA 干扰机制和 microRNA 的调控作用，这些机制的发现都获得了诺贝尔奖。有很多学者说小线虫大发现，有关线虫的研究在未来还有可能获得更多的诺贝尔奖。线虫研究的合作机制功不可没。

二、胆固醇代谢的机制

现代营养学的基本原则是人体需要摄入一定量的胆固醇，因为机体中有一类激素的形成是需要胆固醇的，但摄入过多胆固醇又容易导致血管粥样硬化等疾病。当然胆固醇的摄入是否应当限制也存在着一些争议，因为人体也可以产生胆固醇。

讲到胆固醇代谢，都会提到美国学者布朗（Michael S. Brown，1941～）和戈尔茨坦（Joseph L. Goldstein，1940～），他们因发现了胆固醇代谢的规律和致病机制分享了 1985 年诺贝尔生理学或医学奖（图 16-6）。这两位学者，一位是遗传学家，另一位是生物化学和分子生物学家，两个人是好朋友。戈尔茨坦曾担任美国拉斯克医学奖的主席。诺贝尔奖网站曾介绍他们是合作时间最长的诺贝尔奖得主，而且一直都是好朋友。有一些学者曾经合作研究而获得诺贝尔奖，但获奖后因产生分歧或其他原因而不再合作。

在做体检的时候，会检测 LDL（低密度脂蛋白）和 HDL（高密度脂蛋白）两个指标。一般情况下，在体检指标临界值范围内，大多认为低密度脂蛋白低一点好，而高密度脂蛋白高一点好。因为低密度脂蛋白的作用是使血液里的胆固醇增加，这对人体是不利的，容易导致血管粥样硬化等心血管疾病；而高密度脂蛋白的作用正好相反，它使血液里的胆固醇减少。正是有关低密度脂蛋白及其受体机制的发现使布朗和戈尔茨坦分享了 1985 年诺贝尔生理学或医学奖。

讲到胆固醇代谢不能不提到远藤章（Endō Akira，1933～2024）。在 20 世纪 70 年代，远藤章和他的助手经过艰苦努力，从 6000 多种微生物中筛选出能抑制羟基甲基戊二酸酰辅酶 A 还原酶（HMG-CoA reductase）的物质，这种物质可以控制人体血液中脂类的水平。在这些工作的基础上，远藤章发现了一种控制血脂的药物——他汀类药物。远藤章获得了拉斯克奖，但没有获得诺贝尔奖（图 16-7）。很多人认为这项工作是诺贝尔奖级的工作。

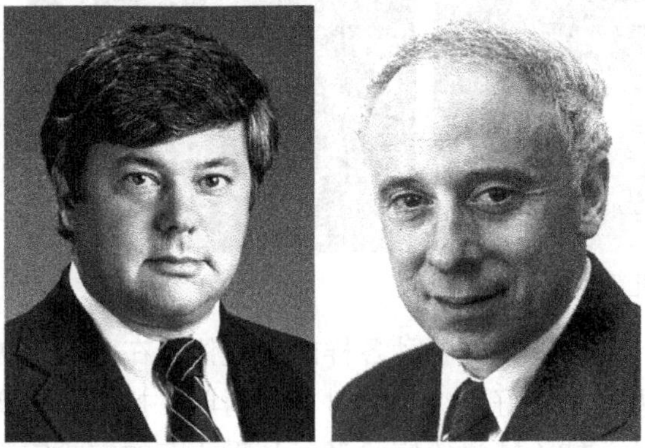
A B

图 16-6 布朗（A）和戈尔茨坦（B）
（引自 https://www.nobelprize.org/nobel_prizes/medicine/laureates/1985/）

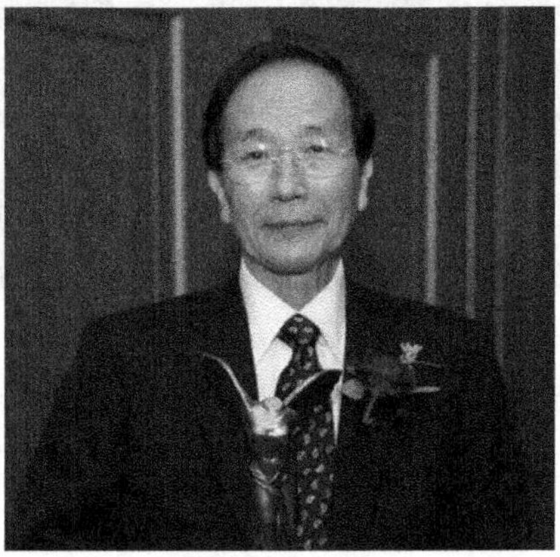

图 16-7 远藤章
（引自 https://www.laskerfoundation.org/awards/show/statins-for-lowering-ldl-and-decreasing-heart-attacks/）

三、“诺贝尔决斗”——发现下丘脑调节肽的竞争

在高中生物中介绍关于激素的调节作用，最常用的例子就是下丘脑分泌的一种肽类物质——促甲状腺素释放激素，促甲状腺素释放激素调节垂体里促甲状腺素的释放，而促甲状腺素又去调节甲状腺释放甲状腺素。这一机制形成体液调节的下丘脑-垂体-靶腺轴。神经系统通过下丘脑释放调节肽，实现了神经调节和体液调节的相互联系，共同调节生理功能的活动。

人类很早就想弄清楚下丘脑分泌的激素有哪些？是什么物质？有趣的是，在 20 世纪六七十年代，两位学者率领各自的团队经过十余年（1962～1976 年）你追我赶的竞争，把下丘脑分泌的主要激素基本上弄清楚了。吉耶曼和沙利因下丘脑调节肽的发现和研究与发明放射免疫技术的耶洛夫人一起分享了 1977 年诺贝尔生理学或医学奖（图 14-10）。

吉耶曼和沙利年龄相仿，吉耶曼出生于法国，沙利是一个波兰将军的后代。吉耶曼的专长是生理学，沙利的专长是生物化学，两人都在加拿大的麦吉尔大学学习和工作过，都对内分泌的调节感兴趣。当时已有学者提出激素分泌的调节是通过下丘脑-垂体-靶腺轴的关系实现的，但这一理论尚无证据，其中最重要的证据就是能否找到下丘脑分泌的调节激素。沙利加入了吉耶曼在美国的实验团队，两人希望合作找到下丘脑分泌的激素。两人合作了 5 年，试图找到促肾上腺皮质激素释放激素，结果非但激素没找到，合作关系也破碎了。究其原因，可能主要还是两人都比较年轻，三十出头，火气正旺，都想快出成果、出好成果，结果事与愿违，一山难容二虎。

沙利与吉耶曼分手后，各自领导自己的实验室做同一个问题的研究，几乎同时发现了促甲状腺素释放激素和促黄体素释放激素（促性腺激素释放激素）。

吉耶曼和沙利的研究成果证明了下丘脑-垂体-靶腺轴理论的正确性，此后，下丘脑和其他部位的激素陆续被发现，人类对由激素产生的体液调节机制的认识越来越深入。吉耶曼和沙利都获得了诺贝尔奖，他们之间的竞争被戏称为“诺贝尔决斗”。

第三节　偏重科学理论和技术基础

在诺贝尔生理学或医学奖的百年史中，很多获得诺贝尔生理学或医学奖的工作是科学理论基础或者技术基础。

一、再说双螺旋

沃森和克里克解析DNA双螺旋结构的论文发表在1953年4月25日这一期*Nature*杂志上。这篇论文其实很短，大概只有一页半，但这篇论文又被称为生命科学史上最重要的一篇论文（图7-8）。

沃森和克里克在剑桥大学的卡文迪许实验室的分子生物学实验室学习和工作时，主要工作应该是做蛋白质的结构，但是他们两个人对DNA的结构非常感兴趣。两个人经常在一起神侃，而且克里克认为灵感就是在和别人神侃的时候迸出来的火花。他们经常去与别人交流DNA结构方面的信息，而且经常有做DNA研究方面的学者到他们实验室来访问，如夏格夫，他们就与别人交流。因为他们实验室是世界上顶尖的实验室，在实验室工作和来访的学者很多也是世界上顶尖的科学家，同这些学者的交流，使他们了解了最新的研究进展。

用现在的观点来看，或者用现在某些人的观点来看，他们两人好像是有点不务正业，导师给他们安排的工作是做血红蛋白和肌红蛋白结构的研究，而他们俩居然去做DNA结构的分析。但是在卡文迪许分子生物学实验室里，那些导师又能够容忍他们去做这些事情，这是非常不简单的。

有人说卡文迪许的分子生物学实验室是一个传奇的实验室，现在国内外有很多实验室都想复制它的运作和管理模式，想办法鼓励大家探索那些最有价值的研究，开展原创的研究，做生物学研究中最重要最有意义的工作。

DNA双螺旋结构解析这篇论文篇幅虽然很短，但是它在生物学上的意义非常重要。因为DNA是遗传物质，它是决定物种之间差异、物种延续的关键物质。要把DNA的功能弄清楚，首先就要把它的结构弄清楚。结构是最基本的东西，把这个最基本的东西弄清楚了，很多功能和机制相对就很容易弄清楚了。

以DNA双螺旋结构的解析为标志，现代生物学进入了分子生物学时代，人类开始主要从生物大分子层面解释各种生物现象的本质，所以沃森和克里克的发现是生命科学史上最重要、最伟大的发现。

克里克是一个非常有思想的人，后来转向做神经科学方面的研究，经常会提出来一些非常有意思的想法，写过不少著作，他于2004年去世。沃森在2017年还到中国来过。沃森有时会说一些主流社会不愿意接受的话，他曾经在英国访问时，由于言语不当饱受质疑。

近年来，对有关量子水平的生物学研究议论纷纷，英国学者哈利利（Jim Al-Khalili，1962～）和麦克法登（Johnjoe McFadden，1956～）出版了*Life on the Edge：The Coming of Age of Quantum Biology*（中译本：《神秘的量子生命：量子生物学时代的到来》）一书，更是产生了很大的影响。生物学研究是否很快会从分子生物学时代进入量子生物学时代呢？也有人认为至少近年基本不可能。一是因为生物大分子涉及的原子数量巨大，基本粒子数量更大，其活动规律和机制目前难以用计算机进行模拟，现在还只能模拟化学小分子（此项工作获得过诺贝尔化学奖）；二是生物学家很难在量子水平解释生物的演化和多样性。

二、再说单克隆抗体技术

米尔斯坦和科勒因单克隆抗体技术获得了 1984 年诺贝尔生理学或医学奖。有学者认为这项技术即使不是他们两个人做出来，肯定很快也会有人做出来。现在看来，这并不是一个很难的技术，思路上似乎也不复杂。

想要得到大量同样的特异性抗体，仅仅用免疫细胞是得不到的，因为免疫细胞很难一代代地传下去进行连续培养。一定要用传代很好的细胞，自然会想到用骨髓瘤细胞。把免疫细胞和骨髓瘤细胞进行杂交得到杂交瘤细胞，杂交瘤细胞具有双重特性，既可以产生特异性抗体，又可以进行传代培养。这样就可以得到大量具有同样特异性的抗体。单克隆抗体技术在生物学上是一个非常重要的技术，很多生物学研究里都会用到单克隆抗体技术，它现在是一种非常普及、非常常见的技术。从这个技术获奖来看，诺贝尔奖主要是鼓励基础技术的创新。另外，鼓励理论上的发现或创新。

三、PCR 的故事

学过现代生物学的人没有一个不知道 PCR（polymerase chain reaction，聚合酶链反应）的，而发明 PCR 技术的穆利斯当时却是一个“小人物”。这个看来并不复杂的技术推动了分子生物学的发展和应用，成为生命科学和医学领域发展中的里程碑。

PCR 技术中的一些环节很早就有学者提出过，并进行了一些实验。但完整地提出 PCR 技术的概念并实现这一技术的人是穆利斯。

据穆利斯回忆当时蹦出这个想法的时候正开着车。1983 年 4 月一个周末的夜晚，穆利斯驾车沿鲜花盛开的公路回他的森林小屋，两边排列整齐的路灯依次掠过，穆利斯脑子里突然蹦出一个想法：如果在有模板 DNA 的试管中，加入 DNA 片段引物、DNA 聚合酶和 4 种碱基的脱氧核苷酸，就可以产生出与原模板互补的 DNA。而且这一过程如能循环进行，将呈指数型增长，也就是说在很短的时间里可以得到与原模板一样的大量 DNA。这对于分子生物学研究来说无疑是一个简单、便捷而又实用的方法。

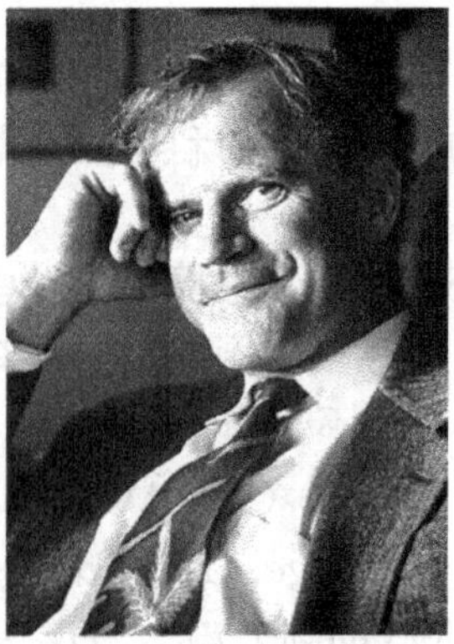

图 16-8　穆利斯
（引自 https://www.nobelprize.org/nobel_prizes/chemistry/laureates/1993/mullis-facts.html）

穆利斯当时在一家名叫塞特斯的生物技术公司工作，他把自己的想法告诉了他的同事和好友，但大家觉得这个想法没什么新奇的地方。有关 DNA 的合成很多实验室都是这么做的，只是没有循环进行而已。甚至循环进行的设想也有学者提出过，只是没有付诸实施。

穆利斯是一个敢想敢做的人，很快将自己的设想付诸实验。穆利斯的 DNA 扩增实验开始时并不成功。在一次学术会议上，穆利斯的设想得到了沃森的肯定，这一技术的开发逐渐得到穆利斯所在公司的重视。在公司的支持下，有关 PCR 技术的研究进展迅速。经历近两年不断的改进，PCR 技术不断完善并被广泛使用。1993 年穆利斯因 PCR 技术获得诺贝尔化学奖（图 16-8）。

生活中的穆利斯有点另类，先后结过4次婚。据说其产生灵感的那个夜晚，他是在去与新女友约会的路上突发奇想。他将车停在路旁简单记录了自己的想法，而后继续赴约。穆利斯在诺贝尔奖颁奖典礼上的获奖感言是："感谢你们，在我还能尽情享受生活的年龄把诺贝尔奖授予了我。"

第四节　交叉研究的神韵

现在大家都知道交叉研究的重要性，学科之间的交叉非常重要。在诺贝尔奖获奖工作里有很多交叉研究的工作，学科交叉或者不同学科的学者合作。

一、贝凯希与行波学说

贝凯希是匈牙利人，最初他不是一个生物学家，而是一个物理学家。贝凯希是学物理的，当时的工作是在电话电报局负责通信线路的保障，主要是保障电话通话时声音清晰而不失真。贝凯希在工作中发现了一个问题，如果想要听清楚电话，需要对听觉的机制弄得很清楚，但当时生理学对人耳接受声音形成听觉的机制还没弄清楚。例如，声音有不同的频率，人可以听到的声音是20～20 000Hz。不同的动物听到的声音频率的范围是不一样的，蝙蝠可以听到的声音的频率比人要高得多，可以听到10万Hz频率甚至更高频率的声音。

贝凯希当时就想，如果要把听清楚电话这个问题弄清楚，首先要把听觉的机制弄清楚。贝凯希开始研究听觉的问题，由物理学转向生理学研究。贝凯希开始研究耳的结构，他没有学过解剖学，要研究耳的结构，只有到医学院去学解剖学、去做实验，有的时候还把标本带回家里进行解剖研究。

贝凯希设计了一些实验，通过他的研究提出了行波学说。

人耳分为外耳、中耳和内耳，内耳的耳蜗像蜗牛一样旋转了2.5～2.75圈。耳蜗里面是膜迷路，外面是骨迷路，不是直的。假想把它拉开来就是一根管子，管子中间有一条膜带叫作基底膜，基底膜上有毛细胞——细胞上有纤毛的细胞。

贝凯希认为人能感受到不同频率的声音与基底膜不同位置上的振动有关，当声波的频率是低频的时候，基底膜前端振动最大，其上毛细胞纤毛的摆动也最大；在高频的时候，基底膜振动的最大部位则在后端。也就是说声波的频率不同使得耳蜗里面的基底膜产生最大振动的部位不一样，基底膜上不同部位的毛细胞的纤毛偏转不一样，进而导致对不同频率声波的接收。这种接收声音的方式是通过行波来完成的，故称为行波学说。

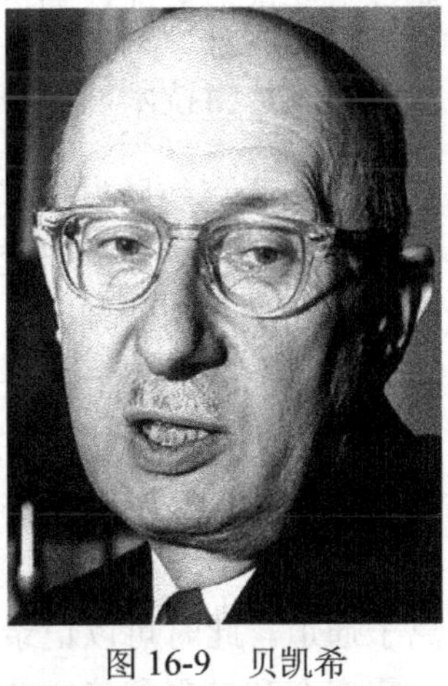

图16-9　贝凯希
（引自 https://www.nobelprize.org/nobel_prizes/medicine/laureates/1961/bekesy-facts.html）

行波学说的提出对于听觉机制的解析做出了非常重要的贡献，贝凯希获得了1961年诺贝尔生理学或医学奖（图16-9）。

贝凯希终生未娶，他很喜欢收集古董，特别喜欢拜占庭时代的青铜器。据说他得了诺贝尔奖以后，正好看上了一个古董，就用奖金购买了心仪已久的青铜器。贝凯希去世时，因没有子嗣，他将所有的收藏捐献给了诺贝尔基金会。有些人调侃说贝凯希把得到的奖金买了古董，升值以后又还给了诺贝尔基金会。

贝凯希在研究耳的听觉机制时设计了频闪仪进行研究。说到频闪仪，可能很少有人知道。但说到走马灯，可能无人不晓了。当蜡烛点燃，走马灯在气流的驱动下旋转时，那些马儿和人的画片好像动了起来，不停地奔跑。这是视觉暂留现象，看电影和视频，都是一幅幅的画片快速地播放，前一幅图像在眼里还未消失时，后一幅又来了，感觉一切都动了起来。

如果物体或图像运动的速度加快会是怎样的结果呢？我们会看不清具体的物体或图像。例如，旋转的电扇和车轮，我们是看不见扇叶和轮辐的。同样我们也无法看清快速或瞬间发生的变化，如爆炸，因为人类的肉眼只能分辨 0.1s 间隔的影像差异。

频闪仪（stroboscope）又称为同步定时仪，其原理是利用同步闪光技术与人眼视觉暂留功能，使人眼能看得清具有一定周期的快速运动的图像。其方法是当图像以某个速度运动到某一位置时闪光灯发出闪光，加深这一幅图像对眼睛的刺激。图像每次运动到这一位置时，闪光灯都发出闪光，这样眼睛就会看清这幅图像，而忽略其他图像。我们可以自己设计一个简单的频闪仪观察旋转的电扇和车轮，会发现通过频闪仪可以清楚地看见扇叶和轮辐。目前在报道体育运动和科学实验中广泛使用的高速摄像机采用的就是频闪仪。

频闪仪的应用获得过两次诺贝尔奖。一次是贝凯希获 1961 年诺贝尔生理学或医学奖，另一次是 1999 年诺贝尔化学奖。贝凯希在检测不同频率的声波在基底膜上产生振动时就用到了频闪仪，他设计了一个频闪立体显微镜，可以很好地观察基底膜的振动。

泽维尔（Ahmed H. Zewail，1946～2016）因运用激光技术观测化学反应时分子中原子的运动获得了 1999 年诺贝尔化学奖。泽维尔使用的是更快的频闪仪，被认为是世界上最快的照相机，能够观测时间量度为飞秒（fs）（$1fs=10^{-15}s$）时的化学反应。在化学反应中有许多过渡态，这些过渡态发生的时间非常短暂。如果能观察到过渡态，就能够了解化学物质是怎样从原始物质到最后产物的每一个环节的变化，就像用慢动作电影一样来观察化学反应。这种研究方法被形象地称为“飞秒化学”。

二、膜片钳技术

内尔和萨克曼因发明了膜片钳技术分享了 1991 年诺贝尔生理学或医学奖。尽管都是从事生理学和生物物理学研究，但他们两人的学科背景不一样。内尔是一位具有物理学背景的科学家，动手能力特别强，而萨克曼是一位生理学家。萨克曼的母亲是德国著名医生，他的外公据说是泰国历史上第一个现代医院的院长，是泰国国王的御医。

内尔、萨克曼和另外三人一起合作发明了膜片钳技术。他们把玻璃微电极拉得很细，尖端只有几微米，然后在玻璃电极里施加一点负压，把细胞上一小片细胞膜吸附到玻璃电极上。电极在这一小片细胞膜周围形成高阻封接，而电极中间这一小块细胞膜上则可能含有一个离子通道。此时可以记录到单个离子通道的电流或电导的变化。

霍奇金和赫胥黎建立离子学说时，不能确认钠离子是通过什么方式进入细胞的。通过内尔和萨克曼发明的膜片钳技术，结合其他学者运用分子生物学技术的研究，证实钠离子是通过细胞膜上特殊的蛋白质，即离子通道进入细胞的。他们两人的合作是具有不同学科优势的学者一起合作创新的典范。

有些学生物学的同学在学生物物理时，感觉准确掌握膜片钳技术的原理和方法时有些难度，要去发明这样的技术就更难。现代生物学研究非常注重学科之间的交叉，不少诺贝尔生理学或医学奖获奖者，一开始都不是学生物的，如贝凯希、内尔、德尔布吕克，他们最初是学物理的，但是后来发明的一些技术或方法用于生物学研究中，产生了非常重要的影响，体现了现代的学科交叉尤其是在生物学领域学科交叉的重要性。

三、显微技术和成像技术

诺贝尔三大自然科学奖曾多次授予有关科学仪器的创新和发明，很多科学仪器被广泛用于生物学研究和医学检测，如显微技术和成像技术，这些技术的创新和仪器的研发几乎都是多学科交叉和应用的结果。

荷兰学者塞尔尼克（Frits Zernike，1888～1966）因于 1932 年发现相差法并发明了相差显微镜获得 1953 年诺贝尔物理学奖。相差显微镜运用光通过细胞中密度不同的各个区域所产生的相位变化，可更精确地观察细胞的结构。1932 年，年轻的德国学者鲁斯卡制作成功第一台电子显微镜。德国学者宾宁和瑞士学者罗雷尔在 20 世纪 80 年代初发明了扫描隧道显微镜。鲁斯卡、宾宁和罗雷尔分享了 1986 年诺贝尔物理学奖。

2014 年诺贝尔化学奖授予了美国学者贝齐格（Eric Betzig，1960～）、莫尔纳尔（William E. Moerner，1953～）和德国学者赫尔（Stefan W. Hell，1962～），以表彰他们在超高分辨率荧光显微术领域取得的成就。他们发明的显微技术突破了著名的阿贝衍射极限。德国物理学家阿贝（Ernst Abbe，1840～1905）在 19 世纪末发现光学显微镜分辨率的极限大约是可见光波长的一半。可见光中波长最短的蓝紫光波长大约为 0.4μm，如果两点之间的距离小于 0.2μm 则无法分辨，形成所谓的阿贝衍射极限。病毒和生物大分子的直径通常小于 0.2μm，因此无法用光学显微镜直接观察其活动和变化。超高分辨率荧光显微术解决了这一难题。

瑞士学者杜波谢、出生于德国的美国学者弗兰克和英国学者亨德森因研究和发展了冷冻电镜技术用于高效率地在原子级分辨率获得生物分子的三维结构，分享了 2017 年诺贝尔化学奖。冷冻电镜技术推动了复杂生物大分子结构研究的迅速发展。

2014 年和 2017 年诺贝尔化学奖的获奖工作获奖前就有很多学者认为是诺贝尔奖级的工作，有人认为可能获得诺贝尔物理学奖，有人认为可能获得诺贝尔化学奖，也有人认为可能获得诺贝尔生理学或医学奖。这些推测也说明了现代科学的学科交叉非常明显，甚至有学者戏称诺贝尔化学奖相当于“诺贝尔理综奖”。2014 年和 2017 年诺贝尔化学奖的获奖工作有多位华人学者贡献很大，如庄小威（Xiaowei Zhuang，1972～）和程亦凡（Yifan Cheng，1962～）。但很遗憾，他们没有成为诺贝尔奖的分享者。

美国人科马克和英国人亨斯菲尔德因发明电子计算机辅助 X 射线断层扫描仪分享了 1979 年诺贝尔生理学或医学奖（图 15-5）。

美国人劳特布尔和英国人曼斯菲尔德因有关磁共振成像（magnetic resonance imaging）技术的研究分享了 2003 年诺贝尔生理学或医学奖（图 16-10）。CT、fMRI 和 PET 等各种成像技术已广泛应用于科学研究和医学临床，成为现代科学研究和医学应用的利器。

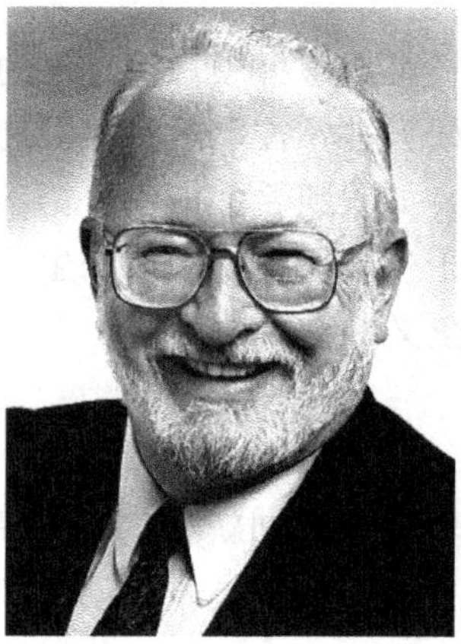

A

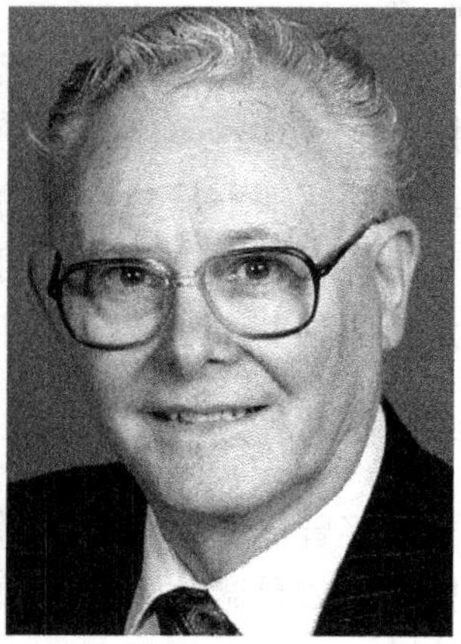

B

图 16-10　劳特布尔（A）和曼斯菲尔德（B）
（引自 https://www.nobelprize.org/nobel_prizes/medicine/laureates/2003/）

第五节　学术团体和学术交流

世界上有许多学术团体，学术团体的重要作用就是开展学术交流。在科学史上，曾出现过各式各样的学术团体，有官方的也有民间的，有的昙花一现，有的持续至今。很多著名的学术团体都有相关书籍专门介绍，本书中也曾提到过英国皇家学会等学术团体。本节主要介绍两个非正式的学术团体和有关青蒿素研究的学术交流。

一、月光社

英国皇家学会虽然不是最早成立的学术团体，但它是目前历史最悠久且一直持续未曾中断的学术团体。在英国皇家学会之外还有一个著名的月光社。

月光社最初被称为月光派（Lunar Circle），1775 年正式更名为月光社。1765～1813 年，主要由自然哲学家和工业家组成的成员定期在距离伦敦 100 多英里（ 1 英里≈ 1.609 344 千米）的伯明翰聚会。社团的名称源自他们定期在月圆之夜举行会议的习惯。由于当时没有道路照明设施，月圆之夜的明亮月光可以使参会成员的返程相对方便和安全。月光社的成员自诩“lunatick”（狂人）。前文曾提到的达尔文祖父伊拉斯谟 • 达尔文就是月光社的重要成员。

除了月光社外，当时的英国还有不少民间和地方学术团体。它们的成员可以不信仰英国国教，也可以是来自工业发达地区工人阶级的子弟，而不像英国皇家学会其成员大多为贵族或富人的子弟。成员们的科学兴趣主要在不断有新发现的化学和电学，以及应用科学和技术。一些英国学者认为这些民间和地方社团的迅速发展，有力地推动了英国工业革命的兴起。

二、RNA 领带俱乐部

在 DNA 双螺旋结构解析后，DNA 序列与其组成蛋白质的氨基酸之间关系问题和遗传密码问题成为生物学中必须尽快解决的核心问题，而这个问题中最令人不解的是 RNA 的作用。沃森与物理学家伽莫夫联络了一批对遗传密码问题关注的学者，组成了一个“RNA 领带俱乐部”（RNA Tie Club）。俱乐部成员限制在 20 人，各代表组成蛋白质的 20 种氨基酸中的一种（表 16-1）。他们缴纳会费，制作印有 RNA 结构的领带和标有各自代号氨基酸缩写的领带夹（图 16-11）。后又增加四个荣誉会员，其代号是四个碱基。

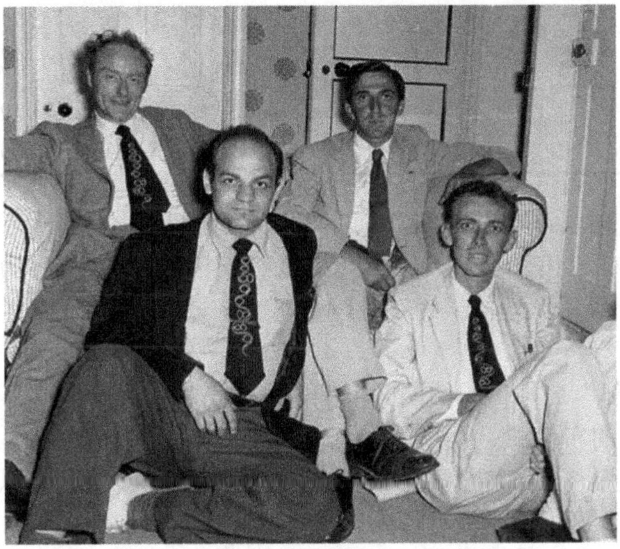

图 16-11　克里克、里奇、奥格尔和沃森（从左至右，其中三人系 RNA 领带）
（引自 https://news.mit.edu/2015/obituary-alexander-rich-dies-90-0428）

沃森自己的代号是 PRO（脯氨酸）。脯氨酸是 20 种氨基酸中唯一的亚氨基酸，被认为是“捣乱分子”，比较符合沃森思想活跃、敢想敢干的个性。俱乐部鼓励成员传阅和讨论一些有臆测性的、还未经实验证实的、不适合正式发表的文章。克里克最初提出中心法则的论文就是以这种形式在俱乐部传阅和讨论。

表 16-1　“RNA 领带俱乐部”主要成员基本信息

人名和生卒时间	主要学术领域	代号	氨基酸	主要成就或诺贝尔奖
George Gamow（1904～1968）	物理	ALA	丙氨酸	物理、天文、遗传密码
Alexander Rich（1924～2015）	生物物理	ARG	精氨酸	发现多核糖体和 Z-DNA
Paul Doty（1920～2011）	物理、化学	ASP	天冬氨酸	生物大分子物理特性
Robert Ledley（1926～2012）	数学、生物化学	ASN	天冬酰胺	全身 CT
Maetynas Ycas（1917～2014）	生物化学	CYS	半胱氨酸	伽莫夫的合作者
Robley Williams（1908～1995）	电子显微学	GLU	谷氨酸	烟草花叶病毒
Alexander Dounce（1909～1997）	生物化学	GLN	谷氨酰胺	核酸与蛋白质的关系
Richard Feynman（1918～1988）	理论物理	GLY	甘氨酸	1965 年物理学奖
Melvin Calvin（1911～1997）	化学	HIS	组氨酸	1961 年化学奖
Norman Simons（1915～2004）	生物化学	ISO	异亮氨酸	蛋白质和 DNA 的分离纯化

续表

人名和生卒时间	主要学术领域	代号	氨基酸	主要成就或诺贝尔奖
Edward Teller（1908～2003）	物理	LEU	亮氨酸	美国氢弹之父
Erwin Chargaff（1905～2002）	生物化学	LYS	赖氨酸	夏格夫法则
Nicholas Metropolis（1915～1999）	物理、数学	MET	蛋氨酸	泰累尔的合作者
Gunther Stent（1924～2008）	生物	PHE	苯丙氨酸	水蛭
James Watson（1928～）	生物	PRO	脯氨酸	1962 年生理学或医学奖
Harold Gordon（？～？）	生物	SER	丝氨酸	？
Leslie Orgel（1927～2007）	理论化学	THR	苏氨酸	生命起源
Max Delbrück（1906～1981）	理论物理	TRY	色氨酸	1969 年生理学或医学奖
Francis Crick（1916～2004）	生物	TYR	酪氨酸	1962 年生理学或医学奖
Sydney Brenner（1927～2019）	生物	VAL	缬氨酸	2002 年生理学或医学奖

从俱乐部人员的构成，可以看到几点：一是多个学科领域的一流学者汇聚一堂相互交流；二是由 30 岁左右、40 岁左右和 50 岁左右三个年龄段的学者组成，按另一说法就是“老中青三结合”；三是几乎每位学者在科学领域都有重大贡献，其中 6 人后来获得了诺贝尔奖。

“RNA 领带俱乐部”这种自发的民间小型学术团体在学术交流中具有极高的效率和高质量的效果。二十多岁的布伦纳、奥格尔和沃森思维活跃；40 岁左右的费曼和克里克年富力强；作为老师辈的伽莫夫、德尔布吕克和夏格夫经验丰富。年轻者可以从年长者获得经验上的指导和建议，年长者可以从年轻者得到新思维的启发。热情和理智、经验和逻辑、假设与实证、分析与归纳，在开放和自由的环境中孕育了中心法则、指引了生物学研究的方向。

三、青蒿素研究中的学术交流

青蒿素的发现和结构、药理、临床等系列研究的成功历程，充分体现了特殊年代中独特的学术交流和大合作范例。

一是政治挂帅全国一盘棋。随着由毛主席和周总理下令启动了五二三项目，全国集中众多的研究单位和研究人员开始研究抗疟新药。在目标一致的政治方向下，保障了人员和物资的支持，也保障了信息和成果的共享。

二是政治形式下科学研究的无私交流。现今社会更容易保障信息和成果的共享，但实际上却存在很多问题。不少学术交流只是在形式上的学术交流，实质上却出于各种原因对重要进展缄口不谈、对关键技术进行封锁。但在青蒿素的研究中，虽然我们可以看到屠呦呦在南京五二三项目报告会上的报告中有不少当时环境下的很多政治术语，但这种政治形式下的科学交流却是无私的、没有保留的，因为大家都有一个至高无上的共同目标。

三是行政协调和指导下的大合作大协作。从发现青蒿素，到结构、药理、临床等系列研究，不难看到行政部门的协调，从而促成了行政指导或干预下的大协作。

以上分析不是认为学术交流要重回那个特殊时代，而是表明学术交流在青蒿素的研究历程中的作用和时代特色，希望学术交流更注重实质而不是形式。

第六节　独立的人格和独立的思考

在现代社会中，不仅科学研究工作者要具有独立思考和独立判断的能力，每个人都应当培养自己独立思考和独立判断的能力，形成独立健康的人格。

一、耶洛夫人——巾帼不逊须眉

耶洛夫人出生于纽约一个贫困的犹太家庭，父母非常重视教育。在读中学时，耶洛夫人的数理化成绩都非常出色，但当时的学校希望女生多学习女红，未来做更适合女生的工作（其实就是更适合做家庭妇女）。但是，耶洛夫人的父亲却认为，女孩子也可以追求梦想，做自己喜欢做的事情。受家庭教育的影响，耶洛夫人从小就特别有主见。

读研究生时，耶洛夫人是学院里教师和研究生中的唯一女生，学院里的教师经常有意无意地说些歧视女生的话。耶洛夫人的成绩很好，几乎都是全优，有一门课没拿到最优成绩，得到的评价是女生做不好实验。

耶洛夫人一直从事着放射性物质的医学应用研究，长期工作在实验室。即使在分娩后，耶洛夫人休息了一周，就带着婴儿回到实验室工作。面对其他同事，她淡然地说，生孩子是一件很自然的事情，没什么自然的事情可以挡住生活前进的道路。

耶洛夫人倡导男女平权而不是女权主义，她拒绝领取年度女性奖，认为家庭责任和事业之间没有绝对的矛盾。

耶洛夫人在诺贝尔奖颁奖仪式上说："我们依然生活在这样的世界，大部分人（包括女性）还认为女性应只属于家庭，不应该追求比男人更大的成就。我们不能指望，在不久的将来所有决心寻求机会均等的女性都能实现目标。但是，我们女性必须开始向自己的目标迈进，我们必须相信自己，否则就没有人相信我们；我们必须使我们的抱负与取得成功的能力、勇气和决心相匹配；必须意识到人人都有为后人开拓道路的责任。"

耶洛夫人的人生经历，不仅展现了一位科学家的专注和追求，更体现了作为人特别是女性的独立人格和奋斗精神。

二、玉米夫人——麦克林托克

麦克林托克终身未嫁，很多学者说她是一辈子都嫁给了玉米，一辈子都在研究玉米，所以被称为玉米夫人。麦克林托克毕业于美国著名的康奈尔大学，后进入爱默生的玉米小组。康奈尔大学的农学在全世界是数一数二的，特别是爱默生领导的玉米小组，同摩尔根的果蝇小组一道被称为当时美国遗传学领域最著名的两个研究团队。

发现玉米的"断离-融合-桥"现象后，麦克林托克花了整整6年的时间构建"转座子"理论体系。至今在学习这一遗传学机制时，不少同学都会犯晕，真不知麦克林托克是如何在一片黑暗中找到了这样一条正确的道路。当时她提出来这个理论时，几乎所有的遗传学家都不接受。基因怎么能跳呢？从这个染色体跳到那个染色体的说法，大家都不能接受。麦克林托克的研究在遗传学界受到多年的冷遇。后来经过对其他物种的多年研究发现，很多物种中都有转座子的现象，甚至发现人类的某些疾病（如猫叫综合征）也是因为类似的机制导致的。麦克林托克在研究转座子时还发现了染色体端粒的特殊作用，是后来有关端粒和端粒酶研究的发端之一。

经过了将近40年的时间，麦克林托克获得了1983年诺贝尔生理学或医学奖。麦克林托克也被称为遗传学里三个最伟大的学者之一，人们称他们为遗传学里面的三M：孟德尔（Gregor Mendel）、摩尔根（Thomas Morgan）和麦克林托克（Barbara McClintock）。

三、mRNA疫苗之母——卡里科

在本书中多次写到有关RNA的研究。在核酸中，DNA是山，RNA是水。DNA负责承载遗传信息，像山一样稳固少变；而RNA则需灵活处理各种不同多变的生物功能，所以更像水，多变无定，令人捉摸不透。

卡里科一生都在研究RNA，她的人生也像RNA一样多变无定，历经坎坷，而她对RNA研究的执拗却像DNA一样稳定持续了几乎一生。

卡里科出生在一个匈牙利小镇，父亲开了家肉店维持生活。卡里科小时候，家里甚至没有自来水。父亲屠宰牲畜时展现的动物结构唤起了卡里科对生物学的兴趣。从小学到大学，卡里科一直很喜欢学习生物，每个阶段都得过与生物相关的竞赛奖或学习优秀奖。本科毕业后，卡里科选择有关mRNA的研究并获得博士学位。

博士毕业后，卡里科加入匈牙利科学院继续研究mRNA，后由于经费缩减裁减人员，卡里科前往美国天普大学从事博士后研究，研究的重点仍然是mRNA。长期从事mRNA研究的经历，使卡里科在这个领域积累了丰富的经验，但mRNA的研究并不被大多数研究者看好，包括卡里科的导师。天普大学有关mRNA的研究终止后，卡里科转到宾夕法尼亚大学继续有关mRNA的研究。在宾夕法尼亚大学工作了5年后，卡里科再度面临曾在天普大学时出现的情况。宾夕法尼亚大学提供给卡里科两个选择：要么离开；要么保留职位，降职、降薪，撤出原实验室。此时，卡里科的工作刚刚有了新的进展，她只能搬出了原来的实验室，在动物房旁边的一个小房间里继续实验。

各种不顺利接踵而至：卡里科又被诊断出患有癌症，接连做了两次手术；由于签证问题，卡里科的丈夫滞留在匈牙利，她还要独自带着自己的女儿。

健康、生活和工作，三座大山一起压了过来。

这位被赶来赶去、收入低微、身患癌症的妈妈仍坚持她的mRNA研究。

多次被边缘化、被降薪、被解雇、没有独立的研究经费、没有研究团队的卡里科在新冠疫情这次影响全球的国际公共卫生紧急事件中展现了她坐了几十年冷板凳的价值和意义。与其说百年一遇的大疫情成就了卡里科，不如说卡里科40年的坚持让很多人扛过了大瘟疫。

卡里科的女儿曾在2008年北京奥运会和2012年伦敦奥运会上两度获得女子8人赛艇金牌。卡里科不仅是奥运冠军妈妈，她也是mRNA疫苗之母。

卡里科获得了诺贝尔生理学或医学奖，很多人认为这是上天对科学工作者不惧困难、一往无前的勇气和精神的回报。可能更多的不为人知的科学工作者需要这样的支持和激励，突破官僚式行政管理和逐利化资本的桎梏，勇敢地探索人类未知的领域，为人类文明的发展与进步做出更多的贡献。从另一个角度来看，诺贝尔奖又一次在合适的时机利用合适的人物和合适的事件扩大了自身的影响。

日出日落，朝朝暮暮，只见似水流年。

不温不火，兢兢业业，怎料换了人间。

四、飒爽英姿

截至 2024 年，有 65 位女性获得了 66 次诺贝尔奖，其中居里夫人获得了 2 次诺贝尔奖。13 位女性获诺贝尔生理学或医学奖，8 位女性获诺贝尔化学奖，5 位女性获诺贝尔物理学奖。另有 3 位女性获诺贝尔经济学奖，19 位女性获诺贝尔和平奖，18 位女性获诺贝尔文学奖。在 26 位获诺贝尔三大自然科学奖的女性中，获得诺贝尔生理学或医学奖的女性正好占一半。

本书中也先后介绍了屠呦呦和陶其敏等中国女科学家的事迹，借用毛主席在《七绝·为女民兵题照》："飒爽英姿五尺枪，曙光初照演兵场。中华儿女多奇志，不爱红装爱武装。"诗词中的一个词来体现这些为人类文明做出重要贡献女性科学工作者的形象，就是飒爽英姿。

格雷德发现了端粒酶，但她当初压根儿都不知道这项研究与癌症治疗密切相关。她曾回忆对科学研究的兴趣吸引了她。当年有关端粒酶的实验结果正好是在圣诞节那天出来，格雷德当天就去看了结果。她说她不能等。当她得知她和她的老师布莱克本同时获奖，兴奋异常。在诺贝尔奖的历史上，老师获奖而完成具体研究工作的学生却名落孙山的事件太多了！

获得诺贝尔奖时，格雷德是两个孩子的母亲，她还在担心颁奖典礼与儿子的考试有冲突。不过，大家都乐于为这位单亲妈妈的孩子改期考试，让他们一家都能出席诺贝尔奖的颁奖大会。

2009 年，布莱克本和格雷德因端粒酶的研究获诺贝尔生理学或医学奖，另外三位女性分别获得诺贝尔化学奖、诺贝尔经济学奖和诺贝尔文学奖。

2020 年，卡彭蒂耶和道德纳两位女性因基因编辑包揽了诺贝尔化学奖。

2004～2023 年，近 20 年有 6 届 7 位女性获得诺贝尔生理学或医学奖，占 114 届 13 位女性获奖者的一半以上。

无论是过去还是现在，女性的成功往往要比男性付出更大的代价。其背后可能不仅仅是性别不同所形成的生理和心理上的差异，还有教育、文化、宗教等多个方面传统价值的影响。从居里夫人到玉米夫人，这些诺贝尔三大自然科学奖的女性获奖者，其人生经历，无一不彰显了在不利的环境氛围中独立思考、勇敢进取的人格魅力。无畏无惧，飒爽英姿！

独立的思考和独立的人格特别重要，进入大学不仅是学习某个专业、某种技术，更重要的是培养独立思考、独立分析和独立判断的能力。

第七节　遗憾与不足

每年的诺贝尔奖常有各种各样的争议，诺贝尔三大自然科学奖也不例外，每年诺贝尔生理学或医学奖的颁发都有各种各样的争议。诺贝尔奖是由人来决定的一个奖项，它就必然带有评选者的主观判断和价值趋向而不可能是完全客观的。因此诺贝尔生理学或医学奖的历史上也有很多遗憾与不足。

一、艾弗里证明 DNA 是遗传物质未能获奖

最遗憾的未获奖工作在“双螺旋的故事”里介绍过，就是艾弗里证明 DNA 是遗传物质。未获奖的原因可能主要是两个：一是艾弗里做这项工作的时候，已经 67 岁，年纪很大，而诺贝尔奖特别是诺贝尔生理学或医学奖的考察期较长；第二可能是与他当时在遗传学界的知名度并不是太高有关。

诺贝尔奖有一个潜规则，它从来不给去世的人颁奖。当然 2011 年给斯坦曼发奖是个例外，他刚好在公布获奖者的前几天去世了，而诺贝尔奖委员会在投票通过当年获奖者时并不了解他已经去世的情况。

艾弗里未能获得诺贝尔奖成为诺贝尔生理学或医学奖历史上一个很大的遗憾，不过大多数诺贝尔生理学或医学奖获奖者在科学史上的知名度远不如艾弗里。如果要列一个未获奖的生物学领域里的重要发现和重大发明，还可以列一个长长的单子。

二、富兰克林对解析 DNA 双螺旋结构的贡献

富兰克林有关 DNA 晶体的 X 射线衍射的实验，为沃森和克里克构建 DNA 双螺旋模型提供了非常重要的证据，但是她没有获得诺贝尔奖。在当时对女性科学工作者的工作是比较忽视或不太认可的，当然这个问题现在仍然存在。而且沃森和克里克获得 1962 年诺贝尔生理学或医学奖时，富兰克林已经因癌症于 1958 年 38 岁时去世了。沃森曾写过一本《双螺旋》的书回顾揭示 DNA 双螺旋结构的历史。在那本书最初的版本里，沃森对富兰克林的评价并不是太客观。甚至有些学者写书反驳沃森，可见其中的偏见。

三、曼戈尔德对蝾螈胚胎发育的研究

德国胚胎学家斯佩曼（Hans Spemann，1869～1941）因发现胚胎发育中的组织者的诱导作用获 1935 年诺贝尔生理学或医学奖（图 16-12A）。斯佩曼通过研究蝾螈的胚胎发育，提出了有关胚胎发育的理论。

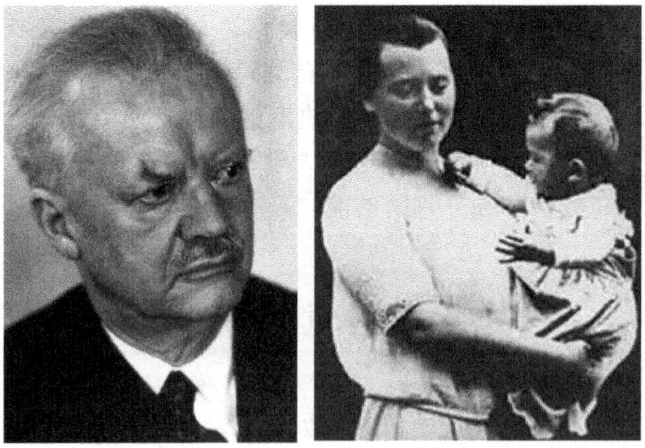

A　　B

图 16-12　斯佩曼（A）和曼戈尔德（B）

（引自 https://www.nobelprize.org/prizes/medicine/1935/spemann/facts/）

有关蝾螈胚胎发育的重要实验是斯佩曼的一位女学生曼戈尔德（Hilde Mangold，1898～1924）完成的（图 16-12B）。在当时的历史环境下，曼戈尔德的论文都是斯佩曼作为第一作者，而斯佩曼的男学生则可以作为自己论文的第一作者。1924 年，年仅 26 岁的曼戈尔德在一次事故中严重烧伤，不幸离世。曼戈尔德在这项诺奖级工作中的重要性多年后才得到学界的一致认可。

四、有关 DDT 的争议

瑞士人穆勒发现 DDT 具有很好的杀虫作用而对大多数其他动物的影响较小，因此将 DDT 用作杀虫剂，穆勒因此获得了 1948 年诺贝尔生理学或医学奖（图 16-13）。

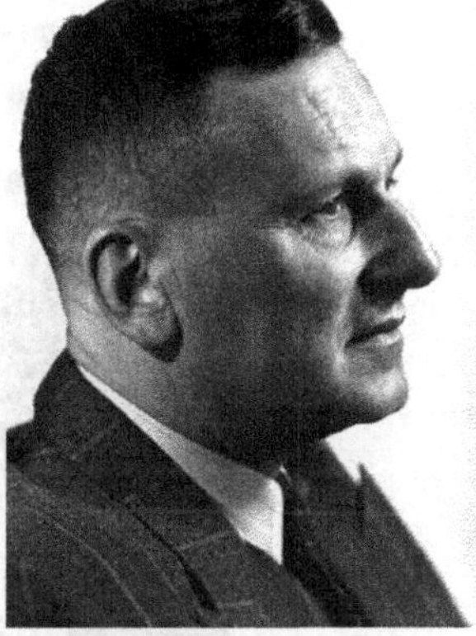

图 16-13　穆勒
（引自 https://www.nobelprize.org/nobel_prizes/medicine/laureates/1948/muller-facts.html）

在第二次世界大战时，无论在欧洲战场还是在太平洋战场，很多人死于传染病。在欧洲战场当时主要是伤寒和斑疹伤寒。

伤寒通过一些苍蝇等虫媒污染食物和水，人通过被污染的食物和水被传染。奥地利医生瓦格纳-尧雷格（Julius Wagner-Jauregg，1857～1940）在治疗一位患上伤寒的麻痹性痴呆症患者时，意外地发现高热可以治疗麻痹性痴呆症。由此发明了“高热疗法”。瓦格纳-尧雷格因发现治疗麻痹性痴呆的方法获 1927 年诺贝尔生理学或医学奖（图 16-14A）。

斑疹伤寒则是由立克次体所致的急性传染病，主要由体虱传播。斑疹伤寒的致病原因由法国微生物学家尼柯尔（Charles Jules Henri Nicolle，1866～1936）揭示，尼柯尔因斑疹伤寒的研究获 1928 年诺贝尔生理学或医学奖（图 16-14B）。

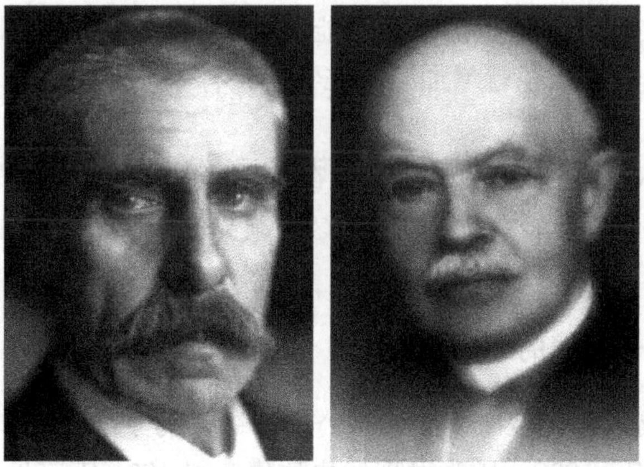

A　　B

图 16-14　瓦格纳-尧雷格（A）；尼柯尔（B）
（引自 https://www.nobelprize.org/prizes/medicine/1927/wagner-jauregg/facts/；https://www.nobelprize.org/prizes/medicine/1928/nicolle/facts/）

在东南亚主要是疟疾，疟疾通过蚊子传染。

瑞士化学家穆勒发现可以通过 DDT 杀灭苍蝇、蚊子等虫媒，进而控制传染病的传播。

类似的虫媒还有虱子、跳蚤、螨虫和蟑螂等。DDT 的使用很快就把那些传染病给控制住了。有人认为 DDT 是第二次世界大战中继雷达、原子弹和青霉素之后第四个伟大的发明。

但这个伟大的发明在 1962 年被一本书所质疑，这就是卡逊的《寂静的春天》（图 16-15）。《寂静的春天》写到了一个小村子，过去都是鸟语花香，但大量使用 DDT 等杀虫剂后，小村子就变得很安静了。杀虫剂积聚在虫子中，鸟又去吃这些虫子。有毒的物质在鸟身上积聚，鸟都死掉了。春天成了没有鸟鸣的寂静的春天。

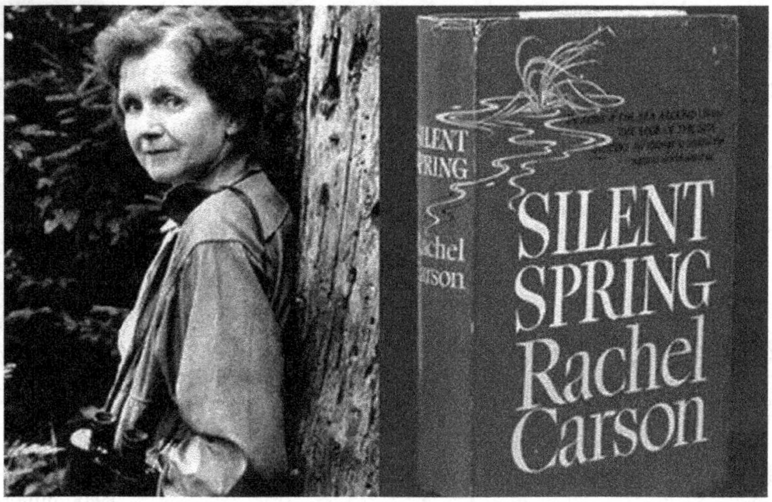

图 16-15　卡逊和《寂静的春天》

对杀虫剂滥用的质疑，导致 DDT 的禁用。从美国开始，很多国家逐渐开始禁止 DDT 的使用，世界卫生组织也宣布禁止 DDT 的使用。但到了 20 世纪八九十年代，非洲很多国家就 DDT 的禁用提出了抗议。因为不许用 DDT 就没办法去控制苍蝇和蚊子，尤其是在非洲，撒哈拉沙漠以南。没有其他好的杀虫剂，又不能用 DDT，蚊子就多；蚊子一多，疟疾就多；疟疾一多，因疟疾而早夭的孩子就增加了。在学术上有争议，到底是环境重要还是非洲孩子的生命更重要。

权衡利弊后，从 20 世纪末开始，非洲又在使用 DDT，用 DDT 来控制蚊子和苍蝇等虫媒，进而控制传染病的传播。很多人说 DDT 这次颁奖是一次失误，也有不少人认为 DDT 获奖是有价值的。

五、致癌的线虫——错误的颁奖

在诺贝尔生理学或医学奖历史上，大家公认有错误的一次是在 1926 年。丹麦的菲比格（Johannes Fibiger，1867～1928）因为发现线虫致癌获得 1926 年诺贝尔生理学或医学奖（图 16-16A）。现在知道致癌的机制并不是因为线虫，这次错误使诺贝尔生理学或医学奖委员会对有关癌症的研究工作的选择和判断特别谨慎，有较长一段时间未颁奖给有关癌症的研究。

在诺贝尔生理学或医学奖历史上，考察期最长的获奖是劳氏肉瘤病毒的发现者劳斯，研究成果与获奖间隔了 55 年。究其原因，其中之一就是因为这项工作与癌症相关。在菲比格这次颁奖以后，时隔 40 年的 1966 年，诺贝尔生理学或医学奖才再次授予有关癌症的研究者。

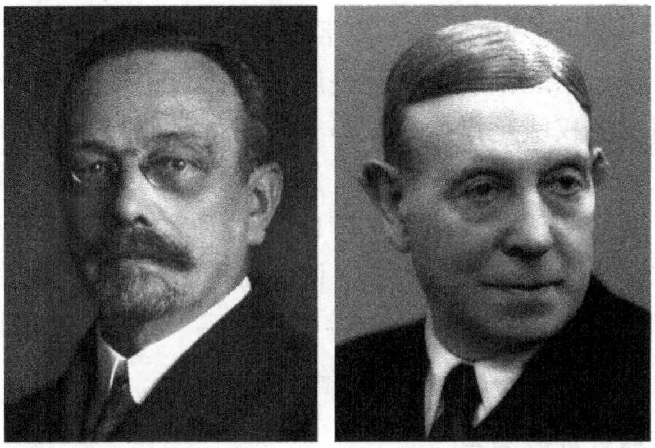

A　　B

图 16-16　菲比格（A）；莫尼兹（B）

（引自 https://www.nobelprize.org/nobel_prizes/medicine/laureates/1926/fibiger-facts.html；https://www.nobelprize.org/nobel_prizes/medicine/laureates/1949/moniz-facts.html）

六、癫痫与脑叶的横切——争议很大的获奖工作

葡萄牙人莫尼兹（Egas Moniz，1874～1955）因脑叶切除术获得 1949 年诺贝尔生理学或医学奖（图 16-16B），这是一个争议很大的获奖工作。

癫痫患者发作时非常痛苦甚至有生命危险，莫尼兹采用切掉一部分额叶的方法缓解患者癫痫发作的症状。但大量手术的结果表明患者在手术后会产生意识和行为上的障碍，出现情感冷漠、行动迟缓、神经紧张和失去方向等问题。因为严重的副作用，这种手术被禁止了。有一些影视作品如《飞越疯人院》《禁闭岛》中也反映了这种手术所产生的一些问题。

第八节　中国人与诺贝尔生理学或医学奖

一、首位获得诺贝尔生理学或医学奖提名的中国人——伍连德

伍连德是马来西亚华侨，小时候非常勤奋。1896 年，年仅 17 岁的他，以第一名的成绩拿到女王奖学金，赴英国学医，并在欧洲多个实验室游学。伍连德获得医学博士学位后回到中国，为祖国服务。

1910～1911 年，在中国的东北曾经暴发过一次鼠疫大流行。那个年代的中国非常动荡，又发生了鼠疫大流行，大家都不知道怎么办。鼠疫如果不能很好地控制，就会从东北一直南下，危害更多的人。当时只知道是传染病，但不知道是什么原因。要准确地判断传染病产生的原因，必须到疫区去调查研究是哪些动物传染的？伍连德不惧危险、深入疫区，经过科学细致的研究，他发现是旱獭将肺鼠疫传染给人，人又传染给其他人，而肺鼠疫产生的源头是动物毛皮的制作。在东北经常做一些动物的毛皮，做动物毛皮一直都是比较专业的，工艺上比较讲究，世代相传。但是后来大家觉得做这个很赚钱，很多人都做。在做旱獭皮的时候，因为工艺不到位，如硝皮子，不能去除有机质，使致病微生物生长，导致了传染病。

伍连德把产生传染病的原因弄清楚后，采取了相应的措施，在 4 个月内就成功地扑灭了

鼠疫。在当时那种历史环境下，真是一个非常了不起的奇迹。1911 年，伍连德在沈阳主持召开了万国鼠疫大会，提出东北鼠疫大流行是肺鼠疫，最初是由旱獭传染给人的。当时在亚洲地区，传染病领域研究的权威是日本人北里柴三郎（“青霉素的故事”里介绍过）。北里柴三郎在德国科赫实验室和贝林一起合作发现了治疗白喉的抗血清，贝林因此获得了第一届诺贝尔生理学或医学奖。北里柴三郎认为不是肺鼠疫，伍连德就用自己研究的证据，非常严谨地证明就是肺鼠疫，北里柴三郎最后不得不承认伍连德的研究是正确的。

1913 年，伍连德的研究发表在《柳叶刀》杂志上。1935 年，伍连德获得了诺贝尔生理学或医学奖的提名，这是我们中国人首次被提名。

二、人工合成牛胰岛素曾被提名

人工合成牛胰岛素是大家都比较熟悉的成就，这与结构生物学和结构化学领域世界上的著名学者如霍奇金和肯德鲁的介绍、推荐不无相关。

人工合成牛胰岛素工作有几个代表性人物：邹承鲁院士、王应睐院士和钮经义院士（1920～1995）（图 16-17）。据一些学者回忆推荐钮经义代表人工合成牛胰岛素团队作为诺贝尔奖的候选者。诺贝尔物理学奖和诺贝尔化学奖的提名信息已公布至 1970 年，诺贝尔生理学或医学奖的提名信息已公布至 1953 年。而有关人工合成牛胰岛素工作的推荐是在 1978 年以后，目前还无法得知具体的推荐信息。

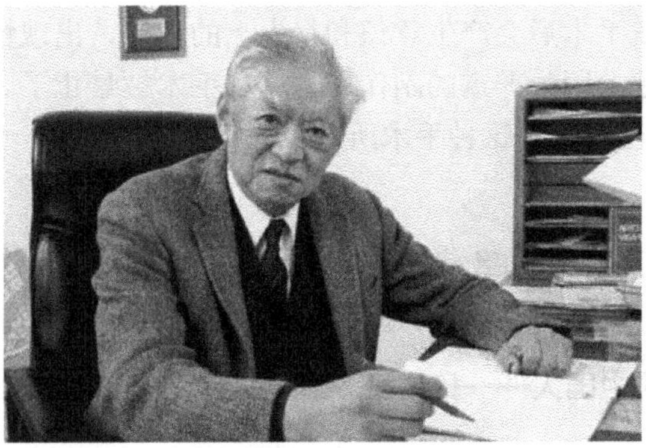

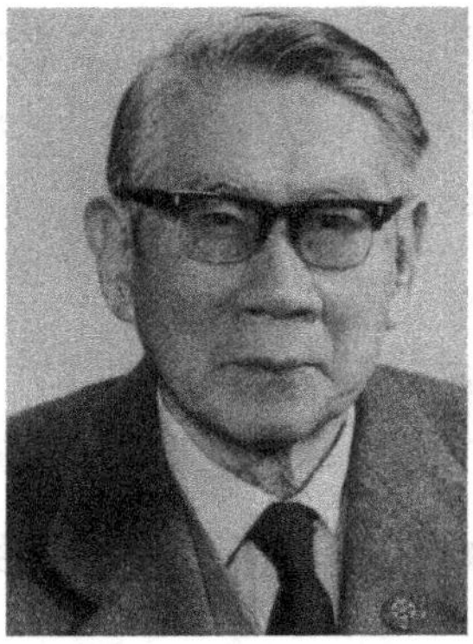

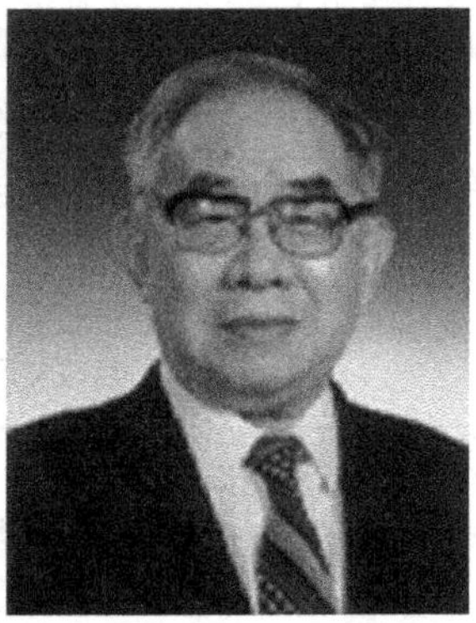

A　B　C

图 16-17　邹承鲁（A）、王应睐（B）和钮经义（C）

三、屠呦呦因青蒿素的研究获奖

直到 2015 年，屠呦呦因青蒿素的研究成为第一个获得诺贝尔生理学或医学奖的中国大陆科学家。近年来，中国学者在生命科学领域取得了很多重要的研究成果，中国人在不久的将来会获得更多的诺贝尔生理学或医学奖。

屠呦呦为研究青蒿素的毒性曾以身试药；泰累尔为研究黄热病疫苗也多次以身试药。澳大利亚的马歇尔（Barry J. Marshall，1951～）为研究幽门螺旋杆菌与胃炎和胃溃疡等疾病的关系，不惜喝下含有幽门螺旋杆菌的培养液，使自己患上胃病。马歇尔和沃伦（J Robin Warren，1937～2024）因发现幽门螺旋杆菌及其在胃炎和胃溃疡等疾病中作用的研究分享了 2005 年诺贝尔生理学或医学奖（图 16-18）。

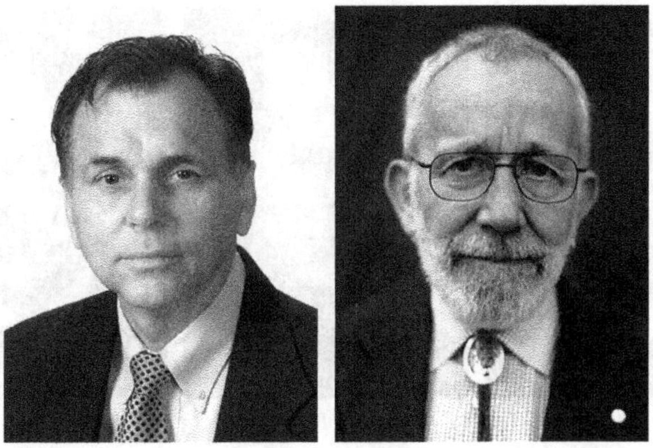

A　　　　　　　　　　　B

图 16-18　马歇尔（A）和沃伦（B）

（引自 https://www.nobelprize.org/nobel_prizes/medicine/laureates/2005/）

发现磺胺的多马克不仅以身试药，而且在自己心爱的小女儿身上试药；发明脊髓灰质炎（小儿麻痹症）灭活疫苗的索尔克（Jonas Salk，1914～1995）（图 16-19A）不仅在自己和自己的夫人身上试药，还在自己三个年幼的孩子身上试药，以证明疫苗对儿童的无害。

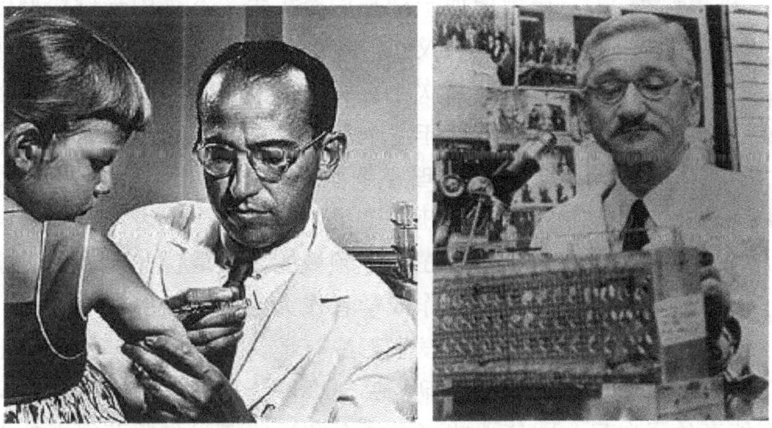

A　　　　　　　　　　　B

图 16-19　索尔克（A）和萨宾（B）

索尔克被称为“科学狂人”，索尔克的脊髓灰质炎灭活疫苗与萨宾（Albert Sabin，1906～1993）（图 16-19B）的脊髓灰质炎减毒疫苗之争，使索尔克至死也未得到学术界应有的认可。但以索尔克之名命名的索尔克生物研究所（Salk Institute for Biological Studies），成为当今世界上最著名的生物研究所之一。

1954 年，诺贝尔奖最终授予了与脊髓灰质炎疫苗研发密切相关的研究，美国人恩德斯（John Franklin Enders，1897～1985）、韦勒（Thomas Huckle Weller，1915～2008）和罗宾斯（Frederick Chapman Robbins，1916～2003）因脊髓灰质炎病毒组织培养的研究获奖（图 16-20）。虽然索尔克和萨宾都没有获得诺贝尔奖，但小儿麻痹症疫苗的发明拯救了很多人的生命！1975 年诺贝尔生理学或医学奖得主杜尔贝科在索尔克的葬礼上感叹：“如果人类健康的显著进步都不被看作科学贡献的话，我们不禁要问，科学在我们生活中又有什么作用呢？”

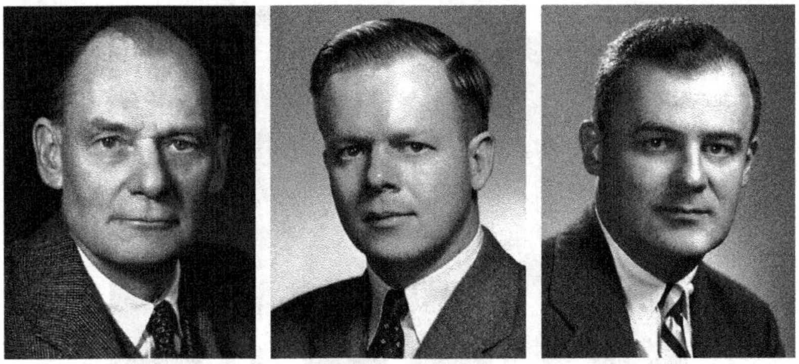

A　　B　　C

图 16-20　恩德斯（A）、韦勒（B）和罗宾斯（C）
（引自 https://www.nobelprize.org/nobel_prizes/medicine/laureates/1954/）

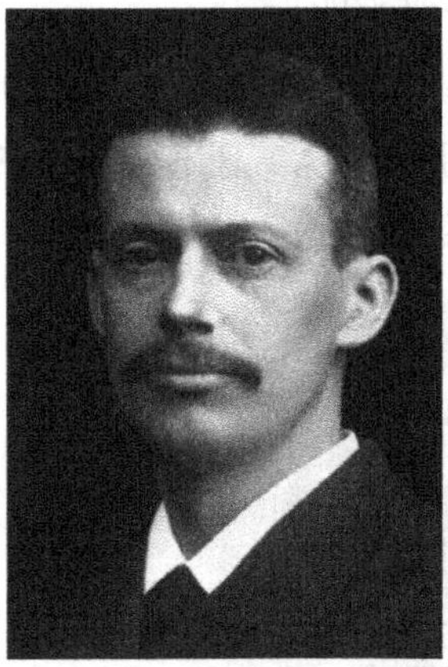

图 16-21　芬森
（引自 https://www.nobelprize.org/prizes/medicine/1903/finsen/facts/）

因发现利用光疗法治疗狼疮获得 1903 年诺贝尔生理学或医学奖的丹麦医生芬森（Niels Ryberg Finsen，1860～1904）自己就是一位患有重病的残疾人（图 16-21）。有一次，前来医治的患者看到残疾的芬森不禁失声，芬森却鼓励患者像他一样与病魔抗争。芬森由于健康原因未出席诺贝尔奖的颁奖仪式，他是第一位未出席诺贝尔奖颁奖仪式的获奖者，获奖次年芬森去世。

近两年，卡里科和安布罗斯两位昔日的名校遗珠获得了诺贝尔生理学或医学奖，使人不免反思现代大学的管理模式。虽然获得诺贝尔奖并不一定表明某项科学发现或某位科学工作者在科学领域的真实地位，但现代大学都以获得诺贝尔奖的工作或学者作为办学效益的核心指标，这与其昔日遗珠事件的发生形成有趣又可笑的反差。问题出在哪里呢？

其实也没必要只拿大学和诺贝尔奖调侃，哪一个评价指标甚至评价体系又不是如此？很多时候，我们可能高估了自己，即使那些可以提名和投票诺贝尔奖获得者的专家，他们也会犯错。

回顾历史，正是无数科学工作者的辛勤研究和探索，推动了人类文明的进步与发展，他们的功勋将名留青史。至于是否获得过诺贝尔奖，相对而言，似乎并不是那么重要。

主要参考文献

埃尔林·诺尔比. 2021. 诺贝尔奖与生命科学. 曾凡一，译. 上海：上海科学技术出版社

埃里克·伯根格伦. 1983. 诺贝尔传. 孙文芳，译. 长沙：湖南人民出版社

贝内特，哈克. 2008. 神经科学的哲学基础. 张立，译. 杭州：浙江大学出版社

比尔·海斯. 2016. 血液的故事. 2 版. 郎可华，译. 北京：生活·读书·新知三联书店

彼得·梅达沃. 1999. 一只会思想的萝卜：梅达沃自传. 袁开文，曹殿文，王文静，等译. 上海：上海科技教育出版社

伯恩特·卡尔格-德克尔. 2004. 医药文化史. 姚燕，周惠，译. 北京：生活·读书·新知三联书店

波珀. 1986. 科学发现的逻辑. 查汝强，邱仁宗，译. 北京：科学出版社

布扎基. 2022. 从内向外解析大脑. 尚春峰，李叶菲，李晟豪，译. 北京：科学出版社

曹育. 1998. 中国现代生理学奠基人林可胜博士. 中国科技史料，19（1）：26-41

陈存仁. 2008. 被忽视的发明：中国早期医药史话. 桂林：广西师范大学出版社

陈代杰，钱秀萍. 2015. 细菌简史：与人类的永恒博弈. 北京：化学工业出版社

陈其荣，廖文武. 2011. 科学精英是如何造就的：从 STS 的观点看诺贝尔自然科学奖. 上海：复旦大学出版社

陈蓉霞. 2008. 破译生命的密码：诺贝尔奖和遗传学. 北京：商务印书馆

陈士奎. 1998. “以毒攻毒”与中西医结合研究. 医学与哲学，4：186-188

陈士奎. 2017. 我国开创的中西医结合科研及其启示（九）：张亭栋教授等与中药砒霜治疗急性早幼粒细胞白血病的中西医结合研究. 中国中西医结合杂志，37（11）：1292-1296

陈宜张. 2008. 神经科学的历史发展和思考. 上海：上海科学技术出版社

陈宜张. 2009. 探索脑科学的英才：从灵魂到分子之路. 上海：上海教育出版社

戴维·林德伯格. 2013. 西方科学的起源. 2 版. 张卜天，译. 长沙：湖南科学技术出版社

丹·拉维夫，尼西姆·米沙尔. 2019. 犹太人与诺贝尔奖. 施冬健，译. 北京：清华大学出版社

丹尼尔·韦斯科鲁夫，弗雷德·亚当斯. 2018. 心理学哲学导论：当心理学和神经科学遇见科学哲学. 张建新，译. 北京：北京师范大学出版社

丹皮尔. 1975. 科学史. 李珩，译. 北京：商务印书馆

董硕，陈竺，王振义. 1996. 维甲酸、维甲酸受体和早幼粒细胞白血病. 中华血液学杂志，17（1）：48-51

杜布赞斯基. 1964. 遗传学与物种起源. 谈家桢，韩安，蔡以欣，译. 北京：科学出版社

杜雨苍. 2015. 有关胰岛素工作的一些回忆和探讨. 生命科学，27（6）：788-789

杜菲. 2000. 从体液论到医学科学：美国医学的演进历程. 张大庆，李天莉，甄橙，等译. 青岛：青岛出版社

恩斯特·迈尔. 2010. 生物学思想发展的历史. 2 版. 涂长晟，译. 成都：四川教育出版社

弗洛里斯·科恩. 2012. 世界的重新创造：近代科学是如何产生的. 张卜天，译. 长沙：湖南科学技术出版社

弗朗西斯·克里克. 2020. 疯狂的追求. 傅贺，译. 长沙：湖南科学技术出版社

傅继梁. 2016. 基因：探究、思辨与创新. 上海：上海科学技术出版社

傅杰青. 2004. 科技史上罕见的巧合：用生牛肝治愈恶性贫血而获诺贝尔奖的故事. 自然杂志，26（2）：116-117
傅维康. 2008. 实验医学的奠基者：伯尔纳. 上海中医药杂志，42（10）：63
高宣亮. 2009. 药物史话. 北京：化学工业出版社
高翼之. 2011. 基因回眸：遗传学的人和事. 南京：江苏科学技术出版社
龚岳亭，杜雨苍，黄惟德，等. 1965. 结晶牛胰岛素的全合成. 科学通报，（11）：941-945
龚岳亭. 2015. 关于人工合成结晶牛胰岛素研究的回忆. 生命科学，27（6）：780-785
顾凡及. 2011. 脑科学的故事. 上海：上海科学技术出版社
顾凡及. 2014. 脑海探险：人类怎样认识自己. 上海：上海科学技术出版社
关兵才，张海林，李之望. 2013. 细胞电生理学基本原理与膜片钳技术. 北京：科学出版社
光子. 2020. 荒诞医学史·中国篇. 天津：天津科学技术出版社
郭晓强，李岩异. 2022. RNA 研发简史：从微不足道到无比重要. 自然杂志，44（6）：480-490
哈尔·哈尔曼. 2008. 医学领域的名家之争. 马晶，李晶，译. 上海：上海科学技术文献出版社
哈医大一院中医科，检验科. 1974. 癌灵 1 号注射液与辨证论治对 17 例白血病的疗效观察. 哈尔滨医科大学学报，（2）：40-46
韩星. 2008. 身体七巧板：诺贝尔奖和生命调节. 北京：商务印书馆
胡文耕. 2002. 生物学哲学. 北京：中国社会科学出版社
胡志红，陈新文. 2019. 普通病毒学. 2 版. 北京：科学出版社
黄庆桥. 2017. “推荐人工全合成胰岛素诺贝尔奖候选人”研究补正. 自然辩证法通讯，39（5）：72-76
黄仁槐. 2002. 生物大分子质谱电离技术的突破及核磁共振三维结构测定方法的建立——2002 年诺贝尔化学奖简介. 生物化学与生物物理进展，29（6）：973-976
黄宇翔. 2021. 乙肝药物研发简史，中国在这一领域逐渐扮演重要角色. 世界科学，（10）：29-33
霍丽·塔克. 2016. 输血的故事——科学革命中的医学和谋杀. 李珊珊，朱鹏，译. 北京：科学出版社
吉姆·艾尔-哈利利，约翰乔·麦克法登. 2016. 神秘的量子生命——量子生物学时代的到来. 侯新智，祝锦杰，译. 杭州：浙江人民出版社
吉姆·恩德斯比. 2021. 现代生物学发展史：从西番莲到肿瘤鼠. 王菲，译. 北京：科学出版社
加兰·E·艾伦. 2000. 20 世纪的生命科学史. 田洺，译. 上海：复旦大学出版社
贾斯汀·波拉德. 2014. 科学囧途——史上最牛发现背后的 100 个真实故事. 冯伟，孙怡，张琦，译. 北京：科学普及出版社
卡尔·杰拉西. 2005. 避孕药的是是非非——杰拉西自传. 姚宁，译. 上海：上海科技教育出版社
凯瑟林·库伦. 2011. 生物学——站在科学前沿的巨人. 史艺荃，译. 上海：上海科学技术文献出版社
凯特·穆尔. 2021. 镭女孩：二十世纪美国最黑暗的历史与一群闪光的女孩改变世界的故事. 高紫文，译. 台北：商周出版社
科恩. 1998. 科学中的革命. 鲁旭东，赵培杰，宋振山，译. 北京：商务印书馆
科勒德. 1985. 微生物学的发展. 王龙华，高小琪，译. 北京：科学出版社
克里斯·布斯克斯. 2018. 进化思维：达尔文对我们世界观的影响. 徐纪贵，译. 成都：四川人民出版社
克洛德·贝尔纳. 1996. 实验医学研究导论. 夏康农，管光东，译. 北京：商务印书馆
黎润红，饶毅，张大庆. 2013. “523 任务”与青蒿素发现的历史探究. 自然辩证法通讯，35（1）：107-121

黎润红. 2011. “523 任务”与青蒿抗疟作用的再发现. 中国科技史杂志，32（4）：488-500
李东升. 2011. 亥姆霍兹科学哲学思想的历史考察. 北京：北京理工大学出版社
李建会. 2006. 生命科学哲学. 北京：北京师范大学出版社
李丽. 2006. 时空向度的现代探索—诺贝尔物理学奖获得者 100 年图说. 重庆：重庆出版社
李清晨. 2012. 心外传奇. 北京：清华大学出版社
李蔚峰. 2015. 汉斯·米勒：来自德国的“白求恩”. 国际人才交流，（11）：60-62
李醒民，宋德生，王身立. 1988. 思想领域最高的音乐神韵：科学发现个例分析. 长沙：湖南科学技术出版社
李雨民，陈洪. 2008. 诺贝尔奖和诺贝尔奖学：生命科学诺贝尔奖 50 年评介与思考. 上海：上海科学技术出版社
莉迪亚·康，内特·彼得森. 2018. 荒诞医学史. 王秀莉，赵一杰，译. 南昌：江西科学技术出版社
丽莎·扬特. 2011. 现代遗传学——设计生命. 邹晨霞，译. 上海：上海科学技术文献出版社
利萨·罗斯纳. 2007. 科学年表. 郭元林，李世新，译. 北京：科学出版社
刘育志，白映俞. 2015. 玩命手术刀：外科史上的黑色幽默. 上海：上海文艺出版社
卢嘉锡，汪子春. 1994. 自然科学发展大事记——生物卷. 沈阳：辽宁教育出版社
罗伯特·卡尼格尔. 2012. 师从天才——一个科学王朝的崛起. 江载芬，闫鲜宁，张新颖，译. 上海：上海科技教育出版社
罗布·邓恩. 2016. 勇敢的心. 林静怡，王颖，高思行，译. 北京：人民邮电出版社
罗桂环. 2018. 中国生物学史·近现代卷. 南宁：广西教育出版社
罗兴波. 2012. 17 世纪英国科学研究方法的发展——以伦敦皇家学会为中心. 北京：中国科学技术出版社
罗伊·波特. 2022. 剑桥医学史. 张大庆，译. 南京：译林出版社
洛依斯·N. 马格纳. 2009a. 生命科学史. 3 版. 刘学礼，译. 上海：上海人民出版社
洛依斯·N. 马格纳. 2009b. 医学史. 2 版. 刘学礼，译. 上海：上海人民出版社
马尔. 1988. 视觉计算理论. 姚国正，刘磊，汪云九，译. 北京：科学出版社
马克·约翰逊，米歇尔·德·哈恩. 2017. 从自然到使然：心理成熟背后的脑机制. 3 版. 徐芬，译. 北京：北京师范大学出版社
马克斯·韦伯. 2018. 新教伦理与资本主义精神. 郁喆隽，译. 杭州：浙江大学出版社
玛乔丽·C·马利. 2016. 放射性秘史：从新发现到新科学. 乔从丰，译. 上海：上海科技教育出版社
马肃平，袁端端. 2018. 有望冲击诺奖，却两度折戟国家最高奖——“砒霜治白血病”世纪悬案. 南方周末，https://www.infzm.com/contents/134898?source=131
马修·科布. 2022. 大脑传. 张今，译. 北京：中信出版集团有限公司
马学博. 2011. 伍连德年谱新编. 黑龙江史志，（3）：29-30
迈克·戈德史密斯. 2011. 科学家和他们的疯狂大实验. 林静慧，译. 郑州：海燕出版社
美国科学促进会. 2001. 面向全体美国人的科学. 中国科学技术协会，译. 北京：科学普及出版社
孟昭威，吕运明，王志均. 1982. 纪念卓越的生理学家林可胜教授. 生理科学进展，13（4）：373-375
米歇尔·莫朗热，马修·科博. 2021. 二十世纪生物学的分子革命——分子生物学所走过的路. 昌增益，译. 北京：北京大学出版社
默顿·迈耶斯. 2011. 现代医学的偶然发现. 周子平，译. 北京：生活·读书·新知三联书店
尼古拉·威特科斯基. 2009. 感伤的科学史. 高煜，译. 北京：中国人民大学出版社

钮经义. 1993. 七十述怀. 生理科学进展，24（3）：193-199
潘荣华，杨芳. 2004. 党的中西医结合政策的形成与发展论略. 南京中医药大学学报（社会科学版），5（1）：22-26
潘振泽. 2021. 身体简史：生理学的发现之旅. 南京：译林出版社
庞文豪，王嘉伦，翁楚良. 2024. GPGPU 和 CUDA 统一内存研究现状综述. 计算机工程，12：1-15
乔治・萨顿. 2007. 科学史与新人文主义. 陈恒六，刘兵，仲维光，译. 上海：上海交通大学出版社
全俊. 2006. 在炼金术之后——诺贝尔化学奖获得者 100 年图说. 重庆：重庆出版社
饶毅. 2014. 饶议科学Ⅰ. 上海：上海科技教育出版社
饶毅，黎润红，张大庆. 2011. 中药的科学研究丰碑. 科学文化评论，8（4）：27-44
饶毅，黎润红，张大庆. 2013. 化毒为药：三氧化二砷对急性早幼粒白血病治疗作用的发现. 中国科学：生命科学，43（8）：700-707
斯万特・帕博. 2018. 尼安德特人. 夏志，译. 杭州：浙江教育出版社
施奈德. 2009. 疯狂实验史. 许阳，译. 北京：生活・读书・新知三联书店
矢沢科学事务所. 2012. 诺贝尔奖中的科学——生理学或医学奖卷. 王沥，译. 北京：科学出版社
苏上豪. 2015. 癫狂的医学：从野蛮到文明的另类医学进化史. 北京：现代出版社
汤浅光朝. 1984. 解说科学文化史年表. 张利华，译. 北京：科学普及出版社
托马斯・海格. 2011. 显微镜下的恶魔——第一种抗生素的发现. 肖才德，译. 长沙：湖南科学技术出版社
托马斯・克拉普. 2005. 科学简史——从科学仪器的发展看科学的历史. 朱润生，译. 北京：中国青年出版社
托马斯・库恩. 2003. 科学革命的结构. 金吾伦，胡新和，译. 北京：北京大学出版社
汪铁铮，潘效本. 2018. 追忆肝病学家陶其敏. 中国卫生人才，（1）：70-73
王大成，秦文明，李娜，等. 2014. 结构生物学研究在中国. 生物化学与生物物理进展，41（10）：944-971
王丹红. 2006. 基础研究是发现新药的基础和方向——P. Roy Vagelos 博士谈如何将基础知识转化为生产力. 基础医学与临床，26（8）：803-808
王明辉，贾笑冰，李新伟，等. 2021. 科技助力考古学——中国考古学百年纪念. 科学世界，（10）：8-61
王庭槐. 2018. 生理学. 9 版. 北京：人民卫生出版社
王应睐. 2015. 王应睐所长谈牛胰岛素的人工合成. 生命科学，27（6）：761-765
王哲. 2011. 国士无双伍连德. 2 版. 福州：福建教育出版社
王振义. 1996. 开展砷剂治疗白血病的临床和机制研究. 中华血液学杂志，17（2）：57
王振义. 2012.“杀手”的“杀手”，让生命再度绚烂. 中国医药科学，2（16）：7
王志均，陈孟勤. 1993. 中国生理学史. 北京：北京医科大学、中国协和医科大学联合出版社
王志珍，梁栋材. 1994. Hodgkin 教授与中国的胰岛素晶体学研究. 化学通报，（3）：60-63
王志珍. 2015a. 纪念中国科学家人工合成胰岛素五十周年：我与胰岛素研究的缘分. 生命科学，27（6）：668-669
王志珍. 2015b. 从人工合成胰岛素到蛋白质折叠研究. 科学，67（5）：19-23
威廉・F・拜纳姆. 2000. 十九世纪医学科学史. 曹珍芬，译. 上海：复旦大学出版社
威廉・科尔曼. 2000. 十九世纪的生物学和人学. 严晴燕，译. 上海：复旦大学出版社
维纳. 2009. 控制论：或关于在动物和机器中控制和通信的科学. 2 版. 郝季仁，译. 北京：科学出版社
沃尔特・艾萨克森. 2022. 编码者：珍妮弗・杜德纳，基因编辑的历史和未来. 王宇涵，译. 北京：中信出版

集团有限公司
沃森. 2009. 双螺旋：发现DNA结构的故事. 刘望夷，译. 北京：化学工业出版社
沃森. 2011. 不要烦人：科学生涯经验谈. 王祖哲，译. 长沙：湖南科学技术出版社
沃森. 2023. 基因•女郎•伽莫夫：发现双螺旋之后. 钟扬，沈玮，赵琼，等译. 上海：上海科技教育出版社
乌尔夫•拉格奎斯特. 2019. 微生物学先驱与诺贝尔奖. 高峰，孙业平，译. 北京：科学出版社
吴家睿. 2024. 生命大科学：从微观到介观的组学研究. 中国科学院院刊，39（5）：832-839
吴明. 2019. DNA是如何发现的？一幅生命本质的探索路线图. 北京：清华大学出版社
吴襄. 1996. 近代生理学发展简史. 北京：高等教育出版社
西娅•库珀，亚瑟•恩斯伯格. 2011. 突破：胰岛素发现创造的医学奇迹. 谢琨，译. 上海：上海人民出版社
夏媛媛. 2012. 医学的十大重要进程. 南京：东南大学出版社
解军，程解民. 2020. 生物化学的故事——代谢之旅. 北京：高等教育出版社
熊卫民，王克迪. 2005. 合成一个蛋白质：结晶牛胰岛素的人工合成. 济南：山东教育出版社
熊卫民. 2015. 人工全合成结晶牛胰岛素的历程. 生命科学，27（6）：692-708
许良. 1999. 亥姆霍兹哲学思想研究. 上海：复旦大学出版社
杨莉，刘莉，黄亮，等. 2006. 疾病或被改变中的生命史：诺贝尔生理学或医学奖获得者100年图说. 重庆：重庆出版社
益川敏英. 2010. 浴缸里的灵感：益川敏英的诺贝尔奖人生. 那日苏，译. 北京：科学出版社
伊什特万•豪尔吉陶伊. 2007. 通往斯德哥尔摩之路：诺贝尔奖、科学和科学家. 节艳丽，译. 上海：上海科技教育出版社
于善谦，王洪海，朱乃硕，等. 2008. 免疫学导论. 2版. 北京：高等教育出版社
于文强. 2019. 超越双螺旋：神奇的表观遗传密码. 北京：科学出版社
袁媛. 2010. 近代生理学在中国（1851—1926）. 上海：上海人民出版社
约翰•A•舒斯特. 2013. 科学史与科学哲学导论. 安维复，译. 上海：上海科技教育出版社
张大庆. 2007. 医学史十五讲. 北京：北京大学出版社
张铭. 2008. 科学史上的两个玛丽. 读者（原创版），(7)：58-59
张铭. 2008. 鲍尔•朗格汉斯——发现胰岛的人. 生理科学进展，39（3）：F3
张铭. 2013. 杜波依斯•雷蒙德——实验电生理学之父. 生理科学进展，44（2）：158-160
张铭. 2015a. 从硝酸甘油到伟哥. 中小学实验与装备，25（5）：8-9
张铭. 2015b. 稳态应激——变化的稳态. 生理科学进展，46（4）：269-272
张铭. 2015c. 实验动物与棕色小狗事件. 中小学实验与装备，25（4）：2
张铭. 2016a. 青霉素背后的无名英雄——希特利. 中小学实验与装备，26（2）：f2
张铭. 2016b. 莫里斯和他的水迷宫. 中小学实验与装备，26（4）：f2
张亭栋，张鹏飞，王守仁，等. 1973. "癌灵注射液"治疗6例白血病初步临床观察. 黑龙江医药，(3)：66-67
张亭栋. 2003. 开发砒霜. 中国中西医结合杂志，23（1）：65-66
张锡钧. 1981. 回忆客座教授坎农在北京的日子. 生理科学进展，12（2）；181-182
张永平，殷正坤. 2006. 哈维《心血运动论》的产生及对近代生理学的影响. 医学与哲学（人文社会医学版），27（8）：65-66
章效锋. 2015. 显微传——清晰的纳米世界. 北京：清华大学出版社

赵兴太，王国领. 2007. 世界科学活动中心转移与 21 世纪的中国科技. 郑州：河南人民出版社

赵致真. 2018. 文明的代价——原子深处的箭镞. 百科知识，(6A)：24-29

郑艳秋，朱幼文，廖红，等. 2009. 基因科学简史：生命的秘密. 上海：上海科学技术出版社

中国科学技术馆. 2003. 征服瘟疫之路：人类与传染病斗争的科学历程. 石家庄：河北科学技术出版社

中国科学院神经科学研究所. 2017. 大脑的奥秘. 上海：上海科学技术出版社

邹承鲁. 2015. 对人工合成结晶牛胰岛素的回忆. 生命科学，27 (6)：777-779

周光召. 2009. 创新人才的成长——以伟大的物理学家 John Bardeen 成长为例. 宁波大学学报（人文科学版），22 (2)：5-11

周专. 2015. 李之望——当代中国生命科学黎明前的一位铺路人. 生理学报，67 (2)：235-236

周子平. 2002. 英国、法国和美国文化背景下的分子生物学. 国际社会科学杂志（中文版），(2)：13-25

朱安远. 2019. 诺贝尔奖奖金及其分配方式综述. 全球科技经济瞭望，(34)：21-32

左汉宾. 2008. 从抗体到复合免疫网络. 西安：第四军医大学出版社

Allis CD，Jenuwein T，Reinberg D，et al. 2009. 表观遗传学. 朱冰，孙方霖，译. 北京：科学出版社

Avery OT，MacLeod CM，McCarty M. 1944. Studies on the chemical nature of the substance inducing transformation of pneumococcal types：induction of transformation by a desoxyribonucleic acid fraction isolated from pneumococcus type III. J Exp Med，79：137-157

Azar HA. 1997. Rudolf virchow，not just a pathologist-A re-examination of the report on the typhus epidemic in upper Silesia. Annals of Diagnostic Pathology，1 (1)：66-71

Benaroyo L. 1998. Rudolf Virchow and the scientific approach to medicine. Endeavour，22 (3)：114-116

Bentivoglio M，Vercelli A，Filogamo G. 2006. Giuseppe Levi：mentor of three Nobel laureates. Journal of the History of the Neurosciences，15：358-368

Bresadola M. 1998. Medicine and science in the life of Luigi Galvani (1737-1798). Brain Research Bulletin，46 (5)：367-380

Buck T，Foley D，Horn J，et al. 2004. Brook for GPUs：stream computing on graphics hardware. ACM Transactions on Graphics，23 (3)：777-786

Chargaff E. 1950. Chemical specificity of nucleic acids and mechanism of their enzymatic degradation. Experientia，6 (6)：201-209

Cheatham ML. 2008. The death of George Washington：an end to the controversy? Am Surg，74 (8)：770-774

Cranefield PF. 1988. Carl Ludwig and Emil du Bois-Reymond：a study in contrasts. Gesnerus.，45 (Pt2)：271-282

Darwin CR. 2009. Collection science. The American Association for the Advancement of Science，19：31

de Palma A，Pareti G. 2011. Bernstein's long path to membrane theory：radical change and conservation in nineteenth-century German electrophysiology. J Hist Neurosci，20 (4)：306-337

DeFelipe J. 2002. Sesquicentenary of the birthday of Santiago Ramón y Cajal，the father of modern neuroscience. TINS，25 (9)：481-484

Dierig S. 2000. Urbanization，place of experiment and how the electric fish was caught by Emil du Bois-Reymond. Journal of the History of the Neurosciences，9 (1)：5-13

Dierig S. 2003. Engines for experiment：laboratory revolution and industrial labor in the nineteenth-century city. Osiris，18：116-134

Dierig S. 2006. Science and craftsmanship：the art of experiment and instrument making. C R Biol，329 (5-6)：

348-353

Dorairajanl N，Pradeep PV. 2013. Vignette thyroid surgery：a glimpse into its history. Int Surg，（98）：70-75

Dounce AL. 1952. Duplicating mechanism for peptide chain and nucleic acid synthesis. Enzymology，（15）：251-258.

Elrod JM，Karnad AB. 2003. William bosworth castle：pioneer of haematological clinical investigation. British Journal of Haematology，121：391

Finkelstein G. 2000. The ascent of man? Emil du Bois-Reymond's reflections on scientific progress. Endeavour，24（3）：129-132

Finkelstein GM. 2006. Emil du Bois-Reymond vs Ludimar Hermann. C R Biol，329：340-347

Finkelstein GM. 2003. du Bois-Reymond goes to Paris. Br J Hist Sci，36（130 Pt 3）：261-300

Firestein S. 2005. A Nobel nose：the 2004 Nobel prize in physiology and medicine. Neuron，45（3）：333-338

Fye WB. 1983. Ernest Henry Starling，his law and its growing significance in the practice of medicine. Circulation，68（5）：1145-1148

Fye WB. 1986. Carl Ludwig and the Leipzig Physiological Institute：'a factory of new knowledge'. Circulation，74：920-928

Fye WB. 2006. Ernest Henry Starling. Clin Cardiol，29：181-182

Guo S，Kemphues KJ. 1995. Par-1，a gene required forestablishing polarity in *C. elegant* embryos，encodes aputative Ser/Thr kinase that is asymmetrically distributed. Cell，81（4）：611-620.

Hall JE. 2016. Guyton and Hall Textbook of Medical Physiology. 13th ed. New York：W. B. Saunders Company

Hill AV. 1969. Bayliss and Starling and the happy fellowship of physiologists. J Physiol，（204）：1-13

Jiang JB，Li GQ，Guo XB，et al. 1982. Antimalarial activity of mefloquine and qinghaosu. Lancet，2（8293）：285-288

Kandel ER，Schwartz JH，Jessell TM. 2000. Principles of Neural Science. 4th ed. New York：McGraw-Hill

Kettenmann H. 1997. Alexander von Humboldt and the concept of animal electricity. TINS，20（6）：239-242

Krnjevic K. 2005. From 'soup physiology' to normal brain science. J Physiol，569：1-2

Kovarik B. 1998. Henry Ford，Charles Kettering and the fuel of the future. Automotive History Review，（32）：7-27

Li GQ，Arnold K，Guo XB，et al. 1984. Randomised comparative study of mefloquine，qinghaosu，and pyrimethamine-sulfadoxine in patients with falciparum malaria. Lancet，2（8416）：1360-1361

Li W，Moore MJ，Vasilieva N，et al. 2003. Angiotensin-converting enzyme 2 is a functional receptor for the SARS coronavirus. Nature，426（6965）：450-454

Livet J，Weissman TA，Kang H，et al. 2007. Transgenic strategies for combinatorial expression of fluorescent proteins in the nervous system. Nature，450（7166）：56-62

Lohff B. 2001. Facts and philosophy in neurophysiology. The 200th anniversary of Johannes Müller（1801-1858）. J Hist Neurosci，10（3）：277-292

Lombard WP. 1916. The life and work of Carl Ludwig. Science，44（1133）：363-375

Maehle A-H. 2004. "Receptive substances"：John Newport Langley（1852-1925）and his path to a receptor theory of drug action. Medical History，（48）：153-174

Magner LN. 2001. History of physiology. London：Macmillan Publishers Ltd，Nature Publishing Group：1-10

Mervis J. 1996. Cancer research：ancient remedy performs new tricks. Science，273：578

Miller LH，Su X. 2011. Artemisinin：discovery from the Chinese herbal garden. Cell，146（6）：855-858
Nelson OE. 1993. A notable triumvirate of maize geneticists. Genetics，135：937-941
Pathak S. 2004. T. C. Hsu：in memory of a rare scientist. Cytogenet Genome Res，105：1-3
Pearce JM. 2001. Emil Heinrich Du Bois-Reymond（1818-96）. J. Neurol Neurosurg Psychiatr，71（5）：620
Piccolino M，Bresadola M. 2002. Drawing a spark from darkness：John Walsh and electric fish. Trends Neurosci，25（1）：51-57
Piccolino M，Finger S，Barbara JG. 2011. Discovering the African freshwater "torpedo"：legendary Ethiopia，religious controversies，and a catfish capable of reanimating dead fish. J Hist Neurosci.，20（3）：210-235
Piccolino M，Wade NJ. 2013. The Frog's dancing master：science，séances，and the transmission of myths. J Hist Neurosci，22（1）：79-95
Piccolino M. 1998. Animal electricity and the birth of electrophysiology：the legacy of Luigi Galvani. Brain Research Bulletin，4（5）：381-407
Piccolino M. 2002. Fifty years of the Hodgkin-Huxley era. TINS，25（11）：552-553
Ratner VA. 2001. Nikolay Vladimirovich Timofeeff-Ressovsky（1900-1981）：twin of the century of genetics. Genetics，158：933-939
Schickore J. 2003. The "philosophical grasp of the appearances" and experimental microscopy：Johannes Müller's microscopical research. Stud Hist Phil Biol & Biomed Sci，34：569-592
Seyfarth EA. 2006. Julius Bernstein（1839-1917）：pioneer neurobiologist and biophysicist. Biol Cybern，94（1）：2-8
Skrzypiec-Spring M，Grotthus B，Szeląg A，et al. 2007. Isolated heart perfusion according to Langendorff：still viable in the new millennium. Journal of Pharmacological and Toxicological Methods，55（2）：113-126
Squire L. 2003. Fundamental Neuroscience. 2nd ed. New York：Academic Press
Starr C，Evers CA，Starr L. 2016. Biology Concepts and Applications. 10th ed. Boston：Cengage Learning
Tansey EM. 2006. Pavlov at home and abroad：his role in international physiology. Autonomic Neuroscience，125（1-2）：1-11
Valenstein ES. 2002. The discovery of chemical neurotransmitters. Brain and Cognition，49：73-95
Vesalius A. 2001. Human Anatomy. 6th ed. New York：The McGraw-Hill Companies
Yan H，Zhong GC，Xu GW，et al. 2012. Sodium taurocholate cotransporting polypeptide is a functional receptor for human hepatitis B and D virus. Elife，1：e00049
Zhang F，Vierock J，Yizhar O，et al. 2011. The microbial opsin family of optogenetic tools. Cell，(147)：1446-1457
Zimmer HG. 1996. Carl Ludwig：the man，his time，his influence. Eur J Physiol，432（3 Suppl）：R9-R22
Zimmer HG. 1997. Carl Ludwig，the Leipzig Physiological Institute，and introduction to the focused issue：growth factors and cardiac hypertrophy. J Mol Cell Cardiol，29（11）：2859-2864
Zimmer HG. 1998. The isolated perfused heart and its pioneers. Physiology，13：203-210
Zimmer HG. 1999. The contributions of Carl Ludwig to cardiology. Can J Cardiol，15（3）：323-329
Zimmer HG. 2002. Who discovered the Frank-Starling mechanism? Physiology，17：181-184
Zhou P，Yang XL，Wang XG，et al. 2020. A pneumonia out-break associated with a new coronavirus of probable bat origin. Nature，579（7798）：270-273

历届诺贝尔生理学或医学奖获奖名录

1901 年　Emil Adolf von Behring（贝林）（德国人）有关白喉血清疗法的研究

1902 年　Ronald Ross（罗斯）（英国人）有关疟疾的研究

1903 年　Niels Ryberg Finsen（芬森）（丹麦人）利用光辐射治疗狼疮

1904 年　Ivan Petrovich Pavlov（巴甫洛夫）（俄国人）有关消化系统生理学方面的研究

1905 年　Robert Koch（科赫）（德国人）有关结核病的研究

1906 年　Camillo Golgi（高尔基）（意大利人）和 Santiago Ramóny Cajal（拉蒙-卡哈尔）（西班牙人）有关神经系统结构的研究

1907 年　Charles Louis Alphonse Laveran（拉韦朗）（法国人）发现并阐明了原生动物在引起疾病中的作用

1908 年　Ilya Ilyich Mechnikov（梅奇尼科夫）（俄国人）和 Paul Ehrlich（埃尔利希）（德国人）有关免疫力的研究

1909 年　Emil Theodor Kocher（科歇尔）（瑞士人）有关甲状腺的生理学、病理学及外科学的研究

1910 年　Albrecht Kossel（科塞尔）（德国人）有关蛋白质、核酸方面的研究

1911 年　Allvar Gullstrand（古尔斯特兰德）（瑞典人）有关眼睛屈光学方面的研究

1912 年　Alexis Carrel（卡雷尔）（法国人）有关血管缝合和器官移植方面的研究

1913 年　Charles Richet（里歇特）（法国人）有关过敏反应的研究

1914 年　Robert Bárány（巴拉尼）（奥地利人）有关前庭器官生理学和病理学的研究

1915 年　未颁奖

1916 年　未颁奖

1917 年　未颁奖

1918 年　未颁奖

1919 年　Jules Bordet（博尔代）（比利时人）有关免疫方面的发现（补体）

1920 年　Schack August Steenberg Krogh（克罗）（丹麦人）有关毛细血管运动的调节机制

1921 年　未颁奖

1922 年　Archibald Vivian Hill（希尔）（英国人）有关肌肉产热的研究；Otto Fritz Meyerhof（迈尔霍夫）（德国人）有关肌肉中氧消耗和乳酸代谢的研究

1923 年　Frederick Grant Banting（班廷）（加拿大人）和 John James Rickard Macleod（麦克劳德）（加拿大人）发现胰岛素

1924 年　Willem Einthoven（埃因托芬）（荷兰人）发现心电图机制

1925 年　未颁奖

1926 年　Johannes Fibiger（菲比格）（丹麦人）发现线虫致癌

1927 年 Julius Wagner-Jauregg（瓦格纳-尧雷格）（奥地利人）发现治疗麻痹的发热疗法

1928 年 Charles Jules Henri Nicolle（尼柯尔）（法国人）有关斑疹伤寒的研究

1929 年 Christiaan Eijkman（艾克曼）（荷兰人）发现抗神经炎的维生素（维生素 B_1）；Sir Frederick Gowland Hopkins（霍普金斯）（英国人）发现促进生长的维生素（维生素 B_2）

1930 年 Karl Landsteiner（兰德斯坦纳）（奥地利人）发现血型

1931 年 Otto Heinrich Warburg（瓦尔堡）（德国人）发现呼吸酶的性质和作用方式

1932 年 Sir Charles Scott Sherrington（谢灵顿）（英国人）和 Edgar Douglas Adrian（艾德里安）（英国人）发现神经元的相关功能

1933 年 Thomas Hunt Morgan（摩尔根）（美国人）发现染色体的遗传机制

1934 年 George Hoyt Whipple（惠普尔）（美国人）、George Richards Minot（迈诺特）（美国人）和 William Parry Murphy（莫菲）（美国人）发现贫血病的肝脏疗法

1935 年 Hans Spemann（斯佩曼）（德国人）发现胚胎发育中的组织效应

1936 年 Sir Henry Hallett Dale（戴尔）（英国人）和 Otto Loewi（洛维）（德国人）发现神经冲动的化学传递

1937 年 Albert von Szent-Györgyi Nagyrápolt（圣捷尔吉·阿尔伯特）（匈牙利人）发现生物氧化过程特别是维生素 C

1938 年 Corneille Jean François Heymans（海门斯）（比利时人）发现颈动脉窦和主动脉弓在呼吸调节中的作用

1939 年 Gerhard Domagk（多马克）（德国人）发现百浪多息（磺胺类药）的抗菌作用

1940 年 未颁奖

1941 年 未颁奖

1942 年 未颁奖

1943 年 Henrik Carl Peter Dam（达姆）（丹麦人）发现维生素 K；Edward Adelbert Doisy（多伊西）（美国人）发现维生素 K 的化学性质

1944 年 Joseph Erlange（厄尔兰格）（美国人）和 Herbert Spencer Gasser（加塞）（美国人）有关单根神经纤维功能分化的研究

1945 年 Sir Alexander Fleming（弗莱明）（英国人）、Ernst Boris Chain（钱恩）（英国人）和 Sir Howard Walter Florey（弗洛里）（英国人）发现青霉素及青霉素对传染病的治疗效果

1946 年 Hermann Joseph Muller（穆勒）（美国人）发现用 X 射线产生突变的方法

1947 年 Carl Ferdinand Cori（卡尔·科里）（美国人）和 Gerty Theresa Cori Radnitz（格蒂·特蕾莎·科里）（美国人）发现糖原的转化机制；Bernardo Alberto Houssay（侯赛）（阿根廷人）发现垂体前叶激素对糖代谢的作用

1948 年 Paul Hermann Müller（穆勒）（瑞士人）发现 DDT 的高效杀虫作用

1949 年 Walter Rudolf Hess（赫斯）（瑞士人）发现间脑（下丘脑）对内脏活动的调节作用；António Caetano de Abreu Freire Egas Moniz（莫尼兹）（葡萄牙人）发现脑叶白质切除术对精神病患者的治疗作用

1950 年 Edward Calvin Kendall（肯德尔）（美国人）、Tadeus Reichstein（赖希施泰因）（瑞士人）和 Philip Showalter Hench（亨奇）（美国人）发现肾上腺皮质激素的结构和生物效应

1951 年 Max Theiler（泰累尔）（南非人）有关黄热病及防治方法（黄热病疫苗）的研究

1952 年 Selman Abraham Waksman（瓦克斯曼）（美国人）发现链霉素，首个针对结核病的抗生素

1953 年 Hans Adolf Krebs（克雷布斯）（英国人）发现柠檬酸循环（三羧酸循环）；Fritz Albert Lipmann（李普曼）（美国人）发现辅酶 A 及其对中间代谢的重要性

1954 年 John Franklin Enders（恩德斯）（美国人）、Thomas Huckle Weller（韦勒）（美国人）和 Frederick Chapman Robbins（罗宾斯）（美国人）有关脊髓灰质炎病毒的组织培养的研究

1955 年 Axel Hugo Theodor Theorell（西奥雷尔）（瑞典人）有关氧化酶的作用和特性研究

1956 年 André Frédéric Cournand（考南德）（美国人）、Werner Forssmann（福斯曼）（德国人）和 Dickinson W. Richards（理查兹）（美国人）心脏导管术和循环系统的病理变化的发现

1957 年 Daniel Bovet（博韦）（意大利籍瑞士人）发现抑制某些机体物质作用的合成化合物，特别是对血管系统和骨骼肌的作用（合成类箭毒化合物、抗组胺药物）

1958 年 George Wells Beadle（比德尔）（美国人）和 Edward Lawrie Tatum（塔特姆）（美国人）发现一切生物体内的生化反应都是由基因逐步控制的，Joshua Lederberg（莱德伯格）（美国人）有关基因重组和细菌遗传物质的研究

1959 年 Severo Ochoa（奥乔亚）（美国人）和 Arthur Kornberg（科恩伯格）（美国人）有关 RNA 和 DNA 合成机制的研究

1960 年 Sir Frank Macfarlane Burnet（伯内特）（澳大利亚人）和 Peter Brian Medawar（梅达沃）（英国人）发现获得性免疫耐受性

1961 年 Georg von Békésy（贝凯希）（美国人）发现耳蜗感音的物理机制（行波学说）

1962 年 Francis Harry Compton Crick（克里克）（英国人）、James Dewey Watson（沃森）（美国人）和 Maurice Hugh Frederick Wilkins（威尔金斯）（英国人）发现核酸的分子结构及其对生物中信息传递的重要性

1963 年 Sir John Carew Eccles（埃克尔斯）（澳大利亚人）、Alan Lloyd Hodgkin（霍金奇）（英国人）和 Andrew Fielding Huxley（赫胥黎）（英国人）发现神经细胞膜的膜外和膜内部位与神经兴奋和抑制有关的离子机制（有关动作电位机制的离子学说）

1964 年 Konrad Bloch（布洛赫）（美国人）和 Feodor Lynen（吕嫩）（德国人）有关胆固醇和脂肪酸代谢和调控的机制

1965 年 François Jacob（雅各布）（法国人）、André Lwoff（利沃夫）（法国人）和 Jacques Monod（莫诺）（法国人）有关酶和病毒的遗传调控机制的研究

1966 年 Peyton Rous（劳斯）（美国人）发现肿瘤诱导病毒；Charles Brenton Huggins（哈金斯）（美国人）发现前列腺癌的激素治疗

1967 年 Ragnar Granit（格拉尼特）（瑞典人）、Haldan Keffer Hartline（哈特兰）（美国人）

和 George Wald（沃尔德）（美国人）发现眼睛视觉的化学及生理的初级过程

1968 年 Robert W. Holley（霍利）（美国人）、Har Gobind Khorana（科拉纳）（美国人）和 Marshall W. Nirenberg（尼伦伯格）（美国人）有关遗传密码的破译及其在蛋白质合成中的作用

1969 年 Max Delbrück（德尔布吕克）（美国人）、Alfred D. Hershey（赫尔希）（美国人）和 Salvador E. Luria（卢里亚）（美国人）发现病毒的复制机制和遗传结构

1970 年 Sir Bernard Katz（卡茨）（英国人）、Ulf von Euler（奥伊勒）（瑞典人）和 Julius Axelrod（阿克塞尔罗德）（美国人）发现神经末梢递质及其储存、释放和抑制机制

1971 年 Earl W. Sutherland Jr.（苏瑟兰）（美国人）发现激素的作用机制

1972 年 Gerald M. Edelman（埃德尔曼）（美国人）和 Rodney R. Porter（波特）（英国人）发现抗体的化学结构

1973 年 Karl von Frisch（弗里希）（德国人）、Nikolaas Tinbergen（丁伯根）（英国人）和 Konrad Lorenz（劳伦兹）（奥地利人）发现个体与社会性行为模式的组织和引发

1974 年 Albert Claude（克劳德）（比利时人）、Christian de Duve（德・迪夫）（比利时人）和 George E. Palade（帕拉德）（美国人）有关细胞结构和功能组织的发现

1975 年 David Baltimore（巴尔的摩）（美国人）、Renato Dulbecco（杜尔贝科）（美国人）和 Howard Martin Temin（特明）（美国人）发现肿瘤病毒和细胞遗传物质之间的相互作用

1976 年 Baruch S. Blumberg（布隆伯格）（美国人）和 D. Carleton Gajdusek（盖杜谢克）（美国人）发现有关传染病产生和传播的新机制（发现澳大利亚抗原和库鲁病）

1977 年 Roger Guillemin（吉耶曼）（美国人）和 Andrew V. Schally（沙利）（美国人）发现了脑中的肽类激素；Rosalyn Yalow（耶洛）（美国人）建立了肽类激素的放射免疫分析法

1978 年 Werner Arber（阿尔伯）（瑞士人）、Daniel Nathans（内森斯）（美国人）和 Hamilton O. Smith（史密斯）（美国人）发现限制性内切核酸酶及其在分子遗传学方面的应用

1979 年 Allan M. Cormack（科马克）（美国人）和 Godfrey N. Hounsfield（亨斯菲尔德）（英国人）发明电子计算机辅助 X 射线断层扫描仪

1980 年 Baruj Benacerraf（贝纳塞拉夫）、Jean Dausset（多塞）（法国人）和 George D. Snell（斯内尔）（美国人）从事细胞表面调节免疫反应的遗传结构的研究

1981 年 Roger W. Sperry（斯佩里）（美国人）有关大脑半球功能分工的研究；David H. Hubel（休伯尔）（美国人）和 Torsten N. Wiesel（威塞尔）（瑞典人）有关视觉系统的信息加工研究

1982 年 Sune K. Bergström（伯格斯特龙）（瑞典人）、Bengt I. Samuelsson（塞缪森）（瑞典人）和 John R. Vane（约翰・范恩）（英国人）发现前列腺素及其相关的生物活性物质

1983 年 Barbara McClintock（麦克林托克）（美国人）发现移动的基因

1984 年 Niels K. Jerne（杰尼）（丹麦人）、Georges J. F. Köhler（科勒）（德国人）和 César Milstein（米尔斯坦）（英国人）发现关于免疫系统的发育和控制的理论，以及单克

隆抗体产生的原理

1985 年　Michael S. Brown（布朗）和 Joseph L. Goldstein（戈尔茨坦）（美国人）发现有关胆固醇代谢的调节

1986 年　Stanley Cohen（科恩）（美国人）和 Rita Levi-Montalcini（蒙塔尔奇尼）（意大利人）发现神经生长因子和表皮细胞生长因子

1987 年　Susumu Tonegawa（利根川进）（日本人）阐明与抗体生成有关的遗传性原理

1988 年　Sir James W. Black（布莱克）（英国人）、Gertrude B. Elion 埃利恩（美国人）和 George H. Hitchings（希金斯）（美国人）有关药物治疗的重要原理

1989 年　J. Michael Bishop（毕肖普）（美国人）和 Harold E. Varmus（瓦尔默斯）（美国人）发现逆转录病毒致癌基因的细胞来源（原癌基因）

1990 年　Joseph E. Murray（莫瑞）（美国人）和 E. Donnall Thomas（托马斯）（美国人）有关应用于人类疾病治疗的器官和细胞移植术

1991 年　Erwin Neher（内尔）（德国人）和 Bert Sakmann（萨克曼）（德国人）发现细胞中单个离子通道的功能（膜片钳技术）

1992 年　Edmond H. Fischer（费舍尔）（美国人）和 Edwin G. Krebs（克雷布斯）（美国人）发现可逆的蛋白质磷酸化作用是一种生物调节机制

1993 年　Richard J. Roberts（罗伯茨）（英国人）和 Phillip A. Sharp（夏普）（美国人）发现断裂基因

1994 年　Alfred G. Gilman（吉尔曼）（美国人）和 Martin Rodbell（罗德贝尔）（美国人）发现 G 蛋白及其在细胞中的信号转导作用

1995 年　Edward B. Lewis（路易斯）（美国人）、Christiane Nüsslein-Volhard（福哈德）（德国人）和 Eric F. Wieschaus（威斯乔斯）（美国人）发现早期胚胎发育中的遗传调控机制

1996 年　Peter C. Doherty（杜赫提）（澳大利亚人）和 Rolf M. Zinkernagel（辛克纳吉）（瑞士人）发现细胞介导的免疫防御特性

1997 年　Stanley B. Prusiner（普鲁西纳）（美国人）发现朊病毒——有关传染的一种新的生物学原理

1998 年　Robert F. Furchgott（佛契哥特）（美国人）、Louis J. Ignarro（伊格纳洛）（美国人）和 Ferid Murad（穆拉德）（美国人）发现一氧化氮在心血管系统中作为信号分子

1999 年　Günter Blobel（布洛伯尔）（美国人）发现蛋白质具有内在信号以控制其在细胞内的传递和定位

2000 年　Arvid Carlsson（卡尔森）（瑞典人）、Paul Greengard（格林加德）（美国人）和 Eric R. Kandel（坎德尔）（奥地利人）发现神经系统中的信号传递

2001 年　Leland H. Hartwell（哈特韦尔）（美国人）、Tim Hunt（亨特）（英国人）和 Sir Paul M. Nurse（纳斯）（英国人）发现了细胞周期的关键调节因子

2002 年　Sydney Brenner（布伦纳）（英国人）、H. Robert Horvitz（霍维茨）（美国人）和 John E. Sulston（苏尔斯顿）（英国人）发现器官发育遗传调控和细胞程序性死亡的机制

2003 年　Paul C. Lauterbur（劳特布尔）（美国人）和 Sir Peter Mansfield（曼斯菲尔德）（英国

人）有关核磁共振成像技术

2004 年　Richard Axel（阿克塞尔）（美国人）和 Linda B. Buck（巴克）（美国人）发现嗅觉受体和嗅觉系统的组织形式

2005 年　Barry J. Marshall（马歇尔）（澳大利亚人）和 J. Robin Warren（沃伦）（澳大利亚人）发现幽门螺杆菌及其在导致胃炎和胃溃疡中的作用

2006 年　Andrew Z. Fire（法尔）（美国人）和 Craig C. Mello（梅洛）（美国人）发现 RNA 干扰——双链 RNA 引发的沉默现象

2007 年　Mario R. Capecchi（卡佩奇）（美国人）、Sir Martin J. Evans（埃文斯）（英国人）和 Oliver Smithies（史密希斯）（美国人）发现在小鼠中利用胚胎干细胞引入特异性基因修饰的原理

2008 年　Harald zur Hausen（豪森）（德国人）发现导致子宫颈癌的人乳头状瘤病毒（HPV）；Françoise Barré-Sinoussi（西诺西）（法国人）和 Luc Montagnier（蒙塔尼尔）（法国人）发现人类免疫缺陷病毒（HIV）

2009 年　Elizabeth H. Blackburn（布莱克本）（澳大利亚人）、Carol W. Greider（格雷德）（美国人）和 Jack W. Szostak（绍斯塔克）（英国人）发现端粒和端粒酶如何保护染色体

2010 年　Robert G. Edwards（爱德华兹）（英国人）创立了体外受精技术

2011 年　Bruce A. Beutler（博伊特勒）（美国人）和 Jules A. Hoffmann（霍夫曼）（法国人）有关先天免疫激活的发现；Ralph M. Steinman（斯坦曼）（美国人）发现树突细胞及其在获得性免疫中的作用

2012 年　Sir John B. Gurdon（格登）（英国人）和 Shinya Yamanaka（山中伸弥）（日本人）发现成熟细胞可被重新编程而成为多功能细胞

2013 年　James E. Rothman（罗斯曼）（美国人）、Randy W. Schekman（谢克曼）（美国人）和 Thomas C. Südhof（苏德霍夫）（德国人）发现细胞内的主要转运系统——囊泡运输的调节机制

2014 年　John O'Keefe（奥基夫）（英国人）、May-Britt Moser（迈-布里特·莫泽）（挪威人）和 Edvard I. Moser（爱德华·莫泽）（挪威人）发现构建大脑定位系统的细胞

2015 年　William C. Campbell（坎贝尔）（爱尔兰人）和 Satoshi Ōmura（大村智）（日本人）发现治疗寄生虫感染的新方法；Tu Youyou（屠呦呦）（中国人）发现治疗疟疾新方法（青蒿素）

2016 年　Yoshinori Ohsumi（大隅良典）（日本人）发现细胞自噬机制

2017 年　Jeffrey C. Hall（霍尔）（美国人）、Michael Rosbash（罗斯巴什）（美国人）和 Michael W. Young（杨）（美国人）发现控制生理节律的分子机制

2018 年　James P. Allison（艾利森）（美国人）和 Tasuku Honjo（本庶佑）（日本人）发现抑制负向免疫调节的新型癌症疗法

2019 年　William G. Kaelin Jr.（凯林）（美国人）、Sir Peter J. Ratcliffe（拉特克利夫）（英国人）和 Gregg L. Semenza（塞门扎）（美国人）发现细胞如何感知和对氧气供应的适应性

2020 年　Harvey J. Alter（阿尔特）（美国人）、Michael Houghton（霍顿）（英国人）和

Charles M. Rice（赖斯）（美国人）发现丙型肝炎病毒

2021 年 David Julius（朱利叶斯）（美国人）和 Ardem Patapoutian（帕塔波蒂安）（美国人）发现温度和触觉感受器

2022 年 Svante Pääbo（帕博）（瑞典人）在灭绝的古人类基因组和人类进化方面的发现

2023 年 Katalin Karikó（卡里科）（匈牙利人）和 Drew Weissman（韦斯曼）（美国人）因在核苷酸碱基修饰方面的突破性发现，使得开发针对 COVID-19 的有效 mRNA 疫苗成为可能

2024 年 Victor Ambros（安布罗斯）（美国人）和 Gary Ruvkun（茹夫昆）（美国人）发现 microRNA 及其在转录后基因调控中的作用

（本表引自 https://www.nobelprize.org/nobel_prizes/medicine/laureates/；获奖者中文名仅按习惯列出姓氏。）

持续更新

诺贝尔生理学或医学奖获奖工作章节索引

获奖时间	获奖工作	相关章节															
		1	2	3	4	5	6	7	8	9	10	11	12	13	14	15	16
1901	白喉血清疗法		√									√					
1902	有关疟疾的研究										√	√					
1903	光辐射治疗狼疮																√
1904	消化系统生理学	√												√			
1905	结核病											√					
1906	神经系统结构				√									√			
1907	原生动物与疾病										√						
1908	体液免疫与细胞免疫						√					√					
1909	甲状腺生理、病理及外科学														√		
1910	蛋白质和核酸												√				
1911	眼睛屈光学													√			
1912	血管缝合和器官移植			√								√					
1913	过敏反应											√					
1914	前庭器官生理学和病理学													√			
1919	补体											√					
1920	毛细血管运动的调节机制					√											
1922	肌肉产热；氧消耗和乳酸代谢								√								
1923	胰岛素		√			√											
1924	心电图机制								√								
1926	线虫致癌																√
1927	麻痹的发热疗法																√
1928	斑疹伤寒																√
1929	维生素（维生素B_1、维生素B_2）				√												
1930	血型			√								√					
1931	呼吸酶				√												
1932	神经元的相关功能								√					√			
1933	染色体的遗传机制							√					√				
1934	贫血病的肝脏疗法	√			√												
1935	胚胎发育中的组织效应																√
1936	神经冲动的化学传递						√		√					√			
1937	维生素 C				√												
1938	颈动脉窦和主动脉弓的作用			√	√												
1939	百浪多息的抗菌作用						√										√
1943	维生素 K				√												

续表

获奖时间	获奖工作	相关章节															
		1	2	3	4	5	6	7	8	9	10	11	12	13	14	15	16
1944	单根神经纤维功能分化								√					√			
1945	青霉素	√					√							√			
1946	X 射线产生突变							√					√			√	√
1947	糖代谢；垂体前叶与糖代谢		√		√	√									√		
1948	DDT 的高效杀虫作用															√	√
1949	下丘脑；脑叶白质切除术														√		√
1950	肾上腺皮质激素														√		
1951	黄热病疫苗											√					
1952	链霉素						√										
1953	柠檬酸循环；辅酶 A		√		√												
1954	脊髓灰质炎病毒的组织培养																√
1955	氧化酶的作用和特性				√												
1956	心脏导管术和循环系统病理			√													
1957	抗组胺药物											√					
1958	基因与酶；基因重组							√					√				
1959	RNA 和 DNA 合成机制												√				
1960	获得性免疫耐受性											√					
1961	耳蜗感音的物理机制													√			√
1962	DNA 双螺旋结构	√	√					√					√			√	√
1963	动作电位机制								√				√	√		√	
1964	胆固醇和脂肪酸代谢和调控																√
1965	酶和病毒的遗传调控机制												√				
1966	肿瘤病毒；前列腺癌治疗		√						√			√	√		√		√
1967	视觉的化学及生理过程				√									√			
1968	遗传密码												√				
1969	病毒的复制机制和遗传结构							√					√				√
1970	神经末梢、递质及其储存、释放和抑制								√					√			
1971	激素的作用机制（第二信使）														√		
1972	抗体的化学结构											√					
1973	个体与社会性行为模式						√								√		
1974	细胞结构和功能组织											√	√	√			
1975	病毒和细胞遗传物质的关系											√	√				√
1976	澳大利亚抗原；库鲁病											√	√				
1977	肽类激素；放射免疫分析法		√			√									√		√
1978	限制性内切核酸酶												√				
1979	X 射线断层扫描仪（CT）															√	√
1980	调节免疫反应的遗传结构			√								√					
1981	裂脑；视觉系统的信息加工													√			
1982	前列腺素	√												√	√		
1983	移动的基因		√										√				√
1984	免疫系统发育；单克隆抗体											√					√
1985	胆固醇代谢																√

续表

获奖时间	获奖工作	相关章节															
		1	2	3	4	5	6	7	8	9	10	11	12	13	14	15	16
1986	神经和表皮细胞生长因子		√														√
1987	抗体生成的遗传性原理		√							√		√					√
1988	药物治疗的重要原理		√														
1989	逆转录病毒致癌基因												√				
1990	器官和细胞移植术			√								√					
1991	膜片钳技术								√								√
1992	可逆的蛋白质磷酸化														√		
1993	断裂基因												√				
1994	G蛋白及其在细胞中的信号转导														√		
1995	胚胎发育中的遗传调控		√										√				
1996	细胞介导的免疫防御特性											√					
1997	朊病毒											√	√				
1998	信号分子一氧化氮	√													√		
1999	蛋白质具有内在信号				√									√			
2000	神经系统中的信号传递													√			
2001	细胞周期的关键调节因子				√												
2002	细胞凋亡												√				√
2003	核磁共振成像技术															√	√
2004	嗅觉受体和嗅觉系统		√											√			√
2005	幽门螺杆菌和胃炎胃溃疡																√
2006	基因沉默												√				
2007	胚胎干细胞												√				√
2008	人乳头状瘤病毒；人类免疫缺陷病毒		√									√					
2009	端粒和端粒酶		√										√				√
2010	体外受精技术（试管婴儿）														√		
2011	先天免疫激活；树突细胞					√						√					
2012	成熟细胞重编程									√							
2013	囊泡运输的调节机制								√					√			√
2014	构建大脑定位系统的细胞		√											√			
2015	治疗寄生虫；青蒿素		√							√	√						
2016	细胞自噬机制									√			√				
2017	控制生理节律的分子机制													√			
2018	癌症免疫疗法									√		√					
2019	细胞感应和适应氧				√												
2020	丙型肝炎病毒											√		√			
2021	温度和触觉感受器													√			√
2022	古人类基因组和人类进化												√				
2023	mRNA 疫苗		√									√					√
2024	发现 microRNA												√				√

中文人名索引

后　记

完成全书的初稿，仍没有如释重负的感觉。从申报出版计划到书稿完成，历经了 4 年时间。首先，特别感谢科学出版社刘畅老师对本书两次出版给予的鼓励、支持和帮助！特别感谢中国科学院生物物理研究所陈秀兰副研究员、华中科技大学同济医学院附属协和医院李伟主任和武汉大学医学院钟山教授审阅部分章节并提出宝贵意见！

在编写第二版时，与第一版有着明显的不同。从 2023 年开始，几乎放弃了所有其他的各种琐事。集中精力，全力以赴。每天就是读书、看文献、核实各种资料和写小作文。虽然全书的体量有点庞杂，但每一个环节或者每一个片段都有一定的独立性，很像中学时代的小作文。经常凌晨 4 点多就开始工作，每天如此。日积跬步，错年不休。我们的课程初次在智慧树、中国大学 MOOC、校内云和台湾师范大学磨课师等平台上线时，绝大部分视频也都是在凌晨上传的，而且只有这个时段上传效率最高。

在本书中，根据不同的故事，采取了不同的表现形式。达尔文和孟德尔、沃森和克里克都采用了对比的写作形式；艾弗里发现 DNA 是遗传物质采用了原始文献分析的形式；合成牛结晶胰岛素采用了引用科学史研究的形式；避孕药与试管婴儿采用了将两个完全对立的问题结合讲述的形式；神经递质的发现和研究采用了层层递进的形式；第二信使与 G 蛋白和 G 蛋白偶联受体的发现采用不断提出问题追问的形式。

通过“下村修的绿色荧光蛋白”等章节介绍了与生物学相关的诺贝尔化学奖获奖工作和日本获得诺贝尔三大自然科学奖的情况。通过“一条穿越百年的射线”将诺贝尔三大自然科学奖部分获奖工作的相互关系进行了介绍。

为了使本书有更好的阅读感，使枯燥的历史事件成为生动活泼的小故事，我采用了一些幽默甚至调侃的表述方法，但这并不意味着对故事中人物和事件的轻视、不尊和怠慢。科学史上每一位成功者和失败者都是值得我们敬仰的先行者，没有他们披荆斩棘的探索、舍我其谁的奉献和无所畏惧的牺牲精神就没有今天的人类文明。我们的一切知识都是前人付出的结果，我们今天的努力也将会给后人留下宝贵的财富。

读小学的时候就读过几遍《毛泽东选集》第一至四卷。印象最深的是最开始的两篇：《中国社会各阶级的分析》与《湖南农民运动考察报告》。最感兴趣的是有关三大战役电报的注释。后来又看过毛主席的《寻乌调查》。我们这一代人可能多少都受到毛主席文风的影响，从小写作文时，老师也不断地教育我们写的东西要让别人看得懂。曾经有一位在中国大学 MOOC 看我们这门课视频的老师告诉我，她有时一边做家务一边听，她 70 多岁的妈妈也一起听。她问她妈妈听得懂吗，她妈妈说听得懂。还有一位已工作的学生告诉我，他们高中的一位语文老师选取了本书的内容辅助教学。得知这些反馈我非常高兴，说明我的课及由这门课形成的书还保持着朴素的文风。

本书中的事件和人物是世界性的，但认识和解读可能又是基于中华文化背景的。这似乎有一些矛盾，但也是一种必然。世界有多种文化，不同文化之间需要沟通、理解和相互认同，不同的文化才能融入世界、形成人类共有的财富。青蒿素治疗疟疾和砒霜治疗白血病的研究都是中华文化与现代科学结合的产物，也是中国传统医学中的精华融入现代文明的范例。在写作中，我也尝试在表述和评价科学事件中添加中华文化的元素，基于我们的文化背景认识世界。

历史上，人类不同民族和地区文明的交流很多是通过战争进行的。现代社会，更多的是通过体育、文化和科学与技术进行交流。每一个民族每一个国家都会也必须从其他民族和国家的文明中吸取营养来丰富和完善自我。人类文明是一个整体，不同的部分可能来自不同的民族和地区，但人类文明的整体是难以分割的。古中国数字、古希腊数字和古罗马数字都不如阿拉伯数字简洁适用。如果没有古阿拉伯人将古印度人发明的阿拉伯数字传到欧洲直至世界，可能不仅会影响数学的发展，还会影响科学和工程技术的发展、影响科学教育和科学传播。

科学研究工作在大多数时间是枯燥的，很多学者的一生大多是平淡无奇的，精彩之处可能就是一瞬间。就像普希金的诗里写的：“在那美妙的一瞬，我的眼前出现了你，犹如昙花一现的幻影，犹如纯洁之美的精灵。”在探索自然的过程中，每一次新的发现都是发现者眼中的“凯恩”。那种与纯洁精灵共舞的美妙可以扫除一切孤独和枯燥，但却是其他人无法理解和想象的。在书中，很难准确地描述“那美妙的一瞬”，也无法勾勒枯燥单调的日常。能做的就是给大家营造一种环境或场景，让读者自己去思索和体验。

科学研究往往会把通常认为很简单的事情复杂化，从多个角度进行细致的验证。教学或科普则是把复杂的问题简单化，用大家熟悉的例子类比。

写书是笔者对某个专题系统学习、理解和体系重建的过程，书中很多地方都表明了笔者自己的观点。笔者的理解可能会引起部分读者的共鸣，但也很容易发现内在的不足。

每个人看历史就像看万花筒，每一次旋转都有不同的图案，我看到的和你看到的可能完全不同，但组成图案的基本元素是一样的。无论如何旋转，呈现出的图案我们都会觉得惊奇和震撼。

几乎所有的诺贝尔三大自然科学奖的获奖工作都成为教科书的内容，每一项获奖工作在其所属的学科中都有其独特的地位。将这些工作按学科、按问题、按技术、按方法、按时间、按事件、按人物关系进行结构和逻辑上的重新整合成为史话的确是一件很费力的事情。这些整合大多数已有前人完成了，本书在前人的基础上做了一点点调整和变化，可能有些是有益的，有些则可能存在个人理解上的偏执和错误。

一个人的成长发展不仅取决于他的勤奋和努力，也受制于他的天赋、环境和时代。孟母三迁为孩子营造一个好的生活环境，岳母刺字激励孩子为国家不断地拼搏奋斗，陈母问勇不诉困难只想知道孩子战斗的时候勇不勇敢。每一位读者和我也是如此，我们的天赋、环境和时代各有不同，我们都在努力地生存、发展和进步。

张　铭

2025年6月于桂子山